康复护理丛书

骨科病症康复护理

主　编　王金成

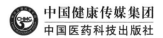
中国健康传媒集团
中国医药科技出版社

内容提要

本书是一本提高医护人员针对骨科常见病症临床康复护理技能的图书，主要介绍了脊柱、肩关节、肘关节、髋关节、膝关节、踝关节、骨质疏松、脑瘫及脊髓灰质炎的发病机制、临床特点、诊断标准、治疗与康复护理等知识。本书专业、实用，可读性强，有助于读者深入、正确地掌握骨科常见病症的康复护理步骤和方法。本书适用于各级综合医院骨科及骨科专科医院的医护人员，也可供社会各级康复医养机构相关人员参考阅读。

图书在版编目（CIP）数据

骨科病症康复护理/王金成主编．—北京：中国医药科技出版社，2023.10
（康复护理丛书）
ISBN 978－7－5214－3841－3

Ⅰ.①骨… Ⅱ.①王… Ⅲ.①骨疾病－康复－护理 Ⅳ.①R473.6

中国国家版本馆 CIP 数据核字（2023）第 053480 号

美术编辑 陈君杞
版式设计 友全图文

出版 **中国健康传媒集团** | 中国医药科技出版社
地址 北京市海淀区文慧园北路甲 22 号
邮编 100082
电话 发行：010－62227427 邮购：010－62236938
网址 www.cmstp.com
规格 710×1000mm¹⁄₁₆
印张 29
字数 515 千字
版次 2023 年 10 月第 1 版
印次 2023 年 10 月第 1 次印刷
印刷 三河市百盛印装有限公司
经销 全国各地新华书店
书号 ISBN 978－7－5214－3841－3
定价 98.00 元

获取新书信息、投稿、
为图书纠错，请扫码
联系我们。

编 委 会

主　编　王金成（吉林大学第二医院）

副主编　张海涛（国家康复辅具研究中心附属康复医院）

　　　　杨建荣（广西壮族自治区人民医院）

　　　　全　辉（吉林大学第二医院）

　　　　郭　悦（国家康复辅具研究中心附属康复医院）

编　者　（以姓氏笔画为序）

　　　　马廷建（中国人民武装警察部队吉林省总队医院）

　　　　王世隆（国家康复辅具研究中心附属康复医院）

　　　　王金成（吉林大学第二医院）

　　　　王振军（国家康复辅具研究中心附属康复医院）

　　　　左　浩（吉林大学第二医院）

　　　　兰宏佳（吉林大学第二医院）

　　　　冯士宾（吉林大学第二医院）

　　　　吕泽锋（广州医科大学惠州医院）

　　　　刘玉芳（国家康复辅具研究中心附属康复医院）

　　　　刘志刚（吉林大学第二医院）

　　　　刘志杰（国家康复辅具研究中心附属康复医院）

　　　　许红生（国家康复辅具研究中心附属康复医院）

　　　　孙立雅（吉林大学第二医院）

　　　　李　海（赣南医学院第一附属医院）

　　　　李吉祥（吉林大学第二医院）

　　　　李秋菊（吉林大学第二医院）

　　　　李振中（吉林省健康产业协会）

　　　　李淑春（吉林大学第二医院）

杨建荣（广西壮族自治区人民医院）

何　欢（吉林省健康产业协会）

张佳慧（吉林大学第二医院）

张海涛（国家康复辅具研究中心附属康复医院）

季有波（吉林大学第二医院）

金　辉（吉林大学第二医院）

祝海燕（吉林省长春市人民医院）

高　尧（吉林大学第二医院）

郭　悦（国家康复辅具研究中心附属康复医院）

郭春明（吉林大学第二医院）

崔恩畅（吉林省艺术学院）

焦绍锋（国家康复辅具研究中心附属康复医院）

廖京海（赣南医学院第一附属医院）

前　言

　　世人关注骨科康复，始于战后伤残士兵回归社会之需求，因此，与其他学科相比，骨科康复有较大的社会属性。于患者而言，康复不仅是疼痛缓解与功能改善——没有肩痛的一夜安眠、没有腰痛的自然睡醒、走楼梯时不需为将到来的腿痛做心理建设等等，所谓生活质量的改善，其实际意义比字面来的朴实、平凡。于从医者而言，了解康复可助其将视野由局部升至患者本人：药物与手术，是自然人的治疗；康复后回归生活，是社会人的需求。治病救人，医者初心。康复是团队的密切配合，是医生（医疗）、治疗师（康复）、护士（护理）与患者的良好合作。

　　感谢各界同仁支持，方能编撰此著，望借此契机助年轻医者认识疾病全貌，关注患者生存状态，体会治病救人之初心。

　　本次成书，慌促中恐有不尽乃至错漏之处，惭愧之至，万望海涵。并愿观此书之医者能以悲悯众生之情怀度化患者之疼痛。

编　者
2023 年 9 月

目　　录

第一章 骨科病症康复护理概论

第一节 骨科康复概述

一、康复的定义

（一）康复

康复一词，译自英语 rehabilitation，是由词头 re（重新）、词干 habilit（使⋯得到能力或适应）和词尾 ation（行为状态）合成的。因此，rehabilitation 是重新得到能力或适应正常生活的意思，是综合地、协调地应用各种措施，减少病伤残者身心和社会功能障碍，以发挥其身体最高潜能，使病伤残者能重返社会，提高生活质量的过程。康复的手段包括医疗康复、康复工程、职能康复、教育康复、社会康复；服务方式包括机构内康复、社区康复、上门康复服务或延伸服务。需要注意的是，康复与恢复的概念是不同的，恢复是指患病后健康水平下降，治疗和休息后健康恢复到病前水平。

（二）康复医学

1. 康复医学的定义

康复医学是一门临床医学专科，以研究功能障碍的预防、评定和康复治疗为主要任务，以改善躯体功能、提高生活自理能力、改善生存质量为目的。康复医学的内容包括康复预防、康复评定及康复治疗，着眼于整体康复（total rehabilitation），具有多科性、广泛性、社会性，充分体现生物 – 心理 – 社会医学模式。

2. 康复医学的对象

康复医学的对象是各种原因引起的功能障碍、各类疼痛、慢性疲劳综合征（chronic fatigue syndrome，CFS）患者及老年人群，目的是在治疗过程中以功能障碍为主导（disability – oriented），帮助因各种原因导致身心功能障碍者发挥自身潜能，提升功能状态。

（1）功能及残疾的定义

功能（functioning）：是一个包括身体功能所有的活动和参与在内的术语。

残疾（disability）：是一个包括损伤、活动受限或参与限制在内的术语。由于残疾、残障等词语带有一定的贬义，在 2001 年正式颁布的《国际功能、残疾和健康分类》中已由"活动受限"（activity limitation）代替了"残疾"，"参与限制"（participation limitation）代替了"残障"。

（2）国际功能、残疾和健康分类　世界卫生组织（World Health Organization，WHO），提倡健康的定义是：健康不仅为疾病或虚弱之消除，而是体格、精神与社会之完全健康状态。一个人的健康状况，是环境、个人因素间复杂的互动关系。为了能用一个全球通用的健康分类系统以方便获得、追踪和增强个人健康、障碍与功能状态，2001 年世界卫生组织发表国际健康功能与身心障碍分类系统（International Classification of Functioning, Disability and Health, ICF），见图 1-1-1。

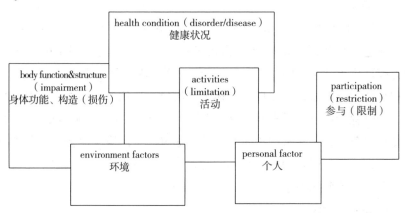

图 1-1-1　国际健康功能与身心障碍分类系统

3. 康复医学的专科发展

近年来，随着国民生活质量的不断提高，对医疗的要求也越来越高。康复医学逐渐受到重视并出现专科化趋势，如骨科康复学（orthopedic rehabilitation）、神经康复学（neurological rehabilitation）、儿科康复学、肿瘤康复学及老年康复学等。

二、骨科康复

（一）骨科康复的定义

骨科康复是康复医学在骨科临床实践的一个分支学科，研究运动系统功能障碍的产生机制、功能评定、康复治疗和伤残预防等问题，是在骨科临床诊治和功能评定的基础上，运用物理疗法、作业疗法、假肢矫形器等综合手段，以改善或代偿患者的功能，提高其生活治疗，使其回归家庭和社会。

（二）骨科康复的发展

骨科康复中发展最早和较快的是手外科康复，手外伤约占创伤总数的1/3，受伤后患者可遗留严重的功能障碍。经济较发达的国家从20世纪60年代后期开始强调手功能康复的重要性，有专门从事治疗的物理治疗师和作业治疗师，并成为手外科不可缺少的一个组成部分。

（三）骨科康复的内容

1. 骨科康复预防

预防的观念非常重要，骨科康复团队成员要采取各种措施，防止患者的功能出现进一步的损害。康复的预防分为三级：一级预防是尚未出现损伤时，针对致病因素采取措施来预防损伤的发生；二级预防是损伤出现后，采取措施防止或减缓疾病发展，防止损伤演变成活动受限，强调早发现、早诊断、早治疗；三级预防是防止活动受限转化成参与限制。

2. 骨科康复评定

康复评定是在临床检查的基础上，对患者的功能状况及其水平进行客观、定性或定量的描述和评价，并对结果做出合理解释的过程。康复评定的内容包括躯体功能、认知能力、言语/交流能力、心理功能和社会功能方面。这些评定项目贯穿在整个治疗过程中，并且必须重复、多次地进行。进行康复评定的目的是：了解功能障碍的性质、范围、程度；了解评定对象的康复欲望及需求，评定治疗效果，预测结局。

骨科康复评定贯穿于整个骨科康复治疗的过程中。骨科康复团队在制订治疗方案之前，需要对患者进行全面评定，从而制订有利于患者功能康复的治疗计划。治疗过程中的评定可了解患者功能改变的情况，骨科康复团队成员要根据评定结果分析原因并调整治疗计划，为患者进行个体化的康复治疗。在治疗结束时，骨科康复团队也要为患者进行末次评定来总结其功能状况和康复治疗的效果。

3. 骨科康复治疗

广义的骨科康复治疗包括骨科外科治疗、骨科康复护理、物理治疗、作业治疗、心理治疗等，在骨科康复过程中，不同专业的成员需要紧密配合，利用各种专业措施，目的是让患者的功能得到最大限度地恢复和提升。

骨科康复的原则是不仅要恢复骨骼肌肉的完整性，更重要的是恢复肢体的运动功能，避免并发症（如关节僵硬、肌肉萎缩、骨质疏松、骨折延迟愈合和不愈合）的发生，预防再次损伤。骨科康复团队要在不影响患者组织愈合修复，不加重患者病情的前提下协助患者达到最大限度的功能恢复，提高生活质量，融入社会。

三、骨科康复多学科专业团队的组成

骨科康复治疗是多学科专业团队的合作，包括骨科医生、康复医生、物理治疗师（physical therapy，PT）、作业治疗师（occupational therapy，OT）、心理辅导与治疗师（psychological therapy，PST）、文体治疗师（recreation therapy，RT）、中国传统治疗师（traditional Chinese medicine，TCM）、康复工程师（rehabilitation engineering，RE）、康复护理人员（rehabilitation nursing，RN）等。

1. 骨科医生

骨科医生在骨科康复中有着决策者及协调者作用。骨科医生首先需要通过专业技术为患者做出诊断，稳定患者的病情，并决定患者治疗的大方向（如是否需要进行手术），尽可能地选择有利于患者日后康复治疗的外科介入方式（如尽量避免跨关节外固定等）。

在治疗中，骨科医生要评定患者各方面的情况（如基础疾病对康复治疗的影响、疾病的危重程度、功能障碍的程度、是否存在康复治疗的禁忌证等）；另外，由于骨科医生亲自参与患者的外科治疗（特别是手术）过程，并具有丰富的骨科专业知识，所以可对患者在康复过程中出现的各种问题进行指导（如下肢骨折患者何时负重，何时进行矫形器的介入，是否存在一些康复上的禁忌证等）。

为了使患者能得到最好的治疗效果，骨科医生除了进行外科治疗，还要与骨科康复团队其他成员一起跟进患者康复情况，这就要求骨科医生要具备康复方面的知识以及组织和协调康复团队各成员间的能力。

2. 康复医生

康复医生要熟悉、掌握康复和骨科等相关专业知识，通过康复专业技术，对患者功能障碍的性质、程度进行评定（或诊断）和制订康复方案；组织和协调康复团队各成员以应用功能训练为主要手段，以治疗小组为主要形式，对患者进行综合康复治疗，以恢复或改善其功能，提高生活质量。在骨科康复中，康复医生需要与骨科医生密切沟通（特别是在外科介入的早期），有助于康复方案的制订。

3. 康复护士

执行医嘱进行护理相关的工作，需要掌握解剖学和生理学知识，能熟练地进行各种日常护理工作；另外，还需要向患者进行健康教育。

4. 治疗师

治疗师包括物理治疗师、作业治疗师、假肢矫形师等，职责是协助评估患者的残疾范围和程度，制订和执行康复治疗计划，选择康复治疗的方法，帮助患者解除疼痛、防止畸形发展、活动训练、制作辅助器具、恢复和提高运动功能。

5. 心理医生

职责是了解患者对伤病的感性反应、组织病理和身体康复的要求，并且在治疗中每个阶段监控患者的心理反应，针对存在的心理障碍进行治疗。心理医生需要能保持患者与医务人员之间的密切联系，了解患者家属成员的反应，预测影响治疗的因素及今后可能产生的问题和趋势。

6. 社会工作者

职责是通过社会工作的专业方法，帮助每位患者能达到个人、社会和经济功能的最高水平，包括能否适应新的环境，以及达到的适应程度，指导患者转移到社会中去。需要帮助患者及其家属、亲戚朋友解决其与社会的问题，使用和发展社区的资源，并和社会团体联系，让患者更好地回归社区。

四、骨科康复的管理模式

骨科康复团队的运作是多专业合作的过程，各个专业团队的协作要有条不紊，才能整合资源，为患者提供流畅的临床治疗服务。如出现重复治疗等情况，除了浪费资源并让患者感到混乱外，对其整体康复治疗也非常不利。

因此，在骨科康复的过程中，建议由医生作为统筹，骨科医生对患者的病情及手术情况有全面认识，可指导各种治疗方法的介入时机。临床骨科医生参与骨科康复工作对患者来说是最有利、有效的，能让患者的治疗过程更加流畅。另外，康复医生也可利用专业知识，协调各个专业团队进行良好的沟通及配合，特别是在外科治疗的急性期过后，骨科医生的参与开始逐渐减少，康复医生的角色更加重要。

至于其他团队在医院中的行政管理，在各个国家、地区甚至医院均有不同，但重要的是都有一个带领者或协调者，来统筹骨科康复团队的工作。在香港，物理治疗师、作业治疗师、假肢矫形师、护士都是独立的团队，不附属于任何科室，患者经由骨科医生转介到各个部门进行相关治疗。

第二节　骨科康复多学科协作模式

一、骨科康复的流程

流畅的骨科康复流程能整合资源，骨科康复团队成员各司其职，让患者得到适切的治疗，使其得到最大限度的功能恢复。康复流程从接诊患者开始，骨科医生为患者进行诊断、评估，并与骨科康复团队一同制订治疗计划。在患者骨科治疗过程中的每一个阶段，骨科康复团队各成员都要为患者定下康复目标，然后通过各种专业手段协助患者达到治疗目标。"预防、评定、治疗、再评定"的过程将贯穿整个骨科康复流程，是每个骨科康复团队成员的工作基础。

理想的临床流程为：接诊患者——医生带领骨科康复团队成员对患者进行检查评定——讨论——制订治疗目标及方案——分头实施方案——医生归纳总结——各专业人员分头实施——再次评估；骨科康复团队应重复以上流程，直至达到治疗目的。

患者发病后，首先需要接受急性期临床康复治疗，这个阶段的康复主要集中在综合医院等相关机构。急性期临床康复过后，患者将进入恢复期临床康复，这个阶段的康复治疗主要在康复医院中进行；情况比较好的患者，也可以直接出院。患者中、后期及后遗症期的全面康复，主要在社区和家庭进行，这个阶段的时间最长，也是使患者融入社会最重要的康复阶段。骨科康复流程见表 1 – 2 – 1。

表 1 – 2 – 1　骨科康复流程

入院至外科治疗前期	骨科医生	护士	物理治疗
		作业治疗	假肢矫形（如适用）
外科治疗	骨科医生	护士	假肢矫形（如适用）
外科治疗后急性期的康复	骨科医生	护士	物理治疗
		作业治疗	
住院康复	物理治疗	作业治疗	护士
		骨科医生	假肢矫形（如适用）
		康复医生	
社区康复	作业治疗	物理治疗	护士
		骨科医生	假肢矫形（如适用）
		康复医生	

以下用骨折为例，说明骨科康复的具体流程。

1. 入院至外科治疗前的康复

（1）患者入院后，骨科医生尽快进行急诊处理，稳定患者生命体征，明确诊断。

（2）骨科团队成员为患者进行健康宣教，取得患者及家属对治疗的配合。

（3）待患者生命体征稳定后，骨科医生与骨科康复团队一起对患者进行功能评估，制订骨科治疗及康复计划。

（4）如对骨折进行保守治疗，要注意保护皮肤及固定物（如石膏、支具）的位置，不能影响非受累关节的活动。

（5）如果骨折需要手术进行固定，骨科医生需要选择有利于骨折愈合且有利于患者日后功能康复的术式。

（6）治疗师指导患者进行外科治疗前的康复锻炼，保持或提供患者心肺功能及耐力，有利于手术的耐受和术后的恢复。

2. 外科治疗后急性期的康复

（1）此时患肢还存在肿胀疼痛，骨折断端尚未稳定，容易再移位。

（2）此期功能锻炼的主要目的是促进患肢肿胀消退、减轻疼痛、防止卧床并发症和稳定骨折。

（3）骨科康复训练的主要形式是患肢肌肉的等长收缩，即在关节不动的前提下，肌肉做有节奏的静力收缩和放松，通过肌肉的等长收缩可以预防肌肉萎缩或粘连。

（4）为了使患者尽快恢复日常生活，原则上除了骨折处上下关节不运动外，身体的其他部位均应进行正常的活动。

3. 住院康复

（1）此期患肢肿胀逐渐消退，疼痛减轻，骨折断端开始形成纤维连接，并逐渐形成骨痂，骨折处日趋稳定。

（2）除继续做患肢的肌肉收缩训练外，可在康复治疗师的帮助下，逐渐恢复骨折近端远程未固定的关节的活动和骨折处上下关节的活动，并逐渐由被动活动转为主动活动，以防邻近关节的活动度下降。

（3）最好于固定2周左右就开始关节面不负重的主动运动，运动后再予以固定。通过关节软骨面间的互相挤压和摩擦，可促进关节软骨的修复，并使其有较好的塑形，同时可以有效防止关节内粘连形成。

（4）如骨折累及关节面则对康复不利，患者常遗留较显著的关节功能障碍，要和患者沟通，估计预后。

4. 社区康复

（1）此期康复的目的是让患者能够最大限度地恢复生活自理功能，融入社区。

（2）此时骨性骨痂已形成，X 线检查已显影，骨骼有了一定的支撑力，但大多存在邻近关节的活动度下降、肌肉萎缩等功能障碍。

（3）骨科康复治疗要尽量恢复受累关节的活动度，增强肌肉的力量，恢复肢体功能。训练的主要形式是患肢关节的主动活动和负重练习，使各关节迅速恢复到正常活动范围和肢体的正常力量，并加强训练整体平衡及步行等能力。

（4）除了注意患者的肢体功能情况，也需要帮患者进行生活自理能力训练。

（5）治疗师进行家访评估患者家居安全，如需要的话进行家居环境改造。

（6）骨科康复团队为患者进行工作能力评估及就业辅导。

5. 总结

（1）全面及顺畅的骨科康复临床路径能使患者得到最好的治疗，减少并发症的发生，缩短住院时间并降低医疗费用。

（2）在临床流程中，各个团队需要紧密沟通以免患者接受重复的评估及治疗，因此骨科康复团队中协调者的角色至关重要。

（3）骨折愈合的时间与患者的年龄、基础疾病等相关，需要按照每位患者的个体情况，制订个体化治疗。

（4）整个临床流程中所有的治疗手段都是以患者的功能恢复、重新融入社区为目标。

二、骨科医生和康复医生在骨科康复中的角色

现代医学强调以人为本的治疗理念，只有满足患者对功能恢复的需求，才能体现学科的价值。随着患者对生活质量要求的提高，对骨科医生的期望也相应增加，可单纯的手术和药物并不能帮患者达到最好的功能恢复。回顾国内骨科多年来的发展，虽然骨科手术量大幅提升，但一些患者缺乏骨科康复跟进，以至于不能达到最好的功能恢复，甚至需要进行二次手术。手术量上升并不直接等于治疗质量提高，骨科医生在治疗过程中需要具备骨科康复理念，才能将骨科治疗效果最大化，进一步提升学科竞争力。

2008 年 5 月 12 日汶川地震后出现了大批骨科伤员，政府、医疗人员及广大群众对这批伤员康复及融入社会的过程投入了极大的关注。灾后康复推动了国内骨科康复的发展，以骨科康复为主题的论坛和学习班不断增加，骨科医生深切意识到，骨科与康复的结合能使患者通过外科治疗得到最大限度获益，在骨科治疗过程中各专业团队人员（包括骨科医生、康复医生、物理治疗师、作业治疗师、假肢矫形师等）的合作是必不可少的。

除了进行常规骨科治疗外，医生更要对患者骨科康复治疗流程做出指导（如决定下肢骨折患者何时可以负重，负重的比例），协调每个专业的介入时间（如决定佩戴矫形器的时机及需要哪一种矫形器），与患者及团队成员沟通以协助患者回归社区。具体职责包括：①维持患者生命体征平稳，治疗患者基础疾病；②利用专业知识和技术，为患者进行评估、诊断、处方药物治疗、外科保守治疗或手术干预；③向患者及其家属交代病情，说明具体治疗方式、治疗中可能出现的风险及预后；④健康宣教，鼓励患者配合骨科康复治疗；⑤组织骨科康复团队为患者进行综合会诊，与骨科康复团队成员一起为患者制订治疗计划；⑥向各团队成员说明患者病情及外科治疗情况，决定各专业人员介入的时间及内容，清楚列明治疗及护理中的禁忌证；⑦在临床治疗过程中带领骨科康复团队为患者进行复诊，评估患者整体情况并指导团队成员根据患者情况调整骨科康复计划；⑧协助患者回到社区；⑨骨科及骨科康复科研。

骨科医生是团队中最了解患者病情的成员，清楚患者手术中的所有细节，这些都是为患者制订骨科康复具体方案的关键因素。作为骨科康复团队中的重要一员，骨科医生和康复医生要以患者的功能恢复为目标，协调各个专业，理顺骨科康复流程，协助患者重返社区。

三、康复护理在骨科康复中的角色

（一）康复护理概述

目前，人们对医学的要求日益增高，医学的使命已不仅仅是抢救患者的生命，还要为患者的全面健康负责。康复护理是康复医疗的重要组成部分，护士如具备丰富的康复护理知识，可避免很多后遗症及并发症的发生。

一般护士的工作范畴包括：①照顾者：为患者提供住院期间的一般护理工作；②协调者：作为桥梁，协调患者、患者家属与骨科团队的沟通；③教育者：对患者及其家属进行各项健康宣教；④计划者：为患者制订全面的护理计划，为患者重返家庭和社会做好准备；⑤管理者：对患者日常的治疗进行规划，帮助患者及其家属执行康复治疗计划；⑥代言者：维护患者的各项权益；⑦研究者：进行护理专业研究，以改善康复护理服务质量，提高康复护理效果。

康复护理是以康复的整体医疗计划为依据，以最大限度恢复功能，预防并发症，使患者更好地重返社会为目标，采取各种措施，帮助患者提高自理能力的护理过程，实施康复护理的场所包括康复病房、日间病房、家庭病房、社区康复。康复护士的基本职责是促进健康、预防疾病和减轻痛苦。与临床护士的区别在于，康复护理要具有精湛的操作技能，为患者实施部分康复治疗或协助患者进行住院期间的康复训练。例如：康复护理人员除了帮助患者进行尿道口护理外，对需要长期进行导尿的患者，要教导其自行进行导尿，防止尿道感染，为其出院做好准备；对于排便有困难的患者，康复护理人员除了教导患者饮食注意事项及排便技巧外，还要教导患者的照顾人员如何在日常生活中对患者进行协助；对于吞咽障碍的患者，康复护理人员除了教导饮食上的注意事项外，还可以帮助患者进行吞咽训练。

康复护理人员要注重解除因疾病带来的身体、情绪、精神、心理上的种种障碍，因此比一般治疗患者的护理工作难度和量更大，要求更高、更全面、更细致。

（二）康复护士在骨科康复中的角色

骨科康复团队中，康复护士的主要职责是为患者提供护理工作及健康教育，具体角色如下所述。

1. 一般护理

一般护理主要包括：①监测患者生命体征；②伤口拆线换药、协助患者服用药物、注射药物、抽血；③维持病房秩序；④协助安排患者进行检查；⑤与骨科康复团队配合，协助患者进行康复锻炼。

2. 呼吸系统护理

呼吸系统护理主要包括：①戒烟宣教、正确姿势及适当运动的宣教；②目的是保持患者呼吸道通畅，注意清除痰及呕吐物；③帮助患者排痰、翻身，防止肺部感染。

3. 皮肤护理

皮肤护理主要包括：①个人卫生宣教；②定期进行皮肤检查，避免烫伤、擦伤及皮肤受压；③对佩戴支具的患者要注意支具部分皮肤的状况；④对于感觉受损及活动受限的患者，要防止压疮。

4. 饮食护理

饮食管理主要包括：①健康饮食宣教；②协助患者依照医嘱调整饮食（如糖尿病、高血压患者，要进行低盐、低脂饮食等）；③对术后患者，要注意其胃肠道的功能，按照医嘱给予适当饮食（如流质、半流质等）；④对于吞咽有困难的患者，要协助其进行吞咽训练，有必要时给予食物凝固剂，防止吸入性肺炎。

5. 消化系统护理

消化系统护理主要包括：①肠道卫生及管理宣教；②协助患者养成定时排便的习惯，顺利排出粪便；③对高血压及卒中患者要特别留意，防止患者由于排便导致颅内压突然升高；④对于不能自主排便的患者（如脊髓损伤患者），训练其肠道功能；⑤避免患者由于粪便积存于结肠或不自觉地排出粪便，出现失禁情况；⑥帮助患者及其家属清理患者的排泄物。

6. 泌尿系统护理

泌尿系统护理主要包括：①预防尿道感染宣教；②协助患者维持肾脏正常功能（如帮患者排空膀胱中尿液），预防臀部皮肤破损；③教导或协助患者进行尿袋的护理，包括放尿、观察尿量、尿液颜色及是否有浑浊，并确保尿袋的位置不高于膀胱位置。

7. 心理支持

心理支持主要包括：①心理健康宣教；②协助患者摆脱不良情绪困扰；③向患者解释骨科康复治疗及预后，鼓励患者配合治疗；④协调患者与家人及骨科康复团队的沟通事宜。

四、物理治疗在骨科康复中的角色

（一）物理治疗概述

1. 物理治疗的定义

物理治疗是结合科学与艺术的康复专业，涵盖了预防、治疗和康复的医学领域。物理治疗通过对患者身体功能的详尽检查，评估身体功能状况，进而加以预防、矫正、治疗与教育，目的是减轻肢体的障碍、身体功能的失能失调，以及因为外伤疾病或其他身心层面所造成的问题。其专业内容包括临床治疗、学术研究、学校教育、专业咨询和行政管理。

2. 物理治疗师的特质

（1）专业技巧　包括专业伦理理念与专业态度、人际关系与沟通技巧、评估能力、计划治疗的能力、实施计划的能力、研究技巧及创造力、科研的能力、社会资源的运用、管理能力、基础理论知识。

（2）沟通技巧　包括能适当地自我介绍和介绍物理治疗专业；能专注地聆听患者及其家属的倾诉，并具备同情心；能帮助患者及其家属建立适当的愿望；适当地使用，并了解自己或他人的身体语言；用互相尊重的态度与其他团队成员做有效的沟通；不能独立治疗患者时，寻求其他专业人员的协助。

（3）行政管理　注意治疗环境的整洁与安全，并负起维护的责任；能够负起工作机构赋予的所有责任，包括：与工作团队中其他人员保持联系，处理紧急状况或其他事情；配合需要调整工作计划；遵循临床与行政政策和程序；有效率地利用空档时间；能够向相关人员解释物理治疗医疗保险相关规定。

（二）物理治疗师在骨科康复中的角色

物理治疗师在骨科康复中的角色是配合骨科医生及康复医生，利用自身专业技术，帮助患者得到最大限度的功能恢复。其职责包括：①为患者进行物理治疗评估；②与骨科康复团队配合，根据评定情况为患者制订相应物理治疗计划；③通过物理治疗手段改善各项生理功能或防止其恶化；④教导并帮助患者实施物理治疗计划，防止并发症的出现；⑤操作物理治疗仪器，负责仪器的保养及维护；⑥定期对治疗效果进行评定，并与骨科康复团队沟通，根据患者情况适时调整治疗计划；⑦科研工作。

（三）物理治疗在骨科康复中的应用

1. 应用范围

物理治疗在骨科康复中的应用范围包括重复性劳损（关节炎、神经压迫症、肌腱炎/腱鞘炎及滑囊炎等）、需要手术治疗的肌肉骨骼疾病（关节置换术、截肢、内/外固定手术等）及创伤性疾病（包括肌肉拉伤或撕裂、韧带撕裂、肌腱断裂、挫伤、骨折及脱位/半脱位等）。

（1）常见的重复性劳损　以膝关节炎为例，常见的退行性改变包括关节间隙变窄、骨质增生、局部骨刺形成、双膝内翻变形、内侧半月板劳损退变。这些病变最终将导致炎症、疼痛、关节活动下降、肌力下降、功能障碍等，治疗师需针对这些症状进行治疗及预防。又如在肘关节滑囊炎中，物理治疗师要与医生配合，在急性期给予消炎消肿，如在确保患处皮肤感觉正常的前提下使用冰疗等。

（2）需要手术治疗的肌肉骨骼疾病　如全髋关节置换术中，物理治疗师在术前及术后都会教导患者做一些基本的关节活动度、肌力训练，提醒患者一些注意事项，这样可以避免或减轻一些常见术后并发症的发生。

经过骨科医生、康复医生或其他科室医生的转介后，物理治疗师会见患者，询问患者病史及主诉，评估其身体功能状况，根据损伤部位及程度，制订合适的计划及训练项目。在实施治疗计划前、训练过程中及训练结束后，物理治疗师都会定期地评估患者的功能状况，以便判断治疗效果、修改或更改治疗计划。

肌肉骨骼系统疾病物理治疗的流程如表1-2-2所示。

表1-2-2　肌肉骨骼系统疾病物理治疗的流程

受损身体组织及程度
制订治疗计划及处方
主诉＋评估身体功能的状况
评定康复疗效

2. 物理治疗技术

利用运动、手法及人体生理对物理治疗所做出的反应，以物理治疗因子作为治疗工具，如光、电、水、冷、热、声、磁、力等，为患者减轻功能障碍。

物理治疗常用的治疗技术可分为以下三类。

（1）运动治疗　运动治疗是物理治疗的主要内容，包括关节活动技术、关节松动技术、肌肉牵伸技术、肌力训练、平衡与协调训练、步行功能训练、牵引技术、神经生理治疗心肺功能训练等。

（2）物理因子治疗　应用天然或人工物理因子的物理能量，通过神经、体液、内分泌等生理调节机制作用于人体，以达到预防和治疗疾病的方法。常用方法包括：声疗（最常用的有超声波）、光疗（红外线光疗、紫外线光疗、激光治疗）、水疗、电疗（直流电疗、低频电疗、中频电疗、高频电疗）、冷疗（冰敷、冰按摩等）、热疗（热敷、蜡疗）等。

（3）手法治疗　主要包括关节松动技术（如 Maitland 关节松动术）和传统手法治疗（比如按摩、推拿）。

3. 物理治疗的目的

物理治疗应用于骨科康复的目的主要包括舒缓疼痛，预防及纠正功能障碍，使患者肌力、活动能力、协调性及功能得到最大限度的恢复和提升。

治疗师必须对不同疾病及病症进行系统的评估，根据评估结果制定并执行针对性的治疗方案。以上肢截肢患者的物理治疗为例，第一次为患者进行评估首先要做主观检查（了解病史及主诉），根据对患者详细客观检查（如残端形状、瘢痕情况、残端肌力、活动范围、平衡及功能活动情况等），总结出评估结果，并选择针对性的物理治疗项目。一般训练项目包括：充气式暂用假肢步行训练、助行器走路训练、安装假肢后的步行训练、楼梯训练、斜坡训练、跨越障碍物训练、跌倒训练、残障运动等。

五、作业治疗在骨科康复中的角色

（一）作业治疗概述

1. 作业活动的定义

作业活动（occupation）这个词在英文中来源于词根 occupy，占领、占据的意思，是指人们所做的用于"占据"自己的每一件事情，即每个人日常生活活动。作业功能障碍就是指患者因为生理或心理上的障碍，无法完成需要进行的活动，不能投入到对患者来说是重要的而他们又想投入的角色中。

2. 作业治疗的定义

作业治疗是作业治疗师透过悉心制订的作业活动及疗程，帮助患者增强体能及心智功能、预防伤病、促进独立生活、改善生活质量，并协助他们重整生活，建立自信，重新投入家庭、工作及社会的过程。作为现代康复的重要一环，作业治疗在世界很多国家已被普遍使用。

作业性活动的设计和执行是作业治疗的基石。治疗性作业活动（therapeutic activities）就是指具有针对性的作业活动，目的是维持、提高患者的功能和生活质量。治疗性作业活动的特点有：①有目的性并可达到一定的目标；②具有治疗作用，防治并重，可提高患者的生活质量；③根据患者的兴趣，依从患者生活需要选择活动；④可根据患者进度调节活动量。

由于具备以上特性，不同的治疗活动在治疗师的设定及指引下，能达到不同的治疗效果。

（1）躯体方面的治疗作用　主要包括：①增强肌力：如木工、金属加工、陶瓷制作；②增强耐力：如泥塑绘画、书法；③改善关节活动度：如陶瓷制作、编织；④改善灵活性：如棋类游戏、折纸；⑤改善平衡协调性：如飞标、投掷游戏、篮球；⑥提高自理能力：如自理活动训练、家务活动。

（2）心理方面治疗作用　主要包括：①建立自信心、获得满足感：如手工艺制作绘画；②转移注意力：如音乐、绘画；③调节情绪：如木工、金属加工等宣泄性活动可促进心理平衡；④改善认知、知觉：如棋类游戏、牌类游戏。

（3）职业方面治疗作用 主要是为患者设计工作锻炼计划，增强其再就业的能力和信心。

（4）社会方面治疗作用 主要包括：①改善社交技巧及人际关系：如棋类、牌类游戏；②透过生产性活动：如木工、金属加工、陶瓷制作、游戏性活动等促进患者适应社会环境，重返社会；③增加社会对功能障碍人士的了解：患者的制成品让社会更了解患者，同时也给予更多尊重。

2. 作业活动在作业治疗中的应用原则

作业活动大致分为以下几个范畴：①日常生活活动：包括进食、穿衣、梳洗等自理活动训练；②生产性作业活动：包括金属加工、木工、制陶、搬运、机械装配、纺织等；③闲余活动：包括手工艺、音乐欣赏、绘画、书法、园艺、体育活动、游戏等。

在制订治疗性作业活动前，作业治疗师要评估多项内容来决定患者是否适合参与某种活动，分析的内容包括活动简述、活动需要准备的工具和器材、活动需要使用的物料、活动空间和场地、活动步骤及所需时间、预防伤害措施、患者是否存在某些活动禁忌证以及任何将影响患者进行活动的因素。这个由作业治疗师根据患者情况选择作业活动、评估进行该活动的准备事项及可达到的治疗效果的过程，称为活动分析。

由于患者的具体情况各有不同，而每种活动对患者也有不同的意义，因此制订个体化的治疗方案是非常重要的。作业治疗师在制订治疗计划的时候，要注意以下问题：①从患者生活和社会的层面去提出关于作业活动方面的问题并寻求答案；②用作业的透镜去看待生活和社会，去理解患者为了生存、健康做一个有价值的公民想去做或需要做什么；③理解"作业表现的主观体验、过程、特性和结果"，同时去理解作业活动中各种参与元素，比如参与人有哪些、要做什么、为什么做、如何进行、在哪里进行、何时进行。

4. 作业活动在作业治疗中应用步骤

（1）选择活动前必须对患者进行全面评定 评定主要包括：①一般情况：年龄、性别、家庭状况、经济收入、诊断、病情发展等；②躯体功能肌力：感觉、关节活动度、协调能力等；③技能：生活自理、家居、社区活动、娱乐消遣等技能；④心理情况：情绪控制、态度与意志、兴趣、目标、信心；⑤认知状态：认知感知、言语能力等；⑥人际环境：人际交往能力、照顾者情况、家庭及人际网络；⑦兴趣爱好：这个项目是因患者的兴趣及文化背景不同而有不同，个体性强；⑧职业情况：工作的兴趣、工作的要求及工作环境；⑨生活环境：安全家居通道、所需生活辅助用具和交通配套等；⑩康复需求：个人生活习惯、家庭和社会角色、患者对病情的了解及积极性。

（2）活动分析　通过分析活动所需的技能及功能要求，包括活动的场所、时间、工具和潜在危险性，从而选择可行及针对性强的作业活动。

（3）活动调整　根据作业分析及患者功能评定，对活动进行调整以达到治疗目的，包括：①工具的调整：下棋活动中增加棋子重量以改善肌力，用筷子夹小物件训练手指的灵活性，加粗手柄让抓握能力较差的患者进行活动；②素材的调整，运用不同质地的材料来调整活动难度；③治疗量的调整：调节活动时间、次数、速度等；④环境的调整，提供改善认知功能的环境；⑤体位的调整，运用站位及坐位来调整活动难度和增强治疗的针对性。

集体活动能提高治疗的趣味性，提高互相帮助的意识，提高社交能力，提供互相学习的机会等。作业治疗师应尽量安排患者以集体活动的方式进行作业活动，从而提高患者参与的积极性和治疗效果。

在进行活动时，作业治疗师要通过指导、协调使活动顺利进行，包括：①让患者做好准备：了解患者对活动的认识，让患者知道活动的目的，并有舒适的位置参与活动；②介绍活动：逐步讲解活动步骤并给予示范；③尝试参与活动：让患者逐步参与，治疗师从旁纠正错误，确定患者正确完成活动；④跟进参与进度：让患者自己参与活动，检者进度并纠正错误。

安排活动注意事项：①活动安排要先考虑患者的安全，然后才考虑改善功能；②活动要根据患者的身体状况、药物、痛楚、感觉问题做出调整；③活动时间要逐渐递增，如过程中患者出现不适，活动过程便要终止。

（4）当完成相关治疗性活动后，治疗师需要对患者表现及治疗效果进行记录和评估。

5. 国际功能分类在作业治疗中的应用

国际功能分类（ICF）取代了以往只关心个人的医学诊断结果，整合了个人健康状态在医学与社会方面的观点，并且把一个人及其生活世界的所有层面（发展、参与、环境）都表现在当中。ICF关注个体的功能状态，但不是测量工具，这个系统理念和运用的焦点在于分析功能、活动、参与和环境因素的构成，与作业治疗师的工作非常吻合。将ICF分类及概念应用到作业治疗过程中，能更全面地分析患者功能障碍对其活动及参与方面的影响，从而更好地制订治疗计划。以下用脊髓损伤为例，简述 ICF 概念在作业治疗的应用见表 1-2-3。

表 1-2-3　ICF 概念在作业治疗的应用

	身体功能和结构	活动	参与
患者问题	关节僵硬、肌力瘫痪、压疮	不能写字、不能使用餐具进食、不能走路	不能工作、不能外出、减少社交活动
有意义的活动	外出活动	穿衣、进食活动训练	职能康复训练、小组活动、发展兴趣
改良方法	使用支架、轮椅、坐垫	改良餐具、长柄辅具、环境控制器	改良家居或工作建筑环境、使用计算机

（二）作业治疗师的特质

随着医学的发展，对人体与疾病的认知也从生物层面上升到心理和社会经济层面（生物-心理-社会模型）。作业治疗师要在保护患者作业方面的公义和人权的前提下，从患者的观点出发，帮助其寻找有意义的目标，再提供适当的方法及辅导，通过制订有意义的作业活动，发掘患者的潜能，协助其克服身体或心理上的障碍，积极参与生活。其角色包括：①评估者：确认患者具有的能力及可能遇到的困难；②信息交流者：耐心地聆听及交流，增加对患者的了解；③协商者：帮助患者分析让其做出决定；④问题解决者：发现并解决活动上的问题。

在治疗过程中，作业治疗师需要秉承的信条有：①作业活动像食物和水一样是生命所必需的；②每个人都应该拥有身体和精神上的作业活动；③所有人都应该拥有他们所享受和习惯的作业活动；④病态的思维、躯体和灵魂可以通过作业活动而治愈。

（三）作业治疗师在骨科康复中的角色

作业治疗师在骨科康复团队中要与骨科医生、康复医生及其他骨科康复团队成员密切配合，为骨科患者制订个体化的作业治疗计划，目的是让患者恢复生活自理能力和工作能力，再次融入社会。作业治疗师在骨科康复中的专长是：①为患者提供感知功能评估及训练；②为患者提供肢体功能评估及训练；③为患者提供日常自理能力评估及训练；④为患者提供社区适应能力评估及训练；⑤为患者提供工作能力评估及训练，通过职业学习及训练，重建患者本身的工作能力及工作习惯，协助他们克服残障，加强其工作耐力，逐步提升其自信，投入生产，并以恢复他们原来工作的能力水平为目标，使他们能自力更生、积极奋斗、贡献社会；⑥为患者设计及制作支具，选购及训练使用辅助器材；⑦为患者进行工作及家居环境改造，使患者有更安全的活动环境，尽量发挥其自主功能，增强个人独立能力。

六、假肢矫形在骨科康复中的角色

随着人民生活质量的提高，假肢矫形器服务市场逐渐扩大，而在需要假肢矫形服务的患者中，大约90%来自骨科。现在，骨科医生及患者均已意识到外科干预、功能训练假肢和矫形器辅助是骨科康复的三大基本干预手段，缺少假肢和矫形器的干预，骨科康复就不完全。

（一）假肢和矫形器的定义

假肢是用于替代整体或部分缺失或缺陷肢体的体外使用装置。矫形器是应用于人体躯干、四肢和其他部位，通过力的作用以预防、矫正畸形，治疗骨折和关节、肌肉、神经血管等组织由于各种原因所造成的疾患。

（二）假肢矫形技术在骨科的应用

1. 矫形器在骨科的应用

矫形治疗是骨科保守治疗及术后固定的重要手段，既往骨科固定多以石膏或小夹板为主，随着科技的发展，矫形师有更多的工具和手段来帮助骨科医生进行固定、矫正等治疗。矫形器的应用范围很广，如在脊柱侧弯中使用脊柱侧弯矫形器，马蹄足患者可以应用踝足矫形器（AFO）改善步态等。

2. 假肢在骨科中的应用

假肢在截肢患者中的应用更能大大提高患者的生活自理能力。由于很多假肢矫形的干预需要在患者术前或术后展开，大部分假肢矫形器在佩戴过程中也要不断进行调整，假肢矫形师需要和骨科医生及治疗师密切联系，才能确保患者从假肢矫形治疗中最大获益。

5.12汶川地震后的骨科救援和康复更突显了假肢矫形器服务在骨科康复中的重要性，假肢矫形技术在骨科康复中的角色越来越受到重视。

（三）假肢矫形师在骨科康复中的角色

假肢矫形师是指使用专用设备，进行假肢等外置假体的制作和适配的人员。矫形师是指使用专用设备进行矫形器和矫形鞋制作、适配的人员。假肢矫形师在骨科康复中的职责是：①配合骨科康复团队的治疗方案开出假肢矫形处方，制作假肢或矫形器；②教导患者使用及保养假肢或矫形器；③在康复训练中，与骨科医生和治疗师保持联系，了解患者假肢及矫形器装佩及运用方面的问题，并做出调整；④鼓励患者使用假肢及矫形器，和骨科康复团队一起提高患者使用假肢及矫形器的积极性；⑤参与患者假肢矫形器康复效果的随访。

现在国内大型综合医院多数都设立了假肢矫形部（室），而随着科技的发展，假肢矫形的技术更新势必一日千里，可以预见，未来假肢矫形有很大的发展潜力。大型综合医院如充分认识到假肢矫形器服务对保证和提高医疗质量有其不可代替的重要作用，并加强医院假肢矫形器服务能力的建设，便可提高医疗质量，令临床科室及假肢矫形器专业的发展达到双赢的局面。

第二章 骨科康复评定

第一节 概 述

一、基础评定

在进行评定前，首先要了解人体坐标轴（图 2 - 1 - 1），分别是 X 方向（向前，矢状面内的矢状轴）、Y 方向（向上，垂直于水平面的垂直轴）、Z 方向（向右，水平面内的额状轴）。

1. 姿势评定与测量

（1）姿势评定

1）观察法：观察头、颈姿势，头部是否前倾、旋转或侧屈；肩部是否存在方肩、圆肩等异常体态，两侧肩胛骨是否与脊柱等距，是否等高，有无过度的内收或外展，是否有翼状肩胛；观察肩部肌肉是否有萎缩；观察

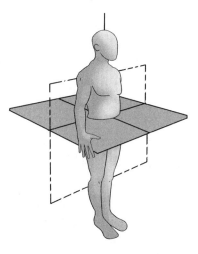

图 2 - 1 - 1 人体坐标轴

双上肢姿势是否一样，一侧肢体是否过度离开躯干或过度内、外旋；背部是否后突；肩关节有无前移，膝关节有过屈或过伸；双下肢是否等长，膝关节是否内翻（又称为"O"形腿）、外翻（又称为"X"形腿）。对足部，还要观察是否存在扁平足或高弓足等。

2）铅垂线测量法：患者站立，用一根铅垂线从枕骨隆突的中点下垂，如果铅垂线不经过臀中沟，则表示有脊柱侧弯。

3）放射影像学评定：对怀疑有影像脊柱侧弯的患者，应建议做放射学 X 线脊柱全长检查（妊娠妇女除外）。拍摄直立位从第 1 胸椎到第 1 骶椎的正、侧位

片，在 X 线片上测量脊柱侧弯的角度，具体测量方法见放射影像学专著。

（2）身高体重测量

1）身高测量：测试对象自然站立，不穿鞋，测量从头顶到足跟的垂直距离，结果以厘米为单位。

2）体重测定：测试对象不穿鞋，自然站立在测试秤上，读出体重数，结果以千克为单位。

3）体质指数（body mass index，BMI）：可以通过以下公式进行计算。

体质指数（BMI）＝体重/身高^2（kg/m^2）

（3）肢体长度测量

1）上肢长度测量：坐位或站立位，上肢自然垂于身体一侧。上肢相对长度为第 7 颈椎至中指尖的长度；绝对长度为肩峰至中指尖的长度。上臂相对长度为肩峰到尺骨鹰嘴的距离；绝对长度为肩峰到肱骨外上髁的距离。前臂相对长度为肱骨内上髁到尺骨茎突的距离；绝对长度为尺骨鹰嘴到尺骨茎突或桡骨小头到桡骨茎突的距离。

2）下肢长度测量：患者仰卧，骨盆摆正，如一侧畸形，则健侧下肢应放在与患侧下肢相同的位置上。下肢相对长度为脐至内踝尖的距离；绝对长度为髂前上棘到内踝尖。大腿相对长度为髂前上棘到股骨外侧髁的长度；绝对长度是股骨大转子顶点到膝关节外侧平面的距离。小腿长度为胫骨平台内侧上缘到内踝尖的距离；或腓骨小头到外踝下缘的距离。

3）肢体围度（周径）测量

①上肢围度测量：被测量对象取坐位或站立位，上肢在体侧自然下垂。用皮尺绕肱二头肌肌腹或上臂最隆起处 1 周，其结果即为上臂周径；前臂围度在前臂最粗处测量。

②下肢围度测量：大腿围度：被测量对象取仰卧位，大腿肌肉放松，从髌骨上缘向大腿中段量一距离（一般取髌骨上极向上 10cm 或 15cm），然后测量其周径。小腿围度：被测量对象取仰卧位，屈膝，双足平放床上，用皮尺在小腿最粗处测量。

4）躯体围度的测量

①胸围：用皮尺测量通过乳头上方和肩胛骨下角下方的围度（绕胸部 1 周）。对乳房较大的女性，可在乳头稍高的地方测量。测量分别在平静呼气末和吸气末时进行。

②腹围：用皮尺通过脐部绕腹部 1 周。

③臀围：测量大转子和髂前上棘连线中间臀部最粗处。

2. 关节活动范围测量

关节活动范围（ROM）是指关节的远端向着或离开近端运动，远端骨所达到的新位置与开始位置之间的夹角，即远端骨所移动的度数（图2-1-2）。关节活动范围测量即是测量远端骨所移动的度数，而不是两骨之间所构成的夹角。

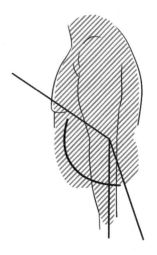

图2-1-2　关节活动范围

（1）测量所使用的仪器设备

1）通用量角器：由一个圆形或半圆形的刻度盘和两条臂（分别称为固定臂和移动臂）构成，固定臂与刻度盘相连接，不可移动，移动臂的一端与刻度盘的中心相连接，可以移动（图2-1-3）。通用量角器主要用来测量四肢关节。

2）指关节测量器：用小型半圆形量角器测量（图2-1-4）。

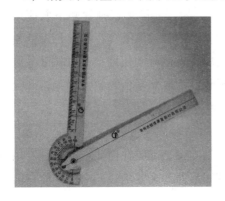

图2-1-3　通用量角器

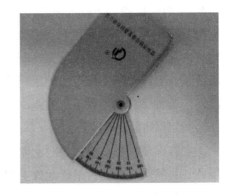

图2-1-4　指关节测量器

3）电子量角器：固定臂和移动臂为两个电子压力传感器，刻度盘为液晶显示器。显示器可以与固定臂和移动臂固定在一起，也可以通过连接线与两条臂相连。

4）脊柱活动测量：可以用专用的背部活动范围测量计或电子量角器来测量脊柱的屈伸活动范围，也可以通过测量直立位向前弯腰、向后伸腰以及向两侧屈曲时中指指尖与地面的距离来评定脊柱的活动范围。

（2）不同量角器的测量方法

1）通用量角器：使用时将量角器的轴心与关节的运动轴心对齐，固定臂与关节近端骨的长轴平行，移动臂与关节远端骨的长轴平行并随之移动，移动臂所移动的弧度即为该关节的活动范围。

2）电子量角器：使用时将固定臂和移动臂的电子压力传感器与肢体的长轴重叠，并用固定胶带（双面胶）将其固定在肢体表面，液晶显示器显示出来的数字即为该关节的活动范围。

3）指关节测量：测量掌指关节时，将量角器的固定臂放在掌骨远端，移动臂放在近端指骨上，并随之移动；测量指间关节时，量角器的两端分别放在指骨关节的近端和远端，移动臂随远端骨移动，所移动的弧度即为该关节的活动范围（图2－1－5）。

4）脊柱活动测量：将测量计放在拟测量活动范围的脊柱节段的棘突上，随着背部向前屈曲，测量计上显示的度数即为该节段的屈曲度数。

3. 各关节活动范围测量方法及正常参考值

1）上肢关节活动范围测量方法及正常参考值见表2－1－6。

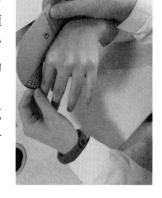

图2－1－5 指关节测量

2）下肢关节活动范围测量方法及正常参考值见表2－1－7。

3）脊柱关节活动范围测量方法见图2－1－6，正常参考值见表2－1－8。

表2－1－6 上肢主要关节活动范围测量

关节	运动	体位	量角器放置方法			正常参考值
			轴心	固定臂	移动臂	
肩	屈、伸	坐或立位，臂置于体侧，肘伸直	肩峰	与腋中线平行	与肱骨纵轴平行	屈0°～180° 伸0°～50
	外展	坐和站位，臂置于体侧，肘伸直	肩峰	与身体中线平行	同上	0°～180°
	内旋、外旋	仰卧，肩外展90°，肘屈90°	鹰嘴	与腋中线平行	与前臂纵轴平行	各0°～90°
肘	屈、伸	仰卧、坐或立位，臂取解剖位	肱骨外上髁	与肱骨纵轴平行	与桡骨纵轴平行	0°～150°

续表

关节	运动	体位	量角器放置方法			正常参考值
			轴心	固定臂	移动臂	
桡尺	旋前、旋后	坐位,上臂置于体侧,肘屈90°,前臂中立位	尺骨茎突	与地面垂直	腕关节背伸(测旋前)或掌面(测旋后)	各0°~90°
腕	屈、伸	坐和站位,前臂完全旋前	尺骨茎突	与前臂纵轴平行	与第2掌骨纵轴平行	屈0°~90°
	尺、桡侧偏移或外展	坐位,屈肘,前臂旋前,腕中立	腕背侧中点	前臂背侧中线	第3掌骨纵轴	桡侧0°~25° 尺侧0°~55°
掌指	屈,伸	坐位,腕中立位	近节指骨近端	与掌骨平行	与近指骨平行	伸0°~20° 屈0°~90° 拇指0°~30°
指间	屈,伸	同上	远侧指骨近端	与近侧指骨平行	与远指骨平行	近指间0°~100° 远指间0°~80°
拇腕掌	内收、外展	同上	腕掌关节	与示指平行	与拇指平行	0°~60°

表2-1-7　下肢主要关节活动范围测量

关节	运动	受检体位	量角器放置方法			正常参考值
			轴心	固定臂	移动臂	
髋	屈	仰卧或侧卧,对侧下肢伸直	股骨大转子	与身体纵轴平行	与股骨纵轴平行	0°~125°
	伸	侧卧,被测下肢在上	同上	同上	同上	0°~15°
	内收、外展	仰卧	髂前上棘	左右髂前上棘连线的垂直线	髂前上棘至髌骨中心的连线	各0°~45°
	内旋、外旋	仰卧,两小腿于床缘外下垂	髌骨下端	与地面垂直	与胫骨纵轴平行	各0°~45°

续表

关节	运动	受检体位	量角器放置方法			正常参考值
			轴心	固定臂	移动臂	
膝	屈、伸	仰卧、侧卧或坐在椅子边缘	股骨外髁	与股骨纵轴平行	与胫骨纵轴平行	屈 0°～150° 伸 0°
踝	背伸、趾屈	仰卧，踝处于中立位	腓骨纵轴线与足外缘交叉处	与腓骨纵轴平行	与第 5 跖骨纵轴平行	背伸 0°～20° 趾屈 0°～45°
	内翻、外翻	仰卧，足处于床缘外	踝后方两踝中点	小腿后纵轴	轴心与足跟中点连线	内翻 0°～35° 外翻 0°～25°

表 2－1－8 脊柱关节活动范围测量

关节	运动	受检体位	量角器放置方法			正常参考值
			轴心	固定臂	移动臂	
颈部	前屈	坐或立位，在侧方测量	肩峰	平行前额面中心线	头顶与耳孔连线	0°～60°
	后伸	同上	同上	同上	同上	0°～50°
	左旋右旋	坐成仰卧，于头顶测量	头顶后方	头顶中心矢状面	鼻梁与枕骨结节的连线	各 0°～70°
	左、右侧屈	坐或立位，于后方测量	第 7 颈椎棘突	第 7 颈椎与第 5 腰椎棘突的连线	头顶中心与第 7 颈椎棘突的连线	各 0°～50°
胸腰部	前屈	坐位或立位	第 5 腰椎棘突	通过第 5 腰椎棘突的垂线	第 7 颈椎与第 5 腰椎棘突连线	0°～45°
	后伸	同上	同上	同上	同上	屈 0°～90°
	左旋、右旋	坐位臀部固定	头顶部中点	双侧髂脊上缘连线的平行线	双侧肩峰连线的平行线	0°～40°
	左右侧屈	坐位或立位	第 5 腰椎棘突	两侧髂脊连线中点的垂线	第 7 颈椎与第 5 腰椎棘突连线	各 0°～50°

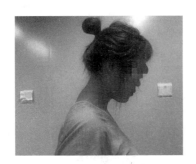

a

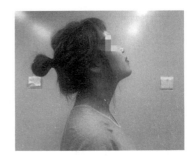

b

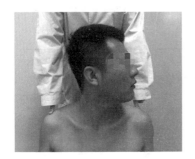

c

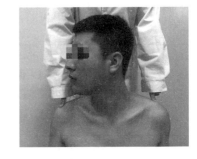

d

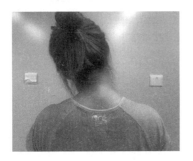

e

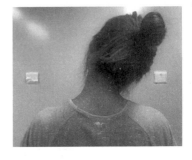

f

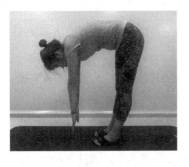

g

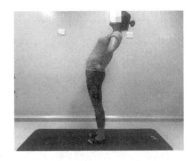

h

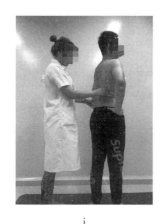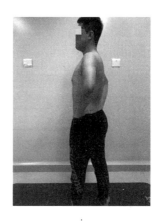

i   j

图 2 - 1 - 6　脊柱关节活动范围测量方法

（4）测量注意事项

1）明确关节的活动范围。

2）熟悉关节的解剖位中立位和关节的运动方向。

3）熟练掌握各关节测量时固定臂、移动臂、轴心的具体规定。

4）同一对象应由专人测量，每次测量应取相同位置，用同一种量角器，便于比较。

2. 肌力检查

肌力是肌肉在收缩或紧张时所表现出来的能力，以肌肉最大兴奋时所能负荷的重量来表示。肌肉作最大收缩时产生的最大张力，称为肌肉的绝对肌力，以肌肉最大收缩时能承受的重量来表示。

（1）手法肌力检查

1）肌力分级：目前，国际上普遍应用的肌力分级方法是补充 6 级（0 ~ 5级）分级（表 2 - 1 - 9）。

2）检查注意事项：①手法肌力检查时，必须遵循测试的标准姿势，以提高结果的可比性；②检查前，应先用通俗的语言给予解释，必要时给予示范；③检查时，先查健侧后查患侧，先抗重力后抗阻力，两侧对比；④抗阻力必须使用同一强度，阻力应加在被测关节的远端（不是肢体的远端）；⑤肌力测试时的用力等长收缩及闭气可以引起心血管系统的特异性反应，老年人及有心血管系统疾病患者应慎用。

3）主要肌群手法肌力检查：四肢及脊柱主要肌群检查方法见表 2 - 1 - 10 ~ 表 2 - 1 - 11。

表 2 - 1 - 9　手法肌力检查补充分级法

分级	标准
0	没有可以测到的肌肉收缩
1	有轻微的肌肉收缩，但没有关节运动
1+	有比较强的肌肉收缩，但没有关节运动
2-	去除重力时关节能完成大部分范围活动（ROM>50%）
2+	去除重力时关节能完成全范围活动，同时抗重力时可以完成小部分范围活动（ROM<50%）
3-	抗重力时关节不能完成全范围运动（ROM>50%）
3+	抗重力时关节能完成全范围活动，同时抗较小阻力时关节能完成部分范围活动（ROM<50%）
4-	抗部分阻力时关节能完成大部分范围活动（ROM>50%）
4+	抗充分阻力时关节能完成小部分范围活动（ROM<50%）
5-	抗充分阻力时关节能完成大部分范围活动（ROM>50%）
5+	抗充分阻力时关节能完成最大范围活动（ROM=100%）

表 2 - 1 - 10　四肢主要肌肉手法肌力检查

肌肉	检查方法		
	1 级	2 级	3、4、5 级
斜方肌、菱形肌	坐位，臂外展放桌上，试图使肩胛骨内收时可触及肌收缩	同左，使肩胛骨主动内收时可见运动	俯卧，两臂稍抬起，使肩胛骨内收，阻力为将肩胛骨向外推
斜方肌下部	俯卧，一臂前伸，内旋，试图使肩胛骨内收及下移时，可触及斜方肌下部收缩	同左，可见有肩胛骨内收及下移运动	同左，肩胛骨内收及下移，阻力为将肩胛骨向上外推
斜方肌上部、肩胛提肌	俯卧，试图耸肩时可触及斜方肌上部收缩	同左，能主动耸肩	坐位，两臂垂于体侧，耸肩向下压的阻力加于肩锁关节上方
前锯肌	坐位，臂向前放桌上，上臂前伸时在肩胛骨内缘可触及肌收缩	同左，上臂前伸时可见肩胛骨活动	坐位，上臂前平举，屈肘，上臂向前移动，肘不伸，向后推的阻力加于肘部
三角肌前部喙肱肌	仰卧，试图屈肩时可触及三角肌前部收缩	向对侧侧卧，上侧上肢放在滑板上，肩可主动屈曲	坐位，肩内旋，曲时，掌心向下；肩屈曲，阻力加于上臂远端
三角肌后部大圆肌、背阔肌	仰卧，试图伸肩时可触及大圆肌、背阔肌收缩	向对侧侧卧，上侧上肢放在滑板上，肩可主动伸展	侧卧，肩伸展30°~40°，阻力加于上臂

续表

肌肉	检查方法		
	1 级	2 级	3、4、5 级
三角肌中部冈上肌	仰卧，试图肩外展时可触及三角肌收缩	同左，上肢放滑板上，肩可主动外展	坐位，曲肘，肩外展至90°，阻力加于上臂远端
冈下肌、小圆肌	俯卧，上肢在床缘外下垂；试图肩外旋时在肩胛骨外缘可触及肌收缩	同左，肩可主动外旋	俯卧，肩外展，曲肘，前臂在床缘外下垂；肩外旋，阻力加于前臂远端
肩胛下肌大圆肌、胸大肌、背阔肌	仰卧，上肢在床缘外下垂，试图肩内旋时在腋窝前、后壁可触及相应收缩	同左，肩可主动内旋	俯卧，肩外展，曲肘。前臂在床缘外下垂，肩内旋，阻力加于前臂远端
肱二头肌、肱肌、肱桡肌	坐位，肩外展，上肢放滑板上；试图肘屈曲时可触及相应肌肉收缩	同左，肘可主动屈曲	坐位，上肢下垂：前臂旋后（测肱二头肌）成旋前（测肱肌）或中立位（测肱桡肌）
肱三头肌、肘肌	坐位，肩外展，悬起前臂时伸肘可触及肌肉收缩	同左，肘可主动伸展	俯卧，肩外展，曲肘。前臂在床缘外下垂：肘伸展，阻力加于前臂远端
肱二头肌、旋后肌	坐位，屈肘90°，做前臂旋后动作，可触及肌肉收缩	同左，前臂可主动旋后	坐位曲肘90°，前臂旋前位：做前臂旋后动作，握住腕部施加反方向阻力
旋前圆肌、旋前方肌	俯卧，肩外展，前臂在床缘外下垂；试图前臂旋前时可在肘下、腕上侧触及肌收缩	同左，前臂可主动旋前	坐位，曲肘90°，前臂旋后位；做前臂旋前动作，握住腕部施加反方向阻力
尺侧腕屈肌	坐位，前臂旋后45°试图腕掌屈及尺侧偏时可触及其止点活动	同左，前臂旋后45°，可见大幅度腕掌屈及尺侧偏	同左，屈肘，前臂旋后：腕向掌侧屈并向尺侧偏，阻力加于小鱼际
桡侧腕屈肌	坐位，前臂旋后45°试图腕掌屈及尺侧偏时可触及其止点活动	同左，前臂旋后45°，可见大幅度腕掌屈及尺侧偏	同左，屈肘，前臂旋后；腕向掌侧屈并向尺侧偏，阻力加于小鱼际
桡侧腕屈肌	坐位，前臂旋前45°，试图腕背伸及桡侧偏时可触及其止点活动	同左，前臂旋前45°，可见大幅度腕掌屈及桡侧偏	同左，前臂旋后45°；腕向掌侧屈并向桡侧偏，阻力加于鱼际
尺侧腕伸肌	坐位，前臂旋前45°并试图腕背伸及尺侧偏时可触及其止点活动	同左，前臂旋前45°，可见大幅度腕掌屈及桡侧偏	同左，前臂旋前；腕背伸并向尺侧偏，阻力加于掌背尺侧

肌肉	检查方法		
	1级	2级	3、4、5级
桡侧腕长、短伸肌	坐位，前臂旋后45°，试图背伸及桡侧偏时可触及其止点	同左，前臂旋后45°可见大幅度腕背伸及桡侧偏	同左，前臂旋前45°；腕背伸并向桡侧偏，阻力加于掌背桡侧
指总伸肌	试图伸掌指关节时可触及掌背肌腱活动	前臂中立位，手掌伸直时掌指关节可主动伸展	伸掌指关节并维持指间关节屈曲，阻力加于手指近节背侧
指浅屈肌	屈近端指间关节时可在手指近节掌侧触及肌腱活动	近端指间关节有一定的屈曲活动	屈曲近端指间关节，阻力加于手指中节掌侧
指深屈肌	屈远端指间关节时可在手指中节掌侧触及肌腱活动	远端指间关节有一定的屈曲活动	固定近端指间关节，屈远端指间关节，阻力加于手指指腹
拇收肌	内收拇指时可于1、2掌骨间触及肌肉活动	有一定的拇内收动作	拇指伸直，从外展位内收，阻力加于拇指尺侧
拇长、短展肌	外展拇指时可于桡骨茎突远端触及肌腱活动	有一定的拇外展动作	拇指伸直，从内收位外展，阻力加于第1掌骨桡侧
拇短屈肌	屈拇时于第1掌骨掌侧触及肌腱活动	有一定的拇屈曲动作	手心向上，拇指掌指关节屈曲，阻力加于拇指近节掌侧
拇短伸肌	伸拇时于第1掌骨背侧触及肌腱活动	有一定的拇伸展动作	手心向下，拇指掌指关节伸展，阻力加于拇指近节背侧
拇长屈肌	屈拇时于拇指近节掌侧触及肌腱活动	有一定的拇屈曲动作	手心向上，固定拇指近节，屈曲指向关节，阻力加于拇指远节指腹
拇长伸肌	伸拇时于拇指近节背侧触及肌腱活动	有一定的拇指指间关节伸展动作	手心向下，固定拇指近节，伸指间关节，阻力加于拇指远节背侧

肌肉	检查方法		
	1 级	2 级	3、4、5 级
髂腰肌	仰卧，试图屈髋时于腹股沟上缘可触及肌活动	向同侧侧卧，托住对侧下肢，可主动屈髋	仰卧，小腿悬于床缘外，屈髋阻力加于骨远端前面
臀大肌	仰卧，试图伸髋时于臀部及坐骨结节可触及肌活动	向同侧侧卧，托住对侧下肢，可主动伸髋	俯卧，屈膝（测臀大肌）或伸髋（测臀大肌和股后肌样，髋伸 10°～15°，阻力加于骨远端后面）
大收肌、长收肌、短收肌、股薄肌、耻骨肌	仰卧，分腿 30°，试图内收时于骨内侧部可触及肌活动	同左，下肢放滑板上可主动内收髋	向同侧侧卧，两腿伸，托住对侧下肢：髋内收，阻力加于骨远端内侧
臀中肌、臀小肌、阔筋膜张肌	仰卧，试图髋外展时于大转子上方可触及肌活动	同左，下肢放滑板上可主动外展髋	向对侧侧卧，对侧下肢半屈，髋外展，阻力加于骨远端外侧
股方肌、梨状肌、臀大	仰卧，腿伸直，试图髋外旋时于大转子上方可触及肌活动	同左，可主动外旋髋	仰卧，小腿在床缘外下垂，髋外旋，阻力加于小腿下端内侧
上/下子肌、闭孔内/外肌臀小肌、阔筋膜张肌	仰卧，腹腿伸直，试图髋内旋时于大转子上方可触及肌活动	同左，可主动内旋髋	仰卧，小腿在床缘外下垂，髋内旋，阻力加于小腿远端外侧
腘绳肌	俯卧，试图屈膝时可于胴窝两侧触及肌腱活动	向同侧侧卧，托住对侧下肢，可主动屈膝	俯卧，膝从伸直屈曲，阻力加于小腿远端后侧
股四头肌	俯卧，试图伸膝时可触及膑韧带活动	向同侧侧卧，托住对侧下肢，可主动伸膝	小腿在床缘外下垂，伸膝，阻力加于小腿远端前侧仰卧
腓肠肌	俯卧，试图踝跖屈时可触及跟腱活动	同左，踝可主动跖屈	仰卧，膝伸（测腓肠肌）或膝屈踝跖屈，阻力加于足跟
胫前肌	仰卧，试图踝背伸，足内翻及跟腱活动	侧卧，可主动踝背伸并足内翻	坐位，小腿下垂，踝背伸并足内翻，阻力加于足背内缘
胫后肌	仰卧，试图足内翻时于内踝后方可触及跟腱活动	同左，可主动踝跖屈并足内翻	向同侧侧卧，足在床缘外，足内翻并踝跖屈，阻力加于足内缘

续表

肌肉	检查方法		
	1 级	2 级	3、4、5 级
腓骨长、短肌	仰卧，试图足外翻时于外踝后方可触及跟腱活动	同左，可主动踝跖屈足外翻	向对侧侧卧，使跖屈的足外翻，阻力加于足外缘
趾长、短屈肌	屈趾于近趾节面可触及跟腱活动	有主动屈趾活动	仰卧，屈趾，阻力加于足趾近节跖面
趾长、短伸肌	仰卧，伸趾时于足背可触及跟腱活动	同左，有主动伸趾活动	同左，伸足趾，阻力加于足趾近节背面

表 2 - 1 - 11　脊柱肌力评定

肌肉	检查与评定				
	1 级	2 级	3 级	4 级	5 级
颈肌、斜角肌、颈长肌、头长肌、胸锁乳突肌	仰卧，屈颈时可触及胸锁乳突肌	侧卧，托住头部时可屈颈	仰卧，能抬头，不能抗阻力	同左，能抗中等阻力	同左，抬头屈颈，能抗加于额部的较大阻力
斜方肌、颈部骶棘肌	俯卧，抬头时触及斜方肌活动	侧卧，托住头部时可仰头	俯卧，能抬头，不能抗阻力	同左，能抗中等阻力	同左，抬头时能抗加于枕部的较大阻力
腹直肌	仰卧，抬头时触及上腹部腹肌紧张	仰卧，能屈颈抬头	仰卧，髋及膝屈，能抬起头及肩胛部	同左，双手前平举坐起	同左，双手抱头后能坐起
骶棘肌	俯卧，抬头时触及其收缩	俯卧位能抬头	俯卧，胸以上在床缘外下垂30°，固定下肢，能抬起上身，不能抗阻力	同左，能抗中等阻力	同左，能抗较大阻力
腹内斜肌、腹外斜肌	坐位，试图转体时触及腹外斜肌收缩	同左，双臂下垂，能大幅度转体	仰卧，能旋转上体至一肩离床	仰卧，屈腿，固定下肢，双手前平举，能坐起并转体	同左，双手抱颈后能坐起同时向一侧转体

（2）定量肌力检查

1）手握力：用握力计测定（图 2 - 1 - 7）。检查时站立或坐位，上肢放在体侧，屈肘 90°，前臂和腕中立位，手握住握力计的手柄用最大力握。重复 2 ~ 3 次，取最大值。检查时避免用上肢其他肌群来代偿。结果以握力指数判定，握力

指数 = 手握力（kg）/体重（kg）× 100，大于 50 为正常（男、女相同）。

2）手捏力：捏力计（图 2 - 1 - 8）测试。检查时拇指分别与其他手指相对用最大力捏压捏力计，重复 2 ~ 3 次，取最大值。捏力主要反映拇对掌肌和其他四指屈曲肌的肌力，正常值约为握力的 30%。

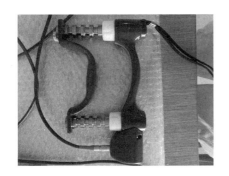

图 2 - 1 - 7　握力计

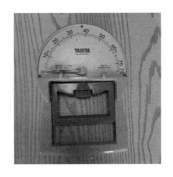

图 2 - 1 - 8　捏力计

3）背肌力：可用拉力计测背肌力。检查时，双脚站在拉力计上，双膝伸直，双手握住手柄两端，调整好手柄的高度（平膝），然后伸腰用力向上拉把手。结果以拉力指数判定。拉力指数 = 拉力（kg）/体重（kg）× 100，正常标准为男 150 ~ 300，女 100 ~ 150。

腰部疾病患者做拉力测定常可使症状加重，故不适用于腰痛患者，可用背肌耐力测定来代替，方法如下：患者俯卧位，双手放在头后部，上身抬起。计算能保持这一姿势的时间，60 秒以上为正常。

（3）等速肌力测试　需要借助于特定的等速测试仪来测试，如 Cybex、Biodex、KinCom 等。等速运动是在整个运动过程中运动速度（角速度）保持不变的一种肌肉收缩的运动方式。等速仪器内部有特制的机构使运动的角速度保持恒定，可以记录不同运动速度下、不同关节活动范围内，某个关节周围拮抗肌群的肌肉峰力矩、爆发力、耐力、功率、达到峰力矩的时间、角度、标准位置和标准时间下的力矩、双侧同名肌肉的力量相差值、肌力占体重的百分率等一系列数据，这些数据除了等速肌力测试外，其他测试方法均难以获得。

二、平衡与协调评定

1. 平衡

人体平衡是指身体重心偏离稳定位置时，通过自发的、无意识的或反射性的活动，恢复重心稳定的能力。一般认为，保持人体平衡共有三个环节：①感觉输入：身体各部位位置、与地球引力及周围环境的关系，通过视觉、躯体感觉、前庭感觉的传入而被感知；②中枢整合：多层次的中枢平衡感觉神经，整合感觉信息，形成运动方案；③运动控制：中枢整合后，下达运动指令，运动系统以协同模式控制姿势变化，重新建立新的重心平衡。踝髋及跨步机制是三种主要的协同运动平衡模式。

人体的前庭系统、视觉调节系统、身体本体感觉系统、大脑平衡反射调节系统、小脑共济协调系统以及肌群的力量在平衡功能的维持上起到了重要作用。

（1）前庭系统　耳内的三个半规管探测头部三维加速或位置改变的信息，经第Ⅴ脑神经进入脑干。正常的躯体感觉和视觉系统下，前庭系统的作用很小。当躯体感觉和视觉输入都被阻断或不准确而发生冲突时，前庭系统就变得非常重要。

（2）视觉系统　当平衡受到干扰，视觉系统使颈部肌肉收缩，让头部和视线保持直立水平，恢复身体平衡。

（3）躯体感觉　包括皮肤感觉（触、压感）和本体感觉。与支撑面接触的皮肤触、压觉感受器向大脑皮层传递体重分布的情况和身体重心的位置。肌肉、关节及肌腱等的本体感受器（螺旋状感觉神经末梢）收集信息，经过深感觉传导通路向上传递。正常站立在固定支撑面时，躯体感觉起主导作用。如躯干感觉缺失，闭目站立，严重影响姿势稳定，身体会倾斜、摇晃，甚至摔倒。

（4）中枢整合　为了判断人体重心位置和支撑面情况，多层次中枢平衡神经，包括脊髓、前庭核、内侧纵束、脑干网状结构、小脑及大脑皮层等，整合三种感觉信息，迅速判断何种信息有用，哪些信息相互冲突，放弃错误的感觉输入，形成运动方案。

2. 平衡反应

平衡反应是指平衡状态改变时，人体恢复原有平衡或建立新平衡的过程，包括反应时间（从平衡状态改变到出现可见运动的时间）和运动时间（从出现可见运动到动作完成、建立新平衡的时间）。平衡反应受大脑皮层控制，是高水平、发育性、自主的反应，经过针对性训练（例如体操、舞蹈、杂技等）的人，平衡能力高于普通人。当平衡能力受损时，通过训练和治疗，可以改善或恢复平衡功能。

（1）踝平衡机制　在比较坚固和较大支撑面上，受较小的平衡干扰时，如较小的推力，身体重心与踝关节为轴，前后摆动以调整重心，保持身体稳定。

（2）髋平衡机制　在较小的支撑面，受较大的平衡干扰时，身体摆动幅度增大。为减少摆动，髋关节屈伸活动调整身体重心，回到双足范围内，保持平衡。

（3）跨步平衡机制　当平衡干扰过大，身体摆动进一步增加，重心超出稳定极限，连髋平衡机制都不能恢复平衡，人体就自动快速向重心方向跨步，来重新建立重心支撑点，避免摔倒。

（4）保护性伸展反应　是指当身体受外力而偏离支撑点时，引发上肢和（或）下肢伸展的平衡反应，以支撑身体，防止摔倒。

（5）坐或站的平衡反应方式　支撑点变化时，躯干向外力的方向倾斜，肢体向外伸展。支撑面倾斜或重心移位，躯干靠向倾斜面上方，同侧肢体向外伸展，对侧肢体保护性伸展。外力从前向后推，先出现足趾背伸髋和躯干前屈、上肢向上提，最后头、肩靠向前。外力从后向前推，先出现足趾屈、足跟离地、髋伸、躯干后伸、上肢向后摆，最后肩后伸、头后仰。

3. 评定平衡能力的目的

评定平衡能力的目的包括：①了解是否有平衡障碍；②确定平衡障碍的程度、类型；③分析平衡障碍的原因；④制订康复计划；⑤评估训练效果；⑥研制评定与训练平衡障碍的新设备。

任何引起平衡功能障碍的疾患都有必要评定平衡功能，临床常见的疾患包括：①中枢神经系统损害：脑外伤、脑血管意外、帕金森病、多发性硬化、小脑疾患、脑肿瘤、脑瘫、脊髓损伤等；②耳鼻喉科疾病：各种眩晕症；③骨科疾病或损伤：骨折及骨关节疾患、截肢、关节置换、影响姿势与姿势控制的颈部与背部损伤以及各种运动损伤、肌肉疾患及外周神经损伤等；④其他特殊人群：如老年人、运动员、飞行员及宇航员。

平衡评定的临床应用包括：①测试结果和相同年龄组别比较，分数比预测值高表示力量、本体感觉、前庭或视觉有损伤；②鉴定有潜在跌倒风险的患者；③训练本体感觉和稳定、关节活动度、重心转移的练习；④骨科和运动医学康复：了解全膝关节置换、前十字韧带损伤、踝关节扭伤、骨折和截肢者的恢复；⑤比较患侧和健侧的测试结果。

4. 平衡评定的内容

（1）稳定性　维持身体平衡姿势的最小摆动范围，范围越小，稳定性越好。

（2）对称性　身体重心平均分布。站立时重心平均分布在双下肢，坐位时平均分布在双臀。

（3）静态稳定性　在不同体位、张/闭眼时都能保持平衡，在一定时间内对外界变化作出姿势调整，维持稳定。

（4）动态稳定性　精确地完成不同速度的运动，运动后保持新的体位平衡。如在不同体位下伸手取物。

（5）动态支撑面　支撑面移动时能保持平衡。

（6）姿势反射　在不同体位受到外力（推力或拉力）时，身体移动，建立新平衡的反应时间和运动时间。

5. 平衡的种类

（1）静态平衡　无外力下，睁眼和闭眼时维持姿势稳定的过程，例如坐位和站位平衡。

（2）自我动态平衡　无外力下，从一个姿势调整到另一个姿势，过程中保持平衡，例如行走的平衡。

（3）外在动态平衡　在外力下（包括加速度和减速度），当身体重心改变，迅速调整重心和姿势，保持平衡。例如在行走中的汽车上步行。

6. 平衡评定的方法

平衡评定的方法主要有临床观察、采用平衡量表、平衡测试仪器。

（1）临床观察　观察法虽然过于粗略和主观，缺乏量化，但由于其应用简便，可以对具有平衡功能障碍的患者进行粗略的筛选，具有一定的敏感性和判断价值，至今在临床上仍广为应用。常用方法如下。

1）跪位平衡反应：受试者取跪位，检查者将患者上肢向一侧牵拉，使之倾斜。阳性反应：头部和躯干上部出现向中线的调整，被牵拉一侧出现保护性反应，对侧上、下肢伸展并外展。阴性反应：头部和躯干上部未出现向中线的调整，被牵拉一侧和另一侧上、下肢未出现上述反应或仅身体的某一部分出现阳性反应。

2）坐位平衡反应：受试者坐在椅子上，检查者将患者上肢向一侧牵拉。阳性反应：头部和躯干上部出现向中线的调整，被牵拉一侧出现保护性反应，另一侧上、下肢伸展并外展。阴性反应：头部和躯干上部未出现向中线的调整，被牵拉一侧和另一侧上、下肢未出现上述反应或仅身体的某一部分出现阳性反应

3）站立位反应：包括 Romberg 征，双足并拢直立，观察在睁、闭眼时身体摇摆的情况，又称为"闭目直立检查法"。单腿直立检查法：要求受检者单腿直立，观察其睁、闭眼情况下维持平衡的时间长短，最长维持时间为30秒；强化

Romberg 检查法：要求受检者两足一前一后、足尖接足跟直立，观察其睁、闭眼时身体的摇摆，最长维持时间为60秒。

4）跨步反应：受试者取站立位，检查者向左、右、前、后方向推动受试者身体。阳性反应：脚快速向侧方、前方、后方跨出一步，头部和躯干出现调整。阴性反应：不能为维持平衡而快速跨出一步，头部和躯干不出现调整。

5）其他：包括活动状态下能否保持平衡。例如，坐、站立时移动身体；在不同条件下行走，包括脚跟碰脚趾，足跟行走，足尖行走，走直线，侧方走，倒退走，走圆圈，绕过障碍物行走，等。

（2）量表评定　量表虽然属于主观评定，但由于不需要专门的设备，评分简单，应用方便，临床仍普遍使用。信度和效度较好的量表主要有 Berg 平衡量表（Berg Balance Scale）、"站起－走"计时测试（the Timed "Up&Go" test）. Brunel 平衡量表等。

1）Berg 平衡量表（表2－1－12）：既可以评定被测试对象在静态和动态状态下的平衡功能，也可以用来预测正常情况下摔倒的可能性。Berg 平衡量表有14个项目，需要20分钟完成，满分56分，低于40分表明有摔倒的危险性。

表2－1－12　Berg 平衡量表

姓名	性别	年龄	评定者	诊断
项目	年月日	年月日	年月日	
1. 由坐到站	4/3/2/1/0	4/3/2/1/0	4/3/2/1/0	
2. 独立站立	4/3/2/1/0	4/3/2/1/0	4/3/2/1/0	
3. 独立坐	4/3/2/1/0	4/3/2/1/0	4/3/2/1/0	
4. 由站到坐	4/3/2/1/0	4/3/2/1/0	4/3/2/1/0	
5. 床、椅转移	4/3/2/1/0	4/3/2/1/0	4/3/2/1/0	
6. 闭眼站立	4/3/2/1/0	4/3/2/1/0	4/3/2/1/0	
7. 双足并拢站立	4/3/2/1/0	4/3/2/1/0	4/3/2/1/0	
8. 站立位上肢前伸	4/3/2/1/0	4/3/2/1/0	4/3/2/1/0	
9. 站立位从地上拾物	4/3/2/1/0	4/3/2/1/0	4/3/2/1/0	
10. 转身向后看	4/3/2/1/0	4/3/2/1/0	4/3/2/1/0	
11. 转身1周	4/3/2/1/0	4/3/2/1/0	4/3/2/1/0	
12. 双足交替踏台阶	4/3/2/1/0	4/3/2/1/0	4/3/2/1/0	
13. 双足前后站立	4/3/2/1/0	4/3/2/1/0	4/3/2/1/0	
14. 单腿站立	4/3/2/1/0	4/3/2/1/0	4/3/2/1/0	
总分	/56	/56	/56	

2）"站起－走"计时测试：主要评定被测试者从座椅站起，向前走 3 米，折返回来的时间以及在行走中的动态平衡。具体评定方法见评定指南和评分标准。

①评定指南："站起－走"计时测试评定方法很简单，只需要一张有扶手的椅子和一个秒表（没有秒表用普通的带有秒针的手表也可以）。评定时患者着平常穿的鞋，坐在有扶手的靠背椅上（椅子座高约 45cm，扶手高约 20cm），身体靠在椅背上，双手放在扶手上。如果使用助行具如手杖、助行架，则将助行具握在手中。在离座椅 3 米远的地面上贴一条彩条或划一条可见的粗线或放一个明显的标记物。当测试者发出"开始"的指令后，患者从靠背椅上站起，站稳后，按照平时走路的步姿，向前走 3 米过粗线或标记物处转身，然后走回到椅子前，再转身坐下，靠到椅背上。测试过程中不能给予任何躯体的帮助。测试者记录患者背部离开椅背到再次坐下（靠到椅背）所用的时间（以秒为单位）以及在完成测试过程中出现可能会摔倒的危险性。正式测试前，允许患者练习 1～2 次，以确保患者理解整个测试过程。

②评分标准：除了记录所用的时间外，对测试过程中的步态及可能会摔倒的危险性按以下标准打分。1 分：正常；2 分：非常轻微异常；3 分：轻度异常；4 分：中度异常；5 分：重度异常。

3）Brunel 平衡量表（表 2－1－13）：布鲁内尔大学 Tyson 等 2003 年专门设计用于脑卒中患者的量表，共 14 个项目，后又对此量表改良，去掉多余的两项，因此于 2004 年报道并应用于临床的 Brunel 平衡量表共包括 12 个项目，分为三大部分：坐位平衡、站立平衡和行走功能，分别为 3、3、6 个项目，根据受试者的完成情况记分，每通过 1 个项目记 1 分，不通过记 0 分，满分 12 分。Brunel 平衡量表具有简便性、灵活性、敏感性和可分析性等特点，因而可广泛应用于脑卒中患者的平衡功能评定。

表 2－1－13　Brunel 平衡量表

项目	性别	年龄	诊断	得分

项目	动作要领	评估标准
1. 坐位计时	坐位，无他人帮助，无后背支持，上肢可扶支撑台	维持平衡时间 >30 秒
2. 独坐举臂	坐位，无他人帮助，无后背支持，健臂全范围上举、放下	15 秒内完成次数 >3 次
3. 独坐取物	坐位，无后背支持，平举健臂，伸手向前取物	取物距离 >7cm

续表

项目	动作要领	评估标准
4. 站立计时	站立位，无他人帮助，上肢可扶支撑台	维持平衡时间≥30 秒
5. 站立举臂	站立位，无上肢或他人帮助，健臂全范围上举、放下	15 秒内完成次数 >3 次
6. 站立取物	站立位，无上肢或他人帮助，平举健臂，伸手向前取物	取物距离 >5cm
7. 跨步站立	站立位，无上肢或他人帮助，健足前跨，使健足足跟超过患足足尖水平	维持平衡时间 >30 秒
8. 辅助步行	无他人帮助，仅在助行器辅助下步行 5m	完成时间≤1 分钟
9. 跨步重心转移	站立位，无上肢或他人帮助，患足前跨，使其足跟位于健足足尖前，重心在患腿和健腿间充分转移	15 秒内完成次数 >3 次
10. 无辅助步行	无助行器或他人辅助，独立步行 5m	完成时间≤1 分钟
11. 轻踏台阶	站立位，无上肢或他人帮助，患腿负重，健足踏上、踏下 10cm 台阶	15 秒内完成次数 >2 次
12. 上下台阶	站立位，无上肢或他人帮助，健足踏上 10cm 台阶，患足跟上，然后健足踏下台阶，患足收回	15 秒内完成次数 >1 次

注：①项目由易到难，从患者能力可达到的某项目开始评估，当其不能通过某项目时评估结束；②每项目可以评估 3 次，1 次通过得 1 分，3 次均不通过得 0 分，总分 12 分。

（3）平衡测试仪检测 平衡测试仪是近年来国际上发展较快的定量评定平衡能力的一种测试方法，其种类包括 Balance Performance Monitor（BPM）、Balance Master、Smart Balance、Equitest 等。

这一类仪器采用高精度的压力传感器和电子计算机技术，整个系统由受力平台（force plate）即压力传感器、显示器、电子计算机及专用软件构成。受力平台可以记录到身体的摇摆情况并将记录到的信号转化成数据输入计算机，计算机在应用软件的支持下，对接收到的数据进行分析，实时描记压力中心在平板上的投影与时间的关系曲线，其结果以数据及图的形式显示，故也有称平衡测试仪为计算机动态姿势图（CDP）。

平衡测试仪的评定项目主要包括以下几个方面：①静态平衡测试：在睁眼、闭眼、外界视动光的刺激下，测定人体重心平衡状态，主要参数有重心位置、重心移动路径总长度和平均移动速度、左右向（X 轴向）和前后向（Y 轴向）重心位移平均速度、重心摆动功率谱、睁眼和闭眼重心参数比值等。静态姿势图仅对静力时压力中心的变化情况进行描述和分析，以此了解平衡功能，但不能将影响平衡功能的三个感觉系统完全分开进行研究。②动态平衡测试：被测试者以躯体运动反应跟踪计算机荧光屏上的视觉目标，保持重心平衡，或者在被测试者无意识的状态下，支撑面突然发生移动（如前后水平方向，前上、后上倾斜），了解机体感觉和运动器官对外界环境变化的反应以及大脑感知觉的综合能力。动态平衡测试的内容主要有感觉整合测试（SOT）、运动控制测试（MCT）、应变能力测试（ADT）和稳定性测试（LOS）等。动态平衡测试可以将影响平衡功能的视觉、前庭觉和本体感觉三个感觉系统分别开来进行研究，从而能够进一步确定引起平衡障碍的原因并指导治疗。目前在国外临床上较常用的动态平衡测试仪主要有 Balance Master、Equitest 等，两者不但可以对平衡功能进行静态、动态测试，而且可以对具有平衡功能障碍的患者进行训练治疗，其功能见表 2-1-14。

表 2-1-14　平衡测试训练仪的功能

测试功能	训练功能
睁眼与闭眼，单腿与双腿，两侧对比	睁眼与闭眼，单腿与双腿平衡训练
动态平衡测试 1~8 级	动态平衡训练
动态稳定度测试 1~3 级	动态稳定度训练
鉴定跌倒风险	训练本体感觉和稳定性
评定踝关节和膝关节的状态	关节活动范围训练
评定稳定能力	重心转移训练

平衡测试仪不仅可以定量评定平衡功能，还可以明确平衡功能损害的程度和类型，有助于制订治疗和康复措施，评价治疗和康复效果。因此，临床应用范围广泛。

（4）脊髓损伤的平衡测试　对于脊髓损伤患者，可以采用脊髓损伤的平衡测试（表 2-1-15）来评定其坐位时的平衡功能。

表 2-1-15　脊髓损伤的坐位平衡测试

等级	平衡障碍	评分标准
V	正常	能对抗各个方向的用力推，并保持平衡
IV	优	轻推能保持平衡，用力推则不能保持平衡
III	良	两上肢向前上方举时能保持平衡，轻推则不能保持平衡
II	尚可	能采取坐位，但手不能上举，不能抗推
I	差	能在极短时间内采取坐位，但不能维持
0	不能	根本不能采取坐位

（5）感觉组合测试　平衡调节依赖躯体感觉、视觉和前庭感觉，感觉组合测试（SOT）可评估感觉在平衡控制中的作用。测试通过改变支撑面或视觉状态，干扰本体感觉、视觉，使机体主要靠前庭感觉调节平衡，另外参照背景和肢

体同步视动，进步干扰视觉。SOT 共有 6 个 30 秒的测试，区分平衡障碍的感觉因素。6 个测试情况如下所述。

①睁眼，支撑面稳定，视野稳定。主要用躯体感觉和视觉调节平衡。失衡结果分析：躯体感觉、视觉障碍。

②闭眼，支撑面稳定。主要用躯体感觉调节平衡。失衡结果分析：躯体感觉障碍。

③睁眼，支撑面稳定，视野摆动。主要用躯体感觉调节平衡。失衡结果分析：容易视觉混乱或躯体感觉障碍。

④睁眼，支撑面摆动，视野稳定。主要用视觉调节平衡。失衡结果分析：视觉障碍。

⑤闭眼，支撑面摆动。主要用前庭感觉调节平衡。失衡结果分析：前庭感觉障碍。

⑥睁眼，支撑面摆动，视觉摆动。主要用前庭感觉调节平衡。失衡结果分析：容易视觉混乱或前庭感觉障碍。

7. 协调评定

（1）协调　是指受测者运动能力顺畅、准确，可控制运动的方向、力度、距离。

（2）协调运动　需要功能完整的前庭、小脑和锥体外系的参与，其中小脑起重要作用。当大脑和小脑发生病变，四肢的协调动作和行走平衡出现障碍时所产生的协调功能障碍又称为共济失调。共济失调的主要类型有以下几种。

1）小脑共济失调：症状以四肢和躯干失调为主，不能准确估计运动的速度、距离和力量，产生辨距不良、行走时两脚分开过宽、步态不规则、稳定性差，即蹒跚步态。

2）基底核共济失调：肌张力病变和随意运动功能障碍，表现为震颤、肌张力过高或低随意运动减少或不自主运动增多。

3）脊髓后索共济失调：不能辨别肢体位置和运动方向，行走时动作粗大、迈步不知远近、落地不知深浅、抬足过高、跨步宽大、踏地加重，需要视觉补偿，走路总看着地，闭目或在暗处步行时易跌倒。

（3）常见的不协调表现

1）协同不良：主动肌、协同肌、拮抗肌的协同不佳，导致躯干、四肢和言语肌失去正常控制。

2）辨距不良：小脑丧失修正信号的能力，不能将运动信息和电脑的命令比较。对运动的距离、速度、力量和范围判断失误，结果达不到目标或超过目标。

3）眼球震颤：小脑病变激发脑干损害，影响前庭神经核。

4）意向震颤：中脑结核部病变，主动肌和拮抗肌不能协调动作。在做随意运动时，手足越接近目标，震颤越明显。

5）失平衡：小脑、前庭、迷路损害，延迟、加剧或不恰当平衡反应，影响坐、站和走路。

（4）协调评定的目的 ①确定协调功能障碍；②评估肌肉协调功能活动；③了解协调障碍的程度、类型及引起协调功能障碍的原因；④制订康复计划；⑤评估训练疗效；⑥研制协调评定与训练的新设备。

（5）协调功能分级 协调功能大致可分5级：①Ⅰ级：正常完成；②Ⅱ级：轻度残损：能完成活动，但较正常速度和技巧稍有差异；③Ⅲ级：中度残损：能完成活动，但动作慢、笨拙、明显不稳定；④Ⅳ级：重度残损：仅能启动动作，不能完成；⑤Ⅴ级：不能完成活动。

（6）协调评定的内容：①完成动作的时间是否正常；②运动是否精确、直接、容易；③加快速度是否影响运动质量；④活动时身体是否有无关的动作；⑤自己不看动作时，是否影响运动的质量；⑥是否很快感到疲劳。

（7）协调评定的方法

1）观察法：①与健康人比较；②多样性的运动方式；③平衡反应；④固定身体某些部位，其他部位能完成顺畅的动作；⑤各种体位姿势下，准确、顺畅地启动和停止动作，没有震颤。如床上翻身、卧坐转移、四点跪、双膝跪、单膝跪、站立等；⑥日常生活活动。

2）协调测试：包括平衡性协调测试（评估直立位的姿势、静态和动态平衡）、非平衡性协调测试（不在直立位时，评估静态状态和运动），上下肢协调测试内容见表2-1-16。

表2-1-16 上下肢协调测试

方法	上肢	下肢
一定时间内，连续完成某一单纯动作的次数；或完成一定次数所需的时间	动计数器，30秒内能按动的次数；或按动20次所需的时间1分钟内抓取盒中玻璃珠的数目或抓取10粒所需的时间1分钟内能在穿孔板插上小棒的数目或插上10根所需的时间	闭眼，足尖靠拢站立的时间睁眼，单足站立的时间睁眼，步行10m的时间（前进、后退、横行）闭眼，步行5m的时间（前进、后退、横行）
进行复杂动作的失误次数，或完成动作的方法	在复杂的图形上，用铅笔在空隙间画线反复做复杂的动作，观察准确度，叠高木方块	相隔50~100cm竖立瓶子，绕着瓶子步行，计算被碰倒的瓶数在20cm宽的线内步行，观察脚出线的次数

①上肢协调检测：主要侧重于评定手部的协调性，常用方法包括：a. 轮替试验：被测试对象双手张开，一手向上，一手向下，交替转动；也可以一侧手在对侧手背上交替转动。b. 指鼻试验：被测试对象用自己的示指，先接触自己的鼻尖，再去接触检查者的示指。检查者通过改变自己示指的位置，来评定被测试对象在不同平面内完成该试验的能力。c. 指对指试验：检查者与被测试对象相对而坐，将示指放在被测试对象面前，让其用示指去接触检查者的示指。检查者通过改变示指的位置，来评定被测试对象对方向、距离改变的应变能力。d. 拇指对指试验：被测试对象拇指依次与其他四指相对，速度可以由慢渐快。e. 示指对指试验：被测试对象双肩外展90°，伸肘，再向中线运动，双手示指相对。f. 握拳试验：被测试对象双手握拳、伸开。可以同时进行或交替进行（一手握拳，一手伸开），速度可以逐渐增加。g. 拍膝试验：被测试对象一侧用手掌，对侧握拳拍膝；或一侧手掌在同侧膝盖上做前后移动，对侧握拳在膝盖上做上下运动。h. 旋转试验：被测试对象双侧上肢屈肘90°，前臂同时或交替旋前旋后。

②下肢协调检测：常用方法包括：a. 跟－膝－胫试验：被测试对象仰卧，抬起一侧下肢，先将足跟放在对侧下肢的膝盖上，再沿着胫骨前缘向下推移；b. 拍地试验：被测试对象足跟触地，脚尖抬起做拍地动作，可以双脚同时或分别做。

三、步态分析

1. 概述

（1）步行　是指通过双脚的交互动作移动人体的特征性活动，是人类生存的基础，是人类与其他动物区别的关键特征之一。正常步行并不需要思考，然而步行的控制十分复杂，包括中枢命令、身体平衡和协调控制，涉及下肢各关节和肌肉的协同运动，也与上肢和躯干的姿态有关。从运动的神经控制角度来看，步行是典型的模式化运动。

（2）步态　是人类步行的行为特征。步态涉及人的行为习惯，受到职业、教育、年龄、性别的影响，也受到各种疾病影响。任何环节的失调都可能影响步行和步态，而异常也有可能被代偿或掩盖。步行障碍是对残疾者日常生活活动影响最大的功能障碍之一，也是残疾者最迫切需要恢复的功能障碍。

（3）步态分析　是研究步行规律的检查方法，旨在通过生物力学和运动学手段，揭示步态异常的关键环节和影响因素，从而指导康复评估和治疗，也有助于临床诊断、疗效评估、机制研究等。计算机技术的发展促进了步态数据处理和分析能力，极大地推动了步态分析的发展和临床应用。

（4）骨关节疾病步态分析的意义　步态分析对骨关节疾病的诊断和治疗具有重要作用，可以鉴定导致步态异常的关键因素，包括神经、肌肉、关节、骨骼、疼痛、心理等因素，确定手术治疗方案，明确靶组织并确定手术方式和估测手术效果。同时也可用于确定康复训练重点和制订康复训练方案，评估和预测康复训练的效果和假肢或矫形器的使用。

2. 步行周期

步行周期指一侧下肢完成从足落地到再次落地的时间过程，根据下肢在步行时的空间位置分为支撑相和摆动相。

（1）支撑相　指下肢接触地面和承受重力的时间，占步行周期的60%。支撑相大部分时间是单足支撑，称为单支撑相。单支撑相与对侧下肢的摆动相时间相等。单支撑相缩短将导致对侧摆动相时间缩短，导致步长缩短。反之，一侧摆动相缩短也导致对侧单支撑相缩短。步行中双足落地的时相称为双支撑相，相当于支撑足首次触地及承重反应期，相当于对侧足的减重反应和足离地时期。双支撑相的时间与步行速度成反比。步行障碍时往往首先表现为双支撑相时间延长，以增加步行稳定性。步行与跑步的关键差别在于步行有双支撑相。

1）支撑相早期：指支撑相开始阶段，包括首次触地和承重反应，占步行周期的10%～12%。①首次触地：指足跟接触地面的瞬间，下肢前向运动减速，落实足进入支撑相的位置，是支撑相异常最常见的时期；②承重反应：指首次触地之后重心由足跟向全足转移的过程；③地面反作用力（ground reaction fore, GRF）：CRF是体重和加速度的综合，正常步速时为体重的120%～140%。步速越快，GRF越高。下肢承重能力降低时可以通过减慢步速，减少GRF对活动的影响。

2）支撑相中期：指支撑相中间阶段。此时支撑足全部着地，对侧足处于摆动相，是唯一单足支撑全部重力的时相，正常步速时大约为步行周期的38%～40%。主要功能是保持膝关节稳定，控制胫骨前向惯性运动，为下肢向前推进做准备。参与的肌肉主要为腓肠肌和比目鱼肌。下肢承重力小于体重或身体不稳定时此期缩短，以将重心迅速转移到另一足，保持身体平衡。

3）支撑相末期：指下肢主动加速蹬离的阶段，开始于足跟抬起，结束于足离地，为步行周期的10%～12%。此阶段身体重心向对侧下肢转移，又称为摆动前期。在缓慢步行时可以没有蹬离，而只是足趾离开地面。踝关节保持跖屈，髋关节主动屈曲。

（2）摆动相 指足离开地面向前迈步到再次落地之间的阶段，占步行周期的40%。

1）摆动相早期：指足刚离开地面的阶段，主要动作为足廓清地面和屈髋带动屈膝，加速肢体前向摆动，占步行周期的13%～15%。此期屈髋是屈髋肌主动收缩；屈膝过程是屈髋导致的膝关节惯性活动，而不是腘绳肌收缩的结果。

2）摆动相中期：指迈步的中间阶段，足廓清仍然是主要任务，占步行周期的10%。参与的肌肉包括屈髋肌、股四头肌和胫前肌。

3）摆动相末期：指迈步即将结束，足在落地之前的阶段，主要动作是下肢前向运动减速，准备足着地的姿势，占步行周期的15%。此期的肌肉控制最为复杂，包括髂腰肌、臀大肌、腘绳肌、股四头肌、胫前肌的共同参与。

（3）肌肉活动 是步行动力的基础。参与步行控制的肌肉数量和质量均有很大的储备力，因此关节运动与肌肉活动关联复杂。步态异常与肌肉活动的异常通常有密切关联。动态肌电图对问题的鉴别起关键作用，因此是步态分析的必要组成。正常步行周期中主要肌肉的作用见表2－1－17。

表2－1－17　正常步行周期中主要肌肉的作用

肌肉	步行周期
腓肠肌和比目鱼肌	支撑相中期至蹬离，首次触地
臀大肌	摆动相末期，首次触地至支撑相中期
腘绳肌	摆动相中期和末期，首次触地至承重反应结束
髂腰肌和股内收肌	足离地至摆动相早期
股四头肌	摆动相末期，首次触地至支撑相中期，足离地至摆动相早期
胫前肌	首次触地至承重反应结束，摆动相全程（足离地至再次触地）

3. 能量节约与步态

步行时的能量消耗主要有三个主要因素。首先，载运人体移动一定距离需要做功；其次，步行中身体重心的上下移动也需要做功，包括单支撑相身体重心上移和双支撑相身体重心下移；最后，步行时的躯干摆动也需要额外做功。能量消耗最低的步态是最安全的步行方式。病态时步长、步宽、躯干上下和前后摆动的异常都是增加步行能耗的基本原因。步行时人体重心的合理移动有6个独立因素，详述如下。

（1）骨盆移动 第一个决定因素是骨盆旋转。每一次迈步，肢体摆动侧骨盆以支撑相的对侧髋关节为轴向前旋转，而支撑侧的髋关节则处于内旋位。由于骨盆在两髋关节之间形成一横桥，减少了两侧大腿交叉的角度，从而减少躯干垂直下降的幅度。第二个决定因素是骨盆倾斜。骨盆下降或倾斜若干度使摆动侧的髋关节低于支撑侧的髋关节，从而减少了躯干重心的垂直提升幅度并相应减少了提升体重所需的做功。骨盆倾斜的代价是减少了足趾廓清的高度，但相对于所节省的能量来说是值得的。

（2）膝关节屈曲　支撑相膝关节屈曲也是重要的决定因素。首先，膝关节屈曲为支撑相开始时的下肢提供振荡吸收机制，使足部在承受地面冲击时的振荡减少，有助于维持动力，从而减少足触地肢体前向运动停止和再次启动步态周期时的能量消耗。其次，支撑相时膝关节屈曲可降低支撑相中期髋关节的高度，避免了因提升躯体所致的能量损耗，但同时却以股四头肌做功作为代价。

（3）骨盆侧方移位　每次迈步都会出现骨盆侧方移位。迈步时骨盆和躯干必须向支撑侧移动，从而使躯干重心处于支撑相下肢的上方并保持平衡，同时也使得胫骨在支撑相处于与地面垂直的对线关系。骨盆侧方移位会导致身体向上运动，从而造成能量消耗，但侧方运动对平衡十分必要。

（4）躯干和肩部旋转　正常步行中躯干和肩部的旋转方向与骨盆旋转方向相反。整个躯干运动180°的相位变化抵消了不同身体部分的角加速度，以维持躯体平衡和向前的动力，并形成流畅、协调的运动，有利于节约能量。

（5）距下关节倾斜度　距下关节倾斜度的存在使足部和小腿运动之间形成了独特关系。足部背伸会引起前足（足前半部分）的向外运动，反之亦然。所以在支撑相，踝关节被动背伸使胫骨出现内旋，从而在一定程度上适应髋关节的类似动作。支撑相末期或体重释放阶段踝关节、胫骨和髋关节出现与前述相反的协调性运动。

（6）足与踝　足与踝在矢状面上的运动有三个"滚轴"或"弧形运动"，先后分别出现在足跟着地、全足放平和足趾离地时，都具有减少做功或节约能量因素的作用。第一个弧形运动出现于足跟着地时的足背伸，使足跟突出而额外延长了下肢长度，最终使步长达到最大。一旦进入承重反应期，肢体的额外延长效应很快消失；与此同时，踝背伸肌群在足前半部分着地时可以起到阻力的作用而使前足承受的冲击力减小。第二个弧形运动发生于支撑相中期的踝背伸，其作用是减少下肢长度，以便骨盆前向运动，并超过踝关节的所在位置到达踝关节前方为止。支撑相中期后，足跟抬高，踝足出现了第三个弧形运动。在蹬离期足跟抬高增加了下肢长度，因而限制了骨盆的下降幅度。因此足跟、足中部和前足的弧形运动有助于减少身体在垂直方向上的做功量。这些弧形运动的第二个作用是为支撑相足部提供滚动样运动机制，以便人体储备动力。研究表明，足跟抬高和前足支撑可能是最重要的步态决定因素。

正常步行周期中骨盆和下肢各关节的角度变化见表2-1-18。

表2-1-18 正常步行周期中骨盆和下肢各关节的角度变化

步行周期	关节运动角度			
	骨盆	髋关节	膝关节	踝关节
首次着地	5°旋前	30°屈曲	0°	0°
减重反应	5°旋前	30°屈曲	0°~15°屈曲	0°~15°跖屈
支撑中期	中立位	0°~30°屈曲	5°~15°屈曲	15°跖屈~10°背伸
足跟离地	5°旋后	0°~10°过伸展	5°屈曲	0°~10°背伸
足趾离地	5°旋后	0°~10°过伸展	5°~35°屈曲	0°~20°跖屈
摆动初期	5°旋后	0°~20°屈曲	35°~60°屈曲	10°~20°跖屈
摆动中期	中立位	20°~30°屈曲	30°~60°屈曲	0°~10°跖屈
摆动末期	5°旋前	30°屈曲	0°~30°屈曲	0°

4. 临床步态分析

（1）分析内容

1）病史回顾：病史是判断步态障碍的前提。步态分析前必须仔细询问现病史、既往史、手术史、康复治疗措施等基本情况。同时要明确诱发步态异常和改善步态的相关因素。

2）体格检查：体检是判断步态障碍的基础。体检的重点在生理反射和病理反射、肌力和肌张力、关节活动度感觉（触觉、痛觉/本体感觉）、压痛、肿胀皮肤状况（溃疡/颜色）等。

3）步态观察：一般采用自然步态。观察包括前面、侧面和后面。需要注意步行节律稳定性、流畅性、对称性、重心偏移，手臂摆动，关节姿态，患者神态与表情，辅助装置（矫形器、助行器）的作用等（表2-1-19）。在此基础上，可以要求患者做快速步行，可使肌痉挛引起的异常步态更为明显，也可嘱患者做慢速步行，可使关节不稳、平衡失调及因疼痛引起的步态异常更为明显。同时可要求患者减少足接触面（踮足或足跟步行）或步宽（两足沿中线步行），以凸现异常；也可以通过增大接触面或给予支撑（足矫形垫或矫形器），以改善异常，从而协助评估。以后试行立停、拐弯、转身绕过障碍物、穿过门洞、上下楼梯或坡道、坐下站起、缓慢踏步或单足站立、闭眼站立等动作。闭眼步行常可使某些轻度步态障碍表现得更为明确。

表2-1-19 临床步态观察要点

	步态内容	观察要点	
步行周期	时相是否合理	左右是否对称	进行是否稳定和流畅
步行节律	节奏是否匀称	速率是否合理	时相是否流畅
疼痛	是否干扰步行	部位、性质与程度与步行障碍的关系	发作时间与步行障碍的关系
肩、臂	塌陷或抬高	前后退缩	肩活动过度或不足
躯干	前屈或侧屈	扭转	摆动过度或不足
骨盆	前、后倾斜	左、右抬高	旋转或扭转
膝关节	摆动相是否可屈曲	支撑相是否可伸直	关节是否稳定
踝关节	摆动相是否可背伸和跖屈	是否足下垂、足内翻或足外翻	关节是否稳定
足	是否为足跟着地	是否为足趾离地	是否稳定
足接触面	足是否全部着地	两足间距是否合理	是否稳定

（2）诊断性阻滞 指对靶肌肉诊断性注射局部麻醉剂，以鉴别动态畸形和静态畸形。动态畸形指肌肉痉挛或张力过高导致肌肉控制失平衡，使关节活动受限，诊断性治疗可明显改善功能。静态畸形指骨骼或关节畸形以及肌肉挛缩导致的关节活动受限，诊断性治疗无作用。

（3）引起步态障碍的因素 步态障碍主要表现为活动障碍、安全性降低和疼痛。异常步态的代偿导致步行能耗增加。障碍的主要原因为骨关节因素和神经肌肉因素。

1）骨关节因素：由于运动损伤、骨关节疾病、先天畸形、截肢、手术等造成的躯干、骨盆、髋、膝、踝、足静态畸形和两下肢长度不一。疼痛和关节松弛等也对步态产生明显影响。

2）神经肌肉因素：中枢神经损伤，包括脑卒中、脑外伤、脊髓损伤和疾病、脑瘫、帕金森病等造成的痉挛步态、偏瘫步态、剪刀步态、共济失调步态、蹒跚步态。原发性原因是肌力和肌肉张力失衡以及肌肉痉挛；继发性因素包括关节和肌腱挛缩畸形、肌肉萎缩、代偿性步态改变等。外周神经损伤，包括神经丛损伤、神经干损伤、外周神经病变等导致的特定肌肉无力性步态，例如臀大肌步态、臀中肌步态、股四头肌步态等。原发因素为肌肉失神经支配，肌肉无力或瘫痪；继发因素包括肌肉萎缩、关节和肌腱挛缩畸形、代偿性步态改变；儿童患者可伴有继发性骨骼发育异常，导致步态异常。

（4）临床观察的局限性

1）时间局限：由于步行速度较快，临床上肉眼很难同时观察瞬间变化的情况，例如足在摆动相的旋转，足跟着地时的旋转倾斜，髋、膝、踝关节角度变化等。

2）空间局限：由于人的视觉局限，因此难以对步行运动同时进行多维方向全面观察。

3）记忆局限：人的记忆能力有限，难以对纵向变化进行客观和全面的对比分析。

4）思维局限：步态的临床观察主要依赖个人的观察能力和经验，缺乏客观数据，难以进行定量评估，从而在一定程度上影响评估的客观性和准确性。由于临床观察的局限性，现代步态分析才得以发展，成为步态障碍评估的重要工具。

5. 三维步态分析

（1）运动学分析　是研究步行时肢体运动时间和空间变化规律的科学方法，主要包括人体重心分析、廓清机制、步行时间 – 空间测定和肢体节段性运动测定。

1）人体重心：位于第 2 骶骨前缘，两髋关节中央。直线运动时是身体摆动最小的部位。步行时减少躯干摆动是降低能耗的关键，也是康复训练需要关注的要点。人体重心偏移主要包括：①骨盆前后倾斜；②骨盆左右倾斜；③骨盆侧移；④纵向摆动；⑤膝关节支撑相早期屈曲；⑥体重转移；⑦膝关节支撑相晚期屈曲。

2）廓清机制：主要包括摆动相早期 – 中期髋关节屈曲，摆动相早期膝关节屈曲，摆动相中 – 末期踝关节背伸。骨盆稳定性参与廓清机制。支撑相也有一定影响。

3）时间 – 空间参数测定：传统的测定方法为足印法，即在足底涂上墨汁，在步行通道（4~6m）铺上白纸。受试者走过白纸，用秒表记录步行时间，并通过足迹测量步行空间。现代实验室也可采用数字化三维分析或电子步态分析系统，主要参数为：①步长：指一足着地至对侧足着地的平均距离；②步长时间：指一足着地至对侧足着地的平均时间；③步幅：指一足着地至同足再次着地的距离；④平均步幅时间：相当于支撑相与摆动相之和；⑤步频：指平均步数（步 1 分钟）。步频 =60（s）+ 步长平均时间（s）。根据左右步长时间计算步频，以表示两侧步长的差异；⑥步速：指步行的平均速度（m/s），步速 = 步幅：步行周期；⑦步宽：也称之为支撑基础，指两脚跟中心点或重力点之间的水平距离，也有采用两足内侧缘或外侧缘之间的最短水平距离。左右足分别计算；⑧足偏角：指足中心线与同侧步行直线之间的夹角。左右足分别计算。

4）节段性运动测定：节段性运动测定是指步行时关节活动角度的动态变化及其与时相之间的关系。常用的分析方式有：摄像分析：在4~8米的步行通道的前面和侧面设置2台摄像机，记录步行过程，并采用同步慢放的方式，将受试者的动作分解观察和分析。三维数字化分析：通过2~6台数字化摄像机获取步行时关节标记的反射信号，转换为数字信号，通过电脑进行三维图像重建和分析关节角度变化、速率和时相。

（2）动力学分析　是对步行作用力和反作用力的强度、方向和时间的研究方法。步行动力特征包括以下几个方面。

1）地面反作用力：正常步行时GRF呈双峰形。下肢承重能力降低或步行速度降低时，GRF双峰曲线降低或消失。

2）剪力：前后剪力表现为反向尖峰图形。左右剪力形态相似，但是幅度较小。

3）力矩：力矩通常指力和力臂的乘积。但是关节运动时的力矩是指身体惯性质量矩和关节运动弧加速度的乘积，受肌力、关节稳定度和运动速度的影响。关节运动力矩的计算公式是：$T = Ia$。其中T是力矩，以N.m表示，I是惯性质量矩，以N－masec表示，a是角加速度，以r/sec表示。

4）测力平台：步行时人体的重力和反作用力（GRF）可以通过测力平台记录，可用于分析力的强度、方向和时间，以及压力变化的规律。测力平台一般平行设置在步行通道的中间，可以平行或前后放置，关键是保证连续记录一个步行周期的压力。测力平台测定身体运动时的垂直力和剪力。垂直力是体重施加给测力平台的垂直应力，而剪力是肢体行进时产生的前后、左右方向的力。与运动学参数结合可以分析内力，即肌肉、肌腱、韧带和关节所产生的控制外力的动力，一般以力矩表示。

5）足测力板：采用特制超薄的测力垫插入受试者鞋内，测定站立或步行时足底受力的静态或动态变化，从而有助于理解患者足的应力状态，协助设计矫形鞋和纠正步态。

（3）动态肌电图　动态肌电图用于检测步行时肌肉活动与步行的关系。肌肉收缩是步行的基础因素，涉及肌肉收缩的时相和力量。肌肉活动具有步行速度及环境依赖性。参与步行控制的肌肉数量和质量均有很大的冗余或储备力，从而使关节运动与肌肉活动之间出现复杂的关联。步态异常既可以是原发性神经肌肉功能障碍的结果，也可能由于骨关节功能的障碍，导致继发性肌肉活动异常。因此，动态肌电图对于这些问题的鉴别起关键作用。表浅肌肉一般采用表面电极，置放于与相邻肌肉距离最远并且接近肌腹的部位。深部肌肉可以采用植入式线电极，其导线表面有绝缘物质覆盖，导线两端裸露，一端与肌肉接触，另一端与肌电图仪连接。

6. 常见异常步态

（1）基础分类

1）支撑相障碍：下肢支撑相的活动属于闭链运动，足、踝、膝、髋、骨盆、躯干、上肢、颈、头均参与步行姿势。闭链系统的任何改变都将引起整个运动链的改变，远端承重轴（踝关节）对整体姿态的影响最大。支撑相障碍包括：①支撑面异常：足内翻、足外翻、单纯踝内翻、踝内翻伴足内翻、单纯踝外翻和踝外翻伴足外翻、足趾屈曲、踇趾背伸；②肢体不稳：由于肌力障碍或关节畸形导致支撑相踝过分背伸、膝关节屈曲或过伸、膝内翻或外翻、髋关节内收或屈曲，致使肢体不稳；③躯干不稳：一般为髋膝、踝关节异常导致的代偿性改变。

2）摆动相障碍：摆动相属于开链运动，各关节可以有孤立的姿势改变，但往往引起对侧下肢姿态发生代偿性改变；近端轴（髋关节）的影响最大。摆动相障碍包括：①肢体廓清障碍：垂足膝僵硬、髋关节屈曲受限、髋关节内收受限；②肢体行进障碍：膝僵硬、髋关节屈曲受限或对侧髋关节后伸受限、髋关节内收。

（2）常见异常步态现象

1）足内翻：多见于上运动神经元病变患者，常合并足下垂和足趾卷曲。步行时足触地部位主要是足前外侧缘，特别是第5跖骨底部，可以导致胼胝生成，常有承重部位疼痛，踝关节不稳，进而影响全身稳定。支撑相早期和中期由于踝背伸障碍，可能造成支撑相中期和末期膝关节过伸。髋关节可发生代偿性屈曲，患肢地面廓清能力降低。相关肌肉包括胫骨前肌、胫骨后肌、趾长屈肌、腓肠肌、比目鱼肌、踇长伸肌和腓骨长肌。

2）足外翻：骨骼尚未发育成熟的儿童或年轻患者多见（例如脑瘫），表现为步行时足向外侧倾斜，支撑相足内侧触地，可有足趾屈曲畸形。可以导致舟骨部位胼胝生成和足内侧（第1跖骨）疼痛，明显影响支撑相负重。步行时身体重心主要落在踝前内侧。踝背伸往往受限，同样影响胫骨前向移动，增加外翻。严重畸形者可导致两腿长度不等、跟距关节疼痛和踝关节不稳。支撑相早期可有膝关节过伸，足蹬离力量减弱。摆动相踝关节跖屈导致肢体廓清障碍（膝和髋关节可有代偿性屈曲）。相关肌肉包括腓骨长肌、腓骨短肌、趾长屈肌、腓肠肌、比目鱼肌。

3）足下垂：指摆动相踝关节背伸不足，常与足内翻或外翻同时存在，可导致廓清障碍。常见原因包括中枢性瘫痪（小腿三头肌、胫后肌等痉挛或挛缩）和外周性瘫痪（胫前肌和腓骨长短肌无力）。中枢性瘫痪者的代偿机制包括：下肢摆动相向外侧划圈行进，躯干向对侧倾斜。外周神经瘫痪导致的足下垂表现为以高抬腿为特征的跨槛步态。

4）足趾卷曲：支撑相足趾保持屈曲，常合并足下垂和内翻，多见于中枢神经损伤、长期制动和挛缩。穿鞋步行时足趾尖和跖趾关节背面常有疼痛，表现为疼痛步态。相关肌肉包括趾长屈肌、趾长伸肌和屈肌。

5）跗趾背伸：多见于中枢神经损伤患者，支撑相和摆动相跗趾均背伸，常伴有足下垂和足内翻。主诉支撑相跗趾和足底第1跖趾关节处疼痛，表现为疼痛步态。相关肌肉包括腓肠肌、趾长伸肌、趾长屈肌、胫骨前肌和胫骨后肌。

6）膝塌陷步态：小腿三头肌（比目鱼肌为主）无力或瘫痪时，胫骨在支撑相中期和末期前向行进过分，支撑相膝关节过早屈曲，同时伴有对侧步长缩短，同侧足推进延迟，如果患者采用增加股四头肌收缩的方式避免膝关节过早屈曲，并稳定膝关节，将导致同侧膝关节在支撑相末期屈曲延迟，最终导致伸膝肌过用综合征。在不能维持膝关节稳定时往往使用上肢支撑膝关节，以进行代偿。相关肌肉包括小腿三头肌和股四头肌。

7）膝僵直：常见于上运动神经元患者。支撑相晚期和摆动初期的关节屈曲角度 <40°（正常为 60°），同时髋屈曲程度及时相均延迟。摆动相膝屈曲是由髋屈曲带动，髋屈曲减小将减小膝屈曲度，从而减小其摆动相力矩，结果导致拖足。患者往往在摆动相采用划圈步态尽量抬髋或对侧下肢踮足（过早提踵）来代偿。相关肌肉包括股直肌、股中间肌、股内侧肌、股外侧肌、髂腰肌、臀大肌和腘绳肌。

8）膝过伸：膝过伸一般是代偿性改变，多见于支撑相中末期。痉挛性足下垂患者往往由于胫骨前移受限，而不得不通过膝过伸实现支撑相中期和末期的身体重心前移；一侧膝关节无力可导致对侧代偿膝过伸；膝塌陷步态时采用膝过伸代偿；支撑相伸膝肌痉挛；躯干前屈时重力线落在膝关节中心前方，促使膝关节后伸以保持平衡。

9）膝屈曲：指支撑相和摆动相都保持屈膝姿势，称为蹲伏步态。多见于脑瘫儿童。患者步长缩短，股四头肌过度负荷，以稳定膝关节。相关肌肉包括腘绳肌、股四头肌、腓肠肌、比目鱼肌。

10）髋屈曲：表现为支撑相髋关节屈曲，特别是在支撑相中末期。如果发生在单侧下肢，则对侧下肢呈现功能性过长，步长缩短，同时采用抬髋行进或躯干倾斜以代偿摆动相的廓清功能。髋屈曲往往采用躯干前屈或者膝屈曲代偿，以保持身体重心稳定。相关肌肉包括髂腰肌、股直肌、髋内收肌群、伸髋肌群和棘旁肌。

11）髋内收过度：髋关节内收过分即剪刀步态，常见于脑瘫。摆动相髋内收，与对侧下肢交叉，步宽或足支撑面缩小，致使平衡困难，同时影响摆动相地面廓清和肢体前向运动。此外还干扰生活活动，如穿衣、卫生、如厕和性生活。相关肌肉包括髋内收肌群、髋外展肌群、髂腰肌、耻骨肌、缝匠肌、内侧腘绳肌和臀大肌。

12）髋屈曲不足：屈髋肌无力或伸髋肌痉挛（挛缩）可造成髋关节屈曲不足，引起廓清障碍。患者可通过髋关节外旋，采用内收肌收缩来代偿。对侧鞋抬高可以适当代偿。

13）短腿步态：由两腿长度不一致造成。短腿支撑时可见同侧骨盆及肩部下沉，故又称斜肩步。患者常常踮足行走。一般应垫高鞋底矫正。这种步态重心变化大，可出现重心交替上升现象。健侧足支撑时，重心上升明显，但由于躯干前倾而代偿。缩短侧支撑时，重心下降，同样因躯干恢复直立而被掩饰。

（3）截肢步态 以经股骨截肢的患者步态为例，假设患者在大腿中部截肢，没有明显的髋屈曲挛缩，假肢悬吊状态良好。残肢越短，可用以控制假肢的杠杆越短，导致假肢侧髋关节外展肌群在稳定骨盆方面的效力越低。最后，悬吊不理想将导致功能性假肢过长，除非存在髋部抬高步态、假肢侧外展步态或健侧跳跃步态等代偿措施，否则将会引起摆动相中期足部廓清困难。

经股骨截肢者的残存股四头肌在负重、膝关节屈曲时不能再发挥控制作用，所以膝关节稳定性具有极其重要的意义。在支撑相开始的承重反应期，GRF 作用线通过膝关节前面时更有利于保持假肢膝关节装置的稳定。因此对于残肢较长、稳定、肌力正常的截肢者来说，矫形工程师常选择将膝关节装置矢状面上的旋转轴置于髋 – 膝 – 踝（ trochanter – knee – ankle，TKA）线前方，从而实现假肢膝关节稳定性的"主动控制"。所谓 TKA 线是在静态对线时，在矢状面通过大转子膝和踝关节的中心连线。尽管这种情况需要髋伸肌群具有较强的随意活动能力，从而实现足跟触地时通过闭链运动使 GRF 作用线通过膝关节轴的后方，从而产生使膝关节伸展的力矩，其优势还在于使支撑相末期和摆动相前期的膝关节更容易出现屈曲运动；另一方面，对于残肢肌力较弱的经股骨截肢者，假肢膝关节轴会放在 TKA 线的后方以提供较大的膝关节稳定性，但缺点是支撑相后期膝关节屈曲难度较大。

（4）疼痛步态 负重引起疼痛时，步行中可出现防御反应。在支撑体重时，防御反应是限制疼痛强度和时间，同时限制关节活动，并使关节处于不活动状态。单纯加压可使关节损伤部位受到压力或运动时伴有加压，使疼痛加剧。患肢支撑期如有疼痛，患者为了缩短患肢支撑期，常使对侧下肢摆动加速，步长缩短，致左右不称，又称短促步。腰部疼痛时，腰区可处于特殊姿位，患者常小步慢行，以减小振动。此类步态的矫治在于消除疼痛。暂时可用杖或拐减轻患肢负荷，以利步行。

1）距下关节、跗部关节疼痛：常见于扁平足。距下关节、骨盆和肩胛骨在水平面上的旋转结合成协同系统。这类患者足不能向侧方蹬地，距下关节不能旋转，使步宽和步向角都减少。

2）踝关节疼痛：为了减少或者限制踝关节活动，步行时足外旋，这样步向角增加，旋转以足的外缘为轴进行。踝关节的轴朝外，使小腿三头肌不能进行蹬离动作。在后足蹬地双足支撑期足跟不能抬起，而足作为一个整体离地。在前足着地双足支撑期也一样，足作为整体一同着地，步幅变短。患侧单足支撑期为保持重心线，在支撑足内，鞠躬运动代替躯干向侧方倾斜，以减少疼痛时间，此期时间缩短。由于步向角加大，髋关节移动受限，步幅也变短，只能前进3/4步。

3）膝关节疼痛：膝关节疼痛呈屈曲、内旋位时，步行多采用画弧并尖足步态，支撑期缩短，步幅也缩短，骨盆轻度倾斜、膝侧向肢位。骨盆旋转，外旋亦进一步加大。前进只能 3/4 步，步幅变短。在单足支撑期，由于骨盆倾斜向无痛肢体侧，同样为保持重心，身体发生前倾和侧方倾斜，并持续时间极短。膝关节疼痛呈伸展位：步行时采用3/4步态，为了避免屈曲运动，肢体总是采取外旋位。骨盆旋转，外旋亦进一步加大，前进时 3/4 步，步幅缩短。在单支撑期，由于骨盆倾斜和肢体侧向，同样为保持重心，身体发生前倾运动和侧方倾斜，持续时间极短。

4）髋关节疼痛：负重明显受限，疼痛侧下肢支撑力量小，健侧下肢支撑期则明显延长，患肢支撑期明显缩短，尽量避免承重。着地时间无规律，着地时声音反响不同，形成了一轻一重的脚步。患者支撑期身体向健侧倾斜，步行时上半身摆动明显，以此减轻疼痛关节的负重。

5）腰骶关节疼痛：中部腰骶痛时骶棘肌紧张以维持体重，向后方弯曲。侧方骶痛时躯干向疼痛侧倾斜，步行时向前方倾斜。患肢支撑期缩短，步幅变小，并且妨碍上半身及骨盆旋转。上半身摆动增加。坐骨神经痛时，患者采取使神经根放松的肢体位，脊柱生理曲线前凸消失呈侧凸。步行时，患肢支撑期缩短，步幅小，躯干旋转及骨盆旋转受限。

6）脊柱疼痛：由于脊柱疼痛，故尽量避免脊柱摆动。脊柱摆动受限，使躯干僵直，躯干扭转被抑制，骨盆移动受到限制，甚至消失。步行时支撑相缩短，步幅变小。

（5）外周神经损伤导致的异常步态

1）臀大肌步态：臀大肌是主要的伸髋及脊柱稳定肌，在足触地时控制重心向前。肌力下降时其作用由韧带支持及棘旁肌代偿，导致在支撑相早期臀部突然后退，中期腰部前凸，以保持重力线在髋关节之后。腘绳肌可以部分代偿臀大肌，但是外周神经损伤时，腘绳肌与臀大肌的神经支配往往同时损害。臀大肌步态表现出支撑相躯干前后摆动显著增加，类似鹅行姿态，又称为鹅步。

2）臀中肌步态：患者在支撑相早期和中期骨盆向患侧下移超过50°，髋关节向患侧凸，患者肩和腰出现代偿性侧弯，以增加骨盆稳定度。臀中肌步态表现为支撑相躯干左右摆动显著增加，类似鸭行姿态，又称为鸭步。

3）屈髋肌无力步态：屈髋肌是摆动相主要的加速肌，肌力降低造成肢体行进缺乏动力，只有通过躯干在支撑相末期向后，摆动相早期突然向前摆动来进行代偿，患侧步长明显缩短。

4）股四头肌无力步态：股四头肌无力使支撑相早期膝关节处于过伸位，用臀大肌保持股骨近端位置，用比目鱼肌保持股骨远端位置，从而保持膝关节稳定。膝关节过伸导致躯干前屈，产生额外的膝关节后向力矩。长期处于此状态将极大地增加膝关节韧带和关节囊负荷，导致损伤和疼痛。

5）踝背伸肌无力步态：足触地后，由于踝关节不能控制跖屈，所以支撑相早期缩短，迅速进入支撑相中期。严重时患者在摆动相出现足下垂，导致下肢功能性过长，往往以过分屈髋屈膝代偿（跨槛步态），同时支撑相早期由全脚掌或前脚掌先接触地面。

6）腓肠肌/比目鱼肌无力步态：表现为支撑相中期踝关节背伸控制障碍，支撑相末期延长和下肢推进力降低，患侧膝关节屈曲力矩增加，导致支撑相中期膝关节屈曲和膝塌陷，然后伸膝肌激活进行代偿；同时还伴随非受累侧骨盆前向运动延迟、步长缩短。

（6）中枢神经疾病常见的异常步态

1）偏瘫步态：偏瘫患者常见股四头肌痉挛导致膝关节屈曲困难，小腿三头肌痉挛导致足下垂、胫后肌痉挛导致足内翻。多数患者摆动相时骨盆代偿性抬高，髋关节外展外旋，患侧下肢向外侧划弧迈步的姿态，称为划圈步态。在支撑相，由于痉挛性足下垂限制胫骨前向运动，因此往往采用膝过伸的姿态代偿。同时由于患肢的支撑力降低，患者一般通过缩短患肢的支撑时间来代偿。部分患者还可以采用侧身，健腿在前，患腿在后，患足在地面拖行的步态。

2）截瘫步态：截瘫患者如果损伤平面在L3以下，有可能独立步行，但是由于小腿三头肌和胫前肌瘫痪，表现为跨槛步态。足落地时缺乏踝关节控制，所以稳定性降低，患者通常采用膝过伸的姿态以增加膝关节和踝关节的稳定性。L3以上平面损伤的步态变化很大，与损伤程度有关。

3）脑瘫步态：痉挛型患者常见小腿三头肌和胫后肌痉挛导致足下垂和足内翻，股内收肌痉挛导致摆动相足偏向内侧，表现为跖足剪刀步态。严重的内收肌痉挛和腘绳肌痉挛/挛缩可代偿性表现为髋屈曲、膝屈曲和外翻、足外翻为特征的蹲伏步态。共济失调型患者由于肌肉张力的不稳定，步行时通常通过增加足间距来增加支撑相稳定性，通过增加步频来控制躯干的前后稳定性，通过上身和上肢摆动的协助，来保持步行时的平衡。因此在整体上表现为快速而不稳定的步态，类似于醉汉的行走姿态。

四、骨科特殊体征

1. 上肢特殊体征

（1）肩部

1）杜加斯（Dugas）征：又称肩内收试验、搭肩试验。正常人将手放在对侧肩上，肘能贴胸壁。肩关节前脱位肘内收受限，伤侧的手放到对侧肩。上肘不能贴胸壁，此为杜加斯阳性。

2）肩外展疼痛弧：又称肩关节外展试验。肩峰下的肩袖有病变时，因冈上肌腱与肩峰下摩擦，在肩外展60°~120°范围内出现疼痛（图2-1-9），在此范围以外则无疼痛，也见于冈上肌腱炎。肩锁关节病变的疼痛弧在肩关节外展150°~180°（图2-1-10）。

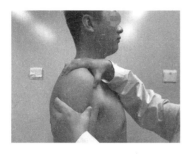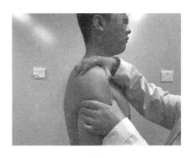

a   b

图 2 - 1 - 9 直立位检查（左图检查后方不稳，右图检查前方不稳）

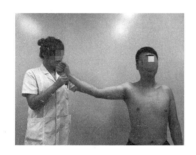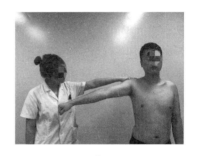

a   b

图 2 - 1 - 10 落臂试验

3）肩袖损伤

①前屈上举征：检查者以手扶患侧前臂，保持上肢于中立位并前屈上举，使肩袖的大结节附着点撞击肩峰的前缘肩痛为阳性。常见于肩峰下滑膜炎、冈上肌腱钙化、肩袖损伤等。

②前屈内旋试验：检查者将患肩前屈 90°，屈肘 90°，用力使肩内旋，使肩袖病变撞击喙突肩峰韧带；产生肩痛为阳性。

③撞击试验：怀疑有肩袖病变的患者，在肩峰下注射 1% 利多卡因 5～10ml 后，再做肩外展，如疼痛及痛弧减轻或消失为阳性，提示有肩袖损伤。

4）肩关节稳定试验：分别在站立位和卧位时检查。①直立位检查：患者坐或者站立，臂部放松下垂（如果患者未能完全放松可以向前弯腰 45°），检查者一手固定肩胛颈部，另一手将患臂伸展并从后方给肱骨头压力，可试出肩前方不稳，如向后推肱骨头，可试出肩后方不稳。将肱骨向下牵拉时，可试出肩下方不稳。②卧位检查：平卧位，患肩放在诊床边缘，外展 90°，检查者支撑患臂。一手固定肩胛颈，另一手握住肱骨近端向前后下方移动。受损的一方活动加大，并有滑出关节盂的感觉及疼痛，需双肩对比检查。

5）冈上肌腱断裂试验：在肩外展30°～60°范围内时，三角肌用力收缩，但不能外展举起上臂，越外展用力，肩越高耸。但被动外展到此范围以上，患者能主动举起上臂。最初的主动外展障碍为阳性征，提示冈上肌腱断裂。

6）落臂试验：检查时嘱患者站立，将患肢被动外展90°，而后放松并嘱患者缓慢放下，若出现患肢突然直落于体侧，而不能缓慢放下，为阳性。见于肩袖损伤或冈上肌腱炎。

（2）肘部

1）髁干角：正常时肱骨长轴与内外上髁连线呈直角。如髁上骨折移位或先天性畸形髁干角呈锐角或钝角。

2）Hiter线与Hiter三角（肘后三角）：正常情况下，肘关节伸直时，肱骨外上髁、肱骨内上髁和鹰嘴突在一条直线上；肘关节屈曲90°时，三者呈一等腰三角形（图2－1－11）。肱骨髁上骨折时，三者关系不变；肘关节后脱位时，三者关系改变。故可用于肘关节脱位与肱骨髁上骨折的鉴别。

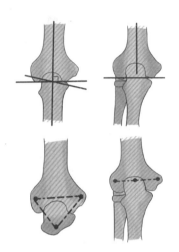

图2－1－11　Hiter线与Hiter三角

3）米尔（Mill）征：又称网球肘试验、直肘旋前试验。患者将肘伸直，腕部屈曲，将前臂旋前时，肱骨外上髁疼痛为阳性，肱骨外上髁炎时此征阳性（图2－1－12）。

4）肘侧副韧带稳定试验：肘关节在伸直状态下，前臂旋后位。检查者手固定患肢上臂远端，另一手握住患肢前臂远端，并被动向外或向内活动前臂，如出现异常的向外活动则可能有肘关节内侧韧带损伤、肱骨内侧髁撕脱，如有异常的向内活动则可能有肘关节外侧副韧带损伤等。但一般急性外伤病例，肘部肿胀疼痛明显时，此项检查尽可能不用，以免增加患者痛苦并加重伤势。

5）前臂伸屈肌紧张试验：①前臂伸肌紧张试验：又称柯宗试验、Cozen征，令患者屈腕、屈指，检查者一手压于患者各手指背侧作对抗，再令患者强力伸手及伸腕，如出现外上髁处疼痛即为阳性，见于肱骨外上髁炎（网球肘）；②前臂屈肌紧张试验（图2－1－13）：令患者用力握拳，检查者伸指入拳与其握力作对抗，如出现内上髁处疼痛即为阳性，见于肱骨内上髁炎。

6）腕伸肌紧张试验：患者肘关节伸直前臂旋前位，做腕关节的被动屈曲，引起肱骨外上髁处疼痛者为阳性征，见于肱骨外上髁炎。

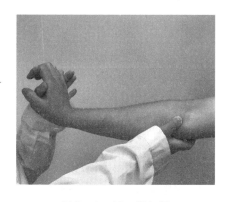

图 2 - 1 - 12　米尔征

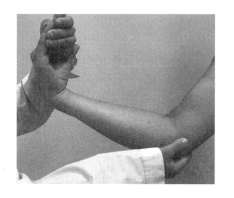

图 2 - 1 - 13　前臂屈肌紧张试验

7）伸肘试验（图 2 - 1 - 14）：又称 Bikble 征。患者坐或站位，一侧臂上举，手掌放在头顶上，若不能主动伸肘或伸肘时引起该臂疼痛，即为阳性。提示肘关节炎后脱位、鹰嘴骨折、桡骨头半脱位等，此外还应考虑臂丛神经炎等。

8）屈肘试验：患者上肢自然下垂位。令检查者前臂屈肘 120°，持续 3 分钟，出现手部尺侧感觉异常者为阳性。可见于肘管综合征。

9）松动试验：检查者一手拇指固定桡骨茎突，另一手拇指、示指捏住尺骨小头上下错动提压，如有浮动感、松动不稳或沙沙作响则为阳性，提示下尺桡关节松动。

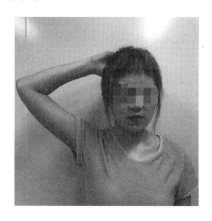

a

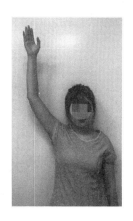

b

图 2 - 1 - 14　伸肘试验

（3）腕部

1）芬克斯坦（Finkel - Stein）试验：又称握拳尺偏试验。患者握拳，拇指在拳内，使腕部尺偏，若桡骨茎突处出现疼痛为阳性，提示桡骨茎突狭窄性腱鞘炎（图2-1-15）。

2）腕关节尺侧挤压试验：患者腕关节置于中立位，检查者将其尺偏并纵向挤压，若腕关节尺侧尺桡远端关节处疼痛为阳性，提示腕三角软骨盘损伤、尺骨茎突骨折（图2-1-16）。

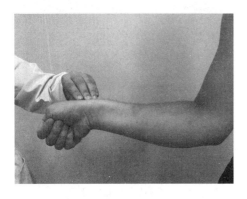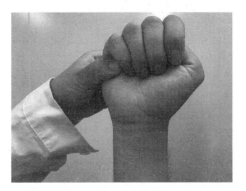

图2-1-15　芬克斯坦试验　　　　图2-1-16　腕关节尺侧挤压试验

3）压脉带试验：与测量血压的方法相似，将血压升高至收缩压以上，若出现示指、中指麻木，即为阳性，提示腕管综合征。

4）屈腕试验（图2-1-17）：又称Phalen征，令患者腕自然下垂持续1~2分钟，并可用手压迫正中神经，若出现手掌麻木加重，疼痛加剧并放射至示指、中指，即为阳性，提示腕管综合征。

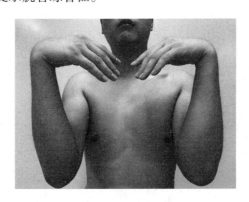

图2-1-17　屈腕试验

5）腕三角软骨挤压试验：判断是否有三角软骨损伤。检查时嘱患者屈腕90°，掌心向下，医者一手握住前下端，另一手握住手掌部，使患手向尺侧被动偏斜，然后伸屈腕关节，使尺腕关节发生挤压和研磨，如有明显疼痛加重即为阳性。

2. 下肢特殊体征

（1）髋部

1）托马斯（Thomas）征：又称髋关节屈曲挛缩试验。患者平卧，双下肢伸直。健侧下肢屈髋膝，大腿贴近腹壁，对侧的髋膝关节出现屈曲，为托马斯征阳性，说明髋关节有屈曲挛缩畸形，并记录其屈曲畸形角度。其机制是髋关节的屈曲挛缩可由腰椎的前凸来代偿（图2-1-18）。

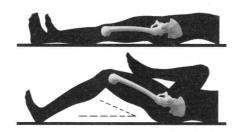

图2-1-18　托马斯征

2）杨特（Yount）征：是区别髋关节屈曲畸形是由于髂腰肌挛缩还是髂胫束挛缩的有用方法。检查步骤与托马斯征基本相同，当托马斯征出现阳性体征时，保持健侧髋膝极度屈曲体位，将患肢外展，当患肢外展到一定角度髋关节屈曲畸形消失、患髋可以伸直即为阳性。阳性说明患侧髋关节屈曲畸形是由于髂胫束挛缩引起。

3）艾利斯（Alis）征：又称下肢短缩试验。患者仰卧位，双侧髋、膝关节屈曲并列，足底着床，两脚后跟并齐，平放于床面，正常两膝顶部应等高，如一侧低于对侧，即为阳性。多说明患肢有缩短，常提示股骨缩短，如有股骨骨折或髋关节后脱位，是小儿先天性髋脱位的常用检查方法。胫骨缩短时，也呈阳性，此时要用其他方法测量股骨长度以鉴别两者。

4）推拉试验：又称望远镜试验、巴洛夫（Barlovo）试验。检查方法有两种：①患者仰卧，患侧屈髋及膝各90°，健侧伸直，检查者一手掌固定其骨盆，其拇指触按腹股沟处大腿内侧，其他手指置于髋侧后部，另一手握大腿膝上并反复上拉下推；②患者仰卧，助手按住骨盆，检查者两手握住患侧小腿，伸直髋与膝关节，然后上下推拉患肢。如有髋关节脱位者，能感到大转子有过多的上下活动移位感，有时可听到脆响，患肢能上下移动2~3cm，即为阳性。

5）奥托兰尼（Ortolanie）试验：又称弹响试验。检查时，患婴仰卧，屈髋及膝各90°，检查者手掌扶患侧膝及大腿，拇指放在腹股沟处大腿内侧，其他手指放在股骨大粗隆处，先用拇指向外后推并用掌心由膝部沿股骨纵轴加压，同时大腿轻度内收，如有先天性髋脱位则股骨向后脱出髋臼而伴有弹响，此时外展大腿并用中指向前顶压大粗隆，股骨头则复位，当股骨头滑过髋臼后缘，还纳于髋臼时又可听到脆响，为奥托兰尼试验阳性（图2-1-19）。用于新生儿先天性髋脱位的早期诊断。

6）巴尔娄（Barlow）试验：这是对 Ortolani 试验的改良，但两侧同时检查。保持前述试验体位，中指放在大转子处，拇指在小转子部位施加压力，如感到股骨头向后滑出髋臼，放松后立即复位者，说明髋关节不稳定，虽不存在脱位，但以后极易发生脱位（图2-1-20）。

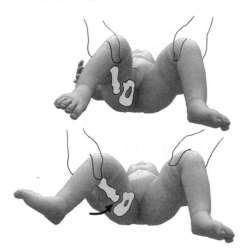
图2-1-19 奥托兰尼试验

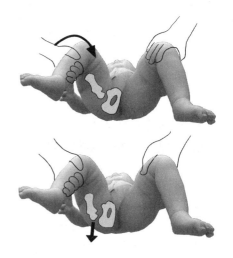
图2-1-20 巴尔娄试验

7）蛙式试验：又称屈膝屈髋外展试验。患者平卧，检查者用手支持患者两侧膝部，屈髋、外展。先天性髋脱位患者，患肢则出现外展受限现象。正常新生儿或2~9个月的婴儿双髋、膝各屈曲90°后，外展双髋可达70°~90°。，若不能达到，应疑有先天性髋脱位。外展在50°~60°为阳性，40°~50°为强阳性。若外展过程中听到弹响声后，髋关节外展与对侧相同，说明脱位已复位。

8）奥伯尔（Ober）试验：又称髂胫束紧张试验。患者侧卧，健肢在下并屈髋屈膝，以消除腰椎前凸。如检查左侧，嘱患者屈右髋用两手将右膝抱在胸前，检查者立于患者背后，右手固定其骨盆，左手握其左踝使左膝屈曲呈直角并向后方牵引，使患侧大腿外展，同时伸直，与躯干处于同一直线。在此姿势下，嘱患者内收左大腿。正常时如迅速去除支持，则因阔筋膜张肌收缩，肢体不下落，反稍上举；然后方渐渐下落，左膝可触到床面。有髂胫束挛缩时则内收限制，则患肢可被动地维持于外展位并可在髂嵴与大粗隆同摸到挛缩之髂胫束，左膝不能触到床面或内收时引起腰椎向左侧凸（即向上凸），这时奥伯尔征阳性，提示髂胫束挛缩或阔筋膜张肌挛缩。

9）屈德兰堡（Trendelenburg）试验：又称单腿独立试验、臀中肌试验。检查时患者直立位，背向医者，嘱患者先使健侧腿单独直站，患侧腿抬起，患侧骨盆向上提起，该侧臀皱襞上升即为阳性。再使患侧腿单独直立，健侧腿抬上，则健侧骨盆及臀皱襞下降即为阳性。用于检查有无臀中肌麻痹和髋关节的稳定程度，对于髋关节很多疾病的诊断很有帮助。

10）分髋试验：又称"4"字征试验。主要用于区别髋关节疾患与坐骨神经痛。患者仰卧，检查者将患肢膝关节屈曲，踝部放于健肢大腿上，再将膝部抵于床面，如坐骨神经痛，患肢放置自如，而髋关节疾患者则不能（图2-1-21）。

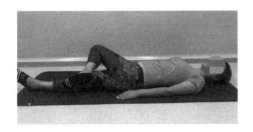
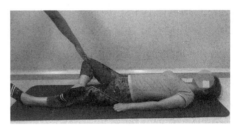

a   b

图2-1-21 分髋试验

11）髋关节过伸试验：又称腰大肌挛缩试验。患者俯卧位，患侧膝关节屈曲90°，医生一手握其踝部将下肢提起，使膝关节过伸。若骨盆也随之抬起，即为阳性，说明髋关节不能过伸。可见于腰大肌脓肿及早期髋关节结核。

（2）膝关节检查

1）菲尔普试验（Phelps 试验）：患者俯卧，膝关节屈曲，让大腿尽量外展。当检查者逐渐使患者膝关节伸直，若股薄肌有挛缩，则在伸膝过程中大腿发生内收，为阳性。该试验有助于鉴别由股薄肌挛缩引起的膝关节屈曲，小腿内收畸形和髋关节的单纯内收挛缩。

2）浮髌试验：患者仰卧，伸膝，放松股四头肌，检查者一手虎口对着髌骨上方，手掌压在髌上囊，使膝内液体流入关节腔，另一手示指以垂直方向轻压髌骨后快速松开，即觉髌骨浮起，此为阳性，表明关节内有积液。正常膝内液体约5ml，当膝内液体达50ml时，方为阳性。

3）髌骨摩擦试验（Soto-hall 征）：患者仰卧位，伸膝，检查者一手按压髌骨，使其在股骨髌关节面上下活动，出现摩擦音或疼痛者为阳性。常见于髌骨软化症。

4）伸膝试验（Pisani 征）：外侧关节间隙包块，伸膝时消失，屈膝时出现，可能为外侧半月板囊肿。

5）局部压痛（MeGregor 征）：内侧半月板损伤时，内侧副韧带中间关节面部分有明显压痛点。

6）指压试验（Timbrill – Fisher 征）：检查者以指尖置于内侧副韧带前方的关节间隙，屈膝，旋转小腿数次或同时伸膝，若内侧半月板损伤，则可感觉到手指下有物体在移动，并可伴疼痛及摩擦声。可用同法检查外侧半月板损伤。

7）提压研磨试验（Apley 试验）：患者俯卧，屈膝 90°，检查者双手握患肢足部，检查者左腿压住患者大腿下端后侧做固定，旋转提起患膝，若出现疼痛，则为侧副韧带损伤；将膝下压，再旋转，若出现疼痛，则为半月板损伤；轻微屈曲时痛，则为半月板前角损伤。

8）侧位运动试验（Boehler 征）：又称膝关节侧向挤压试验或膝关节分离试验。患者伸膝，检查者一手按住股骨下端外侧，一手握住踝关节，做侧位运动，向内侧推时外侧疼痛或有侧方活动，提示有外侧副韧带损伤；向外侧推时内侧疼痛或有侧方活动，提示内侧副韧带损伤（图2 – 1 –22）。

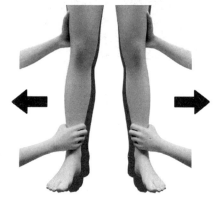

图 2 – 1 – 22　侧位运动试验

9）重力试验：又称侧卧屈伸试验。以右侧卧位抬左腿为例，伸屈膝关节于某一角度出现疼响时为阳性，表示左膝内侧半月板损伤，若出现膝关节外侧疼痛表示外侧副韧带损伤。如果该体位不出现疼响，左侧卧位，左膝离床屈伸时出现弹响及疼痛，提示有左外侧半月板或盘状软骨损伤，若出现膝关节内侧疼痛表示内侧副韧带损伤。

10）旋转挤压试验（改良 Mc Murray 征）：平卧位，检查右膝外侧半月板时，检查者左手放于膝关节上以稳定大腿并感觉异常响声。右手握足跟，先使小腿在内旋位充分内收，极度屈膝，然后外展伸直。伸直过程中有响声与疼痛为阳性。检查内侧半月板时，先使小腿在外旋位充分外展屈膝，然后内收伸直。于一定角度上的清脆响声为外侧半月板损伤。此试验应在内收内旋、内收外旋、外展外旋、外展内旋四个方位进行。

11）抽屉试验：又称推拉试验。患者仰卧位，屈髋45°，屈膝90°，检查者以臀部压住足背固定，两手握住小腿上端向前后推拉，正常情况下，前后移动在0.5cm左右（需与健侧对比并参考手腕部韧带松紧程度）。向前活动度加大，表明前交叉韧带损伤；向后活动度加大，表明后交叉韧带损伤。二者分别按前抽屉试验或后抽屉试验阳性记录。注意后交叉韧带损伤时，在此屈膝位可见胫骨后沉，被动向前方拉，可恢复到正常体位，但这不是前抽屉试验阳性。

12）莱切曼（Lachman）试验：平卧位，膝屈曲150°左右，一手抓住大腿远端，另一手抓住小腿近端，当肌肉放松时，检查者将胫骨向前后推拉，注意移动的程度，超过0.5cm时为阳性，说明前后交叉韧带有损伤，此法检出的阳性率较上法高。

13）旋转试验：检查者站于患者足侧，双侧屈髋90°，屈膝90°，手握足部，被动内外旋转，双侧对比。此试验还应在45°及90°重复进行。试验表明：内侧副韧带及前交叉韧带或后交叉韧带断裂，均能增加旋转范围，而单独前交叉韧带或内侧副韧带断裂，都不会引起旋转不稳定。

14）福齐（Fouche）征：患者取患侧屈髋屈膝仰卧位，检查者一手触诊膝关节间隙，另一手握住足跟部做小腿环转运动，同时将膝关节逐渐伸直。内旋环转时检查内侧半月板，外旋环转时检查外侧半月板。后角巨大破裂时可能在一定角度感触到粗响声，半月板内缘薄条撕裂时为低浊音。

15）膝伸屈试验：又称半月板重力试验。患者侧卧位，患肢离开床面，令患者做膝关节伸屈活动，利用小腿的重力挤压内、外侧半月板，如出现响声或疼痛，提示有半月板损伤。

16）半蹲试验：患者以患肢单独站立并下蹲，如出现膝痛膝软的感觉为阳性，提示髌骨软化症（图2-1-23）。

（3）踝关节与足部

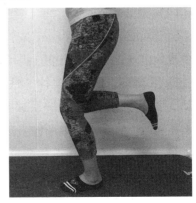

图2-1-23 半蹲试验

1）前足横向挤压试验：检查者双手自前足两侧挤压前足引起疼痛，提示跖骨骨折、跖间肌损伤。Morton病除了放射痛外，还有足趾麻木。

2）足内、外翻试验：将踝关节内翻引起外侧疼痛，表示外侧副韧带损伤；

将踝关节外翻引起内侧疼痛，表示内侧副韧带损伤。

3）提踵试验：患者站立，健侧先做提踵60°及30°动作，再使患侧做同样的动作，若患足不能提踵30°只能提踵60°，说明跟腱断裂。因跟腱只能做30°以下的动作，并使足尖站立，而60°的提踵动作则为胫后肌和腓骨肌的协同作用所致。

4）跟腱挛缩试验：跟腱挛缩常由比目鱼肌和腓肠肌挛缩引起，该试验可进行两者鉴别。患者取坐位，使小腿自然下垂，若膝关节屈曲，踝关节下垂的屈畸形为比目鱼肌挛缩。如膝关节伸直位，踝关节屈不能背伸，则腓肠肌挛缩。如膝伸直或屈曲位，均出现跖屈，则为双肌挛缩。

3. 脊柱骨盆特殊体征

（1）脊柱

1）脊柱后凸：当脊柱过度后突时称脊柱后凸，俗称驼背，可见于佝偻病、类风湿脊柱炎。脊柱结核因脊椎体破坏致使棘突明显向后突出，可称成角畸形。

2）脊柱前凸：当脊柱过度向前弯曲时称脊柱前凸，可见于妊娠、大量腹腔液及腹腔巨大肿瘤，有时在髋关节结核及先天性髋关节脱位也出现。

3）脊柱侧弯：脊柱偏离正中线向两侧偏曲称脊柱侧弯，可见于青少年原发性脊柱侧弯、先天性半椎体、脊柱结核或骨折椎体破坏时，有的腰椎间盘突出症患者常采取侧弯姿势以缓解对神经根的压迫症状。脊柱侧弯简单的检查方法是：医师以手指沿脊椎棘突自上而下地划压皮肤，以观察按压出现的红色压痕是否偏离后正中线。

（2）颈椎

1）前屈旋颈试验（Fenz试验）：先令患者头颈部前屈，再左右旋转活动，若颈椎处出现疼痛即为阳性，提示颈椎骨关节病，多有颈椎小关节退行性变。

2）头部叩击试验：又称"铁砧"试验，患者坐位，检查者一手平置于患者头部，掌心接触头顶，另一手握拳叩击置于头顶部的手背。若患者感到颈部不适、疼痛或上肢（一侧或两侧）痛、酸、麻，则该试验为阳性。

3）肩部下压试验：患者端坐，让其头部偏向健侧，当有神经根粘连时，为了减轻疼痛，患者肩部会相应抬高，此时检查者握住患肢腕部做纵轴牵引，若患肢有放射痛和麻木加重，即为阳性。

4）直臂抬高试验：患者取坐位或站立位，手臂伸直，检查者站在患者背后，一手扶起患侧肩，另一手握住患肢腕部并向外后上方抬起，以使臂丛神经受到牵拉，若患肢出现放射性疼痛即为阳性。可根据出现放射痛时的抬高程度来判断颈神经根或臂丛神经受损的轻重。此试验类似于下肢的直腿抬高试验。

5）椎间孔挤压试验（Spurling 试验）：又称"头顶加压试验""斯布灵试验"。患者坐位，头略向患侧屈曲，检查者双手置于患者头顶，向下方挤压颈椎。当出现颈痛向肢体放射性疼痛或麻木感时，即为阳性。阳性者提示有神经根损害，常见于神经根型颈椎病。

6）颈脊神经根张力试验（Eaten 试验或 Lasequard 征）：又称"臂丛神经拉伸试验""牵拉神经试验"。检查者一手推患者的颞部，一手握住患者的腕部牵向相反方向，患肢出现麻木或放射性痛时为阳性，如牵拉的同时患肢做内旋动作，则称为 Eaten 加强试验。阳性表示颈肩部痛是由于臂丛神经病变累及而引起的，主要见于累及臂丛神经的疾患，如颈椎损伤、颈椎结核、前斜角肌综合征、化脓性疾患、先天性畸形、肿瘤压迫或侵及臂丛、强直性脊椎炎、颈椎间盘突出症、颈椎病及手术损伤等。

7）椎间孔分离试验（引颈试验）：与挤压试验相反，检查者指腹顶住患者枕部，用手托于颌下及枕部，向上牵引，若患者原有根性症状减轻，则为阳性，多提示根性损害。

8）动态霍夫曼征（dynamic Hofmann′sign，DHS）：做霍夫曼征检查时，令其重复进行头颈伸屈运动，此时出现阳性反应者称 DHS 阳性，阳性表现多在过伸时出现，表明过伸易引起颈椎管的动态狭窄。

9）Lhemite 征：纵向压缩同时屈曲或伸展颈部时出现躯干或肢体的过电样感觉。常见于椎间盘病变或脱出时，在活动时可出现枕骨大孔狭窄或椎管狭窄引发的疼痛。

10）头部压迫试验：在头顶使用大约 5 磅（1 磅 = 0.454kg）的力量下压。这一重量并不足以引起机械性疼痛或不稳。这一检查应与 Spurling 试验进行区别。

（3）腰椎

1）椎间盘突出运动试验：本试验可帮助判断椎间盘突出物与脊神经根的位置关系。

①突出物尖端位于神经根之前，站立位腰前屈幅度越大，腰痛越重。如果偏向健侧方向，前屈或侧屈疼痛更加剧烈；若偏向患侧方向，前屈或侧屈疼痛减轻或正常。

②突出物尖端位于神经根内侧，站立位前屈并向健侧旋转时，腰痛加剧。反方向运动时神经根不受牵拉，则疼痛减轻或缓解。

③突出物尖端位于神经根外侧，疼痛反应与突出物位于神经根内侧者相反。

2）仰卧挺腹试验：本试验通过增加椎管内压力，刺激神经根产生疼痛，可提示椎间盘突出症。具体操作分为以下四个步骤。

①患者仰卧，以手放于腹部或身体两侧，以枕部和双足跟为着力点，将腹部及骨盆用力向上挺起，若患者感觉腰痛及患侧放射性腿痛为阳性。

②患者继续保持挺腹姿势，先深吸气后停止呼吸，用力鼓气，约30秒，若有放射性腿痛即为阳性。

③在仰卧挺腹姿势下，用力咳嗽，若有放射性腿痛即为阳性。

④在仰卧挺腹姿势下，检查者用手压迫双侧颈内静脉，若出现患侧放射性腿痛即为阳性。

3）克尼（Kemig）征：患者仰卧，屈髋膝90°时伸膝，引起患肢痛或肌肉痉挛者为阳性。正常人膝关节可伸达135°以上。这也是腰椎间盘突出症的表现之一。

4）直腿抬高试验（lasegue试验）：患者仰卧，下肢平伸，检查者以一手握患者足跟，另一手保持膝关节在伸直位，下肢抬高，一般能自动直腿抬高80°~90°，除了腘窝部感觉紧外无其他不适者为正常。举高不能达到70°且沿坐骨神经有放射性疼痛者为阳性。腰椎间盘突出症早期，直腿抬高到30°~70°时引起放射性腿痛，超过70°时又无痛，而可抬高到90°。引起疼痛的30°~70°称为痛弧。为了增加坐骨神经的张力，可在抬至最高时将足背伸，此时放射性痛加重，称为直腿抬高加强试验（Bragard试验）阳性。有时健侧举腿到一定高度时亦引起患侧的坐骨神经痛，常见于腰椎间盘突出患者，称为健侧直腿抬高试验（Fajertain试验）阳性。

5）鞠躬试验（Neri试验）：患者站立做鞠躬动作，出现患肢后侧放射性疼痛为阳性，提示坐骨神经受压。

6）屈颈试验（Linder试验）：患者仰卧，也可坐位或站位，双下肢伸直，检查者一手按其胸前，一手按其枕后，屈其颈部，若出现腰部及患肢后侧放射性疼痛则为阳性，提示坐骨神经受压。其机制主要为屈颈时，硬脊膜随之向上移位，以致与突出物相接触的神经根受牵拉而产生疼痛。

7）股神经牵拉试验：患者俯卧、屈膝，检查者将其小腿上提或尽力屈膝，出现大腿前侧放射性疼痛者为阳性，提示股神经受压，多见于腰2-4椎间盘突出症。

8）跟臀试验：也称俯卧屈膝试验、Ely试验，患者俯卧，检查者屈曲其患侧膝关节，使足跟靠近臀部。正常人因股神经受牵拉，将使骨盆向床面前倾，腰椎前凸弧度增大，以缓解张力。若骶髂关节病变骨盆升离，腰椎前凸更明显，为阳性。但需注意，患者若有股神经疾病、股四头肌挛缩、腰大肌脓肿或腰椎强直时，也都可能出现阳性，因此还需配合其他检查方法，以排除这些疾病。本检查法对骨盆的旋转力小，所以非严重的骶髂关节不稳，本法不能再现阳性。

9）梨状肌紧张试验：患者俯卧，患侧伸髋屈膝，将髋被动内收内旋，出现下肢放射性疼痛为阳性，提示坐骨神经被牵张的梨状肌刺激压迫而出现症状，或梨状肌有解剖变异，坐骨神经由该肌肌腹穿出而受到压迫。

10）起坐屈膝试验：患者仰卧位，患肢多自行屈曲，健肢仍伸直，如两侧均有坐骨神经痛，则两膝均屈曲，即为阳性。本试验可在多数患者中出现阳性，因为屈膝可缓解对坐骨神经的牵拉。

第二节　康复护理评定

康复护理评定也称为康复护理评价或评估，指收集患者的有关资料，检查与测量功能障碍，对其结果进行比较、分析、解释并进行障碍诊断的过程。康复护理评定是康复护理工作的重要内容，是康复护理的基础，贯穿康复护理的全过程。

一、康复护理评定的作用

1. 监测患者的生命体征

康复护理人员要负责检测患者的血压、心率、体温、24小时出入量、伤口渗血和渗液情况、引流液的量和性质等，为康复团队中其他成员提供患者病情变化的具体数据，提供治疗依据。

2. 制订康复护理目标

通过评定可以了解患者的病损和功能恢复的程度，并以首优问题、中优问题和次优问题的顺序，制订康复治疗和护理的预期目标。由于评定具有可测量、可观察的特点，可避免盲目性和随意性。

3. 观察护理效果康复护理评定

应在康复护理的前、中、后期分别进行，观察康复治疗和护理是否达到预期效果。

4. 反馈调整

随着康复进程的进展和病情的变化，患者可能出现新的护理问题，或护理诊断的主次发生变化。因此康复评定可以作为一种反馈，检查护理目标是否达到，康复护理的方案是否应进行修改和调整。

5. 估计预后

通过康复护理评定，可以帮助我们正确估计预后，以便于患者及家属做好必要的思想准备，也有利于护理人员制订护理计划。

6. 有利于护理研究

通过大量的资料收集、整理和分析，比较各种护理方案的优劣，有利于护理科研的开展，推动康复护理学的发展。

7. 为患者回归社会做准备

通过对患者体能、剩余功能及日常生活能力的评定，为患者回归社会提出指导性的意见和建议。

二、康复护理评定的方法与过程

1. 康复评定的方法

（1）不使用仪器的方法

1）与患者或家属交谈。

2）通过观察，了解患者残疾和功能恢复的情况，了解患者的步态、日常生活、体位转移、心理状态、社交能力等。

3）检查肌力、残肢长度、关节活动度等。

4）让家属或病员填写问卷调查。

（2）使用仪器的方法　最基本的仪器包括血压计、体温计等，随着科技的发展，很多先进的仪器、设备也运用于康复评定中，如肌电图、步态分析仪、等速运动测定仪、诱发电位、计算机评定认知等。一些复杂的仪器评定结果较为精确、客观，但价格昂贵，不易普及。

2. 评定的过程

（1）收集资料的目的是了解患者的健康状态、功能状态，为护理计划提供依据。

1）一般情况：姓名、年龄、民族、职业、文化程度、宗教信仰等。

2）临床资料：病史、治疗经过、并发症、目前的功能状态。

3）日常生活能力：生活自理能力。英国护理理论家 Nancy Roper 开展了有关日常生活活动（activities of daily living, ADL）模式的评估，她认为 ADL 是人们在日常生活中需要完成的活动。

①ADL 评估的目的：护士通过对患者 ADL 能力的评估，粗略判断患者的残疾程度和个体需要，从而为患者设计出能够最大限度地达到生活自理的康复计划。

②ADL 评估的内容：根据 Roper 理论，康复护理中 ADL 的内容分为维持生命和参与生活两大部分。维持生命部分是人生存的基本条件（如维持生命、呼吸、控制体温、进食与吞咽、排尿、排便、睡眠和休息），参与生活则是提高人的生活质量的必要保证（如个人卫生和修饰、交流、移动、性欲与性功能、工作和娱乐、应对能力）。

③ADL 评估的程序：患者入院后，护士要根据评估内容进行收集资料，分析评估结果并提出护理方面应解决的问题，制订护理目标和计划，实施护理措施，再次评估。在每个患者的康复过程中，为了掌握康复进程，要分阶段对患者的情况进行评估，通常采用三次评估制度。

4）器官和系统功能：感觉功能、运动功能、心肺功能、排泄功能、吞咽功能等。

5）心理状态：认知能力、性格、情感、思维能力及意志力等。

6）社区环境：住房设施、交通状况和工作单位情况。

7）社会支持：家庭关系、经济收入、亲朋对患者的态度等。

（2）分析研究设定的目标　分析收集的资料，尽量找出所有的护理问题，以便制订近期目标（1 个月内能达到）和远期目标（1 个月或以上）。

（3）制订康复护理计划　根据评定的结果，确定解决护理问题方法的决策过程，包括确定护理问题的先后顺序和护理的具体措施。

三、康复护理评定的要求

无论采用仪器评定或是非仪器评定，都要求评定的方法具有一定的效度、信度、灵敏度和统一性。

1. 效度

效度又称准确性，是指一种评定方法的评定结果与评定目的的符合程度。

2. 信度

信度又称可靠性，是指评定方法的可重复性和稳定性。

3. 灵敏度

新型评定时选择的评定方法应该能敏感地反映评定的内容，也就是能够灵敏地反映出评定内容的微小变化。

4. 统一性

统一性是指选择的评定内容和方法要有全国或全世界统一的标准，这样可以比较治疗的效果，便于经验的交流。

第三节　物理治疗基本评定

一、疼痛评定

在进行物理治疗时，物理治疗师要清楚了解患者对疼痛的感觉，才能因其个体化的需求来制定、调整物理治疗计划。

二、关节活动度评定

1. 关节活动度评定工具

最常用的是量角器，通常有 180°和 360°两种，以 180°量角器最常用。量角器有两臂，分别称为固定臂和移动臂，二者由一轴心连接。使用时要在标准的体位和适当的肢体摆放下，把量角器的轴心点放置在关节运动的骨性标志点上，将量角器固定臂和移动臂分别放在该关节的近端骨和远端骨肢体的长轴上，使关节沿轴心向另一个方向运动达到最大限度，然后在量角器上读出关节所处的角度。

在工具有限的时候，治疗师也可以用皮尺来间接测量关节活动度，比如皮尺可用于测量脊柱的活动范围。例如测量前屈活动度时，将躯干前屈，测量指端与地面间的距离。

2. 关节活动度评定

各个关节活动度的具体评定请见上文。

三、肌力评定

1. 徒手肌力测试

徒手肌力测试是康复评定中的重要内容，是肌力评定中最常用的方法。物理治疗师嘱患者在特定的体位下，分别在减重力、抗重力和抗阻力的条件内完成指定动作，通过触摸、观察肌肉运动、关节的活动度，以及克服阻力的能力，按照肌力分级标准确定肌力等级。

2. 肌力检查的注意事项

物理治疗师在进行肌力检查的时候，注意事项包括：①防止代偿动作：根据解剖学与运动学的知识，分辨代偿肌肉活动；②姿势、体位和肢体摆放、固定，更突出被测试肌肉的运动；③暴露检查部位，并与健侧进行比较；④检查 0~1 级，需进行触诊；⑤肌力 4 级或以上，阻力应加于被测关节远端的肢体，阻力方向与动作相反，并保持同一强度；⑥中枢神经系统出现肌肉痉挛，徒手肌力检查难以准确判断肌力，除非痉挛消除，自主运动出现，徒手肌力检查仍可应用；⑦老年体弱、心血管疾病者慎用肌力检查；⑧关节不稳、骨折还未愈合、急性关节炎、严重疼痛、关节活动极度受限、急性扭伤、骨关节肿瘤等，不可进行肌力检查。

3. 肌力评定仪器

肌力评定的方法不止徒手肌力检查一种，有时也会用到仪器，常用的肌力评定仪有等速肌力测试仪、握力计、指力计等。用仪器测量时，要注意患者的体位、姿势，通常让患者进行三次测试，取其平均值。

四、肌张力的评定

肌张力指肌肉静息状态下的紧张度，检查时以触摸肌肉的硬度及伸屈肢体时感知的阻力作为判断依据。身体在不同的姿位（动作）下，肌肉有不同的张力。在安静休息的情况下，正常肌肉会保持一定的紧张状态。理想的肌张力可以维持肢体位置，支撑体重，使动作流畅。

在评定被动运动受试者肢体的肌张力时，物理治疗师要让患者尽量放松，评定者保持固定形式的徒手接触，并以恒定的速度移动患者肢体。除了被动活动外，治疗师也可以让受测者做主动的运动来评定肌张力，如受测者动作缓慢，可能提示活动时在对抗肌痉挛或协同收缩。另外，物理治疗师通常还需要评估肌张力是否影响日常活动能力。检查项目包括床上活动、坐、站、平衡或行走等。

五、体位转移

体位转移是指人体从一种姿势转移到另一种姿势的过程，是人们可独立完成日常活动功能的基本要素。体位转移包括床上转移、卧坐转移、床到轮椅转移、坐站转移、从地面转移。

物理治疗师通过评估受测者体位转移的流畅性及其转移中的具体困难，来制订个体化的治疗计划（如患者体位转移困难是由于上肢肌力不足还是协调能力有待改进等），教导照顾者如何安全地帮助患者进行体位转移。

六、人体形态评定之姿势评估

1. 人体形态评定

人体形态评定指测定身体整体与局部的长度、周长、距离和容积，内容包括身长、体重、坐高、胸围、腹围、头围、指距、四肢长度和周径、皮下脂肪厚度以及人体姿势等。

2. 身体姿势评定

（1）身体姿势　是指身体各部位在空间的相对位置，反映人体骨骼、肌肉、内脏器官、神经系统等各组织间的力学关系。正确的身体姿势需要符合的条件包括：①使身体处于稳定状态的力学条件；②维持正常姿势的肌肉负荷不大；③不妨碍内脏器官功能；④表现人体美感和良好的精神面貌。

（2）姿势评定　通常需分别从前面、侧面及后面来观察。包括：①静态姿势：卧、坐站等姿势；②动态姿势：转移、步行等。

3. 体表标志

（1）头及躯干常用标志　①头顶；②颈正中线；③胸中点；④肩胛下角；⑤脐点；⑥腰线。

（2）上肢常用标志　在肩部可以摸到锁骨全长、肩胛冈。上肢近端顶部可能触及肩峰。外侧部可见三角肌的圆形隆起。上臂前面可见肱二头肌隆起，肱二头肌两侧可触及肱二头肌内、外侧沟。上臂下端两侧可摸到肱骨内、外上髁和鹰嘴，腕部两侧可摸到桡骨茎突及尺骨茎突，手掌两侧可见鱼际肌和小鱼际肌。

（3）下肢常用标志髂嵴全长均可摸到，前端为髂前上棘，后端为髂后上棘。股骨大转子位于大腿外上方。膝部可以触到髌骨股骨内、外侧髁和胫骨内、外侧髁，胫骨粗隆及腓骨小头。踝关节可以摸到内、外踝。足部最末端为跟骨点，最前端为足尖。

（4）正常的侧面观　脊柱的四个生理弧度：颈椎和腰椎向前凸；胸椎和骶椎向后凸，骶椎弧度最小；耳屏、肩峰、股骨大转子、膝、踝五点成一垂直线。

（5）异常的侧面观　比如头向前倾斜、驼背、胸部畸形（包括扁平胸、圆柱胸、鸡胸、漏斗胸、不对称胸等）、平背、鞍背骨盆后倾或前倾、膝过伸或屈曲。

（6）正常的后面观　枕骨粗隆、脊柱和两足跟间的正中处于一条垂直线上；两肩和两侧髂嵴对称地在垂直线两边。

（7）异常的后面观　比如头倾斜、肩下垂、肩内旋或外旋、脊柱侧弯、骨盆向一侧倾斜或旋转。

（8）正常的前面观　双眼平视前方，两侧耳屏上缘和眶下缘中点处于同一水平上；左、右髂前上棘处于同一水平。

（9）异常的前面观　包括下颌骨不对称、锁骨和肩不对称、髋内旋或外旋、膝内翻或外翻、胫骨内旋或外旋、跟外翻、爪形趾等。

4. 异常姿势的影响

人体姿势异常，可导致肌肉和韧带失平衡、关节负重增加、压力分布异常，继而诱发疼痛，甚至导致继发性功能障碍等。

七、平衡与协调功能评定

物理治疗过程中，首先要保证患者在治疗时候的安全，因此患者的平衡与协调能力评定技巧对物理治疗师来说非常重要。对于这方面能力受损的患者，在训练时要特别注意保护，防止其摔倒，加重病情。

八、步态分析

1. 步态分析方法

步行是重要的日常生活活动能力，治疗师通过步态分析可以评估患者是否存在异常步态及其性质和程度，为分析异常步态的原因和矫正异常步态、制订治疗方案提供必要的依据，也可以评定治疗的效果。

2. 行走能力的评定

治疗师评定患者的步态，就是为了根据分析来制订治疗方案，让患者通过训练最终能恢复最好的步行状态。功能性步行分析能让治疗师更好地了解患者的功能状态，设定康复目标。

有功能的行走要符合以下标准：①安全：步行稳定，不需要他人帮助，没有跌倒风险；②质量：步态理想，双手能做其他活动，尽量不用助行器；④速度和耐力：能连续走 5 分钟、走过 575m 左右。

而有功能的行走中，又可以细分为社区性步行和家庭性步行。社区性行走的定义是有能力在家庭周围地区采购、散步、到公园活动、到附近医疗机构就诊等。社区性行走者需符合以下标准：①能耐受穿戴所需支具；②一口气步行约900m；③能上下楼梯；④能独立进行日常活动。如患者速度及耐力均较差，在社区中活动有困难，可以在家中步行及活动，即可归类为家庭性行走者。

如果受测者的步行安全和质量都不符合功能性步行的要求，但在支具或辅助器具帮助下能做短暂步行，就属于治疗性行走。这种行走模式功能性不大，不可让患者独立活动，但却具有治疗价值。训练患者进行治疗性行走，优点包括：①给患者能站能走的感觉，形成心理支持；②减少对坐骨结节等处的压力，减少长期卧坐而产生的压疮；③肢体负重，防止或减轻骨质疏松；④下肢活动，改善血液淋巴循环；⑤减缓肌肉萎缩；⑥有助于二便的顺利排泄。

评定步行功能的方法包括：Hoffer步行能力分级、Nelson步行功能评定、功能独立能力测量等。

（1）Hoffer步行能力分级　通过客观分析，了解受测者的步行功能状态，其内容包括：①不能步行者；②非功能性步行者：又称治疗性步行者，其步行时能量消耗大、速度慢、距离短，步行无功能价值，但具有治疗作用；③家庭性步行者：在支具、助行器等辅助器具的帮助下，可在家行走自如，但不能在室外长久步行，否则需要轮椅；④社区性步行者：用或不用支具、助行器，在室外、社区中行走，但仍然不可以进行长久的步行，否则需要使用轮椅。

（2）Nelson步行功能评定　是通过分析患者静态负重能力、动态重量转移和基本的步行效率，来判断患者的步行能力，是一种半定量性质的评定方法，适用于轻度至中度步行功能障碍的患者。

1）静态负重能力：测试静态负重能力时，为安全起见，一般在平行杠内进行。需要评估的项目包括：①双足站立：先看在平行杠内能否正常地站立，再看能否维持30秒（这是稳定所必需的时间）。如有必要，可让患者扶杠，但扶杠只能用来保持稳定而不能用来负重，而且扶杠要在记录中注明。②健足站立：让患者尝试用健侧足单足站立，记录下单足站立的时间。步行要求患者至少能站6秒，如果患者能更长时间地站立，表示下肢有等长收缩的耐力，但是长时间的站立对步行来说并不是必要的。③患足站立：与上面一样记录患者单足站立的时间。

2）动态重量转移：检查患者能否安全、迅速地将体重从一侧肢体转移到另一侧肢体（即重心转移）。检查者先在平行杠内进行示范，如迅速地走8步，完成4个完整的双侧往返的体重转移，然后让患者尽可能快地照着做，用秒表测第一次提足到第八次提足的时间。为证明提足充分，提足时，事先放于足下的纸应能被自由地抽出。一般要求患者不能扶杠，如有扶杠的动作要在记录中注明。

3）基本的步行效率：先让患者在平行杠内尽快地行走6m，记录时间和步数，再让其来回各一次，取时间和步数的平均值，如有必要可让患者扶杠，但要注明。最后让患者在杠外用或不用手杖走6m，来回各一次，记录两次总时间、步速取平均值。

（3）功能独立能力测量 功能独立性测量是以患者独立行走的程度、对辅助器具的需求以及他人给予帮助的量为依据，根据行走的距离和辅助量两个方面按照7分制的原则进行评分，分数越高，受测者独立步行的能力越强。

1）7分：完全独立，即不用辅助设备或用具，受测者在合理的时间内至少能安全地步行50m。

2）6分：有条件的独立，即受测者可独立步行50m，但需要使用辅助器具，如下肢矫形器、假肢、特殊改制的鞋、手杖、步行器等，行走时需要比正常时间长并考虑安全因素。

3）5分：监护或准备，即受测者可以步行50m，但需要他人的监护、提示及做行走前的准备工作。如受测者不能独立步行50m，要在没有他人帮助的情况下，用或不用辅助器具，能步行17m到达室内生活功能区。

4）4分：最小量帮助，即步行时受测者需要他人轻轻地用手接触或偶尔帮助，但至少独立完成行走距离37.5m。

5）3分：中等量帮助，即受测者步行时需要他人轻轻地上提患者身体，可独立完成行走的距离为25～39m。

6）2分：最大量帮助，即受测者至少能独立完成的步行距离为12.5～24.5m，仅需要1人帮助。

7）1分：完全帮助，即受测者仅可完成不足12.5m的步行距离，需要2人的帮助。

3. 步行能力恢复的预测

治疗师除了为患者评定步行功能外，还要能初步预测其步行功能的恢复程度，才能为患者定下适合的康复目标。如果预测患者的步行功能恢复有限，治疗师要与患者深入沟通，循序渐进地订立康复目标。

步行功能的恢复程度，一般用美国加州RanchoLos Amigos康复医院的直立控制试验来评定。它通过对患者屈髋、伸髋和伸踝能力的检查来进行预测，若三个项目均达不到强级，则患者将来难以有良好的步行能力。

（1）屈髋 首先让助手站在患者健侧，在股骨大转子处扶住患者，检查者让患者站直，尽可能快地将患膝屈向胸部，越快越好。评测级别包括：①强：屈髋大于60°，且10秒内能完成3次；②中：屈髋在30°～60°，10秒内能做3次；③弱：屈髋在30°以下，10秒内能做3次。

（2）伸髋　让助手蹲在患者的患腿后方，一手握住患股前方，另一手握住患胫前方，使患膝保持在中立位，并稳定踝关节。检查者站在患者患侧，用手扶住患者上肢或手，先让患者用双腿站直，然后提起健腿，仅用患腿站立。评测级别包括：①强：能使躯干在髋上伸直或使躯干在髋的最大伸展范围上伸直；②中：不能完全伸直，但能控制躯干不再前倾，或躯干虽前后摆动，但不倾倒，或在髋上过伸躯干；③弱：躯干在髋上发生不受控制的屈曲或不能维持站立。

（3）伸踝　助手站在患者健侧，支持躯干伸直。检查者蹲在患腿后方，保持患膝于中立位，让患者用双腿站立。然后检查者嘱其提起健腿，让患腿单足站立，进而让足跟离地，用足前部支撑全身。评测级别包括：①强：患腿能单足站，并能按命令使足跟离地，用足前部支撑全身；②弱：不能。

4. 鞋子对步态的影响

治疗师在为受测者评定步态的同时，也要留意其日常穿鞋的习惯，了解鞋跟高度和鞋子长度对步态的影响。

（1）鞋跟高度对步行的影响

1）步距减少：从生物力学来看，高跟鞋使足前部活动减少，限制了跖趾关节的活动，因此在步行中足推动力减少，只能小步行走。有研究表明，与穿平跟鞋相比，穿高跟鞋的受测者走两步就减少半步的距离。

2）重心改变：穿高跟鞋使重心提高，减少了身体稳定性，在快速步行时，骨盆就要增加活动来代偿失去的推动力。另外，高跟鞋令重心前移，体重落在前脚掌。平跟或赤脚时，足跟与跖骨头承受体重的比例为57%：43%，当鞋跟高2cm时为1：1；鞋跟高4cm时为43%：57%；鞋跟高6cm时为1：3。长期穿高跟鞋会导致前脚掌生茧、疼痛；另外，由于脚掌长期受挤压，可导致高弓足痛和前脚掌痛。

（2）鞋的长度对步行的影响　了解鞋的长度对步行的影响，对选鞋、买鞋和避免足底痛有实际意义。一日中，足的长度会随人的站立和行走而稍微增加，因此上午买鞋最好要大一号，如果鞋子太紧的话，会导致高弓足痛和足底痛。而从事长期站立和走路者，如护士、营业员、理发师等，就应该穿大一号的鞋，来维持步行的舒适及避免足痛的发生。

九、生活质量评定

对于生活质量的评定，使用最广泛的是 SF-36 简明健康状况量表。

SF-36 简明健康状况量表是美国医学结局研究组开发的一个生命质量普适

性测定量表，形成了多种不同条目、不同语言背景的版本。1990～1992 年，含 36 个条目的健康调查问卷简化版 SF－36 的不同语种版本相继问世，其中用得较多的是英国发展版和美国标准版，均包含躯体功能、躯体角色、躯体疼痛、总体健康、活力、社会功能、情感角色和心理卫生 8 个领域。

SF－36 简明健康状况量表作为简明健康调查问卷，从生理功能、生理职能、躯体疼痛、一般健康状况、精力、社会功能、情感职能、精神健康及健康变化九个方面全面概括了被调查者的生存质量。

（1）生理功能 测量健康状况是否妨碍了正常的生理活动。

（2）生理职能 测量由生理健康问题所造成的职能限制。

（3）躯体疼痛 测量疼痛程度以及疼痛对日常活动的影响。

（4）一般健康状况 测量个体对自身健康状况及其发展趋势的评价。

（5）精力 测量个体对自身精力和疲劳程度的主观感受。

（6）社会功能 测量生理和心理问题对社会活动的数量和质量所造成的影响，用于评价健康对社会活动的效应。

（7）情感职能 测量由情感问题所造成的职能限制。

（8）精神健康 测量四类精神健康项目，包括激励、压抑、行为或情感失控、心理主观感受。

（9）健康变化 用于评价过去一年内健康状况的总体变化情况。

除了 SF－36 简明健康状况量表外，治疗师还可以根据不同的疾病选择不同的量表来为患者评定生活质量及功能，如在脊髓损伤的个案中，可使用脊髓损伤分级 ASIA 评定、Frankel 分类、肺功能评估、巴氏量表修订版评级；在截肢的个案中，可选用残肢检查/测量问卷调查、步行功能分级改良版、步态评估。

第四节　作业治疗评定

一、概述

1. 定义

作业治疗评定是一个了解患者功能障碍的过程。作业治疗师通过各种专业评估方法，了解患者日常生活、工作和娱乐中出现的问题；确定患者功能障碍的部位、性质、损害程度；推断治疗潜力；并以此为根据订立目标、制订治疗项目、在治疗过程中评估治疗效果及比较治疗方案的优劣。

2. 方式

作业评定方式包括直接观察法和间接评定法。直接观察法是由治疗师亲自检查患者各方面的能力；间接评定法是针对不能直接观察的项目，通常通过询问形式了解患者的问题（电话询问、面谈等）。任务分析和活动分析也是治疗师运用的基本评估方式，任务分析是指评估患者完成一项日常活动（生活活动、工作、娱乐）所需要具备的基本功能和环境；活动分析是指评估患者现存的功能是否足以完成某一项治疗性活动。

3. 注意事项

作业治疗评定结果需要具备可信性、有效性、灵敏性、实用性。作业治疗师进行评定时要熟悉利用各种疾病专用评定表格及方法，客观地综合分析评定结果。特别要注意患者和环境的互动，分清各种功能障碍在患者日常生活中的主次。

4. 作业治疗评定项目

作业治疗评定项目包括骨关节系统功能、手部功能、感官及感知功能、认知能力、心理状态、自我照顾能力、工具性日常生活活动能力、轮椅及坐姿评估、职业评定、家居环境评定。

骨关节系统功能评估可了解患者各关节的活动度、肌力、肌张力、是否存在关节畸形等，是评定患者活动能力的第一步。

二、手部功能评估

人类手部功能非常重要，除了是运动和感觉器官外，还可以帮助促进沟通、表现自理能力。手部功能复杂，在生活和劳动中也非常容易受到创伤。手功能评估是作业治疗中重要一环，作业治疗师首先观察患者手指活动（抓握放开物件、对指）及双手协调和使用工具的能力，再使用仪器来测定患者的手握力、手指捏力、手部精细活动功能。

手功能评估首先要进行病史采集，了解受伤或患病的时间、原因，记录患者疼痛、麻木、活动受限的范围和程度，还需要了解患者利手及生活和职业的特点。

1. 望诊

（1）皮肤　色泽，伤口，瘢痕，是否有变厚、变薄，皮纹及横纹是否正常对称，鱼际和小鱼际形态。

（2）正常姿势　手休息位是手处于自然放松的状态，手的肌群处于相对平衡状态下手的姿势。手功能位是腕关节背伸200°～300°，拇指处于对掌位，其他手指略微分开，关节微屈曲，保持侧副韧带尽量伸展，维持对指，避免短缩后限制关节活动的姿势，如手中握球姿势。

（3）典型畸形姿势　手部典型畸形姿势包括：①猿手：正中神经损伤所致；②爪形手：尺神经损伤所致，掌指关节过伸，近端指间关节屈曲畸形；③垂腕：桡神经损伤后所致，或因外伤性伸腕肌腱断裂；④锤状指：指伸肌腱止点及附近断裂，或撕脱骨折，表现远端指间关节屈曲，不能主动伸指；⑤鹅颈指：近侧的指间关节呈过度背伸，远端指间关节过度屈曲；⑥手尺偏畸形：手指尺侧偏移；⑦纽孔形畸形：近端指间关节屈曲和远端指间关节背伸。

2. 触诊

通过触诊可了解手部温度、皮肤性质，如有瘢痕要了解其大小、色泽粘连程度及是否存在敏感问题。

3. 手部肿胀程度测量

可通过上肢围度测量、手部围度测量、手指围度测量和排水法测量来确定。

4. 手部运动功能评定

（1）肌力评定　包括徒手肌力检查和借助专业仪器的检查。在评定肌力时要注意采取正确的姿势进行左右对比，避免对患者造成任何伤害。

（2）关节活动度评定　使用量角器，按照正确的体位和姿势进行测量，注意测量主动活动及被动活动的范围，并进行左右对比。

1）手总主动活动度：即掌指关节、近指关节、远指关节主动屈曲度之和，减去各关节主动伸直欠缺度数之和，是评定肌腱功能的一种方法，优点是较全面地反映手指肌腱功能情况。

2）Jebsen 手功能评估系统：又称七项手功能测试，由 7 个小测验组成，用以评定患者手功能。测验包括：写一句话、翻书本大小的卡片（模仿翻书）、拾起小件物品、堆放棋子、模仿进餐、移动轻的物品。

三、感知功能评估

作业治疗师对患者触觉、本体感觉、冷热及痛楚的辨识和辨别能力进行评估，同时观察及评估患者的感知能力，如是否存在患侧忽略的情况。

进行感知功能评估时，要注意的事宜包括：①评估前可先向患者说明检查目的和方法以充分取得患者合作，并应在健侧预先模拟几次；②宜预先安排测试的次序，先检查浅感觉，然后检查深感觉和皮质感觉；③依据感觉神经支配范围和分布的皮区进行检查，从远端至近端在皮肤上随机位置进行测试，检查时注意两侧对称部位进行比较，一旦找到感觉障碍大致部位，再仔细找出有感觉障碍的范围；④测试时也考虑要测试的皮肤质素，如瘢痕或角质化的范围；⑤检查时患者必须意识清醒，能理解指示并随时表达反应。

如患者存在感觉障碍，作业治疗师应对所属的感觉障碍类型、受影响的感觉系统、受影响的范围/身体部位、受影响的程度、感觉损伤的位置、患者对感觉转变的主观感受作出记录，并界定其属于损害还是缺失。感觉是非常主观的，患者的合作程度和治疗师是否进行完整的解释及清晰的示范都是影响感觉评定的因素。

1. 浅感觉检查

（1）触觉　用棉签或软毛笔轻触患者的皮肤，让患者回答有无一种轻痒的感觉或数出所触次数，治疗师要注意每次给予的刺激强度应一致。

（2）痛觉　以均匀的力量用针尖轻刺患者需要检查部位的皮肤，让患者指出受刺激部位。

（3）温度觉　用分别盛有冷水或热水的两支试管交替、随意地接触皮肤，试管与皮肤的接触时间为2~3秒。

（4）压觉　检查者用大拇指稍用力地去挤压肌肉或肌腱，请患者指出感觉。

2. 深感觉检查

（1）运动觉　检查者轻轻握住患者手指或足趾的两侧，上下移动5°左右，让患者辨别移动的方向。

（2）位置觉　将其肢体放于一定的位置，然后让患者说出所放的位置；或嘱患者用其正常肢体做与患侧肢体相同的位置。

（3）振动觉　将256Hz的音叉放置于患者身体的骨骼突出部位，询问患者有无振动感和持续时间。

3. 复合感觉检查

（1）皮肤定位觉　用棉花签/手指等轻触患者皮肤后，由患者指出刺激的部位。

（2）两点辨别觉　区别一点还是两点刺激的感觉，两点需同时刺激，用力相等，正常的手指尖可分辨2~6mm的两点距离，随年纪而增长，最小的两点辨别觉在 10~30 岁时出现。

（3）实体觉 将一熟悉的物件放于患者手中，嘱其抚摸以后，说出该物的名称。

（4）图形觉 用手指或其他东西在患者皮肤上划一几何图形或数字，由患者说出所写的图形或数字。

（5）其他大脑皮质感觉 包括重量识别觉（识别重量的能力）以及对某些质地（如软和硬，光滑和粗糙）的感觉。

（6）精细触觉 单丝压力测试可量度皮肤对静止压力的反应和敏感程度，是现时最准确的感觉测验之一，测量工具为 20 支不同粗细的尼龙单丝，随着直径的增加，压力由 $4.5\mu g$ 增强至 $447\mu g$。测试方式是将单丝垂直按压于皮肤上直至其呈微弯状态，患者需在视觉受挡或闭目状态下回答，当有触感时便需立刻告知治疗师，若患者答对 2/3 的答案即可判定为正常。应由正常压力（2.44~2.83号单丝）开始，然后逐步增加压力。

四、认知能力评估

作业治疗师会利用不同测试、表格进行认知能力评定，比较常用的是简易智能精神状态检查量表（Mini – Mental State Examination，MMSE，表 2 – 4 – 1），主要用于评估受测者是否存在认知障碍。其他包括神经行为认知状态测试（theneurobehavioral cogntive status examination，NCSE）、Rivermead 行为记忆试验（Rivermead behavioral memory test，RBMT）等。

表 2 – 4 – 1　简易智能精神状态检查量表

	项目	记录	评分
I 定向力（10 分）	星期几		0　1
	几号		0　1
	几月		0　1
	什么季节		0　1
	哪一年		0　1
	省市		0　1
	区县		0　1
	街道或乡		0　1
	什么地方		0　1
	第几层楼		0　1

	项目	记录	评分
II 记忆力	皮球		0　1
	国旗		0　1
	树木		0　1
III 注意力和计算力	100 − 7		0　1
	− 7		0　1
	− 7		0　1
	− 7		0　1
	− 7		0　1
IV 回忆能力（3 分）	皮球		0　1
	国旗		0　1
	树木		0　1
V 语言能力（9 分）	命名能力		0　1
			0　1
	复述能力		0　1
	三步命令		0　1
			0　1
			0　1
	阅读能力		0　1
	书写能力		0　1
	结构能力		0　1
总分			0　1

操作说明：

1. 定向力（最高分：10 分）

（1）首先询问日期，之后再针对性地询问其他部分，如"您能告诉我现在是什么季节吗？"，每答对一题得分。

（2）请依次提问，"您能告诉我，我们在什么省市吗（区县？街道？什么地方？第几层楼）？"每答对一题得分。

2. 记忆力（最高分：3 分）

告诉被测试者您将问几个问题来检查他/她的记忆力，然后清楚、缓慢地说出 3 个相互无关的东西的名称（如皮球、国旗、树木，大约 1 秒说一个），说完所有的 3 个名称之后，要求被测试者重复它们。被测试者的得分取决于他们首次重复的答案（答对 1 个得 1 分，最多得 3 分）。如果他们没能完全记住．你可以重复，但重复的次数不能超过 5 次。如果 5 次后他们仍未记住所有的 3 个名称，那么对于回忆能力的检查就没有意义了（请跳过"回忆能力"检查）。

3. 注意力和计算力（最高分：5分）

要求患者从 100 开始减 7，之后再减 7，一直减 5 次（即 93、86、79、72、65）。每答对 1 个得 1 分，如果前面答错了，但下一个答案是对的，也得 1 分。

4. 回忆能力（最高分：3分）

如果前次被测试者完全记住了 3 个名称，现在就让他们再重复一遍。每正确重复 1 个得 1 分，最高 3 分。

5. 语言能力（最高分：9分）

（1）命名能力（0～2分）　拿出手表卡片给测试者看，要求他们说出这是什么？之后拿出铅笔问他们同样的问题。

（2）复述能力（0～1分）　要求被测试者注意你说的话并重复一次，注意只允许重复一次。这句话是"四十四只石狮子"。只有正确、咬字清楚的才计 1 分。

（3）三步命令（0～3分）　给被测试者一张空白的平纸，要求对方按你的命令去做，注意不要重复或示范。只有他们按正确顺序做的动作才算正确。每个正确动作计 1 分。

（4）阅读能力（0～1分）　拿出一张"闭上您的眼睛"卡片给被测试者看，要求被测试者读它并按要求去做。只有他们确实闭上眼睛才能得分。

（5）书写能力（0～1分）　给被测试者一张白纸，让他们自发地写出一句完整的句子。句子必须有主语动词，并有意义。注意你不能给予任何提示。语法和标点的错误可以忽略。

（6）结构能力（0～1分）　在一张白纸上面有交叉的两个五边形，要求被测试者照样准确地画出来。评分标准：五边形需画出 5 个清楚的角和 5 个边。同时，两个五边形交叉处形成菱形。线条的抖动和图形的旋转可以忽略。

总结：

1. 0～9 分表示受测者认知障碍严重，全部个人起居生活都需要/依靠别人照顾。

2. 10～18 分表示受测者存在中度认知障碍，需要别人照顾或指点日常起居生活。

3. 19～23 分表示受测者有轻度认知障碍，通常能独立生活。

24～30 表示受测者认知正常。

要注意的是 MMSE 的结果和患者的文化程度相关。另外，如果患者不是第一次做 MMSE，结果也可能会出现偏差。因此，治疗师除了利用 MMSE 外，还需根据实际情况来判断患者的认知能力。

分数越高表示依赖性越低，要注意的是 ADLs 即使满分也不代表个人能独立居住生活，尚需考虑患者工具性日常生活活动功能的程度。另外，如患者在日常生活中不需要负责煮饭、洗衣及做家务等工作，在评定中可以进行删除。

五、心理状态评估

除了身体功能及生活环境外，心理因素也会限制患者日常活动参与能力。一般评估方法有面谈、直接观察和填写问卷。常用问卷包括汉密顿抑郁量表（Hamilton Depression Scale）、老年忧郁量表（Geratric Depression Scale）、照顾者压力量表（Relative Stress Scale）、贝克焦虑量表（Beck Anxiety Scale）。

六、自理能力评估

在自理能力方面（进食、个人卫生、穿衣、洗澡、如厕、肛门控制、膀胱控制、转移、步行、上下楼梯），治疗师会要求患者示范做各项自理活动，并详细询问患者二便控制情况，评定标准多使用巴氏量表（Barthel Index）及独立功能评定量表（Functional Independence Measure，FIM）。

七、工具性日常生活活动能力

工具性日常生活活动能力是用于评估独立生活及社会生活能力等较为复杂的日常生活指标，即评估患者除了基本自理能力外，独立完成大部分日常生活所需要的能力（包括使用药物、准备膳食、使用电话、洗衣、处理家务、家具维修、使用交通工具、购物等）。比较常用的评估方法为 Lawton 的工具性日常生活量表（Instrumental Activities of Daily Living Scale，IADLs）。

八、轮椅及坐姿评估

测量轮椅的尺寸和比例，评估轮椅是否适合患者使用。

九、职业评定

为了提供针对性的工作训练，需要详细的工作评估，其中包括三个方面。

（1）工作分析　主要对具体身体功能、体力、工作量、认知、社交等方面的要求进行分析。

（2）职能评估　内容包括体能评估、工作能力评估、工作组分及测试、工作模拟，是对患者的体能和功能进行系统地评估以确认其目前的体能状况和功能缺陷。

（3）工作环境探访　对一些特别个案，治疗师也可视察患者将来的工作环境，方便更有针对性地设计工作训练及评估康复进度。

十、家居环境评估

如有需要，作业治疗师会进行家访，评估患者家居环境，通过家居环境改造，增加其生活自理的独立性，减少跌倒及再次受伤的机会。

第三章　脊柱常见病症的康复护理

人类的脊柱是个复杂的结构，其主要功能是保护脊髓，将头部和躯干的负荷传递至骨盆。各个椎间关节都借助于邻近关节完成三个平面的运动。脊柱的稳定性主要靠椎间盘和脊柱周围附着的肌肉和韧带来维持，椎间盘和韧带维持脊柱内部的稳定，脊柱周围肌肉则为脊柱提供外部的稳定和运动作用。

第一节　脊椎解剖

脊柱由 33 个椎体组成，被分成 5 个区域：颈椎 7 个椎体，胸椎 12 个，腰椎 5 个，骶椎（5 个骶椎常常融合），尾椎（通常为 4 个）。其中，颈椎 C1（寰椎）和 C2（枢椎）在枕骨和颈椎之间的关节上有独特的结构。枕骨和 C1 的寰枕关节常常被认为是颈椎的重要关节部分。C3－C7 颈椎在结构和功能上相似。

脊柱在侧面上观有四个弯曲的弧度，即颈、腰前凸，胸、骶后凸。前凸是婴儿发育的时候就已经形成的原始弯曲弧度。脊柱的生理弧度之间是圆滑过渡，这样的过渡有助于分散应力，但是，由于脊柱各关节间的强度相对不同，颈椎在骶骨区域的生理结构和功能都各不相同，脊柱损伤却经常发生在弧度交界的节段。

颈椎的前凸与腰椎一样，主要是靠椎间盘的前宽后窄的形状来维持。与此相反，胸椎的后凸主要是依靠椎体本身来实现，由于胸椎前缘高度比后缘高，因此胸椎表现为后凸。

一、颈椎的结构

由枕骨、C1 和 C2 组成的复合体组成上颈椎。上颈椎占颈椎屈伸活动的 40%和旋转活动的 60%。枕骨髁与寰椎侧块的轻微凹陷形成关节。这个关节可以进行基本的屈伸运动，占大部分颈椎矢状面运动范围。C1～C2 关节主要实现颈椎的旋转功能。

寰椎（C1）是由附着在两边侧块的前后弓组成的骨环。侧块的上表面朝向内上，和面朝外的头颅枕骨髁形成关节面。枕颈关节的后伸受骨性解剖限制。屈曲活动受韧带结构限制，包括覆膜、十字韧带的纵向部分以及后纵韧带。C1 的前弓上有一个结节是屈颈的颈长肌的附着点。寰椎的后弓呈现一个变异的椎板形状，上表面有一个椎动脉沟，是供穿过寰枕膜的椎动脉进入枕骨大孔前通过的。

下颈椎运动节段的前部结构是椎体和椎间盘。颈椎体呈横径大于前后径的椭圆形状。颈椎的横突比较独特，都包含有椎动脉的通道——横突孔。下颈椎的横突有两个突起，即前结节和后结节，分别是前后部肌肉的附着点。C6 的前结节被称为颈动脉结节，是一个重要的外科标志。横突下为颈神经根出口。

颈椎椎体的上表面因钩突的存在形似马鞍，钩突起源于椎体上终板外侧缘的骨性突起。钩椎关节（Laschka 关节）形成于脊柱的成熟过程中，在颈椎的运动和稳定方面起到重要作用。

二、腰椎解剖

腰椎共 5 个椎体节段，为椎骨中最大者，由于承受体重压力较大，骨椎体肥厚，棘突呈板状，直伸向后，腰椎上下关节基本呈矢状位。

三、椎间盘

椎间盘是一个非常特殊的结构，占脊柱高度的 1/3，并且在两个相邻椎体的终板软骨间形成一个特殊的关节。像跑、跳等运动对椎间盘施加短时间高强度的活动载荷，而正常的生理活动和直立等对椎间盘施以长时间低强度的载荷。根据黏弹性生物力学原理，当压缩载荷快速施加在椎间盘上，椎间盘能承受远大于正常生理载荷，这样的特性能保护椎间盘不至于被灾难性破坏，除非遭受了特别大的载荷。

髓核位于椎间盘的中央，年轻人椎间盘髓核中水分占 90%。出生时，水分含量最高，而后随着年龄的增长，椎间盘的退变，髓核的水分减少到 70%，剩余的髓核组织还含有蛋白聚糖和 II 型胶原。II 型胶原纤维被认为比 I 型胶原纤维能更好地吸收压力。

纤维环是椎间盘的外部结构，其中的水含量比髓核略少，在年轻人群约占 78%。随着年龄的增长，像老年人的髓核一样，纤维环水含量降到约 70%。纤维环中含有胶原，胶原呈向心性排布，共约 90 层。胶原纤维与每一个纤维层和椎间盘呈 30°或者 120°的网状交叉排列。这样的独特排列方式增强了纤维环，并具有一定的弹性。纤维环中胶原有 60% 的 Ⅱ 型胶原和大约 40% Ⅰ 型胶原。随着椎间盘的老化，胶原进行着不可逆的交链，Ⅰ 型胶原的数量相对增加，在椎间盘中替代 Ⅱ 型胶原。

四、脊柱肌肉

脊柱肌肉可以分为屈肌群和伸肌群。屈肌群主要为腹肌（腹直肌、腹内斜肌和腹外斜肌、腹横肌）和腰大肌。通常脊柱前面附着的肌肉为屈肌群。主要的伸肌是竖脊肌、多裂肌、横突间肌，附着在脊柱的后部。一般情况下，脊柱后面的肌肉为伸肌群。伸肌群不仅连接相邻两个椎体和运动节段，同时连接多个椎体和多个运动节段。左右侧伸肌群对称性收缩时脊柱发生伸展运动，一旦左右屈肌群和伸肌群收缩不对称时，脊柱就产生侧弯或扭转。

五、脊椎的生物力学

1. 运动节段（脊柱的功能单位）

脊柱的功能单位或称运动节段，包括两个邻近的椎骨及其间的软组织。节段前部包括两个上下两层的椎体、椎间盘和前纵韧带。由相应平面的椎弓、关节突构成的椎间关节、横突、棘突和各种韧带组成运动节段的后部。椎弓和椎体构成椎管，椎管起保护脊髓的作用。

2. 运动节段的前部分

椎体主要承担来自躯干上部的压力负荷，这种压力负荷从上向尾椎逐渐增大。因此，腰椎椎体比胸椎和颈椎的椎体厚而宽，这些较大的结构保证了腰椎能够承受较大的负荷。

椎间盘能承担和传递负荷，同时限制腰部过度运动，因此具有重要的机械和功能作用。同时，由于椎间盘的位置处在两个椎体之间，其内外结构组成存在特异性，因此椎间盘在机械和功能上均发挥重要作用。椎间盘的内部结构髓核是一团胶状物。青年人的髓核内具有丰富的亲水性黏多糖，随着年龄的增大，亲水性黏多糖逐渐减少，髓核的含水量也逐渐降低。

除了腰段髓核稍靠向椎间盘后部，其他髓核都位于椎间盘的中央，内部胶状物由外部坚强组织即纤维环所包围，纤维环由纤维软骨组织构成。纤维软骨内粗大的胶原纤维环保证了纤维环承受屈曲和扭转时的高负荷量。与没有发生退变的椎间盘相比，有环状撕裂的椎间盘负重时旋转力矩增加。软骨终板，主要由透明软骨组成，起分隔椎间盘和椎体的作用。椎间盘的成分类似于关节软骨。

日常活动中，椎间盘以复杂的方式承担负荷，通常是压缩、屈曲和扭转的组合。腰椎的屈曲、伸展及侧屈可对椎间盘产生拉伸和压缩应力，而腰椎旋转时椎间盘的受力主要为剪切应力。

假如一个运动节段被垂直切开时，椎间盘的髓核处于突出状态提示它承受压力负荷。正常和轻度退变的腰椎髓核内部压力的测量显示，即使在没有负荷的状态下椎间盘内存在大约 $10N/cm^2$ 内压力。椎间盘内压力或预应力主要来源于前后纵韧带和黄韧带。脊柱负重时，髓核具有流体静力学的特点，使压力均匀地分布到整个椎间盘，因此，椎间盘作为一富含水的组织，在整个运动节段中像一个垫子一样垫在椎体间，起到储存和传递负荷的作用。

椎间盘处于受压状态时，单位面积上所承受的压力大约是外力的 1.5 倍，因髓核只能轻微压缩，压力使得椎间盘向周围膨出，外围的拉伸应力主要由周围的环状纤维环承担。据估计，椎间盘纤维环后部所承受的拉伸应力是轴向负荷的 4~5 倍。由于椎间盘几何形状的不同，胸椎纤维环所承受的压力要远小于腰椎纤维环的压力。胸椎椎间盘直径与高度的比值较大，因此椎间盘的周围应力也较小。

承受压力最大的部位为髓核，单位面积上承受的应力大约是外力的 1.5 倍。与此相比，在纤维环上产生的压力只有外力的 0.5 倍。整个椎间盘的受力主要为拉伸应力，单位面积上承担 4~5 倍的应力（图 3-1-1）。

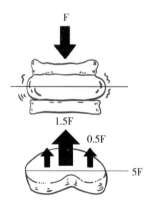

图 3-1-1　腰椎承受压应力时腰椎间盘应力分布图（横切面）

椎间盘退变，黏多糖含量减少，导致亲水性下降。当椎间盘含水量降低时，它的弹性降低，储存能量和传递负荷的能力降低，这些改变导致椎间盘脆性增加，承受应力的能力降低。

3. 运动节段的后部分

运动节段的后部分支配着脊柱的运动。脊柱各个平面可能存在的运动取决于椎间关节面在横断面和额状面的朝向变化。椎间关节的朝向变化在整个脊柱均存在。除最上端两个颈椎（C1 和 C2）的椎间关节面与横断面平行外，其他颈椎的椎间关节面都与横断面呈 45°角且与额状面相平行。C3 到 C2 的排列保证了颈部的屈曲、伸展、侧屈和旋转运动。胸椎椎间关节面与横断面呈 60°角且与额状面呈 20°角，这一位置特点允许胸椎椎体有侧屈、旋转和轻度的屈曲和伸展。而在腰部，椎体平面和横断面呈直角，和额状面呈 45°角。这种排列保证了腰椎体前屈、后伸和侧屈运动，但基本上不能做旋转运动。骶关节不同于其他腰椎间关节之处在于，腰骶关节面的倾斜角允许腰骶关节的旋转运动。上述关节面的角度只是近似值（图 3 - 1 - 2），因为在不同个体之间或同一个体不同关节之间发现存在相当多的变异。

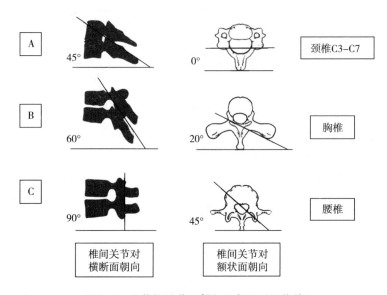

图 3 - 1 - 2 椎间关节面朝向示意图（近似值）

（A）下颈椎，椎间关节面与横断面呈 45 角且与额状面平行；（B）胸椎关节面，与横断面呈 60°角，与额状面呈 20°角；（C）腰椎关节面，与横断面呈 90°直角，与额状面呈 45°角。

椎间关节面可支配运动节段的运动而且具有负重功能。关节面和椎间盘之间负荷分布的变化随椎体位置的不同而不同。脊柱过度后伸时关节面的负荷最大（大约是总负荷的30%）。由于关节面不是后伸时的主要负重结构，当整个关节难以负荷某一应力时，一种新的负荷替代途径便产生。这一途径将轴向负荷传递到纤维环和前纵韧带，起到支撑脊柱的作用。关节面的高负荷也表现在脊柱前屈并伴有旋转运动时。椎弓和椎间关节在抵抗剪切力时起到重要作用。这一功能被临床病例所证实，椎弓破坏或关节退变的患者椎体向前移位的风险更大。横突和棘突是脊柱肌肉附着的结构，而肌肉是脊柱运动的启动者并维持脊柱内部的稳定性。

4. 脊柱的韧带

脊柱周围的韧带包围整个脊柱，并维持椎体内部的稳定。除黄韧带外，所有脊柱的韧带含有大量的胶原成分，运动时这些胶原可限制脊柱的过伸。而纵向连接两个相邻椎弓的黄韧带是个例外，其含有大量的弹性纤维。这一特性保证了黄韧带在脊柱后伸时收缩，前屈时拉长。由于它的弹性特征，即使脊柱处于中立位时，黄韧带也保持持续的紧张状态。由于黄韧带远离椎间盘运动中心，因此它对椎间盘产生预应力，也就是说，与纵向韧带一起，维持椎间盘内压力，因此对脊柱起内部支持作用。研究显示：退变性变化可能导致脊柱的不稳定，改变的机械力逐渐增加黄韧带的负担并引起其肥大，如脊椎前移、牵引刺激、椎间盘退变。

由于脊柱运动方式的不同，各种韧带所承受的变应不同。前屈时，棘间韧带牵拉最大，其次是黄韧带和囊韧带。后伸时，前纵韧带牵拉最大。侧屈时，对侧的横韧带牵拉最大，其次是囊韧带和黄韧带。旋转时关节面的囊韧带所受牵拉力最大。

六、脊柱运动学

像其他关节一样，脊柱的主动运动是由神经和肌肉的协同作用产生的。主动肌启动和执行脊柱的运动，而拮抗肌控制和改变这一运动，两组肌肉协同收缩时维持脊柱的稳定性。运动的幅度随着脊柱节段不同而各异，这主要取决于椎间关节面的朝向。两个椎体间的运动幅度很小且不能独立产生，所有脊柱的运动涉及许多运动节段的联合运动。影响躯体运动的骨性结构是胸廓，它限制胸椎的运动，而骨盆则通过增大倾斜角度来增加躯干的活动。

1. 脊柱的节段运动

每一节椎体都有 6 个自由度，即横轴、矢状轴和纵轴的平移和旋转。脊柱的屈曲、伸展、侧屈和轴向旋转是一个复杂的组合运动，这些运动的实现要靠上述三个平面上同时产生的平移和旋转运动来实现。

2. 运动范围

（1）颈椎的活动度　颈椎活动度的测量主要依赖 X 线片或者尸体标本的研

究。角度仪和各种各样光电以及电磁仪器在临床上用来无创测量颈椎活动度不是很准确，特别是耦合运动不能被很好地量化。C1－C2的轴向主动旋转活动度为27°～49°（平均39°），被动旋转活动度为29°～46°（平均41°）。这些测量值大约占整个颈椎选择活动度的50%。

另一项关于成年男性颈椎活动度的立体X线摄影研究发现从枕骨到C7整个颈椎的旋转度大约有105°，其中70%的旋转运动度发生在枕骨到C2。从C1到C2节段，平均每一个节段的旋转运动度为4°～8°。下颈椎（C3～C7）的轴向旋转活动度大约为90°，左、右各45°。侧屈角度稍大，一边约为49°，共约98°。屈、伸度共为64°，屈曲40°，后伸24°。整个运动节段的每一个平面上都平均分布。下颈椎运动节段总的前后平移活动度为3.5±0.3mm。向前或者向后活动度不同，向前活动为1.9mm；而向后则为1.6mm。侧方的剪力导致下颈椎在侧方移位的总活动度为3.0±0.3mm，向左右方向的移位角度相同；轴向的张力可以使得颈椎牵张1.1mm，压缩0.7mm。

颈椎良好的柔韧性可以允许颈部有很大的活动范围，如很简单地看头顶的飞机，越过人的肩膀或者在桌子底下找东西。有学者用电子角度测量仪对颈椎联合运动的测量分别显示屈伸活动度为122°±18°；轴向旋转活动度为144°±20°；侧屈活动度为88°±16°。随着年龄的增长，颈椎的活动度逐渐减少。性别差异对颈椎的活度没有明显的影响。

有学者对成年健康人群的颈椎日常主动活动度进行了研究。用一个测量颈椎活动度的仪器，将其Velcro头套固定在被测量者的头部，磁体放置在被测量者的肩部，测量颈椎的旋转和运动。然后施行选取的13种日程活动，如：系鞋带（屈伸66.7°），倒车（旋转67.6°），淋浴洗头（屈伸42.9°°），穿马路（头左转31.7°，右转54.3°），读报（屈伸19.9°），在桌边书写（屈伸26.2°），看高处的物体（屈伸4.3°）等，这些活动都要求颈椎进行最大的主动活动。除了一些动作中耦联旋转运动，很多活动中没有发现有侧屈运动的存在（过马路的时候头颈左右旋转）。

（2）胸腰椎的活动度　对胸椎和腰椎运动范围的研究显示，上胸段脊椎前屈和后伸时的运动范围大约是4°，中段胸椎的运动幅度大约是6°，而最下部的两节胸椎的运动范围大约是12°。腰椎运动节段越靠下运动角度逐渐增加，在腰骶部达到最大值20°。下段胸椎侧屈时的运动范围最大，可达到8°～9°，而上段胸椎的运动范围一律为6°。除腰骶节段的运动范围仅为3°外，腰椎侧屈的角度也达6°。上段胸椎旋转运动的角度最大，为9°。脊柱的旋转幅度向下逐渐减小，在下腰椎只有 2°，但在腰骶段则可增加到 5°。

七、脊柱的功能运动

由于脊柱运动的复杂性，临床上无法单独测量单个运动节段的运动范围，但可得到整个脊柱的大体运动范围。不同个体之间存在较大差异，在三个平面上呈 Gaussian 分布。脊柱的运动范围与年龄密切相关，老年人的运动范围较青年人减少大约 30％。虽然随着增龄脊柱前屈和侧屈的范围减小，但证据表明由于耦合运动的增加脊柱的轴向旋转运动仍可保持正常运动范围。脊柱的运动范围在不同性别之间也存在较大差异，男性脊柱屈曲和后伸的运动幅度较大，而女性脊柱侧屈的运动幅度较大，胸椎和/或腰椎运动度减小时主要通过颈椎及髋部的运动来代偿。

1. 屈曲和伸展

在不负重状态下脊柱屈伸运动时，屈曲过程中的前 50°～60° 的范围主要靠腰椎较下节段的运动实现。骨盆前倾，脊柱产生进一步的屈曲。提举和放下某一重物时，脊柱和骨盆的运动同时产生，然而这两个部位的个别运动在提举和放下时有较大的区别。

脊柱的前屈靠腹肌和腰大肌的椎体部分收缩产生身体上部的重量进一步加重脊柱前屈的幅度，由于脊柱在前屈时弯曲力矩增加，前屈运动幅度被竖脊肌逐渐增加的肌肉收缩所拮抗。脊柱屈曲时髋后部肌肉控制骨盆的前倾。长期以来一直认为，脊柱完全屈曲时，竖脊肌由于被完全拉伸而处于不活跃的松弛状态。在这一位置，脊柱的前屈弯曲力矩被上述肌肉所抵消，同时由于脊柱被完全地拉伸，后部的韧带由最初的松弛状态转变为拉紧状态抵消部分弯曲力矩。竖脊肌的这一静止状态被称为屈曲－松弛现象。然而 Andersson 等人（1996）在超声波或 MRI 引导下将金属电极插入躯干的伸肌群内，结果发现脊柱极度前屈时，竖脊肌的表面肌纤维处于松弛状态，而腰方肌和位于腰部侧面的竖脊肌的深部纤维则处于收缩状态。脊柱被动屈曲时，表层的伸肌群被再度激活。躯体从完全屈曲到完全直立的过程中，骨盆向后倾斜，然后脊柱伸展，整个肌肉活动的顺序正好相反。初期臀大肌和腘绳肌腱共同收缩，骨盆后倾产生脊柱的伸展运动，随后脊柱周围肌肉激动幅度增加直到完成整个伸展运动。

一些研究显示：脊柱伸展运动中（如将躯干抬起）肌肉向心收缩所产生的力要大于脊柱屈曲运动中（如将躯干前屈）肌肉离心收缩所产生的力。但是另外一些研究报告对此提出了异议。而 Creswell 和 Thortensson（1994）的研究证实了这一观点，如躯干前屈，肌肉产生离心收缩时肌力虽大，但肌电图（EMG）的描记显著减少。脊柱在负重或受拮抗负荷情况下屈曲时肌肉收缩产生的挤压负荷可接近脊柱的耐受极限，增大产生背部损伤的风险。

脊柱由直立位向后过伸时，初期伸肌群收缩，进一步伸展时，伸肌群的活动减少，腹肌收缩开始并逐步控制和不断调整整个运动过程。脊柱过度或被动伸展时，伸肌群再度收缩。

2. 侧屈和旋转

脊柱侧屈运动主要靠腰椎或胸椎的运动实现。胸椎关节面的朝向允许脊柱一定程度的侧屈，但胸廓限制了脊柱的侧屈运动（不同的人侧屈的受限程度不一）。腰椎在侧屈运动中，椎间关节表面的楔形间隙可存在变异。侧屈时竖脊肌和腹肌收缩，这些肌肉同侧收缩产生侧屈运动，而对侧肌肉反向收缩拮抗这一运动。

脊柱明显的轴向旋转运动主要在胸椎和腰骶部水平，而在腰椎水平脊柱的旋转受限制，这归因于腰椎关节面的垂直朝向。胸椎的旋转总要伴随脊柱的侧屈运动。这一耦合运动在上胸段最明显，椎体旋转的方向一般朝脊柱侧屈的凹面。腰椎也有旋转和侧屈的耦合运动，椎体向侧屈轨迹的凸面旋转。轴向旋转时，脊柱背部两侧的肌肉和腹肌同时起作用，同侧肌肉收缩和对侧肌肉拮抗的协同作用实现。脊柱旋转时肌肉的高协调性已被实际测量所证实。

3. 骨盆的运动

躯干的功能运动不仅需要脊柱不同节段的协调运动，而且要有骨盆的运动参与，这是由于骨盆的运动能增加躯干功能运动的范围。骨盆运动和躯干运动之间的关系一般用腰骶关节、髋关节的运动来分析，或者对两者共同分析。从脊柱到骨盆的负荷主要通过骶髂关节（SD）传递，对骶髂关节的生物力学分析发现，这些关节主要起减轻震荡的功能，同时起保护椎间关节的重要作用。

骶髂关节上附着的肌肉维持骨盆的稳定，同时协助减弱骨盐的应力。

第二节　颈椎病

一、定义

颈椎病是由于颈椎间盘退行性变以及由此继发的颈椎组织病理改变累及颈神经根、脊髓、椎动脉、交感神经等组织结构而引起的一系列临床症状和体征。

二、颈椎病的病因

1. 颈椎的退行性变

颈椎退行性改变是颈椎病发病的主要原因，其中椎间盘的退变尤为重要，是颈椎诸结构退变的首要因素，并由此导致一系列颈椎的病理解剖及病理生理方面改变：①椎间盘变性；②韧带－椎间盘间隙的出现与血肿形成；③椎体边缘骨刺形成；④颈椎其他部位的退变；⑤椎管矢状径及容积减小。

2. 发育性颈椎椎管狭窄

颈椎管内径尤其是矢状径，不仅对颈椎病的发生与发展，而且与颈椎病的诊断、治疗、手术方法选择以及预后判定均有着十分密切的关系。

3. 慢性劳损

慢性劳损是指超过正常生理活动范围最大限度或局部所能耐受值的各种超限活动。因其有别于明显的外伤或生活、工作中的意外，因此易被忽视，但其对颈椎病的发生、发展、治疗及预后等都有着直接关系，此种劳损的产生与起因主要来自以下三种情况。

（1）不良的睡眠体位　不良的睡眠体位因其持续时间长及在大脑处于休息状态下不能及时调整，则必然造成椎旁肌肉、韧带及关节的平衡失调。

（2）不当的工作姿势　大量统计材料表明某些工作量不大、强度不高，但处于坐位，尤其是低头工作者的颈椎病发病率特高，包括家务劳动者、刺绣女工、办公室人员、打字抄写者、仪表流水线上的装配工等。

（3）不适当的体育锻炼　正常的体育锻炼有助于健康，但超过颈部耐量的活动或运动，如以头颈部为负重支撑点的人体倒立或翻筋斗等，均可加重颈椎的负荷，尤其在缺乏正确指导的情况下。

4. 颈椎的先天性畸形

在对正常人颈椎进行健康检查或作对比研究性摄片时，常发现颈椎段可有各种异常所见，其中骨骼明显畸形约占5%。

三、颈椎病的分型

（一）颈型颈椎病

1. 概述

本型在临床上较为多见，是最早期的颈椎病。具有头、肩、颈、臂的疼痛及相应的压痛点，X线片上没有椎间隙狭窄等明显的退行性改变，但可以有颈椎生理曲线的改变，椎体间不稳定及轻度骨质增生等变化。不少反复落枕的患者即属于此种改变，是颈椎病的最初阶段，也是治疗最为有利的时机。

2. 颈型颈椎病的发病机制

在颈椎退变初期，主要表现为髓核与纤维环的脱水、变性和椎节局部张力降低，进而继发引起椎间隙的松动与不稳，常于晨起、过劳、姿势不正及寒冷刺激后突然加剧，椎节的失稳不仅引起颈椎局部的内外平衡失调及颈肌防御性痉挛，且同时直接刺激分布于后纵韧带及两侧根袖处的窦椎神经末梢，以致出现颈部症状。此时大多表现为局部疼痛、颈部不适感及活动受限等。少数病例可因反射作用面有一过性上肢（或手部）症状，其范围与受累之椎节相一致，当机体通过调整及代偿作用，使颈部建立起新的平衡后，上述症状即逐渐消失。因此，大多数病例有可能自愈，或仅采取一般措施即可使症状缓解，甚至消失，对于发病时间较晚的大椎管者，其病理改变多较复杂，除上述病理生理改变外，尚可伴有椎节边缘骨质增生及骨赘形成等病理改变。

3. 颈型颈椎病的临床特点

（1）发病年龄　以青壮年为多，但对椎管矢状径较宽者，可在45岁以后首次发病。

（2）发病时间　除晨起时多见（与枕头较高或睡眠姿势不当有关）外，亦常常见于长时间低头工作或学习后，此表明与椎间盘间隙内压力升高直接相关。

（3）常见症状　以颈部酸、痛、胀及不适感为主，尤其是患者常常诉说头颈不知放在何种位置为好，约半数患者颈部活动受限或被迫体位，个别病例上肢可有短暂的感觉异常。

（4）检查所见　颈部多取"军人立正体位"（即颈部呈伸直状，生理曲度减弱或消失），患节棘突及棘突间可有压痛，一般较轻。

4. 颈型颈椎病的影像学检查

X线片上除颈椎生理曲度变直或消失外，在动力性侧位片上约1/3的病例患节椎间隙显示松动及梯形变。MR成像显示髓核可有早期变性征，少数病例可发现髓核后凸征。

5. 颈型颈椎病的诊断标准

（1）临床特点　主要为主诉颈、肩及枕部疼痛等感觉异常，并伴有相应的压痛点及颈部呈僵直状。

（2）影像学改变　X线片上显示颈椎曲度改变，颈椎侧位动力性片上可显示椎体间关节不稳、松动及梯形变（其较之磁共振出现为早）；MR成像显示椎间盘变性或后凸征。

（3）除外其他疾患　主要是除外颈部扭伤、肩关节周围炎、风湿性肌纤维织炎、神经衰弱及其他非因颈椎间盘退变所致之颈、肩部疼痛。

6. 颈型颈椎病的一般治疗

（1）以非手术疗法为主　各种自我疗法均有疗效，尤以自我牵引、理疗、按摩、中草药外敷、颈围外用及间断性或持续性颈椎牵引等均可使症状缓解，应该说轻重量（1～1.5kg）的牵引疗法最为有效。

（2）避免与消除各种诱发因素　应注意睡眠及工作体位，避免长期屈颈、头颈部外伤、劳损及寒冷刺激。

（3）手术疗法　一般无需手术，但个别症状持续、非手术疗法久治无效，且已影响生活质量者，可酌情行椎节融合术，疗效均较满意，但应注意安全，避免并发症。

（二）神经根型颈椎病

1. 概述

本型亦较为多见，因单侧或双侧脊神经受刺激或受压所致，其表现为与脊神经根分布区相一致的感觉、运动及反射障碍，预后大多较好。

2. 神经根型颈椎病的发病机制

主要由于髓核的突出或脱出，后方小关节的骨质增生或创伤性关节炎，钩椎关节的骨刺形成，以及其相邻的3个关节（椎体间关节、钩椎关节及后方小关节）的松动与移位等均可对脊神经根造成刺激与压迫。此外，根管的狭窄，根袖处的粘连性蛛网膜炎和周邻部位的炎症与肿瘤等亦可引起与本病相同的症状。

由于本型的发病因素较多，病理改变亦较复杂，因此，视脊神经根受累的部位及程度不同，其症状及临床体征各异。如果前根受压为主，则肌力改变（包括肌张力降低及肌萎缩等）较明显；以后根为主者，则感觉障碍症状较重。但在临床上两者多为并存，此主要由于在狭小的根管内，多种组织密集在一起，都难有退缩的余地。因此当脊神经根的前侧受压时，在根管相对应的后方亦同时出现受压现象；其发生机制，除了由于作用力的对冲作用外，还由于在受压情况下局部血管的淤血与充血所致，彼此均受影响。因此，感觉与运动障碍两者同时出现者居多。但由于感觉神经纤维较为敏感，因而感觉异常的症状会更早地表现出来。

引起各种临床症状的机制有三：①各种致压物直接对脊神经根压迫、牵拉以及局部继发的反应性水肿等，此时表现为根性症状；②通过根袖处硬膜囊壁上的窦椎神经末梢支而表现出颈部症状；③在前两者基础上引起颈椎内外平衡失调，以致椎节局部的韧带、肌肉及关节囊等组织遭受牵连所产生的症状（例如受累椎节局部及相互依附的颈长肌、前斜角肌和胸锁乳突肌等均参与构成整个病理过程的一个环节）。

3. 神经根型颈椎病的临床特点

（1）颈部症状　视引起根性受压的原因不同而轻重不一。主因髓核突出所致者，由于局部窦椎神经直接遭受刺激而多伴有明显的颈部痛、椎旁肌肉压痛、颈部立正式体位及颈椎棘突或棘突间直接压痛或叩痛多为阳性，尤以急性期为明显。如系单纯性钩椎关节退变及骨质增生所致者，则颈部症状较轻微甚至可无特殊发现。

（2）根性痛　最为多见，其范围与受累椎节的脊神经分布区相一致，此时必须将其与干性痛（主要是桡神经干、尺神经干与正中神经干）和丛性痛（主要指颈丛、臂丛和腋丛）相区别，与根性痛相伴随的是该神经分布区的其他感觉障碍，其中以手指麻木、指尖过敏及皮肤感觉减退等为多见。

（3）根性肌力障碍　以前根先受压者为明显，早期肌张力增高，但很快即减弱并出现肌萎缩征。其受累范围也仅局限于该脊神经所支配的肌组，在手部以大小鱼际肌及骨间肌为明显。亦需与干性及丛性肌萎缩相区别，并应与脊髓病变所引起的肌力改变相区别，必要时可行肌电图或皮层诱发电位等检查以资鉴别。

（4）腱反射改变　即该脊神经根所参与的反射弧出现异常。早期呈现活跃，而中、后期则减退或消失，检查时应与对侧相比较。单纯根性受累不应有病理反射，如伴有病理反射则表示脊髓同时受累。

（5）特殊试验　凡增加脊神经根张力的牵拉性试验大多阳性（图3-2-1），尤以急性期及后根受压者为主。颈椎挤压试验阳性者多见于以髓核突出、髓核脱出及椎节不稳为主的病例。因钩椎增生所致者大多较轻，因椎管内占位性病变所引起，大多为阴性。

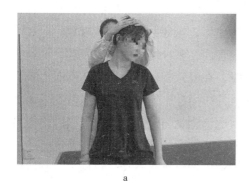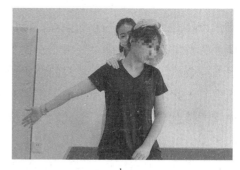

a　　　　　　　　　　　　　　b

图3-2-1　神经根张力试验阳性示意图

4. 神经根型颈椎病的影像学检查

视病因不同 X 线片所见各异，一般表现为椎节不稳（梯形变）、颈椎生理曲线消失，椎间孔狭窄及钩椎增生等异常现象中的一种或数种，MR 成像可显示相应间盘变性、髓核后凸，甚至或突向根管椎管内且大多偏向患侧处，CT 扫描对软组织显示欠清晰，一般多不选用。

5. 神经根型颈椎病的诊断标准

（1）具有较典型的根性症状包括麻木及疼痛等，且其范围与颈脊神经所支配的区域相一致。

（2）压颈试验与上肢牵拉试验多为阳性，痛点封闭无显效，但诊断明确者无需做此试验。

（3）影像学检查　X 线片可显示颈椎曲度改变，椎节不稳及骨刺形成等异常所见；MR 成像技术可清晰地显示局部的病理解剖状态，包括髓核的突出与脱出，脊神经根受累的部位与程度等。

（4）一致性　临床表现与影像学上的异常所见在节段上一致。

6. 一般治疗

（1）非手术疗法　各种有针对性的非手术疗法均有明显的疗效，其中尤以头颈持续（或间断）牵引、颈围制动及纠正不良体位更为重要。

（2）手术疗法　凡具有以下情况者可考虑手术。

1）经正规非手术疗法 3 个月以上无效者，临床表现、影像学所见及神经学定位相一致。

2）有进行性肌肉萎缩及疼痛剧烈者。

3）虽对非手术疗法有效，但由于症状反复发作影响工作、学习和生活者术式以颈前路侧前方减压术为宜。

（三）脊髓型颈椎病

1. 概述

本型颈椎病虽较前两型明显少见，但症状严重，且多以"隐性侵袭"的形式发展，易误诊为其他疾患而延误治疗时机，因此其在诸型中处于重要地位。由于其主要压迫或刺激脊髓及伴行血管而出现脊髓神经的感觉、运动、反射与排便功能障碍，故称之为脊髓型颈椎病。

2. 脊髓型颈椎病的发病机制

在颈椎病情况下引起脊髓受压（或刺激）的病理机制主要有以下四种。

（1）先天性因素　主要指颈椎椎管发育性狭窄。从病因学角度来看，其是后三者的病理解剖学基础。除非占位性病变体积过大（例如骨赘、肿瘤及碎骨片等），大椎管者发病率明显地较狭窄者为低，即使出现症状，也多较轻微，且易于治愈。

（2）动力性因素　主要是椎节的不稳与松动、后纵韧带的膨隆与内陷、髓核的后突、黄韧带的前凸，以及其他有可能突向椎管、对脊髓致压，而又可因体位的改变而能够消失或减轻者。

（3）机械性因素　指因骨质增生、骨刺形成及髓核脱出等，包括局部或蛛网膜下腔形成粘连无法还纳者。这些因素大多是在前者基础上对脊髓形成持续压迫。

（4）血管因素　脊髓血管及其血供量像脑部血管一样，具有十分惊人的调节能力，以维持脊髓在各种复杂活动中的血供；其正常与异常状态的供血量可以相差20倍左右，如果某组血管遭受压迫或刺激时，则可出现痉挛、狭窄，甚至血栓形成，以致减少或中断了对脊髓的血供。血管缺血的部位不同，在其相应支配区表现为脊髓的各种缺血症状，严重者则有可能出现不可逆转的后果。在临床上具有代表性的部位，包括脊髓前中央动脉受压引起的四肢瘫（下肢为重）、中央沟动脉受压引起脊髓中央管前方缺血而出现的上肢瘫（也可波及下肢）、软脊膜缺血时引起的脊髓刺激症状，以及因大根动脉受阻所引起的脊髓变性等。此种在临床上难以被察觉的因素，实际上对脊髓的病理生理改变起着重要作用。例如在手术时仅仅摘除脱出的髓核，四肢瘫痪症状可迅速减轻甚至消失；如此惊人的速度只能从血管因素来加以解释。因此在临床上应充分估计其重要作用，此对手术时机的选择与判定亦具有重要意义。

3. 脊髓型颈椎病的临床特点

（1）锥体束征　为脊髓型颈椎病的主要特点，其产生机制是由于致压物对锥体束（皮质脊髓束）的直接压迫或局部血供减少。临床上多先从下肢无力、双腿发紧（如缚绑腿）及抬步沉重感等开始，渐而出现足踏棉花、抬步打飘、跛行、易跪倒（或跌倒）、足尖不能离地、步态笨拙及束胸感等症状，检查时可发现反射亢进、踝、膝阵挛及肌肉萎缩等典型的锥体束症状。腹壁反射及提睾反射大多减退或消失，手部持物易坠落（此表示锥体束深部已受累）。最后呈现为痉挛性瘫痪。

锥体束在髓内的排列顺序，从内及外依序为颈、上肢、胸、腰、下肢及骶部的神经纤维，视该束纤维受累的部位不同可分为以下三种类型。

1）中央型（又称上肢型）：是由于锥体束深部先被累及，因该神经纤维束靠近中央管处，故称为中央型；症状先从上肢开始，之后方波及下肢，其病理改变主要是由于沟动脉受压或受刺激所致。如一侧受压，表现为一侧症状；双侧受压，则出现双侧症状。

2）周围型（又称下肢型）：指压力先作用于锥体束表面而下肢先出现症状，当压力持续增加波及深部纤维时，则症状延及上肢，但其程度仍以下肢为重，其发生机制主要是椎管前方骨赘或脱出之髓核对硬膜囊前壁直接压迫的结果。

3）前中央血管型（又称四肢型）：即上、下肢同时发病者。此主要由于脊髓前中央动脉受累所引起，通过该血管的支配区造成脊髓前部缺血而产生症状，该型特点是患病快，经治疗痊愈亦快，非手术疗法有效。

以上三种类型又可根据症状的轻重不同而分为轻、中、重三度。轻度指症状出现早期，虽有症状，但尚可坚持工作；中度指已失去工作能力，但个人生活仍可自理者；如已卧床休息，不能下地及失去生活自理能力者，则属重度。一般重度者如能及早除去致压物，仍有恢复之希望。但如继续发展至脊髓出现变性甚至空洞形成时，则脊髓功能难以获得逆转。

（2）肢体麻木　此主要由于脊髓丘脑束同时受累所致。该束纤维排列顺序与前者相似，自内向外为颈、上肢、胸、腰、下肢和骶部的神经纤维。因此其出现症状的部位及分型与前者相一致。

在脊髓丘脑束内的痛、温觉纤维与触觉纤维分布不同，因而受压迫的程度亦有所差异，即痛、温觉障碍明显，而触觉可能完全正常。此种分离性感觉障碍，易与脊髓空洞症相混淆，临床上应注意鉴别。

（3）反射障碍

1）生理反射异常：视病变波及脊髓的节段不同，各生理反射出现相应的改变，包括上肢的肱二头肌、肱三头肌和桡反射，下肢的膝反射和跟腱反射，多为亢进或活跃。此外腹壁反射、提睾反射和肛门反射可减弱或消失。

2）出现病理反射：以 Hoffmann 征及掌颏反射出现的阳性率为最高；病程后期踝阵挛、髌阵挛及 Babinski 征等均可出现，见图 3 - 2 - 2。

（4）自主神经症状　临床上并非少见，可涉及全身各系统，其中以胃肠、心血管及泌尿系统为多见。许多患者是在减压术后症状获得改善时才追忆可能因颈椎病所致。可见术前如不详细询问，常难以发现。

（5）排便、排尿功能障碍　多在后期出现，起初以尿急、排空不良、尿频及便秘为多见，逐渐引起尿潴留或大、小便失禁。

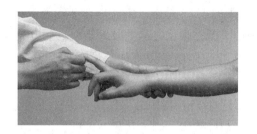

图 3-2-2　Hoffmann 征阳性

（6）屈颈试验　此种类型最怕屈颈动作。如突然将头颈前屈，由于椎管内有效间隙突然减少，致使脊髓处于容易遭受激惹的敏感状态，患有脊髓型颈椎病患者，双下肢或四肢可有"触电"样感觉。此主要由于在前屈情况下，不仅椎管容积缩小，且位于椎管前方的骨性或软骨性致压物可直接"撞击"脊髓及其血管；与此同时，硬膜囊后壁向前方形成的张压力，亦加重了对脊髓的压应力，见图 3-2-3。

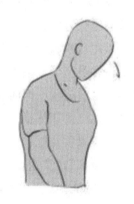

图 3-2-3　颈椎屈颈试验示意图

4. 脊髓型颈椎病的影像学改变

（1）X 线片及动力性侧位片

1）椎管矢状径大多小于正常：按比值计算，椎体与椎管矢状径比值大多小于 1∶0.75；绝对值也多小于 14mm，约半数病例在 12mm 以下。

2）梯形变：病程较短的病例，大多因突出或脱出的髓核及椎节不稳所致。因此，在动力性侧位片上患节椎体间关节可显示明显的梯形变，其出现时间较 MR 成像技术检查阳性所见的时间为早。同样，已有骨刺形成的病例，其邻节在出现骨刺之前亦先从梯形变（椎节不稳）开始。

3）骨刺形成：80% 左右病例于患节椎体后缘有较明显的骨刺形成，其矢径自 1mm 至 6mm 或更长，以 3~5mm 者居多。

4）其他改变：某些病例可伴有后纵韧带钙化、先天性椎体融合（以颈 1~2 为多）及前纵韧带钙化异常所见。此种异常与本型症状的发生与发展亦有密切关系。

（2）MRI 成像技术　对本病的诊断及治疗方法选择具有重要作用，因其如一幅脊髓及其周围组织的纵向剖面解剖图谱，对局部的病变一目了然，每个病例均应争取选用，其不仅对颈椎病的诊断、分型至关重要，且对手术与否的决定、手术部位的判定及术式的选择等都具有重要意义。

（3）其他 包括 CT 扫描、脊髓造影等对本型的诊断均有作用，可酌情选择。

5. 脊髓型颈椎病的诊断标准

（1）临床上具有脊髓受压表现 分为中央型、周围型及中央血管型。三者又可分为重、中、轻度。

（2）影像学检查 可显示椎管矢状径狭窄、椎节不稳（梯形变）、骨质增生（骨刺形成）、硬膜囊受压征及脊髓信号异常等各种影像学所见。

（3）除外其他疾患 包括肌肉缩性脊髓侧索硬化症、脊髓空洞症、脊髓痨、颅底凹陷症、多发性神经炎、脊髓肿瘤、继发性粘连性脊髓蛛网膜炎、共济失调症及多发性硬化症等。注意两种以上疾患共存之病例，临床上常可发现。

（4）其他 可酌情选择脑脊液穿刺、肌电图及诱发电位等检查来协助诊断及鉴别诊断。

6. 脊髓型颈椎病的治疗原则

非手术疗法仍为本型的基本疗法，尤以早期的中央型（上肢型）及前中央血管型（四肢型）为多，近半数病例可获得较明显疗效。但在进行中应密切观察病情，切忌任何粗暴的操作及手法。一旦病情加剧，应及早施术，以防引起脊髓变性。

（四）椎动脉型颈椎病

1. 概述

椎动脉型颈椎病较之前者略为多见，因其中大多由于椎节不稳所致，易为非手术疗法治愈或好转。本型主要引起头痛症状，故又称之为上行性颈椎病，并易与多种引起头痛的疾患相混淆，在椎动脉影像学检查前常难以确诊。

2. 椎动脉型颈椎病的发病机制

本病是由各种机械性与动力性因素致使椎动脉遭受刺激或压迫，以致血管狭窄、折曲而造成以椎 – 基底动脉供血不全为主要症状的症候群。其发病的机制有以下三个因素。

（1）动力性因素 主要由于椎节失稳后钩椎关节松动、变位而波及两侧上下横突孔，以致出现轴向或侧向移位而刺激或压迫椎动脉，并引起痉挛、狭窄或折曲改变。此种因素最为多见，大多属于早期轻型。此外，椎间隙间距改变对椎动脉亦产生影响，因为在椎间隙退变的同时，由于上下椎体之间的间距变短，致使同节段的椎动脉相对增长。此不仅直接破坏了椎动脉本身与颈椎骨骼之间原有的平衡，且易出现折曲、狭窄及弯曲等改变。只要恢复椎节间高度（例如通过牵引），此现象即可迅速消失。

（2）机械性因素　主要由于持续性致压物所致，包括以下三个方面。

1）钩椎关节囊创伤性反应：椎节后方小关节囊处的创伤反应主要影响脊神经根，而钩椎关节囊壁滑膜的肿胀、充血及渗出则由于直接减少了横突孔的横径（对椎动脉的影响较之矢状径更为重要），因而易波及椎动脉，可因局部的刺激或压迫而引起该动脉的痉挛、折曲或狭窄。

2）钩突骨质增生：在颈椎诸关节中钩椎关节是退变最早的部位之一，因此骨质增生亦较多见增生的骨刺除直接压迫侧后方的脊神经外，椎动脉亦易受压；加之横突孔这一骨性管道使椎动脉失去退缩与回避的余地，从而构成其发病的病理解剖要点之一。其部位以颈椎退变的好发部位为多见，即颈 5.6 和颈 6.7 节段。

3）髓核脱出：由于椎体侧后方钩突的阻挡，椎间隙内的髓核不易从此处突出压迫脊神经或椎动脉。但当它一旦穿破椎体后缘侧方之后纵韧带进入椎管内时，则有可能达到椎间孔处，在压迫脊神经根的同时波及椎动脉。

（3）血管因素　不仅较为复杂，且易变性大，主要表现为以下三个方面。

1）血管动力学异常：本病多见于中年以后，除因颈椎本身的退变因素外，血管亦出现老化，尤其是 50 岁以上的病例，主要出现血管本身的弹性回缩力减弱。当然，此种现象亦与颈椎的活动量大有关，尤其是旋转、前屈等均使椎动脉处于被牵拉状态，从而也加速形成了血管的退变及老化。

2）动脉硬化性改变：是前种病理改变的结果，即便是正常人 50 岁以后，其全身动脉均可出现程度不同的硬化性改变，椎动脉亦不例外，其程度与年龄成正比。如果于血管壁上再出现粥状斑（椎动脉为好发部位之一），则加速这一病变过程。

3）血管变异：解剖材料表明椎动脉及椎静脉（丛）易出现变异，包括横突孔的分隔（少数可分成 2~3 个）、矢径及横径改变、血管数量的差异、两侧血管的不对称及口径大小不一等，其均与本病的发生及发展有一定的关系。

3. 椎动脉型颈椎病的临床特点

主要为椎－基动脉供血不全症状，其次为椎动脉周壁上交感神经节后纤维受刺激后所引起的交感神经症状，颈部症状则较轻。

（1）颈椎病的一般症状　因其属于颈椎病中一型，因而其必然具有颈椎病的一般症状，如颈痛、后枕痛、颈部活动受限等。如病变同时波及脊髓或脊神经根，则出现相应的症状。对颈部症状应注意检查，其是除外椎动脉第一段、第三段和第四段供血不全的主要根据之一。

（2）椎－基动脉供血不全症状　椎动脉分为四段，其中任何一段病变引起缺血时均可出现相类同的症状。主要表现为以下特点。

1）偏头痛：为多发症状，约在80%以上，常因头颈部突然旋转而诱发，多呈跳痛或刺痛状。一般均为单（患）侧，有定位意义；如双侧椎动脉受累，则表现双侧症状。

2）迷路症状：亦较多发，主为耳鸣、听力减退及耳聋等症状。其发生率约为80%，主要由于内耳动脉血供不全所致。

3）前庭症状：主要表现为眩晕，占70%左右。其发生、发展及加剧与颈部旋转动作有直接关系。应注意与梅尼埃病鉴别。

4）记忆力减退：约60%的病例出现此种现象，往往在手术（椎动脉减压性手术）刚结束，患者即主诉"头脑清楚了"，甚至发病多年不能下棋的患者，术后当日即可与患友对弈获胜。

5）视力障碍：约有40%的病例出现视力减退、视物模糊、复视、幻视及短暂的失明等，此主要由于大脑枕叶视觉中枢和第三、第四、第六颅神经核（位于脑干内）及内侧束缺血所致。

6）精神症状：以神经衰弱为主要表现，约占40%。其中精神神经抑郁较多，欣快者较少。多伴有近事健忘、失眠及多梦现象。

7）发音障碍：较少见，约占20%。主要表现为发音不清、嘶哑及口唇麻木感等；严重者可出现发音困难甚至影响吞咽。此主要由于延髓缺血及颅神经受累所致。此症状更多见于高位侧索硬化症患者，应注意鉴别。

8）猝倒：系椎动脉痉挛引起锥体交叉处突然缺血所致，多系突然发作，并有一定规律性，即当患者在某一体位头颈转动时，突感头昏、头痛，患者立即抱头，双下肢似失控状发软无力，随即跌（坐）倒在地。发作前多无任何征兆，在发作过程中因无意识障碍，跌倒后即可自行爬起，其发生率在20%左右。

（3）自主神经症状　由于椎动脉周围附有大量交感神经的节后纤维，因此当椎动脉受累时必然波及此处的交感神经而引起自主神经系统的平衡失调。临床上以胃肠、心血管及呼吸症状为多；个别病例可出现Horne氏征，表现为瞳孔缩小、眼睑下垂及眼球内陷等。由于人体组织的复杂性，尤其是中年以后的机体，各个器官可能患有各种疾患，难以将其统统归之椎动脉型来解释，只有那些检查阴性者方可考虑，但明确结论尚需通过治疗（包括手术）才可得到正确判断。

4. 椎动脉型颈椎病的影像学特点

（1）X线改变　除可发现颈型颈椎病特征外，尚可发现钩椎增生及椎间孔狭小（斜位片）及椎骨畸形等异常所见。同时应注意观察有无其他异常（胸骨后甲状腺瘤或其他肿瘤时，可将气管压向一侧，虽少见，但后果严重），颅底与第一颈椎之间、第一与第二颈椎之间有无不稳（可从动力性侧位片上观察，前者表明椎动脉第三段受累）；有无颅底凹陷症（椎动脉第三段可被累及）。以上诸点对鉴别诊断具有重要意义，必须注意观察。

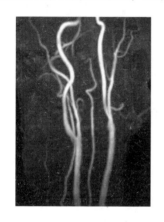

图 3-2-4　MRA 可显示椎动脉的形态和走行

（2）DSA 技术　通过股动脉穿刺与插入导管，注入少量造影剂，以数字减影成像技术获得清晰的椎动脉图像，不仅对诊断，而且对手术部位的确定至关重要，应争取进行。

（3）MR 成像技术　对判定脊髓状态及两侧横突孔有无变异、是否对称、内径有无差异等具有重要意义，尤其是无损伤的椎动脉 MR 成像技术（MRA），对椎动脉的判定既安全，又具有诊断价值，颇受患者欢迎，但其清晰度较 DSA 为差（图 3-2-4）。从临床角度来看，90% 以上患者愿意接受 MRA，而不愿意行 DSA 检查。

（4）其他　包括传统的椎动脉造影、CT 扫描等均可酌情选用。

5. 椎动脉型颈椎病的诊断标准

（1）有上述椎-基底动脉缺血征（以眩晕为主）和（或）曾有猝倒病史者。

（2）旋颈诱发试验阳性。

（3）X线片显示椎体间关节失稳或钩椎关节骨质增生。

（4）一般均有较明显的交感神经症状。

（5）除外眼源性和耳源性眩晕。

（6）除外椎动脉第1段（进入第六颈椎横突孔以前的椎动脉）受压所引起的基底动脉供血不全。

（7）除外神经官能症与颅内肿瘤等。

（8）本病确诊尤其是手术前定位，应根据 MRA、DSA 或椎动脉造影；椎动脉血流图及脑血流图仅有参考价值，不宜作为诊断依据。

6. 椎动脉型颈椎病的治疗原则

非手术疗法为本型基本疗法，90%以上病例均可获得疗效，尤其是因颈椎不稳所致者，大多可痊愈而不留后遗症。

（五）混合型颈椎病

1. 概述

混合型颈椎病指前面所述四种类型中有两型以上存在于一个患者身上。其在临床上较为多见，尤其是病程较久的老年患者，常常多型并发，因此在诊断上，尤其是治疗上，应主次分明，优先处理引起患者病苦及功能障碍的主要病变。

2. 混合型颈椎病的特点

（1）一般特点 视原发各型的组合不同，症状与体征有明显差异，此型症状复杂，故诊断常感困难，在鉴别诊断上应注意，治疗措施需全面考虑，以防顾此失彼，尤应注意此组患者年龄多较大，全身状态欠佳，任何粗暴操作及手术更易发生意外和并发症，本型的预后一般较单一型者为差。

（2）本型大多由以下两型或多型组成，按其发生率排列顺序如下：

1）颈型＋根型者：最为多见，占本型的48%左右。

2）颈型＋椎动脉型者：次多见，约占25%。

3）颈型＋根型＋椎动脉型者：约占12%。

4）根型＋脊髓型者：约占6%。

5）脊髓型＋椎动脉型者：约占4%。

6）其他类型组合：约占3%。

3. 年龄结构特点

以两头即年轻组与老年组为多见，前者主因颈椎椎节不稳，以致在引起颈椎局部遭受刺激与压力的同时，相邻的钩椎关节亦出现不稳，使脊神经根和椎动脉遭受激惹而同时出现两组或三组症状。老年组则主要由于椎节局部骨质广泛增生，以致使多处组织受侵犯所致。

4. 诊治复杂

此型不仅在诊断上较为复杂，需与多种疾患鉴别，就是在各型之间，亦需从病理上搞清前后顺序，主次有分，这样方可减轻治疗上的复杂性，按轻重缓急依序处理。

第三节　腰椎间盘突出症

一、定义

腰椎间盘突出症是临床上最常见的疾患，据瑞典的统计资料表明，腰痛在轻劳动者中占53%，重劳动者占64%，腰痛患者有35%将发展为腰椎间盘突出症。目前，大多数学者认为，本病占门诊下腹痛患者的10%～15%，占因腰腿痛住院者的25%～40%。

本病多见于青壮年，其中80%为20～40岁，男性与女性之比为（7～12）：1，这与男性劳动强度大及外伤机会多有关。虽然腰椎各节段均可发生，但由于腰骶部活动度大，处于活动的脊柱与固定的骨盆交界处，承受的应力最大，椎间盘易发生退变和损伤，故腰及腰骶椎间盘发生率最高，可占90%以上。

二、椎间盘退变的病理改变

1. 椎间盘退变的生理和病理过程

椎间盘退行变性这个名词经常应用，其含义很含糊，未能肯定指出病理变化，椎间盘发育成熟是20岁，以后就逐渐退变，即开始退行变性。这种变化和全身其他器官一样，随年龄的增加而逐渐加大衰退改变，这是生理现象。如上所述，椎间盘是随年龄增长而逐渐成熟、衰退、老化的过程，可称为生理性椎间盘退变。除椎间盘出现钙化、出血或破裂等显著病理变化，诊断椎间盘退变较容易外，多数要看椎间盘是否有超越年龄的改变才能诊断。

椎间盘的血液供应，在胎儿有血管自椎体穿过软骨板到椎间盘，以后逐渐闭塞，成人后髓核和纤维环中央部分均找不到血管，此部分营养是靠软骨板和髓核的渗透作用来维持。由于纤维环外方有血管供应且有窦椎神经分布，髓核和纤维环内层找不到血管或神经，窦椎神经是神经根后支分出。

2. 椎间盘病变后对周围组织的影响

椎间盘病变后，椎间盘变软弱，椎体间高度变低，负重时椎间盘向四周膨出，并可出现异常活动，就会使其周围组织出现各种病变。

3. 椎间盘病变后对椎体的影响

因椎体间异常活动，上下椎体可出现增生或骨赘，但仔细研究骨增生有以下四种类型。

（1）牵引骨刺纵韧带牢固地锚着在体上，有纤维伸进体深层组织，达到体和骨之间，当椎间盘病变后椎体间出现侧方错动，纵韧带纤维牵拉骨皮质而产生骨，其特点是向水平方向唇状突起。

（2）骨膜下骨化　当病变椎盘受到压应力时向四周膨出，前后纵韧带也相应拉紧，牵拉骨膜脱离椎体，骨膜下血肿，骨化而成，此骨赘特点是弧形向上或向下，在椎体皮质骨表面，有的可以上下连成骨桥。

（3）纤维环变性成骨　在纤维环和软骨板交界处，纤维环纤维变性成纤维软骨，以后再骨化，此骨赘不在骨膜下而在骨上。

（4）纤维环血管入侵而骨化椎间盘病变后，微小损伤，肉芽组织侵入，久后骨化，在纤维环中部形成骨结节。此骨结节若扩展与椎体相连即和以上难以分别。

4. 椎间盘病变后对后关节的影响

后关节的损害和椎间盘病变是相互影响的，年龄较大患者的椎间盘病变可以伴有小关节病变，年轻患者的椎间盘病变也会伴有小关节损害，这是因为上下间三个关节相互关系密切，这部分的不协调一定会引起另一部分的紊乱。小关节关节面损伤，其病理变化同其他滑膜关节的损伤性关节炎一样，有关节肿胀、积液，关节内纤维粘连，纤维组织呈条状、团块状阻碍小关节活动，关节面剥脱下的小块软骨堆积，在小关节四周逐渐形成"光环"样的外生骨赘。到后期关节软骨大部脱落，软骨下层裸露，骨变得致密。小关节背侧因剥脱下来的软骨碎片或骨屑堆积而增厚或突出如念珠样，在普通 X 线片上可以看到。

5. 椎间盘病变后对韧带的影响

椎体后方有后纵韧带、黄韧带、棘间韧带、棘上韧带等，对椎体间运动有遏止作用。当椎间盘病变后椎体间出现异常运动，特别是椎间盘狭窄椎体前屈，后部受到异常张力或超重的剪力和扭力，可产生撕裂、扭伤，棘上韧带或棘间韧带撕裂，在临床和尸检中均有发现。黄韧带相当具有弹性，当椎体间距离缩短时，它可以收缩变厚，长期受扭力损害更会增生增厚，影响椎管容量。

6. 椎间盘病变后对椎管容量的影响

椎间盘病变后，椎间隙狭窄，纤维环松弛，椎体间异常运动，使黄韧带增厚，纤维环突出，均影响椎管容量。当站立时脊柱伸展，椎间盘前宽后窄，膨出更大，黄韧带缩短，增厚，均压向椎管，使椎管更小。若病变者的腰椎有异常运动，其伸展屈曲椎管容量相差将更大。间歇性跛行就是这个原因，因此多节段椎间盘病变易产生椎管狭窄。

三、腰椎间盘突出的病理改变

前面已将椎间盘退行改变作了详尽论述。椎间盘退变是椎间盘突出的病理改变基础。椎间盘突出的连续病理变化过程，大致可归纳为三个主要阶段，以椎间盘后外侧突出为例进行如下说明。

1. 突出前期

髓核因退变和损伤而破碎，纤维环也可因反复损伤而变软或产生裂隙，纤维环的坚固性降低。在外伤和压力增加时，即使外力不大，也可使髓核产生移位，当纤维环有裂隙时，髓核可经裂隙突出。此期患者常存在腰部不适或疼痛，但无放射性下肢痛。

2. 突出期

当腰部遭受外伤、急剧的旋转或正常的活动时，椎间盘内压力增加，可使变性、脱水之髓核从纤维环破裂或薄弱处突出。突出物实质上是胶原黏多糖、蛋白质和碳水化合物的复合体。突出物刺激或压迫神经根引起放射性下肢痛。如压迫马尾神经则可发生大、小便功能障碍。

（1）隆起型纤维环部分破裂，表层完整。退变的髓核经薄弱处突出，突出物呈弧形隆起，表面光滑。

（2）突出型纤维环完全破裂，退变和破碎的髓核从纤维环的裂口突出，达后纵韧带前方。

（3）脱出型纤维环完全破裂，退变和破碎的髓核从纤维环的裂口脱出，并穿过后纵韧带抵达硬膜外间隙。

（4）游离型纤维环完全破裂，髓核碎块经纤维环破口脱出，穿过后纵韧带，游离于椎管内，游离的髓核碎块可远离受累间隙，位于上或下一个椎间隙平面。

3. 突出后期

椎间盘一旦突出（图3-3-1）即开始一系列的突出后变化。病程较长者，受累椎间盘、聚出物和邻近组织可发生继发性病理改变。

（1）受累椎间盘变性纤维环松弛，间盘变窄，上、下面骨质硬化，边缘骨质增生形成骨赘。

（2）突出物纤维化及钙化，在突出物表面有毛细血管侵入、包绕，发生无菌性炎症反应，最终导致突出物纤维化及钙化。钙化可局限于突出物的周边；也可全部发生钙化，呈骨样结节。

（3）神经受损，突出物刺激和压迫神经根，早期发生充血、水肿、变粗等急性创伤性炎症反应，如长期受压，则可引起神经根粘连、变性和萎缩，其支配区的感觉、运动和反射障碍，如压迫马尾神经，常引起大小便及性功能异常。

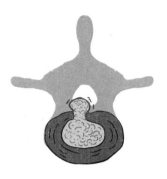

图 3-3-1 椎间盘突出

四、椎间盘突出的诱发因素

导致腰椎间盘突出症的诱发原因往往与以下因素有关。

（1）腰部过度负荷 从事重体力劳动和举重运动，常因过度负荷造成椎间盘早期退变。长期从事弯腰工作，如煤矿工人或建筑工人需经常弯腰提取重物，使椎间盘内压力增加，易引起纤维环破裂，髓核突出。

（2）腰部外伤 在腰部失去腰背部肌肉保护的情况下，腰部的急性损伤，可能造成椎间盘突出。临床上严重的脊柱骨折，椎体压缩超过 1/3 ~ 1/2 以上，可能引起纤维环破裂，使椎间盘髓核突入椎管内，不足以引起骨折脱位的外伤，有可能使已退变的髓核突向椎管内或进入椎体引起前型髓核突出。

（3）腹内压增加 临床上约有 1/3 病例发病前有明显的使腹内压增加的因素，如剧烈地咳嗽、打喷嚏、便秘等，均可使腹内压升高而影响椎节与椎管之间的平衡状态，造成髓核突出。

（4）体位不正 无论是睡眠或日常生活、工作中，当腰部处于屈曲位的情况下，如突然加以旋转易诱发髓核突出。

（5）其他 如脊柱突然负重，长期震动，脊柱畸形，腰椎穿刺不当，以及遗传因素等。

五、椎间盘突出的类型

1. 根据突出的方向和部位分类

髓核可从椎间盘的各个方向突出，包括前方突出、侧方突出、四周突出和椎体内突出（Schmorl 结节）。其中以后方突出为多见，临床上，一般将后方突出分为以下五类。

（1）中央型 指突出物位于椎管前方正中央者，主要刺激和压迫马尾神经，临床表现为双侧下肢瘫痪和大、小便功能障碍。

（2）中央旁型　突出物位于中央，但略偏向一侧者。主要压迫一侧神经根和马尾神经或两侧均受压，但一侧轻，另一侧重，临床上以马尾神经受压症状为主，同时伴有根性刺激症状。

（3）侧型　突出物位于神经根前方中部者，神经根后方挤压。主要引起根性刺激或压迫症状。

（4）外侧型　突出物位于神经根外侧。将神经根向内侧挤压，引起根性痛。

（5）最外侧型　突出物移至椎管前侧方，其他进入椎管侧壁或根管，引起根性痛。

2. 根据临床表现分类

可分为典型和非典型椎间盘突出。典型者发病时间短，多处于急性期，临床表现较严重。非典型者，病程往往较长，行非手术疗法或休息后症状可缓解。

3. 根据突出物的还纳与不可还纳分类

（1）可逆性椎间盘突出　突出物可自行还纳或经非手术疗法而还纳，症状即可缓解或治愈。

（2）不可逆性椎间盘突出　如脱出型和游离型突出物及钙化者，突出物不能还纳，非手术疗法往往疗效欠佳。

六、腰椎间盘突出的临床表现和检查

当腰椎间盘变性、损伤，纤维环破裂，髓核突出刺激、压迫神经根或马尾神经，将会出现系列的症状和体征。

1. 症状

（1）腰腿痛　腰腿痛是腰椎间盘突出症的最常见症状，也是最早出现的症状，其发生率高达95%。大多数患者先出现腰痛，过一段时间后即出现腿痛。有的病例腰痛和腿痛同时发生，少数病例只有腿痛而无腰痛。椎间盘性腰痛在平卧时缓解，站立或弯腰时加重，其疼痛程度差别很大，轻者可持续工作，重者疼痛难忍、卧床不起、翻身困难，甚至用镇痛剂也难以缓解，所有使腹压和脑脊液压增加的动作，如咳嗽，打喷嚏、排便甚至大笑等，均可使腰腿痛加剧。腰腿痛与体位有一定关系，为减轻疼痛，患者常采取侧卧位，并屈膝，下肢沿神经分布区放射，放射痛多起于臀部，沿大腿后侧放射至小腿或足部。当腰椎间盘突出时，疼痛沿大腿前方、小腿前方至足背内前方。腰4-5突出时，疼痛沿大腿外后方经腘窝到小腿外方足背及跨趾。腰骶突出时，沿大腿后侧，经腘窝到小腿后方，足跟或足背外侧。下肢痛的性质可为麻痛、刺痛、胀、烧灼痛，以麻痛为多见。

腰痛的发生机制主要为突出髓核对邻近神经根的机械性刺激和压迫引起机械性神经根炎以及髓核内糖蛋白和 β 蛋白溢出，大量"H"物质释放，使神经根和窦椎神经遭受刺激而引起化学性神经根炎。

（2）马尾神经受损症状　中央型腰椎间盘突出或大块纤维环髓核组织脱入椎管内，可出现马尾神经受损症状，表现为会阴部麻木、刺痛，大、小便功能和性功能障碍及双下肢根性痛。严重者可出现大、小便失禁及双下肢瘫痪。

（3）间歇性跛行　当患者行走时，随着行步距离增加，引起腰有不适，患肢疼痛、麻木加重，当取蹲位或卧床后，症状逐渐消失，这是由于腰椎间盘突出压迫神经根，造成神经充血水肿和缺血的缘故。在行走时，椎静脉丛充血，使神经根充血加重而引起疼痛加重，此种间歇性跛行与椎管狭窄相似，对于伴有先天性发育性管矢状径狭小者，椎间盘突出可加重椎管狭窄程度，更易诱发间歇性跛行。

（4）肌肉麻痹　腰椎间盘突出严重压迫神经根时，可引起神经根受损，肌肉麻痹。如腰神经根受损可导致胫前肌，腓骨长、短肌及伸趾长肌麻痹，出现足下垂。

（5）肢体麻木　有部分腰椎间盘突出症患者，不出现下肢疼痛而存在下肢麻木感，这主要是突出物刺激和压迫本体感觉和触觉纤维所致。麻木区按神经受累区域分布。

（6）患肢发凉　有少数腰椎间盘突出患者，自觉肢体发凉，尤以足趾远端为重，此系突出物刺激椎管内的交感神经纤维，引起下肢血管收缩的缘故。

2. 体征

（1）一般体征

1）步态：急性期或神经根明显受压者，可出现跛行，严重者需执拐行走，患者行走时显得躯干僵硬及向前或向后一侧倾斜，患者不能正常迈步和负重。

2）脊柱畸形：腰椎间盘突出压迫神经根，可引起腰部外观上的畸形。可见腰生理曲线减小或消失，严重者可出现后突畸形，半数以上病例存在脊柱侧弯畸形，脊柱侧弯的方向取决于髓核突出的部位与神经根的关系，如髓核突出位于神经根的内侧，因脊柱向患侧弯曲，可使神经根的张力减低，反之，如突出物位于神经根外侧，则弯向健侧。

3）压痛点：腰椎间盘突出症的压痛点多在受累椎间隙的棘突旁，并向患侧小腿或足部放射。如病变在腰 4 - 5 椎间盘，则在腰 4 - 5 的棘突旁有深压痛，并向同侧臀部及下肢沿坐骨神经分布区放射。这种棘突旁的放射性压痛点，对腰椎间盘突出的诊断和定位具有重要意义。

4）腰部活动度改变：在腰椎间盘突出症时，腰部各方向的活动度均受到不同程度的影响。在急性发作期，腰部活动可完全受限，一般病例以腰椎前屈、侧屈和旋转活动受限为主，伴有腰椎管狭窄者后伸活动亦受影响。

5）感觉障碍：受累神经根分布区出现感觉亢进、减退或消失，腰 3 - 4 椎间盘突出者，大腿和小腿内侧感觉障碍，腰 4 - 5 椎间盘突出者，小腿前外侧、足背和踇指感觉减退。腰 5 骶 1 椎间盘突出者，小腿后外侧、外踝、足背外侧及足小趾感觉减退。

6）运动障碍：受损神经根所支配的肌肉可见肌力减弱及肌肉萎缩，有的甚至完全瘫痪。腰 3 - 4 椎间盘突出、压迫腰神经根，出现股四头肌萎缩，伸膝无力。腰 4 - 5 间盘突出，压迫腰神经根，胫前肌和伸趾长肌肌力减退，严重者出现足下垂，腰 5 骶 1 椎间盘突出，压迫骶 1 神经根，小腿三头肌和屈趾肌肌力减退。

7）腱反射改变：腰 4 神经根受累，则膝反射减弱或消失；骶神经根受累，则跟腱反射减弱或消失；腰 5 神经根受累，则膝、跟腱反射均为正常。

（2）特殊体征　指采用各种不同的方法牵拉或刺激椎间盘突出处的神经根而引起根性神经痛，临床上常用的方法主要有以下几种。

1）直腿抬高试验：患者仰卧，检查者一手握住患者踝部，另一手置于其膝关节前上方，使膝关节保持伸直位，将肢体抬高到一定角度，患者感到疼痛或抵抗时为阳性，并记录抬高角度。抬高的角度越小，其临床意义越大，但必须与健侧对比。一般以 60° 为分界线，小于 60° 者为异常。

2）拉塞克征（Lasegue's 征）：患者仰卧，屈髋屈膝，当屈髋位伸膝时引起患肢疼痛者为阳性。其发生机制为当突出的椎间盘压迫神经根后，由屈髋、屈位改变为屈髋伸膝位时，使神经根张力增加，刺激原已敏感性增高的神经根而诱发坐骨神经痛。

3）直腿抬高加强试验（Bragard 征）：患者仰卧，侧膝关节伸直，逐渐抬高患肢至患者感到根性痛时，将踝关节突然背伸，如根性痛加剧为阳性。膝关节伸直时，后神经被拉长，坐骨神经的拉长又牵动其他神经根，如有突出物压迫，则疼痛加重。

4）股神经牵拉试验：患者俯卧位，髋、膝关节完全伸直，将下肢抬起，使髋关节处于过伸位，出现大腿前方痛为阳性，此试验可使股神经张力增高，从而刺激被突出椎间盘所压迫的神经根，临床上，腰2－3、腰3－4椎间盘突出时多为阳性。

5）仰卧挺腹试验：患者仰卧，双上肢置于身旁，以枕部和两足跟为支点，做抬臀挺腹动作，使臀部及背部离开床面，出现患肢则为阳性。

6）屈颈试验（Lindner征）：患者取坐位或半坐位，双下肢伸直，检查者将手置于头顶部，使颈部前屈，如引起患者下肢痛即为阳性，其机制主要为在屈颈时，硬脊膜随之向上移位，以至与突出物相接触的神经根受牵拉而产生疼痛。

七、腰椎间盘突出的诊断和鉴别诊断

1. 诊断和定位诊断

腰椎间盘突出症的诊断可通过对病史、体检、影像学检查结果进行综合性分析而作出，对典型病例，其诊断多无困难，临床上对小部分疑难病例的诊断有时较困难，应防止误诊。详细询问病史和检查是诊断本病的主要手段，有相当一部分病例，从病史中所提供的特点，即可诊断或考虑腰椎间盘突出症。大多数病例，有明显的发病诱因，如腰部外伤、增加腹压的动作等。最常见的主诉为腰痛伴下肢放射痛。本病在急性期一般症状和体征均较明显且容易诊断，根据不同神经根受突出物压迫所产生的特有症状和体征，可对腰椎间盘突出症作出定位诊断。因此，腰椎间盘突出症的主要诊断依据为：①腰痛伴下肢放射痛；②受累椎间旁侧明显压痛；③患侧下肢存在感觉障碍，肌力减退，腱反射减弱或消失；④直腿抬高试验阳性；⑤影像学检查证实椎间盘突出。

（1）腰3－4椎间盘突出　以第4腰神经根受压为主要征象。下腰痛，髋关节痛，大腿外侧及小腿前侧痛；股四头肌无力，有时小腿前内侧发麻，膝反射减弱或完全消失。

（2）腰4－5椎间盘突出　以第5腰神经根受压为主要征象。腰部、骶髂部、髋部疼痛，向下沿大腿和小腿后外侧放射痛；小腿外侧、足背、跨趾麻木。膝反射和跟腱反射无变化。

（3）腰5骶1椎间盘突出　以第1骶神经受压为主要征象。腰部、骶部和髋部疼痛，向下沿大腿、小腿后外侧放射痛，小腿后外侧及外侧三个足趾背侧麻木，屈无力。跟腱反射消失。

2. 症状和体征

腰部神经根病的放射性疼痛一般比相关的下背部疼痛严重。疼痛放射到膝关节的远端并且在患者咳嗽时加重（提示属于神经根痛），并且也能出现麻木和感觉异常。在检查时，患者可能有行走时上身倾斜固定不动，通常称为"坐骨神经痛性脊柱侧凸"。如果患者有放射性痛并且主诉无力，应该通过脚趾行走（S1）和脚跟行走（L5）并加上深蹲试验（L4）检查其肌肉功能。医学工作者还应检查患者的小腿和足远端的感觉是否有障碍，如果因患者卧床无法做到这点，则可以在仰卧位检查患者的膀胱和直肠功能。如果膀胱和直肠功能受到影响，还必须检查是否有鞍区麻木。此外，必须通过肛门指检来确定肛门括约肌的功能。在髋关节屈曲超出45°（关节同时伸展）时引起患者膝关节远端的疼痛，则拉塞格试验阳性。该试验可能有假阳性，所以患者在试验的同时应该分散其注意力。

3. 诊断

如果患者有感觉缺失，相应肌力减弱以及同一个神经根支配的肌牵拉反射减弱，临床诊断是高度可靠的。医生必须排除需要立即治疗的疾病（如骨折、膀胱麻痹或者进行性下肢瘫痪），这些情况必须由专家处理。根据症状和临床检查发现，决定是否需要转诊。如果初步治疗有效，影像检查是不必要的。如果CT显示神经根症状不是由椎间盘突出所致，必须进行MRI检查。

4. 鉴别诊断

腰椎间盘突出症是腰腿痛的最常见原因，由于本病可仅有腰痛或腿痛及腰痛并存的特点，而表现为腰腿痛的疾病很多。因此，腰椎间盘突出症的鉴别诊断范围相当大，临床上应特别注意易与腰椎间盘突出症相混淆的疾患加以鉴别。

（1）腰部急性扭伤　一般病例容易鉴别，但对伴有反射性坐骨神经者易混淆。腰部急性扭伤具有如下特点：①有明确的外伤史；②腰部肌肉附着点有明显压痛；③局部肌肉封闭后，腰痛缓解，下肢痛消失；④直腿抬高试验阴性。

（2）腰部慢性劳损　多继发于急性腰扭伤后未完全恢复或虽无明显急性扭伤，但因工作姿势不良、长期处于某一特定姿势、过度劳累等而引起慢性劳损性腰痛。患者劳累后感到腰部钝痛或剧痛，可牵涉到臀部或大腿后方，不能胜任弯腰工作，卧床后症状减轻但不能完全缓解，查体见腰部肌肉附着点有压痛，一般活动不受限，直腿抬高试验阴性。

（3）腰椎管狭窄症　腰椎间盘突出症往往与椎管狭窄同时存在，其发生率可高达40%以上。间歇性跛行是腰椎管狭窄症最突出的症状，而坐骨神经一般不受累，患肢感觉、运动和反射往往无异常改变。根据临床表现，必要时行 CT 检查或脊髓造影常可做出明确诊断。

（4）腰椎结核　腰椎结核一般只有腰痛，很少有根性痛。但在骨质破坏、椎体压缩塌陷、寒性脓肿等压迫时，可发生类似椎间盘突出的临床表现。患者往往有较明显的全身症状，如低热、盗汗、消瘦、血沉增快等。X 线片可见骨质破坏、椎间隙变窄、腰大肌脓肿等改变。

（5）椎管内肿瘤　腰椎管内肿瘤可刺激和压迫神经根，引起与腰椎间盘突出症相似的根性痛；也可以压迫马尾神经，引起和中央型椎间盘突出相似的马尾综合征。临床上，腰椎管内肿瘤具有以下几个特点：①腰痛呈持续性剧痛，夜间尤甚，往往需用镇痛剂后方能入睡；②脊髓造影可见蛛网膜下腔存在占位性病变；③MRI 检查可证实椎管内肿瘤存在。

八、腰椎间盘突出的一般治疗

非手术疗法主要包括卧床休息、牵引推拿、硬膜外注射疗法及髓核溶解疗法等。非手术疗法可以治愈相当一部分腰椎间盘突出症者，尤其是初次发作，症状较轻者效果较好，因此适用于大多数早期或轻型患者。非手术疗法的主要目的不外乎以下五点，并根据其要求而选择相应的方法。

（1）休息　为任何伤病恢复的基本条件，尤其是对患病椎节更为重要。根据病情可采取以下措施。

1）绝对卧木板床休息：适用于病情较重者。

2）卧床加牵引：亦适用于重型，尤其是髓核突出者或髓核脱出的急性发作期。

3）腰围制动：用于轻型或恢复期者，其中以石膏腰围最佳，次为皮腰围或帆布腰围。塑料腰围因透气性差而应少用，简易腰围作用最小。

（2）促进髓核还纳　除休息具有使髓核还纳作用外，主要方式有以下几种。

1）骨盆带牵引：以全天持续牵引最佳，有效率可达 60% 以上，尤其是突出者，一般持续三周，三周后更换石膏腰围。

2）机械牵引：即用各种牵引装置，包括机械或电动牵引床进行间歇性牵引。适用于急性突出者，有效率略低于前者。

3）手法推搬：术者徒手将患者腰椎置于牵引（拉）状态下施以手法推搬，以使突出的髓核还纳，其有效率视操作者而异。

（3）消除局部反应性水肿　根袖处水肿不仅是引起剧烈根痛的主要原因之

一，且易引起继发性蛛网膜粘连，因此，应设法使其早日消退。

1）类固醇注射疗法：除常用的静脉滴注外，尚可采取硬膜外注射或骶管注射等。

2）利尿剂：一般口服双氢克脲塞即可。

3）局部按摩：通过对局部肌肉解痉及促进血液循环而达到消除根部水肿的目的。

4）理疗或药物外敷：作用与前者相似。

（4）加强腰背肌锻炼，促进腰部肌力恢复，非急性期病例均应促使患者积极地进行腰背肌功能锻炼，以增强骶棘肌而有利于腰部功能的康复。

（5）病情严重者，经系统非手术治疗效果不佳者，可以考虑手术治疗。

第四节　腰椎不稳症

一、腰椎不稳症的临床概念

仅仅按照力学概念来理解脊柱的稳定与否，显然是不够的。众所周知，相邻椎体的正常情况下存在着屈伸、旋转、左侧屈和右侧屈，还有复合运动等，此属于正常的位移运动，并有一定的限度，超过生理限度的位移，则称之为不稳。腰椎不稳并非腰椎过度活动的同义词，不能脱离腰椎与脊髓、神经根及血管的密切联系孤立地讨论腰椎的稳定性问题。腰椎不稳之后患者出现经常性腰痛或腿痛等一系列临床症状和体征，则称之为不稳症，椎体之间虽有异常的位移和过度活动，却无任何不适感觉。此种脊柱的"正常"活动范围也因年龄、训练水平不同而有所差别。因此，腰椎不稳的含义，必须结合临床特点，不能仅仅理解为机械不稳。在生理载荷下，脊柱能够保持椎体之间的正常关系，使脊髓、神经根不受刺激或拉伤，也不致因结构改变而出现功能障碍性疼痛或畸形。当脊椎失去这一功能时就叫做临床不稳。

二、构成腰椎稳定症的因素

人类能够从爬行到直立，脊柱及其稳定性起着主要作用。人体可以看作三个倒立三角形结构，脊柱为其轴心。这就需要脊柱结构有维持其自身生理平衡的能力，一般认为，制约运动节段稳定性的因素（亦称运动节段稳定器）有以下四种。

（1）结构性稳定器　包括椎体的形状、大小，关节面的形状、大小及方向。

（2）动力性稳定器　包括韧带、纤维环及关节面软骨等。

（3）随意性稳定器　包括运动肌（如腰方肌、骶棘肌）、位置肌（如脊间肌、横突间肌）。

（4）流体力学稳定器　是指髓核的膨胀度。此种流体力学稳定器在诸稳定器中对于维持运动节段的稳定性具有首要作用。

三、 腰椎不稳症的发生机制

生物力学词汇中，有"不稳"一词。所谓不稳，系指结构处于不良的平衡状态，被普遍认为是生物体结构的硬度下降，并失去最佳平衡的一种状态。而硬度是施加于某结构的负荷和所引起的位移的比率，即负荷偏移曲线的斜度。稳定性是反映载荷与其作用下所发生的位移之间的关系。在同样大小的载荷下，位移越小，稳定性就越强；反之，位移愈多，其稳定性就愈差。

由于髓核内含水率高达90%，因此，在正常情况下，椎间盘具有良好的弹性。但随着年龄的增长，其含水率逐年减少，并随着含水量减少而使椎节体积下降，以至引起由于此种退变所导致的腰椎不稳。一般认为，腰椎不稳是腰椎退行性改变的早期表现之一，而外伤与劳损等与退变又具有密切关系；与此同时，小关节面、关节囊以及椎间盘的软骨盘最容易受到损伤，使软骨纤维化、厚度减小和骨质致密化。随着损伤程度的不同，可引起不同程度的显微骨折，且大多见于软骨下方；与此同时，滑膜可出现急性炎症反应，有液体渗出，渐而滑膜增厚，并可导致关节周围的纤维化。如损伤相对较轻，可通过组织修复而很快恢复，反复的损伤累积或较重的损伤可引起一系列变化：随着椎间盘高度减小，小关节的重叠程度加大，同时，黄韧带可增厚或松弛，以致椎管与神经根管变窄，反复损伤将使腰椎不稳的时间延长，不易恢复原有的稳定性。

除外伤性病例外，本病是一个逐渐发生、发展的慢性疾患。在一般情况下，腰椎不稳症分为以下三个阶段。

（1）早期退变期　即本病的开始阶段，以动力性不稳为主，故也叫功能障碍期。此时小关节囊稍许松弛，关节软骨可呈现早期纤维化改变，此时如施加外力，可使椎体出现移位；但此期一般临床症状较轻，即使有急性症状发作也可很快恢复正常。

（2）不稳定期　随着病变的加剧，促使小关节囊松弛度增加，关节软骨及椎间盘退变明显，并易出现各种临床症状，动力性摄片可见椎体异常移位。生物力学测试表明，在此阶段，不稳定节段最容易出现椎间盘突出，并产生一系列症状，其中以硬膜囊及脊神经根受压征为主。

（3）畸形固定期　随着病变的进一步发展，由于小关节及椎间盘周围骨赘的形成而使脊柱运动节段重新获得稳定，此时出现较为固定的畸形。病理检查可见小关节软骨退变已到晚期，纤维环与髓核中可有明显破裂与死骨，边缘可见骨刺。固定畸形及骨赘的过度增生常使椎管的口径发生改变，此时由于椎节不再松动，因此"椎节不稳"这一诊断亦将被"继发性椎管狭窄"所取代。

四、腰椎不稳症的诊断

（一）临床症状

轻者症状多不明显，重者则呈现脊椎滑脱症，因其不伴椎弓峡部崩裂，故称之为"假性脊椎滑脱"。其中腰痛及坐骨神经痛是腰椎不稳的主要症状。其特点如下所述。

1. 一般症状

（1）腰部酸、胀及无力　除主诉下腰部酸、胀及无力外，患者感觉其腰部似"折断"尤以站立过久后更为明显。

（2）惧站立、喜依托　由于腰椎椎节间的松弛，多不愿长久站立，或是站立时将身体倚靠在现场可以借用依托之处，以减轻腰部的负荷。

（3）可有急性发作　原来可有慢性腰痛史，发作时常有明显的外伤诱因。可有或无神经症状。

（4）拒负重　因腰椎不稳且多伴有腰肌萎缩，因此患者不愿携带重物以减轻腰部负荷。

2. 疼痛

（1）一般性疼痛　轻重不一，持续时间短，经休息制动及物理治疗后可在4~5天内缓解，但容易复发。

（2）根性疼痛　如果椎节的松动程度较大，则易使脊神经根受牵拉而出现根性放射性疼痛症状，但平卧后症状立即消失或明显减轻。

（3）双侧性疼痛　常为两侧性，但两侧疼痛的程度可以不同。疼痛由下腰部和臀部向腹股沟及腿部放射，但很少波及膝以下，咳嗽及打喷嚏时腹压增高不会使疼痛加剧，但有时因椎体间的异常活动引起疼痛。

（4）交锁现象　患者由于椎节松动及疼痛而不敢弯腰，且可在腰椎从前屈位转为伸直位时出现类似半月板时的"交锁"征而将腰椎固定在某一角度，需稍许活动方可"开锁"而恢复正常。

（二）体格检查

体格检查时要特别观察下列现象。

（1）骶棘肌的外形　如果站立时，骶棘肌紧张呈条索状，但俯卧时其硬度明显下降，说明退变节段不能正常负荷，只有通过随意肌的调节来支撑。当立位时骶棘肌紧张而卧位时则显松弛状态，对诊断有重要价值。

（2）观察腰部屈伸活动的整个过程　结合年龄、职业等因素进行分析，若表现为髋前屈或突然出现髋抖动或活动突然停止等，均说明退变节段已变得十分软弱，松弛的韧带和后关节囊在腰部前屈活动中已不能起到正常的制约作用。

（3）其他腰椎在不同体位其负荷是不等的，从坐、站立、行走到快步逐渐增大，对于一个硬度明显下降的节段，显然无法承受越来越大的负荷，临床上可以见到患者在体位改变时，几乎都有疼痛感，且在短程奔跑后疼痛明显加剧。

总之，当一个正常椎节从开始退变至发展到稳定时，在临床检查中会发现其所特有的某些征象。腰椎的退变、代偿及不稳的出现是一个漫长而复杂的过程，当腰痛反复发作等逐渐加重时，实际上这已经是组织损害的一种信号。退变性腰椎不稳症患者几乎都有一个相同的主诉，即腰痛伴有含糊不清的臀部及大腿酸胀、乏力，且体位改变或劳累后加重，由此证明退变节段已不能正常负重。

（三）诊断标准

本症的诊断标准意见不一，以下几点具有重要意义。

1. 腰部交锁征

由于腰椎不稳症常与其他腰椎疾病同时存在，因此，临床症状比较复杂，且多无特异性，与其他原因引起的下腰痛较难区别，有时甚至毫无症状，当有反复急性发作且持续时间短暂的剧烈腰痛时，即应想到腰椎不稳的可能。但如有腰部不稳"交锁"现象时，应重视其对本病的诊断具有明显的特异性。

2. 平卧后症状消失

当患者处于活动状态时出现症状，亦可有阳性所见；但平卧稍许休息后，则症状明显减轻或完全消失，则表明此种动力性改变具有诊断意义。

3. 动力性摄片阳性所见

在动力性摄片的同时，测量椎体间的相对位移，不仅可对腰椎不稳做出明确的诊断，还可对腰椎不稳的程度从量上进行评价，亦是诊断腰椎不稳的主要手段和依据。腰椎椎体间相对水平位移在屈伸侧位片上大于 3mm 及在侧弯正位片上位移大于 2mm 者，即应认为属于不稳定的客观表现。对腰骶关节的判定可增大 1mm。

五、腰椎不稳症的治疗

（一）腰椎不稳症的非手术疗法

对于退变性腰椎不稳症的治疗，一般首先选择非手术疗法，其内容包括以下几个方面。

（1）腰部制动　避免腰部的旋转活动，以减少对不稳节段的剪力。

（2）减肥　防止过剩体重局限在腹部，以减少对脊柱前凸的拉力。

（3）腰围　使用腰围可以减少对不稳节段的压应力及剪切力。

（4）腰背肌锻炼　训练和鼓励患者持久地进行腰背肌功能练习，以强有力的腰背肌恢复不稳定节段的稳定性。

如果非手术疗法不能奏效，则应考虑手术治疗。

（二）腰椎不稳症的手术疗法

稳定腰椎的手术有后路和前路之分，过去多做后路手术，如横突植骨融合术、小关节植骨融合术、H 形骨块椎板植骨术，以及用机械棒固定手术等，但从解剖和生理学的角度来看，以椎体间植骨融合术最为合适。

第五节　腰椎小关节不稳定

位于腰椎后方的小关节可因急性外伤、慢性劳损（应力性）、退行性改变及先天发育等因素造成腰椎小关节不稳，又称之小关节半脱位或小关节错位，并引起腰痛、活动受限及其他一系列症状；此时大多合并滑膜嵌顿，卧床休息可改善症状，一般多可治愈。

一、病因

从解剖上来看，腰椎小关节由上位椎体的下关节突与下位椎体的上关节突所组成，关节面被透明软骨覆盖，具有一小关节腔，其周围有关节囊包绕。关节囊松而薄，内层为滑膜，能分泌滑液，以利于关节的活动。

当腰椎受到垂直负荷应力或是腰椎过分旋转的剪力作用时，小关节容易发生损伤性滑膜炎，导致关节面软骨营养不良，软骨表面变薄，出现裂隙及关节面不平整。软骨下的松质骨也会发生退行性改变，骨质变硬。关节囊在承受负重和受到旋转应力后可以撕裂并形成纤维痕化。当椎间盘退变、椎间隙变窄时，可致小关节囊松弛，直接造成小关节半脱位。

腰椎小关节的关节囊由纤维结构和滑膜两层组成。滑膜上有丰富的血管和神经。小关节突的神经为脊神经后支所支配，后支分为内、外侧支，两支均有小的分支，它是一种很丰富的神经结构，即小关节感受器。当滑膜受到机械性或化学性刺激后，便产生明显的疼痛。腰段的关节面排列近似矢状面，前方有黄韧带加强，后方有部分棘间韧带加强，腰椎的旋转活动受到小关节突的限制。当腰椎小关节突遭到旋转暴力时，很容易发生损伤。脊柱屈曲50°~60°时，主要发生在腰段。腰前屈时，小关节分离。腰后伸时，小关节会聚。椎体发生扭转时，小关节一侧合拢，另一侧张开。人到成年后，椎间盘、韧带等组织均发生不同程度的退行性改变。如果在没有充分准备的情况下，突然作脊柱旋转活动，如腰部扭转、弯腰取物、扫地等，均会因椎体及椎间组织在不稳定状态下承受较大的力，而使小关节咬合不良或错位腰的活动范围较大，容易发生小关节张开，当其张开时，小关节腔内的负压增加，关节囊滑膜被吸入嵌夹，形成小关节滑膜嵌顿。

近来有人通过对腰椎后关节内"半月板样结构"的解剖和组织学研究，认为该结构可能是腰椎小关节滑膜嵌顿及小关节综合征的结构基础。该结构的神经末梢可能是一种伤害性感受器，当半月板样结构本身受到卡压刺激，便会产生疼痛。

二、诊断

（一）临床症状与体征

（1）腰痛患者多为青壮年。急性发作时，患者多数在扭腰或弯腰变为伸腰的过程中立即产生单侧或双侧下腰部疼痛，活动腰部则疼痛加剧，甚至向臀部、大腿及骶尾部放射。一般不累及小腿。患者常处于强迫体位，惧怕被别人触摸或搬动。

（2）神经根刺激症状早期可有神经根刺激症状，可发生下肢痛，一般牵涉的范围略小，并不按神经根分布区扩散。骶神经根受累可出现跟腱反射减弱或消失。

（3）体征急性发作时，腰部生理弯曲消失，棘突排列不规则，病变的小关节部有明显的叩击痛及压痛，用普鲁卡因或利多卡因行患椎小关节局部封闭可减轻疼痛。下肢肌力、感觉无异常。

（二）影像学检查

X线片检查可见腰椎生理弯曲发生改变，一般不易发现小关节位移。但动力性侧位片可显示松动征，并可发现两侧小关节突呈不对称状。左右斜位有时可见关节突嵌于峡部。CT扫描及MR检查可显示受累椎节骨质与周围软组织概况。

（三）诊断标准

（1）临床症状与体征　见于青壮年，多发生在突然扭腰或由弯腰变为伸腰的过程中发生的剧烈疼痛。腰部活动明显受限，骶棘肌明显紧张，腰部僵硬，腰骶部有压痛及叩击痛。

（2）封闭疗法　用1%利多卡因5~10ml注射到病变的小关节处，数分钟后症状缓解或消失，有助于本病的诊断。

（3）影像学所见　以椎节退行性改变为主。

三、治疗

（1）手法操作　手法复位是治疗腰椎小关节错位的有效措施，常用的手法有斜扳法、背法、旋转复位法等。在手法复位前，宜在腰背患处先行按摩。

斜扳法：患者侧卧位，下侧髋关节伸直，上侧屈髋、屈膝，在上位的肩部后仰。术者站在患者的前面，一手扶患者上位的肩部，另一手按扶上位的髂嵴。让患者全身放松后，术者双手同时作相反方向斜扳，使肩向后扭转，臀部向前旋转，此时可听到腰部发生"咯吱"声。斜扳可使关节突关节张开，利于被嵌顿的滑膜及错位的关节复位。让患者按相反的方向侧卧，用同法操作。斜扳后，如果错位的小关节复位与嵌顿的滑膜被还纳，患者顿时可感到腰痛减轻，翻身自如。如效果欠佳，还可重复斜扳2~3次。

（2）卧床休息　急性发作或手法复位后的患者，应适当卧床休息，以消除骶棘肌痉挛，促使关节水肿消退并减轻疼痛。

（3）骨盆牵引　腰肌痉挛严重而拒绝手法复位者，可先进行患椎小关节封闭，待疼痛缓解后再行骨盆牵引。牵引重量为患者体重的1/10~1/8。一般牵引3~5天后，症状可消失或明显减轻。

（4）理疗　可应用热敷、超短波、频谱等物理治疗，以使肌肉放松、水肿消退及改善局部血液循环。

（5）药物　腰痛明显时，可口服消炎止痛、解痉的药物，如布洛芬、散利痛、吲哚美辛（消炎痛）等。也可服用复方四物汤等，以活血化瘀。复方四物汤的处方：生地 12g，白芍 9g，当归 9g，川芎 6g，丹参 9g，川牛膝 6g，延胡索 9g，乌药 6g。

（6）小关节封闭　小关节突关节囊封闭具有解痉镇痛的作用。可用 1% 普鲁卡因或 2% 利多卡因 5ml，加入确炎舒松 A 混悬液 1ml 或醋酸泼尼松龙 25mg 的混悬液，用 7 号腰椎穿刺针或心内注射针，在棘突旁 1.5cm 的小关节压痛点处，浸润小关节周围，一般选择腰 4 - 5 以及腰 5 - 骶 1 小关节做多部位的注射。

第六节　脊柱常见病症的康复治疗与康复护理

一、青少年特发性脊柱侧凸 （AIS） 的康复治疗与康复护理

（一）青少年特发性脊柱侧凸概述

特发性脊柱侧凸相对较常见，10 ~ 16 岁年龄组青少年有 2% ~ 4% 的发病率，多数侧弯的度数较小。在 20° 左右的脊柱侧弯患者中，男女比例基本相等；而在大于 20° 的脊柱侧弯人群中，女：男超过 5：1。女性脊柱侧凸患者较严重这一事实提示：女性脊柱侧凸可能更易进展，她们比男性更需治疗。

绝大多数 AIS 患者可以正常生活，在一般情况下，AIS 侧弯的进展常伴有肺功能下降和后背痛。胸弯如果大于 100°，用力肺活量通常下降到预期值的 70% ~ 80%，肺功能下降通常继发于限制性肺疾患；如果严重脊柱侧凸损害肺功能，那么患者早期有可能死于肺源性心脏病。笔者统计严重侧弯患者的死亡率是一般人群的 2 倍，吸烟患者的死亡危险性增高。中度脊柱侧弯 （40° ~ 50°） 的间歇性后背痛的发病率与一般人群大致相同，重度腰椎侧凸的发病率高，而且当顶椎明显偏移时发病率更高。

正是由于脊柱侧凸可以引起上述并发症，所以应早期积极治疗，以阻止侧弯进展。早在 30 年前，诊断为脊柱侧凸的年轻患者，就会立即行支具治疗，当时许多医生认为处于生长期的脊柱侧凸不可避免地进展，而且支具可以制止其发展，甚至可以改善侧弯大小，其后，骨科医生们对侧弯的进展及非手术治疗的理解逐渐加深。

总之，多数学者认为：①不是所有的脊柱侧凸都进展，也不是所有的脊柱侧凸都需治疗；②当患者已发育成熟，其脊柱侧凸不一定停止进展。

1. 特发性脊柱侧凸的治疗目的

尽管随着第三代脊柱侧凸矫形系统的研制，节段性内固定系统如 C - D、

USS、TSRH 等相继推出，但是脊柱侧凸本身并未改变，脊柱侧凸的治疗目的不变，即矫正畸形，获得稳定，维持平衡，尽可能减少融合范围。

2. 特发性脊柱侧凸的治疗原则

总的治疗原则为观察、支具和手术。

（1）侧弯 Cobb 角小于 25°应严密观察，如每年进展大于 5°并且 Cobb 角大于 25°应行支具治疗。

（2）Cobb 角在 25°~40°之间的脊柱侧凸应行支具治疗，如每年进展大于 5°且 Cobb 角大于 40°者。

（3）Cobb 角 40°~50°的脊柱侧凸　由于侧弯大于 40°，进展的概率较大，因此如果患者发育未成熟，应建议其手术治疗。对于发育成熟的患者，如果侧弯发展并大于 50°且随访发现侧弯有明显进展，也应手术治疗。

（4）Cobb 角大于 50°必须采取手术治疗。

3. 特发性脊柱侧凸的非手术治疗

非手术治疗包括理疗、体疗、表面电刺激、石膏及支具。但最主要和最可靠的方法是支具治疗。

（1）支具治疗的适应证

1）适用于 20°~40°之间的轻度脊柱侧凸婴儿型和早期少儿型的特发性脊柱侧凸，偶尔 40°~60°之间也可用支具，青少年型的脊柱侧凸超过 40°时不宜支具治疗。

2）骨骼未成熟的患儿宜用支具治疗。

3）长节段的弯曲支具治疗效果佳，如 8 个节段 40°侧凸支具治疗效果优于 5 个节段的 40°脊柱侧凸者。

4）40°以下弹性较好的腰段或胸腰段侧凸使用波士顿支具效果最佳。

（2）支具治疗的方法及注意事项

1）支具治疗方法　支具治疗后应摄站立位脊柱全长正侧位，佩戴支具摄片观察侧弯矫正率是否超过 50%，如超过 50%，说明支具治疗效果满意；支具治疗后，通常需要 2~3 周才能适应支具，应鼓励患者尽快地增加佩戴支具时间，每 4~6 周复查一次支具情况，以防止因患者身长增高而出现支具无效。复查时，应去除支具摄站立位脊柱全长正侧位，根据 X 线片表现评价侧弯的进展情况。

2）注意事项

①两个结构性弯曲到 50°或单个弯曲超过 45°时，不宜支具治疗。

②合并胸前凸的脊柱侧凸不宜支具治疗，因支具能加重前凸畸形，使胸腔前后径进一步减少。

3）支具治疗方案 如果支具治疗有效，女孩应佩戴至初潮后 2 年、Risser 征 4 级；男孩佩戴至 Risser 征 5 级，然后可逐渐停止支具治疗，继续随访几年。

骨骼发育未成熟患者，支具治疗下侧弯仍然进展并超过 40°，那么需要手术治疗，如果侧弯超过 40°但发育已接近成熟的患者（例如一个初潮后 1 年、Risser 征 3 级的女孩）出现这种情况，最佳处理是先观察 6 个月以确定侧弯是否进展，如果侧弯超过 50°，应行脊柱侧凸矫形及脊柱融合。

具有特发性脊柱侧凸的手术治疗指征的患者，需要脊柱外科手术治疗。

（二）青少年特发性脊柱侧凸的康复治疗

放松脊柱凹侧的腰大肌、腰方肌、股直肌，加强凸侧的肌力。加强臀大肌、臀中肌等肌力训练，同时加强核心肌群训练。

（1）呼吸训练，促进膈肌呼吸（图 3 - 6 - 1）。

训练姿势：治疗师将一只手置于患者腹部，给予轻微阻力，指示患者正常呼吸。然后治疗师在呼气时放松压力，在吸气时轻轻加压；或治疗师将两只手放在患者肋骨侧，嘱患者呼吸，在吸气过程中给予阻力，促使膈肌运动。5 ~ 8 次为一组，做 3 组。注意吸气与呼气时间相同。

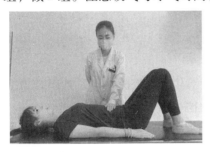 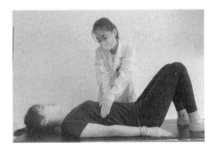

a   b

图 3 - 6 - 1 膈肌呼吸

（2）猫式呼吸 见图 3 - 6 - 2。

手膝跪位，保持脊柱居中，挺胸，避免中下背部拱起，保持骨盆中间位，脊柱挺直。吸气时后背部拱起，呼气时腰椎凹下去。5 ~ 8 次为一组，做 3 组。

（3）双桥训练（图 3 - 6 - 3）逐步改变为单桥训练（图 3 - 6 - 4）。双桥即患者仰卧位，去枕，屈髋屈膝，用肩部和双脚作为支撑点，臀部向上抬起，标准姿势为后背、臀、腿为一条直线，保持身体不晃动，维持 15 秒，10 ~ 15 次/组，做 3~5 组。单桥即为患者仰卧位，去枕，屈髋屈膝，用肩部和单脚作为支撑点，臀部向上抬起，标准姿势为后背、臀、腿为一条直线，抬离腿的高度与支撑腿在同一水平，需保持身体稳定性。

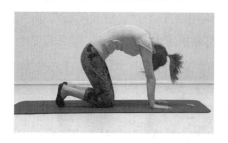
a

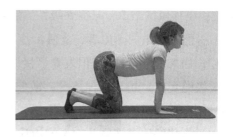
b

图 3-6-2 猫式呼吸

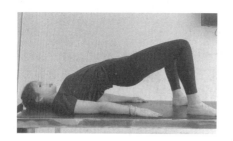

图 3-6-3 双桥训练

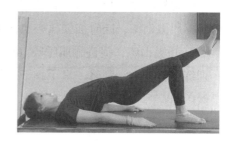

图 3-6-4 单桥训练

（4）鸟狗式训练　起始位为双手手掌与膝盖着地（四点支撑），见图 3-6-5。

简单版为只抬起一侧手臂或伸直一侧腿，难度加强姿势为同时抬起对侧手臂和腿。该过程中身体保持平衡并维持 15 秒，回到双手手掌与膝盖着地的位置。若患者维持此姿势稳而不抖则让患者将同侧的手与脚同时抬起维持 15 秒，10~15 次/组，做 3~5 组。注意在训练过程中保持患者后背笔直，没有凹陷。

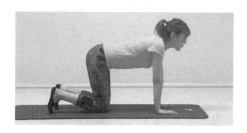
a

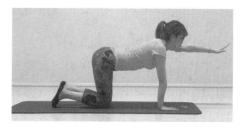
b

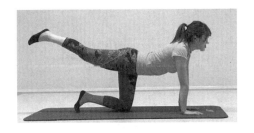
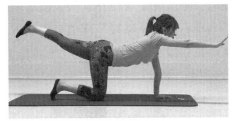

c   d

图 3 - 6 - 5　鸟狗式训练

（5）死虫式训练（图 3 - 6 - 6）　下肢屈曲，足部着地，右手手掌放在腰下，左上肢抬起，腹壁收紧，正常呼吸，回撤对侧伸直的肢体，一起至腹部，然后回到起始位。10 ~ 15 次/组，做 3 ~ 5 组。

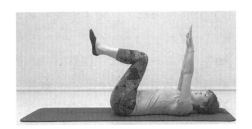
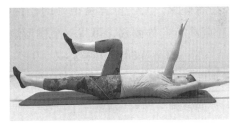

a   b

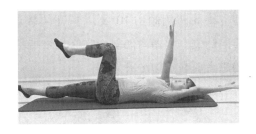

c

图 3 - 6 - 6　死虫式训练

（6）利用墙壁改善姿势（图 3 - 6 - 7）　利用足部的抓地力，在这项运动中，患者将身体重量平均分布在足部所有支称点是非常重要，因此，治疗师必须检测有没有哪些支称点的力或压力较大。伸展脊柱，足部先取得平衡之后，膝屈曲，骨盆往后倾斜，特别是压低骶骨高度，膝盖不超过脚尖。为了改善髋部位置，髋关节的稳定度取决于膝与踝关节的状况。拥有正确姿势的关键之一是股骨与距骨之间的位置需取得平衡，才能让上方的身体各部位都有最佳的稳定度。膝关节微屈时，膝盖应微微往外旋转，做这个动作时必须特别小心，如果膝关节部位有疼痛的感觉，就应该停止或减少旋转的动作。此动作维持 30 - 50 秒，做 5~8 组。

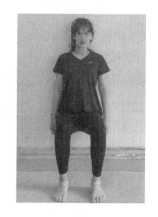

图 3 - 6 - 7 利用墙壁改善姿势

（7）仰卧位训练，不用枕头（图 3 - 6 - 8）患者平卧，不用枕头，屈腿，将一个矫正垫放在凹侧髋下，一个放在同侧的肩胛骨下，一个横放在肋隆凸下但不是越过或放在脊柱下，压力应该施加于肋隆凸开始向后的位置。如果还有一侧有一腰隆凸，应该放一个垫在它的下面。特别是在四弧的病例，垫子应该横放，令凹侧的肋骨不会被推前。上躯干向凹侧斜倾，如果患者仰睡，上述位置是很好的，否则可把垫子缝在睡衣上，为了避免肋隆凸（腰隆凸）向外偏移，可将一个楔形垫放在它的下面。

（8）俯卧位训练（图 3 - 6 - 9） 一般来说，可用一大垫、一圆枕或一小脚凳来提升骨盆。小心不要将它放低至大腿，否则会导致腰椎过度前凸。可放置一个附加的垫在凸侧的髋，一个厚垫在同侧的肩部或手肘下，一至三个垫子在前肋隆凸下（凹侧）；这些垫的大小相当于脚凳或圆枕的大小。前额应休息在两手之上，下巴应向着胸骨及凸侧边，如果骨盆对称（即髋没有旋转，伸直双脚），在胸凹侧较为突出，双腿应该向凹侧倾约 10°，以打开"软弱地方"：这伸展及激活部分的肌肉容许髋移向凸侧。要留意凹侧，它必须维持打开。不要做侧屈的动作，有腰骶对抗弯弧的患者应在这边分开双腿。

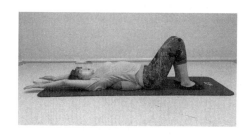
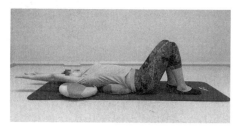

a   b

图 3 - 6 - 8 仰卧位训练

应常常以坐骨粗隆坐，不用靠背坐在椅子或交叠双腿坐在地上。

凹边的小腿是放在凸边小腿之前。如果腰椎弯弧不受运动影响，一定要在这边放垫。那么身体重量就落在这边，放下凸边的髋直至它触及地面；亦需将它后移以反旋。有时候，患者感觉到将垫放在对侧会较容易制造平衡，这会更加收窄楔形的顶端，令下楔形增大，另外，这会支持脊柱侧弯的骨盆，令反旋转的动作变得不可能。

（9）坐在脚跟（图3－6－10）　如果用垫子，应将它放在腰凸侧的脚跟处，但不要用于四弧的脊柱侧弯。

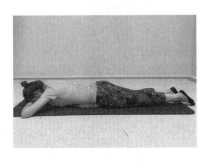

图3－6－9　俯卧位训练

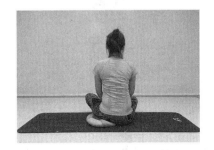

图3－6－10　坐在脚跟

（10）看电视的姿势（图3－6－11）　分开双腿坐在椅上，保持大腿于水平位置，脚微微旋外；前臂放在椅背上；盘骨尽量向后；如有需要，可将一垫放在腰凸侧的髋下。这种姿势会避免躯干"下陷"，患者可留意其他事物。这是一个对阅读及聆听等活动非常合适的位置。

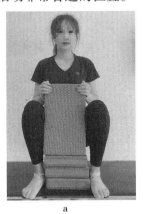

a

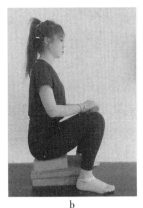

b

图3－6－11　看电视的姿势

（11）站立图（3－6－12）　如果一只脚较短，那应提起整只腿而不仅是脚跟（这会引起马蹄足的风险）。必须留意以下的分别：躯干于直立位，将垫放在一脚下会将髋向上移，这意味着盘骨不再呈水平位，躯干前驱时，垫将髋后推。

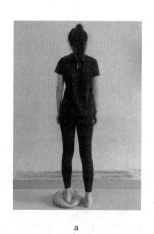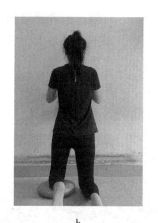

图 3 -6 -12 站立图

在四弧脊柱侧弯时，不要放垫子在膝下。

整体动作训练量以患者感觉肌肉酸即可，但不要感觉酸痛，若第二天起床感觉身体酸痛则减轻训练量，若感觉身体较轻松则可适当加大训练量。

（三）青少年特发性脊柱侧凸的康复护理

该疾病的治疗主要通过门诊进行肢体训练指导，部分患者需要结合长时间佩戴支具，极少数患者可能入院康复科进行康复治疗。护理的要点如下所述。

1. 门诊接诊及初步评估

门诊应注意热情接待患者，耐心细致地进行分诊或解答患者提出的相关问题，因患者常为儿童和青少年，在进行本病的康复门诊分诊时，注意提示患者回忆病史，尤其是第一次发现"肩膀不平""下肢长短腿"的时间、有无诱因、病情是否存在缓解或反复、患者是否有明确的不良姿态、体态等。提示患者在门诊就诊前做好进行相关影像检查的准备：主要是站立位脊柱全长正位 X 线和坐姿脊柱全长 X 线等。上述内容在脊柱康复科专科门诊、辅具装配部门可制成简易指引单。

2. 病房护理管理

该疾病的治疗主要通过门诊进行，少部分患者可能入院康复科进行康复治疗。作为康复科护理团队，对该疾病的主要护理工作包括以下几点。

（1）入院时手续办理、介绍病区情况和重要动线节点位置、功能。

（2）按照脊柱疾病护理常规，介绍主管医生和责任护士。

（3）测量身高、体重，评估营养情况、智力水平。

（4）按照要求定期评估患者脊柱影像学资料、双下肢长度和日常生活能力。

（5）重视患者个人卫生，预防并发症发生，避免支具压疮、呼吸受限、意外摔伤或非医嘱活动造成功能损害。

（6）熟悉各类康复治疗和程序，以配合康复医师、治疗师等，做好患者在病房期间的药物治疗、物理治疗、作业治疗、语言治疗的护理工作。

（7）注意观察患者的心理状态，定期评估治疗效果，及时和康复医师就患者可能存在的心理、生理异常进行沟通。

（8）做好其他原发疾病的护理和会诊等工作。

3. 围手术期护理

本疾病的康复治疗较少涉及手术，极少数脊柱侧弯患者会在病情稳定后进行内固定、外固定等矫形手术。该手术难度较大，围手术期护理与手术处理密切相关，应遵照脊柱专科医生的意见进行。常规的护理措施包括以下几个方面。

（1）心理护理：充分与患者进行沟通，对手术治疗的必要性和方法进行介绍，做好心理疏导，主动与患者沟通，建立良好的护患关系，讲解手术的注意事项，增加患者对疾病的认识，增强战胜疾病的信心，从而使患者以良好的心理状态积极配合手术治疗。

（2）术前功能训练

1）呼吸功能锻炼：脊柱侧弯患者肺功能有不同程度的损害，肺扩张受压，肺活量减少，加之手术采取全身麻醉，术后易引起肺不张和肺部感染。术前指导患者进行吸气、呼气锻炼，如每天练习吹气球 2～3 次，每次 10～20 分钟，训练患者咳嗽、咳痰能力，鼓励患者做有效的扩胸运动和上下楼梯，以锻炼心肺功能，增加肺活量。对吸烟患者劝其戒烟，并预防感冒。

2）脊柱柔韧锻炼：对脊柱畸形僵硬患者术前行反悬吊引或颈盆牵引 2～3 周，使椎旁挛缩的肌肉、韧带及小关节松弛，以增加脊柱柔韧度，为术中矫形创造条件，力求畸形达到最大限度的矫正，使手术效果更理想。

3）唤醒试验训练：术前指导患者俯卧于床上，听从医护人员口令做握拳、伸屈足趾活动，以便术中在麻醉状态下能配合医师指令，了解脊髓有无损伤。

4）体位训练：手术多采用俯卧位且手术时间长，术前指导患者俯卧位训练，以提高手术特殊体位的耐受性，保证手术顺利进行；同时，教会患者正确轴线翻身，以便术后配合；术前 3 天指导患者练习床上排便，正确使用便器，预防术后尿潴留及便秘。

（3）术后护理

1）生命体征观察的护理：脊柱侧弯手术时间长、创伤大、出血多，易发生血容量不足，因此，术后应严密观察生命体征变化，给予吸氧、心电监护，根据血氧饱和度调整氧流量，维持血氧饱和度在95%以上，严格控制输液输血速度，一旦出现血压下降、低氧血症等情况立即报告医师，并协助处理。

2）体位：术毕返回病房及术后复查X线片时，严防脊柱扭曲，术后平卧位12小时，12小时后每隔1~2小时为患者轴线翻身叩背，按摩受压部位皮肤，防止发生骶尾部压疮。

3）伤口观察：术后按需放置胸腔闭式引流管，该手术创伤大，渗血多，术后放置创腔（负压）引流管，引流期间保持引流管通畅，避免引流管打折、扭曲、堵塞，密切观察引流液性质、颜色、量，若引流量>50ml/h，及时报告医师处理，引流管一般放置48~72小时，若引流量<50ml/天可拔管，伤口敷料保持清洁、干燥，渗血渗液较多时及时给予更换，以免引起局部血肿及术口切口感染。

4）脊髓神经功能的观察：脊柱矫形手术中有可能因脊髓牵拉、缺血或漂移引起脊髓损伤。术后应立即进行唤醒试验，评价神经功能，观察双下肢感觉活动状况，尤其是足趾和踝关节的伸屈功能，并牵引尿管观察反应。同时，认真听取患者主诉，如肢体感觉困倦或发麻，肢端剧烈疼痛或肢端无法移动等情况时应立即报告医师及时处理，避免不可逆神经损伤的发生，加之周围组织水肿，术后2~3天有出现迟发型截瘫的可能，故术后需密切观察72小时。

5）饮食护理：术后6小时后可饮水，少量进食流质饮食，3天内避免进食生冷易引起胃肠胀气类食物，如牛奶、豆浆等，可进食易消化、高热量、高蛋白、高纤维素饮食，饮食原则逐渐由流质、半流质过渡到普食。

4. 康复过程护理

（1）充分了解解剖、生理学上脊柱的正常活动范围，以及特定患者目前躯体活动范围，尤其是由于脊柱侧弯、骨盆倾斜、下肢长度不等等情况造成的肢体活动异常，以便于作出评估、了解病情、进行交流。

（2）了解康复治疗方法，术后6小时指导患者行股四头肌等长收缩及足踝屈伸功能锻炼；术后第1天在耐受疼痛情况下指导患者行双下肢直腿抬高功能锻炼，以促进血液循环，防止肌肉萎缩、深静脉血栓形成及神经根粘连；术后1周可戴支具适当床上坐起，术后2周佩戴支具可下床适当活动，活动范围和强度应循序渐进。

（3）坚持按照医嘱佩戴矫形支具3~6个月，除沐浴及睡觉外其他时间都应佩戴，抬头、挺胸、收腹，保持正确的走路姿势，加强营养，劳逸结合，勿负重行走，加强腰背肌及腹肌的锻炼，捡东西时尽量保持腰背部直立，以下蹲弯曲膝部替代腰部，不做上身前屈动作，减少脊柱活动，预防内固定系统失效松动，术后1个月、3个月、6个月复查。

（4）注意观察患者的心理状态，定期评估治疗效果，及时和康复治疗师就患者可能存在的心理、生理异常进行沟通。

二、颈部疾病的康复治疗与康复护理

（一）颈部疾病的康复治疗

因现在颈部疾病患者较多，而颈椎病的分型又有多种，故在患者康复治疗前一定要经 X 线或者 MRI 检查来帮助进行确切诊断从而开始对患者进行手法训练或者理疗。查体：患者取坐位，嘱患者做颈前屈、后伸、左右侧屈、左右旋，对比双侧活动度是否有差异，并询问是否有疼痛，在患者主动达到终末端时给予加压，看患者是否有神经症状。查体若患者有明确的活动受限伴疼痛，嘱患者去枕平躺在治疗床上，治疗师双手放于患者两侧颈椎，向左或向右转的动作末端时，痛感增加，逐节段触诊相应小关节时症状重现，在相应脊段的前/后滑移的末端，活动受限和疼痛，在触诊时尽量用远端指间关节、近端指间关节或掌指关节来触诊。然后用整个掌面贴住颈部和头部的一侧，触及到关节突，将小关节面均向眼睛方向牵拉来评估 C2 - C3、C3 - C4、C4 - C5、C6 - C7 的活动度、运动阻力和症状反应。

查体若患者是颈椎旋转时疼痛，放松颈部斜角肌、斜方肌、胸锁乳突肌、第一肋以及胸小肌，然后通过上述找到病变部位的颈椎节段，嘱患者坐位，治疗师站于患者后面，右侧拇指作为定位置于棘突或关节突上，左手拇指可叠加在右手拇指上来帮助固定且加压，其余四指托住患者头部，嘱患者主动做颈椎旋转，在患者主动旋转时治疗师的拇指一定要向眼的方向用力，且在转动过程中手用力力度和方向一定要恒定，不要使抵住的位置发生改变，还应注意不要让患者躯干跟随移动，手法操作做 5 ~ 9 次。颈深屈肌训练，平躺颔首即为收下巴，眼睛向上看，感觉颈后有牵拉的感觉，持续 8 秒。逐渐晋级为颔首水平抬头使头抬离床面，维持 10 秒。一组做 8 ~ 10 个，中间休息 5 秒，做 3 ~ 5 组。

查体若患者是颈椎屈伸时疼痛，放松颈部斜角肌、斜方肌、胸锁乳突肌、第一肋以及胸小肌，通过上述找到病变位的颈椎节段，嘱患者坐位，治疗师站于患者前侧面，治疗手从前向后环抱着患者的头部，使患者下巴放于治疗手的手臂上，起固定头部的作用，然后小指定位病变部的关节突上，辅助手示指可叠加在治疗手小指上来帮助固定且加压，治疗手向对侧眼的方向用力，治疗手的小指在抵住关节突加压之后，用辅助手做朝向眼睛的推动，同样手法过程中手用力方向要恒定，不要使抵住的位置发生改变，也应注意不要让患者头部过度地移动，还应询问患者下颌放于的位置是否影响呼吸，手法操作做 5~9 次。颈深屈肌训练，平躺颔首即为收下巴，眼睛向上看，感觉颈后有牵拉的感觉，持续 8 秒。逐渐晋级为颔首水平抬头，维持 10 秒。一组做 8~10 个，中间休息 5 秒，做 3~5 组。或用弹力带辅助训练。

整体动作训练量以患者感觉肌肉酸即可，但不要感觉酸痛，若第二天起床感觉身体酸痛则减轻训练量，若感觉身体较轻松则可适当加大训练量。

颈椎病伴神经症状

若患者前臂尺侧、手尺侧及第四、五指麻木刺痛，环小指屈曲无力，尺神经支配区感觉障碍，可看有内在肌萎缩，爪形手（环小指）畸形，夹纸试验阳性，可做尺神经松动术配合颈椎病治疗。

1. 尺神经松动术

患者仰卧位，头偏向非治疗侧，治疗师立于治疗侧，治疗师一手按压肩关节，使肩胛骨下沉固定，另一手抓手指，使指伸展（4、5 指尤为重要）的同时肘伸展，腕背伸前臂旋前。肩外展 110°，逐渐屈肘，使患侧手掌面靠近耳朵（牵扯感涉及几乎整个手上肢，不过倾向于尺神经支配区域）。每次神经松动术牵拉的末端以患者自感承受最大麻木为主，在末端嘱患者主动做头回到中立位的动作，达到神经松动的效果。每次松动维持 2-4 秒，做 6-10 次。见图 3-6-13。

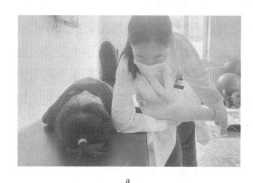 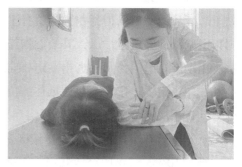

a b

图 3-6-13 R神经松动术

若患者正中神经支配区疼痛、麻木、发胀，则皮肤感觉迟钝、过敏。大鱼际可有萎缩，可向桡侧三指放射，可有屈指无力，可做正中神经松动术配合颈椎病治疗。

2. 正中神经松动术

患者仰卧，将患侧肩关节外展至出现症状或局部组织张力增加的位置，术者站在患侧，用一只手固定患者的拇指和其他手指，用另一侧上肢的肘和大腿固定患侧上臂，腕关节背伸并确保肩关节的位置不动；前臂旋前并确保肩关节位置不动；肩关节外旋至出现症状或感觉局部组织张力增加；肘伸直到出现症状；嘱患者颈椎向对侧偏。每次神经松动术牵拉的末端以患者自感承受最大麻木为主，在末端嘱患者主动做头回到中立位的动作，达到神经松动的效果（图3-6-14）。

每次松动维持2~4秒，做6~10次。

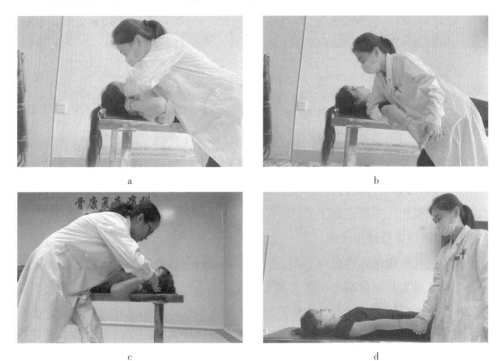

a

b

c

d

图3-6-14 正中神经松动术

若患者桡神经卡压，表现为桡神经支配区的运动障碍或有感觉障碍。检查时压痛最敏感部位在肘关节前外侧部，或者中指伸直试验阳性，即肘关节伸直后，中指的抗阻力伸直可诱发肘部的疼痛加重。

3. 桡神经松动术

患者仰卧，术者站于患侧并将肩置于床外侧，术者用大腿将肩胛骨向下肢方向推；术者一手放于患侧肘关节，另一手握住腕关节将其肘伸直并牵伸握手腕的手将肩关节内旋；肩外展腕关节尺偏并掌屈，大拇指内收，颈椎向对侧偏。每次神经松动术牵拉的末端以患者自感承受最大麻木为主，在末端嘱患者主动做头回到中立位的动作，达到神经松动的效果（图 3 - 6 - 15）。每次松动维持 2 ~ 4 秒，做 6 ~ 10 次。

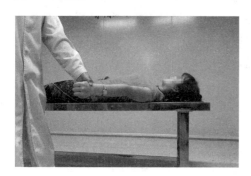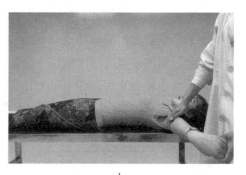

a b

图 3 - 6 - 15　桡神经松动术

（二）颈部疾病的康复护理

颈部疾病的治疗在康复科主要通过门诊进行手法松解、推拿、中医针灸、理疗、电针刺激等方式进行肌肉放松和关节复位，结合健康指导，部分患者需要结合牵引、颈托佩戴，部分椎间盘突出、椎管狭窄、颈椎失稳患者可能需要入院手术治疗。康复护理的要点如下所述。

1. 门诊接诊及初步评估

门诊应注意热情接待患者，耐心、细致地进行分诊或解答患者提出的相关问题，因患者常为长期伏案工作人士和老年人，在进行本病的康复门诊分诊时，注意提示患者回忆病史，尤其是发病的时间、有无外伤、疼痛位置、病情是否存在缓解或反复、患者是否有明确的不良工作姿态等。提示患者在门诊就诊前做好进行相关影像学检查（主要是颈椎 X 线和 MRI 等）的准备，需要避免佩戴金属物体。上述内容在脊柱外科、康复科专科门诊可制成简易指引单。

2. 病房护理管理

该疾病的康复治疗主要通过门诊进行，部分患者可能需要入院进行手术治疗。康复科护理团队对该疾病的主要护理工作包括以下几个方面。

（1）入院时手续办理，介绍病区情况和重要动线节点位置、功能。

（2）按照颈椎疾病护理常规进行手术准备，介绍主管医生和责任护士。

（3）测量身高、体重，评估营养情况、智力水平。

（4）提示患者入院时携带病历资料、影像学检查，评估患者日常生活能力是否能够完成住院期间自理，根据情况要求家属或专业陪护员陪护。

（5）重视患者个人卫生，预防并发症发生，尤其关注睡眠状态、呼吸受限、意外摔伤或非医嘱活动造成的功能损害。

（6）熟悉各类手术、康复治疗和程序，以配合骨科医师、康复医师、治疗师等，做好患者在病房期间的药物治疗、物理治疗、作业治疗、语言治疗的护理工作。

（7）注意观察患者的心理状态、定期评估治疗效果，及时和康复医师就患者可能存在的心理、生理异常进行沟通。

（8）做好其他原发疾病的护理和会诊等工作。

3. 围手术期护理

本疾病的住院治疗涉及手术。故此围手术护理内容十分重要，术前应当充分做好下述准备。

（1）心理准备　颈椎手术的颈前路和颈后路手术大都在患者清醒状态下施术，术中需得到其密切配合才能顺利完成手术。术前应详细耐心地向患者解释手术的必要性及手术中可能遇到的不适，争取其密切配合，减轻其心理负担。

（2）改变生活习惯　有吸烟习惯的患者应在术前的一段时间戒烟，有咳嗽者应行呼吸道检查，必要时可于手术前给予药物治疗，睡眠质量不佳的患者也应调整枕头高低或给予少量镇静药物促使其获得良好、充足的睡眠。

（3）适应性训练　包括卧床排便训练、气管和食管推移训练及体位训练。床上练习排便是术前基本训练的内容之一，术后应卧床数日，若有排尿困难，需留置尿管，但易引起尿路感染。颈前路手术需行气管和食管推移训练，即术前嘱患者本人或他人用 2～4 指在皮外切口患侧，持续性向非手术侧推移，训练时也可用另一手协助牵拉。开始时每次 10～20 分钟，此后逐渐增加至 30～40 分钟，而且必须将气管牵进中线，如此训练 3～5 天。注意不要过于用劲，以免造成咽喉水肿、疼痛。体位训练是颈后路手术的要求，术前应训练患者俯卧位，将被褥与枕头垫起放置于床的中间，患者俯卧其上，头颈前倾，双上肢自然后伸，初练时患者呼吸困难，3～5 天后即能适应。

（4）皮肤准备　后路手术应常规剃光头，前路手术备皮同甲状腺手术，若术中需取自体髂骨植骨融合，还需准备一侧髂部皮肤。

4. 术后注意事项

（1）病情观察

1）生命体征观察：做好患者手术后回病房的交接工作，及时向医生了解手术情况，注意观察患者意识、面色，测体温、脉搏、呼吸、血压，每2小时一次，直至平稳。如有呼吸抑制，血压、脉搏的变化及出现双上肢以下疼痛进行性加重，伴无力、麻木、瘫痪，应考虑椎管内血肿形成卡压神经根，应及时报告主管医生处理。

2）手术局部的观察：术后2小时严密观察伤口疼痛及渗血情况，若伤口渗血较多，应及时更换敷料。若患者有较剧烈颈部酸、胀、痛、麻等，是由于器械进入椎间隙时髓核腔内的压力增高，刺激神经根引起，疼痛较重者，可给予药物止痛，一般12~72小时后症状可逐渐减轻。

3）引流管的观察：保持引流管通畅，防止受压、扭转、逆流，准确记录引流液的颜色、性质及量，若引流出较多的血性液，可能伤口有活动性出血，若引流出较多淡红色液，提示有脑脊液漏，应立即报告医生处理。

（2）并发症的预防及护理

1）预防伤口感染：保持手术局部清洁、干燥，防止感染，渗血多时应及时更换；同时，应严密观察术后体温的变化，遵医嘱准确应用抗生素，发生异常及时处理。

2）椎管内粘连：加强对引流管的观察，若伤口引流不畅，也可引起神经根受压，出现严重的并发症，引起椎管内粘连，因此伤口渗血多时，应及时更换敷料，即可防止椎管内粘连。

3）喉返神经或喉上神经损伤：上颈椎手术易误伤喉上神经，术后在饮水或进食时发生呛咳现象。下颈椎手术易误伤喉返神经，术后患者声音嘶哑、发音不清。发生上述症状及时报告医生处理。

4）皮肤护理：保持颈部的稳定性，与患者讲明颈部制动的重要性，颈椎稳定是术后恢复的关键，体位稍不合适即会导致延髓的损伤，过度活动也是颈椎手术疗效不佳和变坏的原因之一。翻身时注意保持头颈胸的一致性，避免颈部旋转和屈伸活动，卧气垫床，鼓励患者抬臀以减少尾骶部受压。

5）预防呼吸道感染：于术前教会患者正确地深呼吸、有效的咳嗽方法，每天进行锻炼；术后3天内常规超声雾化吸入稀释痰液，定时翻身拍背鼓励主动排痰；做好口腔护理，减少口咽部细菌进入呼吸道，有助于预防术后肺部并发症。

6）手功能锻炼：颈椎脊髓受压损害后，可造成脊髓病手（指间肌麻痹，致手指并拢及握拳障碍）；因此，主要锻炼手的提与握的功能。方法：①拇指对指练习；②手握拳，然后用力伸指；③分指练习外展内收，用手指夹纸；④揉转石球或核桃；⑤捏橡胶皮球或拧毛巾。以上方法每日可练习3~4次，

20 ~ 30 分钟/次。

7）步行锻炼：病情许可早日下床活动，若病情稳定，术后 24 小时可在颈围保护下半卧位或坐位以减轻颈部水肿、出血，改善呼吸，72 小时后可下床活动。

5. 康复过程护理

（1）充分了解解剖、生理学上脊柱的正常活动范围以及特定患者目前躯体活动范围，尤其是由于脊柱侧弯、骨盆倾斜、下肢长度不等等情况造成的肢体活动异常，以便于作出评估、了解病情、进行交流。

（2）了解康复治疗方法，详见本节相关内容。

（3）坚持按照医嘱行功能练习

1）手功能锻炼：颈椎脊髓受压损害后，可造成脊髓病手；因此，主要锻炼手的提与握的功能。方法：①拇指对指练习；②手握拳，然后用力伸指；③分指练习外展内收，用手指夹纸；④揉转石球或核桃；⑤捏橡胶皮球或拧毛巾。以上方法每日可练习 3 ~ 4 次，20 ~ 30 分钟/次。

2）步行锻炼：病情许可早日下床活动，若病情稳定，术后 24 小时可在颈围保护下半卧位或坐位以减轻颈部水肿、出血，改善呼吸，72 小时后可下床活动。

（4）注意观察患者的心理状态，定期评估治疗效果，及时和康复治疗师就患者可能存在的心理、生理异常进行沟通。

四、腰部疾病的康复治疗

1. 对于腰部疾病患者，在日常生活中建议采取以下姿势 （图 3 - 6 - 16）

（1）正确的坐姿　上身挺直，收腹，下颌微收，下肢并拢。在上述姿势的基础上尽量将腰背紧贴椅背，这样腰骶部的肌肉不会太疲劳。

（2）正确的站姿　两眼平视，下颌稍内收，胸部挺起，腰部平直，小腿微收，两腿直立，两足距离约与骨盆宽度相同。站立不应太久，要适当进行活动，尤其是腰背部活动，以解除腰背肌肉疲劳。

（3）正确的睡姿　较好的睡眠体位应该是仰卧位和侧卧位。仰卧时在双下肢下面垫一软枕，以便双髋及双膝微屈，全身肌肉放松，椎间盘压力降低，减小椎间盘后突的倾向。这样的睡姿是腰椎间盘突出症患者的较好体位。

（4）正确提起地上物品的姿势　在尽可能靠近物品的位置单膝下跪，收紧腹部、背部及臀部的肌肉，保持腰背部自然弯曲，在两腿之间抬起物品，过程中不要屏住呼吸。

（5）正确拿起低处物品的姿势　屈曲膝关节，降低臀部并竖直背部，深吸一口气，腰腹部充满压力稳定住躯干。用力踩地并将腿伸直，提起重物，顺势将腹部空气吐出。

（6）正确的抱物姿势　抱重物时不要远离躯干，尽量贴近身体，避免弯腰提物。从高处搬移物品时，不要踮脚仰头勉强进行，应借助垫脚物垫高，使躯干相对放松，双手均匀提重物，有利于身体两侧平衡。

（7）正确的驾驶姿势　垂直坐姿的情况下，双手握方向盘，肘关节屈曲呈90°~100°，膝关节屈曲呈120°左右，臀部尽量靠后，在腰部可以放置腰垫，保持腰椎前凸的正常生理曲度。

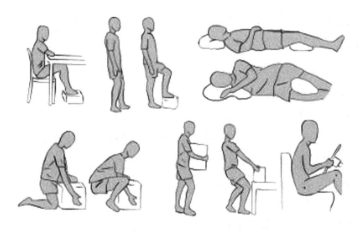

图 3-6-16　腰部疾病患者日常姿势

上图分别为：正确的坐姿、正确的站姿、正确的睡姿、正确地提起地上物品的姿势、正确地拿起低处物品的姿势、正确的抱物姿势、正确地驾驶汽车的姿势。

2. 康复治疗

手法放松髂腰肌、腰方肌、竖脊肌、臀肌，后嘱患者主动加强核心训练。

（1）双桥训练　见图 3-6-3。

（2）双桥训练　逐步改变为单桥训练，见图 3-6-4。

（3）猫式呼吸　见图 3-6-2。

（4）鸟狗式训练　起始位为双手手掌与膝盖着地（四点支撑），见图 3-6-5。

（5）死虫式训练　见图 3-6-6。

（6）臀中肌训练　见图 3 – 6 – 17。

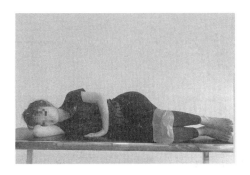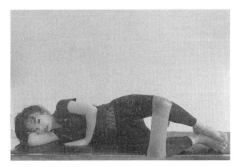

图 3 – 6 – 17　臀中肌训练

10 ～ 15 个/组，做 3 ～ 5 组。

整体动作训练量以患者感觉肌肉酸即可，但不要感觉酸痛，若第二天起床感觉身体酸痛则减轻训练量，若感觉身体较轻松则可适当加大训练量。

腰椎小关节紊乱、腰椎不稳治疗方法同腰椎间盘突出症。

3. 骶髂关节错动之治疗手法

（1）搬肩推臀旋脊法　见图 3 – 6 – 18。

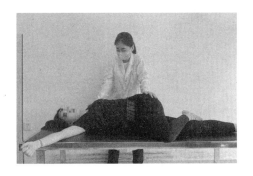

图 3 – 6 – 18　搬肩推臀旋脊法

主要用于矫正骶髂关节之髂骨单侧后错位和后旋错位，也可用于腰肌损伤、腰骶韧带损伤、腰部小关节综合征、梨状肌综合征、臀上皮神经损伤和腰椎间盘突出等。

手法开始前先对骶骨部及臀部放松肌肉 3 至 5 分钟以解除肌肉痉挛。

患者侧卧，患侧在上，下肢自然屈曲全身肌肉放松，治疗师站于患者背后床边，手扶肩向后搬拉旋转脊柱，另一手同时压在患侧臀部向前下方推动髂骨向前旋转，两手向相反方向推拉，每个动作只需做 5 ～ 9 次，1 ～ 3 组，不需要听到关节声响，力度根据患者体质、年龄决定。患者不感觉明显疼痛。

（2）屈髋屈膝冲压法　见图3-6-19。

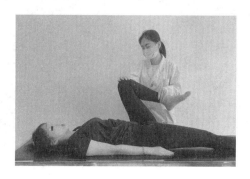

图3-6-19　屈髋屈膝冲压法

主要用于骶髂关节之髂骨单侧前错动、单侧前旋错动。

患者仰卧，治疗师立于患侧，将患肢屈髋屈膝90°，辅助将髋屈向腹部，每个动作只需做5~9次，1~3组，不需要听到关节声响，力度根据患者体质、年龄决定。患者不感觉明显疼痛。

（3）双手四部正骶法　见图3-6-20。

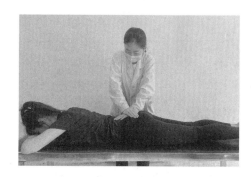

图3-6-20　双手四部正骶法

用于骶髂关节的各种错动。

患者俯卧于硬板床上，上肢置于身体两侧彻底放松肌肉，治疗师站于床旁，双手掌重叠置于患侧骶髂关节上，肘伸直借助身体重量向下弹压，每个动作只需做5~9次，1~3组，不需要听到关节声响，力度根据患者体质、年龄决定。患者不感觉明显疼痛。

（4）单手后提法　见图3-6-21。

主要用于骶髂关节前错动。

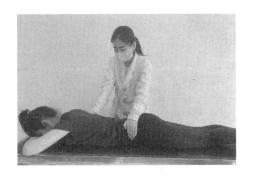

图 3 - 6 - 21　单手后提法

患者俯卧位，双手放在身体两侧，躯干放松，治疗师立于健侧，一手固定于患侧的髂骨做向上的提拉，每个动作只需做 5 ~ 9 次，1 ~ 3 组，不需要听到关节声响，力度根据患者体质、年龄决定。患者不感觉明显疼痛。

（5）单手前按法　见图 3 - 6 - 22。

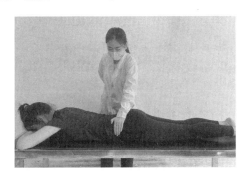

图 3 - 6 - 22　单手前按法

主要用于矫正骶髂关节之髂骨单侧后错位和后旋错位。

患者俯卧位，双手放在身体两侧，躯干放松，治疗师立于健侧，单手置于患侧骶髂关节处，用力方向是向下，每个动作只需做 5 ~ 9 次，1 ~ 3 组，不需要听到关节声响，力度根据患者体质、年龄决定。患者不感觉明显疼痛。

（6）双手反旋法　见图 3 - 6 - 23。

主要用于骶髂关节单侧后旋错动。

患者侧卧，患侧在上，下肢自然屈曲，全身肌肉放松，治疗师立于身后，双手固定患侧髂脊，做逆时针转动，每个动作只需做 5 ~ 9 次，1 ~ 3 组，不需要听到关节声响，力度根据患者体质、年龄决定。患者不感觉明显疼痛。

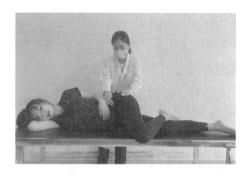

图 3 - 6 -23　双手反旋法

（7）双手正旋法　见图 3 - 6 - 24。

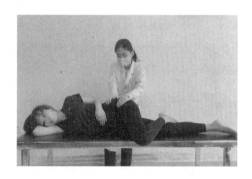

图 3 - 6 -24　双手正旋法

主要用于骶髂关节单侧前旋错动。

患者侧卧，患侧在上，下肢自然屈曲，全身肌肉放松，治疗师立于身后，双手固定患侧髂脊，做顺时针转动，每个动作只需做 5~9 次，1~3 组，不需要听到关节声响，力度根据患者体质、年龄决定。患者不感觉明显疼痛。

（8）搬脊法　见图 3 - 6 - 25。

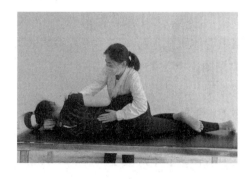

图 3 - 6 -25　搬脊法

患者侧卧位，屈髋屈膝，患侧在上，治疗师用一手推患者的肩膀，一手用豌豆骨压住患者的横突或棘突，身体或胯卡压旋转患者的骨盆，造成患者腰椎关节的松动，造成椎体瞬间松动。压横突时，治疗师手和身体向同向发力；压棘突时，因为发力方向不同，所以身体发力要照顾手的下切力，就以下压为主。

每个动作只需做5~9次，1~3组，不需要听到关节声响，力度根据患者体质、年龄决定。患者不感觉明显疼痛。

第四章 肩关节常见病症的康复护理

第一节 肩周炎

一、概述

肩周炎又称肩关节周围炎，俗称冻结肩、凝肩、五十肩，是以肩部逐渐产生疼痛，夜间为甚，逐渐加重，肩关节活动功能受限而且日益加重，达到某种程度后逐渐缓解，直至最后完全复原为主要表现的肩关节囊及其周围韧带、肌腱和滑囊的慢性特异性炎症。肩周炎是以肩关节疼痛和活动不便为主要症状的常见病症。本病的好发年龄在50岁左右，女性发病率略高于男性，多见于体力劳动者。如得不到有效的治疗，有可能严重影响肩关节的功能活动。肩关节可有广泛压痛，并向颈部及肘部放射，还可出现不同程度的三角肌萎缩。

二、病因

1. 肩部原因

（1）本病大多发生在40岁以上中老年人，其软组织退行病变，对各种外力的承受能力减弱。

（2）长期过度活动、姿势不良等所产生的慢性致伤力。

（3）上肢外伤后肩部固定过久，肩周组织继发萎缩、粘连。

（4）肩部急性挫伤、牵拉伤后治疗不当等。

2. 肩外因素

颈椎病，心、肺、胆道疾病导致的肩部牵涉痛，因原发病长期不愈使肩部肌肉持续性痉挛、缺血而形成炎性病灶，转变为真正的肩周炎。

三、临床表现

1. 肩部疼痛

起初肩部呈阵发性疼痛，多数为慢性发作，以后疼痛逐渐加剧或钝痛，或刀割样痛，且呈持续性，气候变化或劳累后常使疼痛加重，疼痛可向颈项及上肢（特别是肘部）扩散。当肩部偶然受到碰撞或牵拉时，常可引起撕裂样剧痛，肩痛昼轻夜重为本病一大特点，若因受寒而致痛者，则对气候变化特别敏感。

2. 肩关节活动受限

肩关节向各方向活动均可受限，以外展、上举、内旋、外旋更为明显，随着病情进展，由于长期废用引起关节囊及肩周软组织的粘连，肌力逐渐下降，加上喙肱韧带固定于缩短的内旋位等因素，使肩关节各方向的主动和被动活动均受限，特别是梳头、穿衣、洗脸、叉腰等动作均难以完成，严重时肘关节功能也可受影响，屈肘时手不能摸到同侧肩部，尤其在手臂后伸时不能完成屈肘动作。

3. 怕冷

患者肩怕冷，不少患者终年用棉垫包肩，即使在暑天，肩部也不敢吹风。

4. 压痛

多数患者在肩关节周围可触到明显的压痛点，压痛点多在肱二头肌长头肌腱沟处、肩峰下滑囊、喙突、冈上肌附着点等处。

5. 肌肉痉挛与萎缩

三角肌、冈上肌等肩周围肌肉早期可出现痉挛，晚期可发生废用性肌萎缩，出现肩峰突起，上举不便，后伸不能等典型症状，此时疼痛症状反而减轻。

四、鉴别诊断

临床上常见的伴有肩周炎的疾病包括颈椎病、肩关节脱位、化脓性肩关节炎、肩关节结核、肩部肿瘤，风湿性、类风湿关节炎及单纯性冈上肌腱损伤，肩袖撕裂，肱二头肌长头肌腱炎及腱鞘炎等。这些病症均可表现为以肩部疼痛和肩关节活动功能受限。但是由于疾病的性质各不相同，病变的部位不尽相同，所以有不同的伴发症可供鉴别。

五、一般治疗

目前对肩周炎主要是保守治疗，即口服消炎镇痛药、物理治疗、痛点局部封闭、按摩推拿、自我按摩等综合疗法。同时进行关节功能练习，包括主动与被动外展、旋转、伸屈及环转运动。当肩痛明显减轻而关节仍然僵硬时，可在全身麻醉下手法松解，以恢复关节活动范围。

六、康复治疗

肩周炎的治疗方法很多，它的治疗原则是针对肩周炎的不同时期或是其不同症状的严重程度采取相应的治疗措施。一般而言，若诊断及时，治疗得当，可使病程缩短，运动功能及早恢复。

（1）急性期或早期最好对患肩采取一些固定和镇痛的措施，以解除患者疼痛，如用三角巾悬吊，并对患肩做热敷、理疗或封闭等治疗。

（2）慢性期主要表现为肩关节功能障碍。这时以功能锻炼和按摩为主，配合理疗进行治疗。

功能锻炼如下所述。

1）面墙而立，双手扶墙，手指顺墙爬行而上，练习上举，观察哪侧严重，并记录下每日达到最大高度。每日2次，每次30次以上（图4-1-1）。

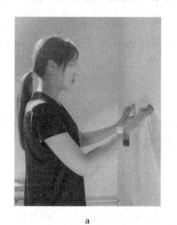 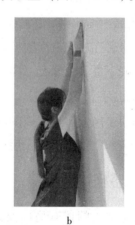

a   b

图4-1-1 手指爬墙

2）腰部向前屈曲，患壁前后摆动，摆动范围越大越好。每日2次，每次甩动30次上（图4-1-2）。

3）双臂在胸前交叉甩动，双手拍对侧肩头，双臂上下交替进行，每次拍打30次以上，每日练2回（图4-1-3）。

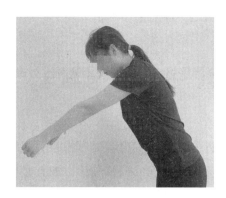
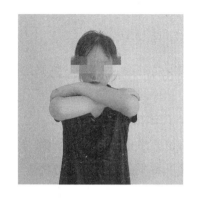

图 4 - 1 - 2　弯腰甩臂　　　　　　　　图 4 - 1 - 3　交叉拍肩

4）两臂后伸，以健侧手腕部，使患侧手指尽量向上摸脊背（图 4 - 1 - 4）。

5）立位，双手持体操棒，做两直臂同时上举、后伸练习，健侧带动患侧，到感觉疼痛处停止，保持 5 秒，放下（图 4 - 1 - 5）。

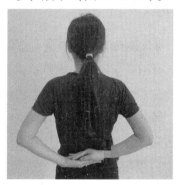

图 4 - 1 - 4　后身摸背

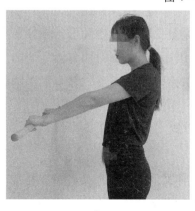
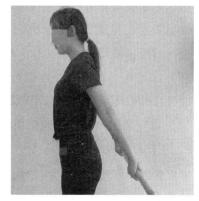

a　　　　　　　　　　　　　　　　　　　b

图 4 - 1 - 5　手持体操棒上举、后伸

七、护理要点

该疾病的治疗主要通过门诊进行，少部分严重患者可能入院康复科进行康复治疗。护理的要点如下所述。

1. 门诊接诊及初步评估

门诊应注意热情接待患者，耐心细致进行分诊或解答患者提出的相关问题，注意到患者存在肩关节疼痛及活动受限时，应进行本病的门诊分诊，如有必要，注意提示患者回忆病史，尤其是疼痛发作的时间、活动受限的时间、病情是否存在缓解或反复等。做好进行相关影像学检查的准备：X线、MRI、肩关节超声等。如患者就诊时手提或肩负重物，应提示患者避免用疼痛的肩关节和患侧肢体进行负重活动以免影响门诊就诊查体的效果。上述内容在运动医学肩肘外科或肩肘康复科专科门诊可制成简易指引单。

2. 病房护理管理

作为康复科护理团队，对该疾病的主要护理工作包括以下几个方面。

（1）入院时手续办理，介绍病区情况和重要动线节点位置、功能。

（2）按照肩关节疾病护理常规，介绍主管医生和责任护士。

（3）测量身高、体重，评估营养情况、智力水平。

（4）按照要求定期评估患者肩关节功能和日常生活能力。

（5）重视患者个人卫生，预防并发症发生，尤其注意指导患者治疗期间患肢的活动范围和负重情况，要在康复医师和康复治疗师指导下严格进行，避免意外摔伤或非医嘱活动造成功能损害。

（6）熟悉各类康复治疗和程序，以配合康复医师、治疗师等，做好患者在病房期间的药物治疗、物理治疗、作业治疗、语言治疗的护理工作。

（7）注意观察患者的心理状态，定期评估治疗效果，及时和康复医师就患者可能存在的心理、生理异常进行沟通。

（8）做好其他原发疾病的护理和会诊等工作。

3. 围手术期护理

本疾病的康复治疗较少涉及手术，合并多种其他疾病和损伤者可能行关节镜探查等手术治疗，可参考相关章节的围手术期护理部分。

4. 康复过程护理

（1）充分了解解剖、生理学上肩关节正常活动范围，以及特定肩周炎患者目前活动范围，以便于作出评估、了解病情、进行交流。

（2）指导生活护理：工作要劳逸结合，注意局部保暖，特别应注意在空调房中时，不要坐在冷风口前，保护肩关节不受风寒，夏季夜晚不要在窗口、屋顶睡觉，防止肩关节长时间地受冷风吹袭。

（3）了解康复治疗方法，详见本节相关内容。

（4）保护肩关节，避免长时间负重、睡眠姿势挤压或者其他可能造成肩关节损伤加重的动作，例如滑雪、羽毛球等激烈运动或乘坐公交车时用患肢牵拉吊环固定等。

（5）注意观察患者的心理状态，定期评估治疗效果，及时和康复治疗师就患者可能存在的心理、生理异常进行沟通。

第二节　肩袖损伤

一、概述

肩袖是覆盖于肩关节前、上、后方之肩胛下肌、冈上肌、冈下肌、小圆肌等肌腱组织的总称，位于肩峰和三角肌下方，与关节囊紧密相连。肩袖的功能是上臂外展过程中使肱骨头向关节盂方向拉近，维持肱骨头与关节盂的正常支点关节。肩袖损伤将减弱甚至丧失这一功能，严重影响上肢外展功能。本病常发生在需要肩关节极度外展的反复运动（如棒球、自由泳、仰泳、蝶泳和举重）中。

二、病因

1. 创伤

创伤是年轻人肩袖损伤的主要原因，因跌倒时手外展着地或手持重物，肩关节突然外展上举或扭伤而引起。

2. 血供不足

血供不足引起肩袖组织退行性变。当肱骨内旋或外旋中立位时，肩袖的这个危险区最易受到肱骨头的压迫、挤压血管而使该区相对缺血，使肌腱发生退行性变。临床上肩袖完全断裂大多发生在这一区域。

3. 肩部慢性撞击损伤

中老年患者其肩袖组织因长期遭受肩峰下撞击、磨损而发生退变。当上肢前伸时，肱骨头向前撞击肩峰与喙肩韧带，引起冈上肌肌腱损伤。慢性刺激可以引起肩峰下滑囊炎、无菌性炎症和肌腱侵袭。急性暴力损伤可以导致旋转带断裂。

三、临床表现

本病多见于 40 岁以上患者，特别是重体力劳动者。伤前肩部无症状，伤后肩部有一时性疼痛，隔日疼痛加剧，持续 4~7 天。患者不能自动使用患肩，当上臂伸直肩关节内旋、外展时，大结节与肩峰间压痛明显。肩袖完全断裂时，因丧失其对肱骨头的稳定作用，将严重影响肩关节外展功能。肩袖部分撕裂时，患者仍能外展上臂，但有 60°~120°疼痛弧。

四、鉴别诊断

1. 肩峰下滑囊炎

肩峰下滑囊炎主要表现为肩峰下疼痛、压痛，并可放射至三角肌，严重者有微肿。病程久时可引起局部肌肉萎缩，肩关节不能做外展、外旋等动作。

2. 肱二头肌长头肌肌腱炎

起病缓慢，逐渐加重，疼痛、压痛以肱骨结节间沟为主，肱二头肌抗阻力屈肘部局部疼痛加重。久则亦有功能障碍及肌肉萎缩。

五、一般治疗

1. 保守治疗

损伤的肌腱应得到充分的休息，并加强健侧肩部肌肉的锻炼。患者应避免做推压动作，而代之以牵拉活动。局部可使用膏药等外用药物治疗。疼痛较重的可口服非甾体类消炎止疼药。

2. 手术治疗

如果损伤较重、肩袖完全撕裂，或经保守治疗 3~6 个月效果不好，需行手术治疗。

随着关节镜技术的发展，肩袖损伤的手术治疗现在大部分在关节镜下微创治疗，效果较好。部分巨大撕裂或条件较差者，可行小切口开放手术修补损伤的肩袖。

六、康复治疗

保守治疗：局部封闭治疗，肩关节外展30°固定，或肩关节人字石膏固定。

手术治疗：肩袖损伤手术方式多种，但是无论何种手术方法，如不注意术后康复锻炼，都会有肩关节僵硬的风险，甚至二次手术。影响肩袖修复术后康复进度的因素主要包括手术技术、修复组织条件以及撕裂部位的大小和部位。康复过程中必须充分考虑到这些因素。因此患者术后应在临床医师指导下，根据自身情况随时调整康复方案。

康复训练：针对病情的不同阶段采取不同的锻炼方法。

（1）疼痛初始阶段——有限活动范围的练习。

方法：站立，弯腰，面向地面，手臂悬垂，以肩为中心用手臂画圈，在肩膀感到酸胀停止，一日2到3次（图4-2-1）。

（2）疼痛减轻阶段——加强肩袖力量训练。

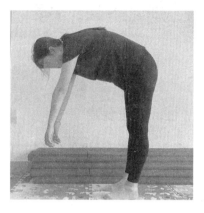

图4-2-1　有限活动范围的练习

方法：取一条弹力带，一端固定，用患侧手抓住另一端，小臂抬起与大臂呈90度，以大臂为轴，小臂分别向内外侧拉动，用力拉伸。8～10次为一组，每日2～3组（图4-2-2）。

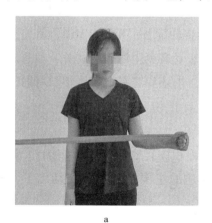

a

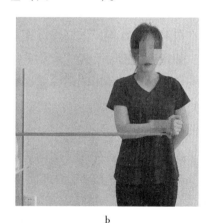

b

图4-2-2　加强肩袖力量训练

（3）疼痛消失阶段——上肢力量加强训练。

方法：侧躺，保持大臂紧贴身体，小臂与大臂呈90度置于体前，手握哑铃，以大臂为轴，让大臂紧贴身体，抬起小臂向上转动180度。每组6～8次，每日2～3组（图4-2-3）。

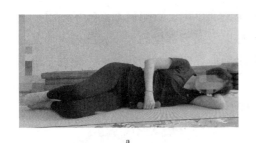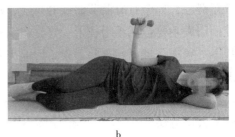

a   b

图4-2-3　上肢力量加强训练

七、护理要点

肩袖损伤作为最常见的肩关节运动系统损伤，大部分需要康复治疗或指导，较为严重的患者需要进行关节镜下肩袖损伤重建治疗。护理的主要要点如下所述。

1. 门诊接诊及初步评估

门诊应注意热情接待患者，耐心细致地进行分诊或解答患者提出的相关问题，注意到患者存在肩关节疼痛及活动受限时，应进行本病的门诊分诊，如有必要，注意提示患者回忆病史，尤其是疼痛发作的时间、活动受限的时间、病情是否存在缓解或反复等。做好进行相关影像学检查的准备：X线、MRI、肩关节超声等。如患者就诊时手提或肩负重物，应提示患者避免用疼痛的肩关节和患侧肢体进行负重活动以免影响门诊就诊查体的效果。上述内容在运动医学、肩肘外科门诊可制成简易指引单。

2. 病房护理管理

该疾病的治疗首先需要明确病情，肩袖大面积撕裂患者需要手术治疗。作为关节外科或运动医学科室护理团队，对该疾病的主要护理工作包括以下几个方面。

（1）入院时手续办理，介绍病区情况和重要动线节点位置、功能。

（2）按照肩关节疾病护理常规，介绍主管医生和责任护士。

（3）测量身高、体重，评估营养情况、智力水平。

（4）按照要求定期评估患者肩关节功能和日常生活能力。

（5）重视患者个人卫生，预防并发症发生，尤其注意指导患者治疗期间患肢的活动范围和负重情况，要在康复医师和康复治疗师指导下严格进行，避免意外摔伤或非医嘱活动造成功能损害。

（6）熟悉各类康复治疗和程序，以配合康复医师、治疗师等，做好患者在病房期间的药物治疗、物理治疗、作业治疗、语言治疗的护理工作。

（7）注意观察患者的心理状态，定期评估治疗效果，揭前明确手术后锻炼过程的必要性和可能出现的疼痛等，注意减轻患者心理负担等，及时和康复医师就患者可能存在的心理、生理异常进行沟通。

（8）做好其他原发疾病的护理和会诊等工作。

3. 围手术期护理

本疾病的围手术期护理主要包括术前、术后两个主要时间阶段。

（1）术前护理　对患者进行术前评估，包括心理护理、身体状况评估、单侧上肢制动生活指导、功能锻炼指导和饮食指导。根据常规要求进行皮肤准备：备皮范围包括上至颈部、下至肘关节、前面至胸骨、后面至脊柱，包括腋窝全部范围。

（2）术后护理　患者术后返回病房后进行常规护理，根据麻醉情况进行心电监护等，注意观察生命体征。术后患肢应悬吊固定并在患肢肩关节下方垫高平卧。注意保持肩关节外展位置。术后患侧肩关节冰敷 48 小时，2 小时更换一次冰袋。注意观察患肢末梢血运、感觉和其他情况。注意预防术后常见并发症如呼吸道感染、泌尿系感染、血栓形成等，鼓励患者多进行除患肢外其他肢体的活动。

4. 康复过程护理

（1）第一阶段功能锻炼指导　手术后当天至 1 周。在外展支架固定下做手、腕、肘部的活动及无张力下肌肉收缩。

1）握拳运动：手用力握拳 5 秒，然后用力伸手指，连续 5～10 次，每日锻炼 6～8 次。

2）固定外关节运动：用健手或他人帮助，做肘、掌指、指间关节的伸屈及腕关节的背伸、掌屈、尺偏、桡偏等主动或被动运动，每个关节活动 5～10 次，每日 5～6 次。

3）静态肌肉收缩：用健手固定患侧肩部，主动做患侧的耸肩运动，每 10 次为 1 组，每次 2 组或 3 组，每日 2 次或 3 次。术后 3 天内辅以冰敷，锻炼后把冰袋置于肩关节附近，每次 30 分钟，每日 2 次或 3 次，以达到消肿、止痛、减少渗出的目的。

（2）第二阶段功能锻炼指导　术后第 2～3 周。在巩固上一阶段功能锻炼的基础上，在外展支架固定下锻炼。

1）掌屈背伸锻炼：双手五指对掌使前臂放于胸前或将手掌平放桌面上，使前臂垂直于桌面练习背伸活动，两手背相对练习掌屈，每次 2 分钟，每日 4 次或 5 次。

2）主动固定外关节锻炼：用健手固定上臂支架，患肢主动进行伸屈肘、腕、掌指及指间关节，并逐渐增加力量和运动次数。术后 1 周以后，在锻炼前可给予局部热敷，或用微波治疗仪照射 30 分钟，每日 2 次或 3 次，以改善血液循环，加速肿胀消退，减轻锻炼时疼痛。

（3）第三阶段功能锻炼指导　术后第 4～5 周。在原有的基础上增加被动前屈上举运动。用健侧手及前臂托牢患侧手及前臂，向上举过头顶，停留 4～5 秒，反复 4 次或 5 次，上肢放下时仍保持在外展支架固定的位置。

（4）第四阶段功能锻炼指导　术后第 6～8 周。拆除外展支架后，增加三角肌和肩肌的内旋和外旋锻炼。

1）被动内收内旋锻炼：用患侧手触摸对侧耳廓以练习肩关节的内收；患侧手持长 50cm，直径 3～4cm 的木棍放在背后向上举起，健侧手由肩部向上拉木棍带动患手持续 5～10 秒，每次 10～15 分钟，每日 2 次，以练习肩关节内旋活动。

2）被动划圈运动：患者弯腰使躯干与地面平行，患侧上肢自然放松悬垂，与躯干呈 90 度，用健侧手托患侧前臂做顺时针划圈运动，划 10 圈为 1 组，上午、下午各练习 1 组。

3）主动内外旋锻炼：双手经常摸后脑以练习外展外旋功能；让患者健手放在背后，托着患者去摸对侧的肩胛骨，以练习肩关节内旋活动，每日 6～8 次。

（5）第五阶段功能锻炼指导　术后第 9～12 周。在上一阶段功能锻炼的基础上加强肩关节主动功能锻炼，肩关节的外展和前屈控制在 90 度以内。

1）爬墙运动：患者面对墙壁站立，慢慢向上移动双手，五指自然高度放于墙面上，然后直至疼痛不能忍受为止，做好高度记号，每次 5～10 分钟，每日 2 次或 3 次，逐日每次不断提高。

2）主动上举运动：患肢向上举过头顶，停留 4～5 秒，再回原位。

3）弹力带锻炼：在门把上系 1 根松紧弹力，利用其松紧弹力作用进行内外旋锻炼，以增加肩关节内外旋范围锻炼。10 次为 1 组，上午、下午各锻炼 1 组。

4）钟摆样运动：患侧上肢自然下垂，用健手帮忙做患肢前后、左右来回摆动，每次 1～2 分钟，每日 2 次。

5）日常生活活动训练，如穿衣、梳头、系腰带、摸背等。

（6）第六阶段功能锻炼指导 术后第 12 周以后。在前述阶段功能锻炼的基础上进行抗阻力锻炼，加强肩部力量，增加各方向的主动和被动训练强度。

1）爬墙梯锻炼：采用约 3m 高的人字梯在充分固定底架的基础上双手抓牢扶梯逐级往上爬，人字梯从低度斜坡到陡立，以增加肩部力量，每日 1 次或 2 次。

2）哑铃锻炼：患肢持 2~3kg 的哑铃行肩关节外展上举练习，可以随着音乐的节奏进行锻炼，8 节为一组，每日 1 次或 2 次。

3）两臂做划船动作或游泳运动，慢慢用弹力带进行抗阻力运动。

4）重锤或拉力计练习：应用提拉重锤或用弹簧拉力计以练习肩部的肌肉力量，每日上午、下午各 1 次。

（7）出院指导 关节镜下行肩袖损伤修复术是一种微创手术，手术对组织损伤小，术后 5~10 天患者即可出院，但肩关节功能的全面康复却需要 6 个月~1 年左右的时间，因此出院指导非常重要。

出院前护士根据患者个体肩袖损伤的程度、年龄、工作性质以及家庭情况制定相关康复训练方法。通过讲解示范、配合图片资料等，必须在患者出院前向患者详细示教各阶段的康复训练方法，使患者学习掌握。护士有针对性地定期进行电话随访，可有效督促患者严格执行功能康复锻炼，收到良好预期效果。

第三节　肱二头肌长头肌腱炎

一、概述

肱二头肌长头肌腱起于肩胛骨盂上结节，在肱骨结节间沟与横韧带形成的骨纤维管道中通过。当肩关节后伸、内收、内旋时，该肌腱滑向上方；而当肩关节前屈、外展、外旋时则滑向下方。当上肢在外展位屈肘时，肱二头肌长头肌腱容易磨损，长期的摩擦或过度活动可引起腱鞘充血、水肿、增厚，造成腱鞘滑膜层急性水肿或慢性损伤性炎症，从而导致肱二头肌长头肌腱在腱鞘内的滑动功能发生障碍，从而出现临床症状，称为肱二头肌长头肌腱炎或腱鞘炎。本病好发于 40 岁以上的中年人，多因外伤或劳损后急性发病，是肩痛的常见原因之一。其临床表现主要为肩部疼痛、压痛明显、肩关节活动受限等。若不及时治疗，可发展成为肩周炎。

二、病因

本病常发生于长期反复过度活动的体力劳动者，可因外伤或劳损后急性发病，但大多是由于肌腱长期遭受磨损而发生退行性变的结果。此外，由于肱二头肌长头肌腱腱鞘与肩关节腔相通，故任何肩关节的慢性炎症均可引起肌腱腱鞘充血、水肿、增厚等改变，从而出现相应的症状。

三、临床表现

（1）肩关节前部疼痛，可向上臂前外侧放射，夜间加剧，肩部活动后加重，休息后好转。急性期不能取患侧卧位，否则穿、脱衣服困难。

（2）早期肩活动尚无明显受限，但外展、后伸及旋转时疼痛。逐渐加重，肩关节活动受限，患手不能触及对侧肩胛下角。

（3）肱骨结节间沟处压痛明显。

（4）肱二头肌抗阻力试验（Yergason 征）阳性：在抗阻力情况下，屈肘及前臂旋后时，肱二头肌长头肌腱周围出现剧烈疼痛。

（5）合并有肩周炎或其他疾患者，疼痛范围广，可见肩关节僵硬及肌萎缩。

四、一般治疗

1. 非手术疗法

非手术疗法治疗肱二头肌长头腱鞘炎多可奏效，如减少手部活动外涂中药红花油等活血消肿药物，贴敷膏药，口服非甾体消炎药。必要时可做局部封闭治疗，将0.5～1ml利多卡因与醋酸曲安奈德的混悬液注射于腱鞘之内，早期者1针即可见效，对顽固者可每周1次，不超过4次。

（1）局部制动　疼痛较重者可用三角巾悬吊前臂；避免过度使用肩关节。

（2）局部封闭　在肱二头肌间沟压痛最明显处，先注入1%普鲁卡因5ml，然后将醋酸氢化可的松或泼尼松龙1ml（25mg）行鞘内注射，每周一次，可用1～3次。需严格无菌操作。多数疗效显著。有的患者注射3日内可因药物反应症状稍有加重。

（3）体育锻炼　疼痛缓解后，即行体育锻炼，防止发生冻结肩。①肩部主动活动：弯腰使患肢放松下垂，做肩部摆动运动，一日多次。②爬墙运动：患手顺墙向上活动，逐渐恢复肩部外展和上举。③滑车带臂上举法：两手分别拉住装在墙上的滑轮绳子两端，上下来回滑动，以恢复肩部外展活动。

（4）推拿按摩 采用揉、拿、捏、滚、颤抖等手法和其他手法，被动活动肩关节，改善局部血供，促进功能恢复。

（5）局部理疗或热敷 有助于炎症消退。

（6）服用消炎止痛药物 服用消炎止痛药物可减轻疼痛。非甾体消炎止痛药物中具有较高选择性的药物效果较好，副作用较小。

2. 手术疗法

手术疗法适用于个别顽固性肱二头肌长头肌腱炎的病例。疼痛严重、关节活动明显受限，经半年以上非手术治疗无效者，可考虑手术治疗。方法是在结节间沟下方将肱二头肌的长头肌腱切断，远侧断端与肱二头肌短头腱缝合或固定于肱骨上，消除肌腱的摩擦，解除症状。术后，上肢贴胸包扎2周，而后开始体育锻炼。少数需手术治疗者，术后要用抗生素。根据具体情况，选择不同的抗生素。

五、康复治疗

肱二头肌长头肌腱炎在急性期时可用三角巾悬吊，然后进行理疗消肿止痛，继续进行治疗，治疗过程中遵循微痛或无痛。如果出现类似肩周炎征兆，可参考肩周炎治疗方法。

六、护理要点

该疾病的治疗主要通过门诊进行，少部分严重患者可能入院康复科进行康复治疗。护理的要点如下所述。

1. 门诊接诊及初步评估

门诊应注意热情接待患者，耐心细致进行分诊或解答患者提出的相关问题，注意到患者存在肩关节疼痛及活动受限时，应进行本病的门诊分诊，如有必要，注意提示患者回忆病史，尤其是疼痛发作的时间、活动受限的时间、病情是否存在缓解或反复等。做好进行相关影像学检查（X线、MRI、肩关节超声等）的准备。应提示患者避免用疼痛的患肢进行负重活动。该疾病应注意与肩袖损伤进行鉴别区分。

2. 病房护理管理

该疾病的治疗主要通过门诊进行，少部分严重患者可能入院康复科进行康复治疗。作为康复科护理团队，对该疾病的主要护理工作包括以下几个方面。

（1）入院时手续办理，介绍病区情况和重要动线节点位置、功能。

（2）按照肩关节疾病护理常规，介绍主管医生和责任护士。

（3）测量身高、体重，评估营养情况、智力水平。

（4）按照要求定期评估患者肩关节功能和日常生活能力。

（5）重视患者个人卫生，预防并发症发生，尤其注意指导患者治疗期间患肢的活动范围和负重情况，要在康复医师和康复治疗师指导下严格进行，避免意外摔伤或非医嘱活动造成功能损害。

（6）熟悉超声引导下药物注射等康复治疗方式和程序，以配合康复医师、治疗师等，做好患者在病房期间的药物治疗、物理治疗、作业治疗、语言治疗的护理工作。

（7）注意观察患者的心理状态，定期评估治疗效果，及时和康复医师就患者可能存在的心理、生理异常进行沟通。

（8）做好其他原发疾病的护理和会诊等工作。

3. 围手术期护理

本疾病的康复治疗较少涉及手术，合并多种其他疾病和损伤者可能行关节镜探查等手术治疗，可参考相关章节的围手术期护理部分。

4. 康复过程护理

（1）充分了解解剖、生理学上肩关节正常活动范围，以及特定肩周炎患者目前活动范围，以便于作出评估、了解病情、进行交流。

（2）指导生活护理：工作要劳逸结合，注意局部保暖，特别应注意在空调房中时，不要坐在冷风口前，保护肩关节不受风寒，夏季夜晚不要在窗口、屋顶睡觉，防止肩关节长时间地受冷风吹袭。

（3）保护肩关节，避免长时间负重、睡眠姿势挤压或者其他可能造成肩关节损伤加重的动作，例如前臂负重屈曲、举哑铃、俯卧撑等激烈运动或乘坐公交车时用患肢牵拉吊环固定等。

（4）注意观察患者的心理状态，定期评估治疗效果，及时和康复治疗师就患者可能存在的心理、生理异常进行沟通。

第四节　冈上肌肌腱炎

一、概述

冈上肌肌腱炎又称冈上肌综合征、外展综合征，是指劳损和轻微外伤或受寒后逐渐引起的肌腱退行性改变，属无菌性炎症，以疼痛、功能障碍为主要临床表现。好发于中青年及以上体力劳动者、家庭主妇、运动员。单纯冈上肌肌腱炎发病缓慢，肩部外侧渐进性疼痛，上臂外展 60°~120°（疼痛弧）时肩部疼痛剧烈。冈上肌腱钙化时，X 线片可见局部有钙化影。

二、病因

冈上肌肌腱炎属中医"痹症"范畴，由感受风寒湿邪、劳损、外伤作用所致，引起气血凝滞，脉络痹阻，不通则痛。上肢外展上举运动中冈上肌腱、肩峰-喙突形成的肩喙穹与肱骨头之间隙中滑动，容易受到肩峰喙突的摩擦或在肩喙穹下间隙内受肱骨头肩峰喙突间的撞击、夹挤造成冈上肌腱慢性劳损，或因冈上肌的力臂较短，完成上肢外展上举运动中所做的功又较大且又随年龄增大长期反复受累造成冈上肌腱本身的退行性变化，由于冈上肌腱表面与肩峰之间为肩峰下滑囊，所以冈上肌肌腱炎、肩峰下滑囊炎二者往往同时并存且相互影响，多数肩峰下滑囊炎继发于冈上肌腱病变。

冈上肌腱钙化的确切病因机制尚不清楚，目前临床研究认为冈上肌腱肱骨大结节止点近侧 1cm 范围该肌腱的乏血管区血液供应最差，也是受到应力作用影响最大区域，常称为"危险区域"。当此"危险区域"发生肌腱变性坏死，腱纤维断裂修复过程中局部酸性环境时可有利于不定型的游离钙离子析出并形成钙盐沉积于肌腱纤维内造成钙化性冈上肌腱炎，继之钙盐沉积缓慢增多可造成对肩峰下滑囊的刺激，表现出肩峰下滑囊炎症状，钙盐沉积可向肌腱表面发展甚至破入肩峰下滑囊内。

由于冈上肌腱易受研磨、撞击、夹挤及本身因素影响，所以肩袖肌腱群中冈上肌肌腱退变及最早肌纤维断裂发生率最高，中老年人及从事体力劳动者冈上肌腱在退行性变化基础上常呈部分撕裂，当一次无准备之外展位急速内收上臂时或大块钙盐沉积物浸润冈上肌腱时可导致肌腱的大部分或完全性断裂。

冈上肌腱长期遭受摩擦、撞击、夹挤等因素造成慢性累积性劳损及本身的退行性变化，刺激肩峰下滑囊的底部引起囊壁增厚粘连。

钙盐沉积主要发生在变性的肌腱纤维内，尤其是所受应力较大容易变性的"危险区域"，初起病变位于腱纤维的中央，先有变性而后钙离子析出沉积，钙盐沉积物周围组织出现炎症反应。如钙盐沉积物小而深埋肌腱中央，不刺激滑囊时可无临床症状，甚至数年不发觉。如钙盐沉积物明显增大则可接触滑囊底部，上肢外展运动时可与肩峰碰撞或被肩峰和肱骨头夹挤而产生疼痛，此时钙盐沉积物边缘清晰、中央发白但无张力，滑囊底可增厚甚至有绒毛，可有白色砂砾样物同变性腱组织结合。此阶段无急性症状，表现为上肢外展 60°～120°范围出现疼痛之肩痛弧综合征，如继发创伤即可表现为亚急性发作。滑囊底与钙盐沉积物紧密相贴，肿胀中心发白或黄色，密度如牙膏状，有的含有硬的砂砾样物，病程久者钙盐沉积物可与腱纤维交织相融急性发作。钙盐沉积物内张力大，中心灰白，周围深红或紫色，呈充血状，滑囊底紧贴钙盐沉积物且滑囊壁变菲薄，如用小刀切一小口有牛奶样液体溢出，钙盐沉积物可自行穿破滑囊壁进入滑囊，此时滑囊内也有牛奶样液体而非固体物质症状。严重程度取决于钙盐沉积物周围的炎症反应和其本身的张力大小，当钙盐沉积物自行穿破时压力下降而使疼痛明显减轻。

三、临床表现

（1）以肩峰大结节处为主的疼痛，并可向颈、肩和上肢放射。肩外展时疼痛尤著，因而患者常避免这一动作。

（2）肩关节活动受限，活动受限以肩关节外展至 60°～120°时可引起明显疼痛为主要特征。当大于或小于这一范围及肩关节其他活动不受限制时，亦无疼痛，这与肱二头肌肌腱炎和肩周炎明显不同。

（3）压痛，在冈上肌止点的大结节处常有压痛，并随肱骨头的旋转而移动。局部封闭可使疼痛立刻消失，借此有助于诊断。

四、诊断

（1）好发于中青年及以上体力劳动者、家庭主妇、运动员，一般起病缓慢，常因轻微的外伤史或受凉史，或单一姿势工作、劳动而诱发本病。

（2）急性期或慢性肩痛急性发作者，肩部有剧烈的疼痛，肩部活动、用力、受寒时尤其加重。疼痛部位一般在肩外侧、大结节处，并可放射到三角肌止点或手指处。

（3）肩关节活动受限及压痛明显。当肩关节外展至 60°～120°时，可引起明显疼痛而致活动受限，发展至急性期可在大结节处有明显压痛。

五、X 线检查

偶见冈上肌肌腱钙化，骨质疏松，为组织变性后的一种晚期变化。

六、鉴别诊断

（1）肩关节周围炎 疼痛弧不仅限于中间范围，而且从开始活动到整个运动幅度内均有疼痛及局部压痛。

（2）粘连性肩关节滑囊炎 活动开始时不同，外展 70°以上出现疼痛，超外展则疼痛明显加重。

（3）肩袖断裂 多因投掷运动等外伤所致，肩前方疼痛伴大结节近侧或肩峰下区域压痛，主动外展困难，将患肢被动地外展上举到水平位后，不能主动地维持此种肢位；或外展 60°～120°阳性疼痛弧征。

七、一般治疗

1. 药物治疗

缓解疼痛可口服消炎镇痛药，如吲哚美辛（每次 25mg，每日 3～4 次）、吡罗昔康（炎痛喜康，每次 20mg，每日 1 次）、肠溶阿司匹林（每次 0.3～0.9 克，每日 3 次）。疼痛较为严重时，可应用肾上腺糖皮质激素局部封闭注射。常用醋酸氢化可的松 0.5～1ml，1% 普鲁卡因或利多卡因 2ml 混合注射，每周 1 次，以 4 次为限。

2. 保守治疗

对于早期、症状轻患者应首选保守治疗，治疗方法包括休息、制动、局部热疗、红外线治疗、抗炎药物治疗；手术治疗术后早期注意运动训练强度不宜过大，逐渐调整肩肱节律。如果肩肱节律出现稳定，肩胛骨在上抬手臂过程中没有向上旋转，或者旋转的速度与肩关节运动速度不成比例，这就是肩肱节律紊乱，久治不愈的冈上肌肌腱炎往往都是由于肩肱节律紊乱使冈上肌反复受压所致。因此，要根治此问题，调整肩肱节律非常重要。训练调整肩肱节律，肩胛骨位于胸壁后侧，使肩胛骨产生向上旋转运动的肌肉主要有上斜方肌、下斜方肌、前锯肌，使肩胛骨向下旋转的肌肉主要有胸小肌、肩胛提肌、菱形肌。在正常人体中，由于受到日常生活方式的影响，下斜方肌、前锯肌是易于薄弱无力的肌肉，胸小肌、肩胛提肌是易于紧张缩短的肌肉，所以我们要通过训练调整以上肌肉的长度和张力，来恢复肩肱节律。

已经证实有效的治疗性训练方法举例如下所述。

（1）强化下斜方肌（图 4-4-1）。

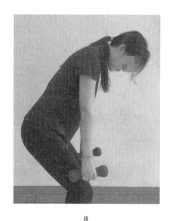
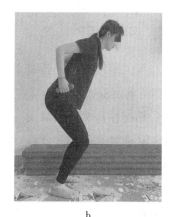

a   b

图 4 - 4 - 1   强化下斜方肌

（2）强化前锯肌。

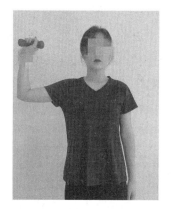
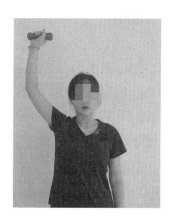

a   b

图 4 - 4 - 2   强化前锯肌

（3）拉伸胸小肌。

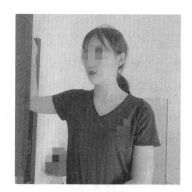

图 4 - 4 - 3   拉伸胸小肌

（4）拉伸肩胛提肌。

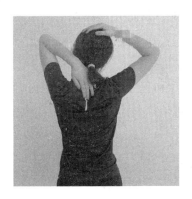

图4－4－4 拉伸肩胛提肌

（5）整合训练。

八、康复治疗

详细训练见肩周炎和肩峰下撞击征。

九、护理要点

该疾病的治疗主要通过门诊进行，少部分严重患者可能入院康复科进行康复治疗。护理的要点如下所述。

1. 门诊接诊及初步评估

门诊应注意热情接待患者，耐心、细致地进行分诊或解答患者提出的相关问题，注意到患者存在肩关节疼痛及活动受限时，应进行本病的门诊分诊，如有必要，注意提示患者回忆病史，尤其是疼痛发作的时间、活动受限的时间、病情是否存在缓解或反复等。冈上肌撕裂常常作为肩袖损伤的一个主要类型进行诊断和治疗，因此了解一定程度的解剖对此病的护理很有帮助。上述内容在运动医学肩肘外科或肩肘康复科专科门诊可制成简易指引单。

2. 病房护理管理

该疾病的治疗主要通过门诊进行，少部分严重患者可能入院康复科进行康复治疗。作为康复科护理团队，对该疾病的主要护理工作包括以下几点。

（1）入院时手续办理，介绍病区情况和重要动线节点位置、功能。

（2）按照肩关节疾病护理常规，介绍主管医生和责任护士。

（3）测量身高、体重，评估营养情况、智力水平。

（4）按照要求定期评估患者肩关节功能和日常生活能力。

（5）重视患者个人卫生，预防并发症发生，尤其注意指导患者治疗期间患肢的活动范围和负重情况，要在康复医师和康复治疗师指导下严格进行，避免意外摔伤或非医嘱活动造成功能损害。

（6）熟悉各类康复治疗和程序，以配合康复医师、治疗师等，做好患者在病房期间的药物治疗、物理治疗、作业治疗、语言治疗的护理工作。

（7）注意观察患者的心理状态，定期评估治疗效果，及时和康复医师就患者可能存在的心理、生理异常进行沟通。

（8）做好其他原发疾病的护理和会诊等工作。

3. 围手术期护理

本疾病如仅有部分肌腱撕裂或水肿，则康复治疗较少涉及手术，合并多种其他疾病和损伤者可能行关节镜探查等手术治疗，可参考肩关节镜手术的围手术期护理部分。

4. 康复过程护理

（1）充分了解解剖、生理学上肩关节正常活动范围，以及特定肩周炎患者目前活动范围，以便于作出评估、了解病情、进行交流。

（2）指导生活护理：工作要劳逸结合，注意局部保暖，特别应注意在空调房中时，不要坐在冷风口前，保护肩关节不受风寒，夏季夜晚不要在窗口、屋顶睡觉，防止肩关节长时间地受冷风吹袭。

（3）了解康复治疗方法，详见本节相关内容。

（4）保护肩关节，避免长时间负重、睡眠姿势挤压或者其他可能造成肩关节损伤加重的动作，例如滑雪、羽毛球等激烈运动或乘坐公交车时用患肢牵拉吊环固定等。

（5）注意观察患者的心理状态，定期评估治疗效果，及时和康复治疗师就患者可能存在的心理、生理异常进行沟通。

第五节　肩峰下撞击征

一、概述

肩峰下撞击征是指肩峰下关节由于解剖结构原因或动力学原因，在肩的上举、外展运动中，因肩峰下组织发生撞击而产生的临床症状。

二、病因

肩峰前外侧端形态异常、骨赘形成，肱骨大结节骨赘形成，肩锁关节增生肥大，以及其他可能导致肩峰－肱骨头间距减小的原因，均可造成肩峰下结构的挤压与撞击。这种撞击大多发生在肩峰前 1/3 部位和肩锁关节下面。反复的撞击促使滑囊、肌腱发生损伤、退变乃至发生肌腱断裂。

三、临床表现

（一）分期

依据撞击征的病理学表现，可以将其分成 3 期。

（1）第 1 期 又称水肿出血期，可发生于任何年龄。从事手臂上举过头的劳作，如板壁的油漆及装饰工作，以及从事体操、游泳、网球及棒球投掷等运动项目而造成肩关节过度使用和发生累积性损伤是常见原因之一。此外，本期还包括一次性单纯的肩部损伤史，如躯体接触性剧烈运动或严重摔伤之后造成的冈上肌腱、肱二头肌长头腱和肩峰下滑囊的水肿与出血。此期虽因疼痛而致肌力减弱，但并无肩袖撕裂的一些典型症状，物理学检查不易发现疼痛弧征、砾轧音及慢性撞击试验阳性等体征。肩峰下注射利多卡因可使疼痛完全缓解。X 线检查一般无异常发现，关节造影也不能发现肩袖破裂存在。

（2）第 2 期 即慢性肌腱炎及滑囊纤维变性期，多见于中年患者。肩峰下反复撞击使滑囊纤维化，囊壁增厚，肌腱反复损伤呈慢性肌腱炎，通常是纤维化与水肿并存。增厚的滑囊与肌腱占据了肩峰下间隙，冈上肌出口相对狭窄，增加了撞击发生的机会和频率，疼痛症状发作可持续数天之久。在疼痛缓解期仍会感到肩部疲劳和不适，物理学检查比较容易发现疼痛弧征和阳性撞击试验。若有肱二头肌长头腱炎存在，Yergason 征呈现阳性，肱二头肌长头腱后伸牵拉试验也可出现疼痛。肩峰下利多卡因注射试验可使疼痛得到暂时缓解。

（3）第 3 期 即肌腱断裂期，主要病理变化是冈上肌腱、肱二头肌长头腱在反复损伤、退变的基础上发生肌腱的部分性或完全性断裂。肩袖出口部撞击征并发肩袖断裂的好发年龄在 50 岁以后，Neer Ⅱ 报道的合并部分性肌腱断裂者的平均年龄为 52 岁，合并完全性断裂者的平均年龄为 59 岁。肌腱退变程度和修复能力与年龄因素有关。应当指出，并非所有的撞击征都会导致肩袖破裂，也不是所有的肩袖损伤皆因撞击征引起。撞击征造成的肩袖破裂，有外伤史者仅占 1/2 左右，其中仅少数患者有较明显或较重的外伤史，大部分病例的致伤力量实际上均小于造成肩袖完全断裂所需要的外力，说明肌腱本身退变因素的重要性。

（二）各期撞击征的共同症状

（1）肩前方慢性钝痛　在上举或外展活动时症状加重。

（2）疼痛弧征　患臂上举 60°~120° 范围出现疼痛或症状加重。疼痛弧征仅在部分患者中存在，而且有时与撞击征并无直接关系。

（3）砾轧音　检查者用手握持患臂肩峰前、后缘，使上臂做内、外旋运动及前屈、后伸运动时可扪及砾轧声，用听诊器听诊更易闻及。明显的砾轧音多见于撞击征 2 期，尤其是在伴有完全性肩袖断裂者。

（4）肌力减弱　肌力明显减弱与广泛性肩袖撕裂的晚期撞击征密切相关。肩袖撕裂早期，肩的外展和外旋力量减弱，有时系因疼痛所致。

（5）撞击试验　检查者用手向下压迫患者患侧肩胛骨，并使患臂上举，如因肱骨大结节与肩峰撞击而出现疼痛，即为撞击试验阳性。Neer II 认为本试验对鉴别撞击征有很大临床意义。

（6）撞击注射试验　以 1% 利多卡因 10ml 沿肩峰下面注入肩峰下滑囊。若注射前、后均无肩关节运动障碍，注射后肩痛症状得到暂时性完全消失，则撞击征可以确立。如注射后疼痛仅有部分缓解，且仍存在关节功能障碍，则"冻结肩"的可能性较大。本方法对非撞击征引起的肩痛症可以作出鉴别。

合并肩袖破裂的初期，疼痛呈间歇性，疼痛发作与撞击发生的频率密切相关。在劳作之后及夜间症状加重，休息后明显减轻。如有慢性肩峰下滑囊炎存在，疼痛呈现持续性和顽固性。因肩痛而使患肢无力，外旋肌与外展肌肌力减弱。在肢体下垂位，外旋肌肌力的 90% 来自于冈下肌，当肢体在外展 90° 位做外旋肌力测试时，则外旋肌肌力大部分来自于三角肌的后份。随病程延长，冈上肌、冈下肌及三角肌相继出现肌肉萎缩、肌力减弱。物理学检查易发现疼痛弧征、砾轧音、阳性撞击试验。此外，臂坠落征阳性率也较高。肩袖广泛撕裂者还出现盂肱关节不稳定现象。肩袖完全性撕裂使盂肱关节腔与肩峰下滑囊发生关节液交通，但大部分患者仍能保持盂肱关节一定的活动度。不完全性肩袖断裂或长期的疼痛性制动，反而易造成关节僵硬和功能丧失。

肱二头肌长头腱的撞击性损伤一般与冈上肌腱损伤伴随发生，肩袖广泛撕裂可促使肱二头肌长头腱损伤的迅速恶化。撞击征 2 期可能合并存在肱二头肌长头肌炎。在第 2 期还可能发生肌腱部分断裂或完全断裂。结节间沟近侧压痛、Yergason 征阳性、肩后伸牵拉肱二头肌长头腱试验阳性是肱二头肌长头腱病变的表现。做屈肘位肱二头肌抗阻力试验时，若肌力明显减弱，则意味着肱二头肌长头肌腱断裂的可能性。肩关节造影和关节镜检查有助于作出明确诊断。

四、诊断

关节造影对完全性肩袖破裂仍是最可靠的诊断方法，但造影和超声检查均不能显示或确定破裂口的大小。临床物理学检查如发现冈上肌腱明显萎缩、肌力减弱，臂坠落征阳性，并有肱二头肌长头腱断裂，而 X 线片显示肩峰 - 肱骨头间距明显缩小（≤0.5cm），则提示存在肩袖大型断裂。

五、一般治疗

1. 非手术治疗

肩峰下撞击征　治疗方法的选择取决于撞击征的病因与病期。

（1）撞击征 1 期　采取非手术治疗。早期用三角巾或吊带制动，在肩峰下间隙注射皮质激素和利多卡因能取得明显止痛效果。口服非甾体类消炎镇痛剂能促进水肿消退，缓解疼痛，同时可应用物理治疗。一般在治疗 2 周左右症状基本缓解之后开始做肩的功能练习，即向前弯腰，使患臂在三角巾悬吊保护下做肩关节前后、左右方向的摆动运动（Codman 钟运动）。3 周之后开始练习抬举上臂，初始阶段应选择非疼痛方向的上举运动。宜在症状完全缓解 6～8 周后，再从事原劳动或体育运动，过早恢复体力活动与体育运动易使撞击征复发。

（2）撞击征 2 期　进入慢性冈上肌腱炎和慢性滑囊炎阶段，仍以非手术治疗为主。以物理治疗与体育疗法为主促进关节功能康复，并改变劳动姿势和操作习惯，调整工种，避免肩峰下撞击征复发。如病变进入第 Ⅱ 期后期，纤维滑囊增厚已造成肩袖出口狭窄，使撞击反复发生，而非手术治疗无效，患者丧失劳动能力达半年以上，则肩峰下纤维滑囊切除（也可在关节镜下做滑囊切除）和喙肩韧带切断术应予考虑。凡属 2 期撞击征伴有明确的肩峰下结构解剖异常者，均应去除撞击征病因，如行肩峰成形术、大结节骨疣切除、肩锁关节部分切除术和喙肩韧带切断术等，消除撞击因素。对动力失衡造成的撞击征，应根据病变性质重建动力平衡和关节稳定装置，如行肌腱修复术或移植术、盂肱关节成形术及人工关节置换术等。

（3）撞击征 3 期　均伴有冈上肌腱断裂和肱二头肌长头腱断裂等病理变化，

是外科治疗的适应证。对冈上肌腱断裂一般采用 Mclaughlin 修补术，对广泛性肩袖撕裂可利用肩胛下肌转位或冈上肌推移修补术，重建肩袖的功能，与此同时应常规做前肩峰成形术，切除肩峰前外侧部分，切断喙肩韧带，使已修复的肌腱避免再受到撞击。术后患肢宜做零度位牵引或肩关节人字型石膏固定，3 周之后去除固定行康复训练。

肩峰下撞击征凡能得到及时诊断，明确病因和病理变化状况，得到正确治疗，一般均能取得较满意的结果。

非手术治疗的时限在 12～18 个月不等。关节镜在肩峰下减压术中的应用使手术操作的并发症减少，因而非手术治疗的时间可能适当缩短。非手术治疗的时间依患者的具体情况而定，但大多数报道建议非手术治疗的时间不应少于 6 个月。

2. 手术治疗

手术治疗指征是非手术治疗失败的 2 期和 3 期肩峰下撞击征患者。手术包括肩峰下减压和肩袖修复两部分，肩峰下减压术是首选，它包括清理有炎症的肩峰下滑囊，切除喙肩韧带、肩峰的前下部分和肩锁关节的骨赘甚或整个关节。切除肩锁关节并非常规进行，只有当肩锁关节有压痛、肩锁关节的骨赘被确定是撞击征的部分病因时才具指征。如今，肩峰下间隙减压手术可以由传统的开放技术或 Ellman 的关节镜技术完成。

六、护理要点

肩峰撞击综合征是临床上十分常见的肩关节损伤类型，由于解剖原因造成的肩峰下间隙狭窄，根据其临床分期和疾病表现，较轻的患者可以行门诊康复诊疗，而较重的患者如合并肩袖损伤等大部分需要手术治疗。护理的要点如下所述。

1. 门诊接诊及初步评估

门诊应注意热情接待患者，耐心、细致地进行分诊或解答患者提出的相关问题，注意到患者存在肩关节疼痛及活动受限时，应进行本病的门诊分诊，如有必要，注意提示患者回忆病史，尤其是疼痛发作的时间、活动受限的时间、病情是否存在缓解或反复等。做好进行相关影像学检查的准备，如 X 线、MRI、肩关节超声等。如患者就诊时手提或肩负重物，应提示患者避免用疼痛的肩关节和患侧肢体进行负重活动以免影响门诊就诊查体的效果。上述内容在运动医学、肩肘外科门诊可制成简易指引单。肩峰撞击的手术指征除难以通过保守治疗改善的肩关节疼痛、外展痛性受限外，也可通过 X 线下肩峰下间隙明显减少来判断，因此对患者携带或进行检查的情况要引起重视，注意解释。

2. **病房护理管理**

该疾病的治疗首先需要明确病情，肩峰撞击征持续疼痛的 Ⅱ－Ⅲ 期患者需要手术治疗。作为关节外科或运动医学科室护理团队，对该疾病的主要护理工作包括以下几个方面。

（1）入院时手续办理，介绍病区情况和重要动线节点位置、功能。

（2）按照肩关节疾病护理常规，介绍主管医生和责任护士。

（3）测量身高、体重，评估营养情况、智力水平。

（4）按照要求定期评估患者肩关节功能和日常生活能力。

（5）重视患者个人卫生，预防并发症发生，尤其注意指导患者治疗期间患肢的活动范围和负重情况，要在康复医师和康复治疗师指导下严格进行，避免意外摔伤或非医嘱活动造成功能损害。

（6）熟悉各类康复治疗和程序，以配合康复医师、治疗师等，做好患者在病房期间的药物治疗、物理治疗、作业治疗、语言治疗的护理工作。

（7）注意观察患者的心理状态，定期评估治疗效果，及时和康复医师就患者可能存在的心理、生理异常进行沟通。

（8）做好其他原发疾病的护理和会诊等工作。

3. **围手术期护理**

本疾病的围手术期护理主要包括术前、术后两个主要时间阶段。

（1）术前护理　对患者进行术前评估，包括心理护理、身体状况评估、单侧上肢制动生活指导、功能锻炼指导和饮食指导。根据常规要求进行皮肤准备，备皮范围上至颈部、下至肘关节、前面至胸骨、后面至脊柱，包括腋窝全部范围。

（2）术后护理　患者术后返回病房后进行常规护理，根据麻醉情况进行心电监护等，注意观察生命体征。术后患肢应悬吊固定并在患肢肩关节下方垫高平卧。注意保持肩关节外展位置。术后患侧肩关节冰敷 48 小时，2 小时更换一次冰袋。注意观察患肢末梢血运、感觉和其他情况。注意预防术后常见并发症如呼吸道感染、泌尿系感染、血栓形成等，鼓励患者多进行除患肢外其他肢体的活动。

4. **康复过程护理**

与肩袖损伤手术一致，请参阅相关章节。

5. 出院指导

关节镜下行肩峰下骨赘切除术是一种微创手术。手术对组织损伤小，术后4~15天患者即可出院，但肩关节功能的全面康复却需要6个月~1年的时间，因此出院指导非常重要。

出院前医生、护士、康复师等应根据患者个体损伤的程度、年龄、工作性质以及家庭情况制定相关康复训练方法。通过讲解示范、配合图片资料等，必须在患者出院前向患者详细示教各阶段的康复训练方法，使患者学习掌握。康复科护士应有针对性地定期进行电话随访，可有效督促患者严格执行功能康复锻炼，收到良好预期效果。

第六节　喙突下撞击征

一、概述

肩部撞击综合征是临床上常见的引起肩关节疼痛和活动障碍的一组疾病，以肩峰下滑囊、肩袖组织、肱二头肌肌腱等结构的炎症及损伤为主要病理改变。广义的肩部撞击综合征包括肩峰下撞击、喙突下撞击和内撞击三型。撞击征大部分发生于肩峰前1/3部分和肩锁关节的下面，而喙突是喙肩弓最内侧的部分，喙突下撞击征是引起肩痛的原因之一。

二、病因

喙突下撞击征是由于喙突和肱骨小结节发生撞击，导致肩胛下肌腱及肱二头肌长头腱等结构的损伤、退变甚至断裂。

任何使喙突下间隙变窄的原因都可能增加喙突下间隙内结构的挤压和撞击机会，造成间隙狭窄的常见原因包括以下几个方面。

（1）过度的肩前屈内旋运动，包括上肢过顶投掷类运动，如棒球、垒球、水球、排球、手球等。

（2）喙突形态发生变异，如喙突颈过长。

（3）喙肱韧带过度增厚、局部囊肿形成。

（4）喙突尖部及肱骨小结节和肱骨前内侧面骨质增生。

（5）肩关节不稳可以导致肱骨头前上方移位程度的加大，也可以诱发撞击征的发生。

（6）喙突骨折、肩胛颈及肱骨上端骨折等外伤因素也可导致喙突下撞击征。

三、临床表现

肩前方慢性疼痛，可无明显急性外伤史，疼痛常于患侧上肢做过顶、肩外展外旋位投掷样动作时发生。可伴有夜间痛，有时可出现疼痛性弹响，如果伴随肩胛下肌腱损伤，可出现肩关节活动度和内旋肌力下降。

四、体格检查

肩袖间隙喙肱韧带处压痛明显，肩恐惧试验可诱发肩前方疼痛，复位试验时疼痛减轻。撞击试验（＋），喙突下间隙注射局麻药后，撞击试验可表现为阴性。如伴随肩胛下肌腱损伤，可出现肩外旋活动度较对侧增大，肩内旋肌力下降。

五、影像学

肩关节 CT 可显示喙突颈部超过前后肩盂连线，喙肱间距变窄（＜ 6mm），MRI 可显示肩胛下肌腱损伤。

六、一般治疗

（1）功能锻炼，增强肩胛下肌腱肌力及肩胛带周围肌肉肌力，以增加肩关节稳定性。

（2）服用非甾体类抗炎药物、喙突下注射类固醇药物、物理治疗。

（3）保守治疗 6 个月无效考虑手术治疗。手术治疗包括喙突成形术、肱骨小结节截骨及损伤的肩胛下肌修补术。目前大部分手术在关节镜下完成。

七、护理要点

本病以门诊康复治疗为主，大多数可在对症治疗后缓解，只有少部分伴有其他损伤患者需要手术治疗。护理的要点如下所述。

1. 门诊接诊及初步评估

门诊应注意热情接待患者，耐心、细致地进行分诊或解答患者提出的相关问题，注意到患者存在肩关节疼痛及活动受限时，应进行本病的门诊分诊，如有必要，注意提示患者回忆病史，尤其是疼痛发作的时间、活动受限的时间、病情是否存在缓解或反复等。做好进行相关影像学检查（X 线、MRI、肩关节超声等）

的准备。如患者就诊时手提或肩负重物，应提示患者避免用疼痛的肩关节和患侧肢体进行负重活动以免影响门诊就诊查体的效果。上述内容在运动医学、肩肘外科门诊可制成简易指引单。

2. 病房护理管理

作为关节外科或运动医学科室护理团队，对该疾病的主要护理工作包括以下几个方面。

（1）入院时手续办理，介绍病区情况和重要动线节点位置、功能。

（2）按照肩关节疾病护理常规，介绍主管医生和责任护士。

（3）测量身高、体重，评估营养情况、智力水平。

（4）按照要求定期评估患者肩关节功能和日常生活能力。

（5）重视患者个人卫生，预防并发症发生，尤其注意指导患者治疗期间患肢的活动范围和负重情况，要在康复医师和康复治疗师指导下严格进行，避免意外摔伤或非医嘱活动造成功能损害。

（6）熟悉各类康复治疗和程序，以配合康复医师、治疗师等，做好患者在病房期间的药物治疗、物理治疗、作业治疗、语言治疗的护理工作。

（7）注意观察患者的心理状态，定期评估治疗效果，及时和康复医师就患者可能存在的心理、生理异常进行沟通。

（8）做好其他原发疾病的护理和会诊等工作。

3. 围手术期护理

本疾病的围手术期护理主要包括术前、术后两个主要时间阶段。

（1）术前护理　对患者进行术前评估，包括心理护理、身体状况评估、单侧上肢制动生活指导、功能锻炼指导和饮食指导。根据常规要求进行皮肤准备，备皮范围上至颈部、下至肘关节、前面至胸骨、后面至脊柱，包括腋窝全部范围。

（2）术后护理　患者术后返回病房后进行常规护理，根据麻醉情况进行心电监护等，注意观察生命体征。术后患肢应悬吊固定并在患肢肩关节下方垫高平卧。注意保持肩关节外展位置。术后患侧肩关节冰敷 48 小时，每 2 小时更换一次冰袋。注意观察患肢末梢血运、感觉和其他情况。注意预防术后常见并发症，如呼吸道感染、泌尿系感染、血栓形成等，鼓励患者多进行除患肢外其他肢体的活动。

4. 康复过程护理

与肩袖损伤手术康复过程一致，请参阅相关章节。

5. 出院指导

关节镜下行喙突成形术、肱骨小结节截骨及损伤的肩胛下肌修补术是一种微创手术，手术对组织损伤小，术后 5～10 天患者即可出院，但肩关节功能的全面康复却需要 6～9 个月的时间，因此出院指导非常重要。

出院前护士根据患者个体肩袖损伤的程度、年龄、工作性质以及家庭情况制定相关康复训练方法。通过讲解示范、配合图片资料等，必须在患者出院前向患者详细示教各阶段的康复训练方法，使患者学习掌握。护士有针对性地定期进行电话随访，可有效督促患者严格执行功能康复锻炼，收到良好预期效果。

第七节　SLAP 损伤

一、概述

SLAP 损伤是指肩胛盂缘上唇自前向后的撕脱，累及肱二头肌长头腱附着处。

二、分型

1990 年 Snyder 等将 SLAP 损伤分成四种类型。随后，在 1995 年 Maffet 等又增加了三种类型。以后有人更进一步将 SLAP 损伤分为九型或十型。目前应用最广泛的仍是 Snyder 1990 年的分类法。

（1）Ⅰ型　肩胛上盂唇磨损、变性，但尚未撕脱，有完整的盂唇缘和肱二头肌腱锚。

（2）Ⅱ型　上盂唇及肱二头肌长头腱自肩胛盂撕脱。此型最常见，占 SLAP 病变的 50% 左右。Morgan 等把Ⅱ型 SLAP 损伤分为三个亚型，即Ⅱa 前上型（单次暴力损伤的非运动员多见）、Ⅱb 后上型、Ⅱc 前后位联合型。其中Ⅱb 及Ⅱc 型常见于投掷运动员。

（3）Ⅲ型　上盂唇桶柄样撕脱，但部分上盂唇及肱二头肌长头腱仍紧密附着于肩胛盂上。

（4）Ⅳ型　上盂唇桶柄样撕脱，病变延伸至肱二头肌长头腱。部分上盂唇仍附着于肩胛盂上。撕脱部分可移行至盂肱关节。有时肱二头肌长头腱可完全撕脱。

除上述四型外，还有以下几个变型。

（5）Ⅴ型　前下 Bankart 损伤继续向上延伸，累及上盂唇及二头肌腱附着处。

（6）Ⅵ型　上盂唇前或后的不稳定瓣状撕裂和二头肌腱分离。

（7）Ⅶ型　上盂唇及二头肌腱向前分离累及至盂肱中韧带。

三、诊断

SLAP 损伤最主要的症状是疼痛，投掷运动员过头动作时加重。有时可出现绞锁、弹响及不稳等机械症状，但临床中不稳定的主诉很少见。

四、体格检查

（1）压缩 – 旋转试验的机制类似于膝关节半月板损伤时的 McMurray 试验。患者取健侧卧位，患肩外展 90°，在压力下内旋或外旋臂部可引起肩关节疼痛。

（2）曲柄　试验患者取坐位，患肩外展上举 160°，肘关节屈曲约 90°。检查者一手做肱骨的旋转运动，另一手向肱骨轴向施力，当患者产生疼痛和弹响，则认为该试验阳性。

（3）O'Brien 试验患肢直臂前屈 90°，拇指向下内收至胸前同时抗阻向上，可出现关节前方疼痛；手掌向上做同样检查疼痛消失为阳性。

（4）Speed 试验前臂旋后，肘部伸直，患臂前屈 90°，检查者施加一定阻力，嘱患者继续前屈臂部，可出现肱二头肌长头腱沟处疼痛。

（5）Kibler 前方滑动试验患者取站位或坐位，检查者一手置于患侧肩关节顶部，示指置于患者肩峰前侧盂肱关节处，另一手置于患者肘关节的后下方，并沿上臂向上方轻轻施力。这时要求患者抵抗该力，如果此时患者肩关节的前部产生疼痛和弹响，则认为该试验阳性。

（6）Hawkins 征被动内旋患臂，前屈 90°时出现疼痛。

（7）Neer 征被动性向前抬起患臂可引起肩关节疼痛。

五、影像学

近年来应用核磁共振关节造影（MRA）检查取得了较大进展，使其诊断率明显提高，准确率达到 70% 以上。若有 SLAP 损伤存在，可在上盂唇、肱二头肌长头腱附着处发现高密度信号。尽管肩关节影像学检查取得了很大发展，肩关节镜检查仍是确诊 SLAP 病变的最主要方法。

六、一般治疗

绝大部分 SLAP 损伤的治疗可在肩关节镜下完成。不同类型的损伤有不同的治疗方法。

对Ⅰ型损伤可采用单纯清理术，去除变性的盂唇组织，注意保存正常的上盂唇及肱二头肌长头腱附着处。对Ⅱ型损伤，可将桶柄样撕脱部分切除。

Ⅲ型损伤最为常见，应该进行固定手术。近年来，关于SLAP损伤的外科固定技术报道有很多。固定方法亦有多种，主要有可吸收材料的平头钉和缝合锚钉的方法，关节镜下手术在早期可获得较好的效果。

Ⅳ型损伤的治疗依肱二头肌长头腱撕脱情况而定。大部分患者未撕裂的二头肌腱仍牢固地止于肩胛盂，切除损伤的盂唇及肌腱。对于包含了二头肌腱的30%或以上的病例，年老的、肌腱变性的可进行肌腱固定术。对于年轻患者，将撕裂部缝于附着部即可，有的将撕裂的肌腱也缝合在一起。

七、护理要点

本病以门诊康复治疗为主，大多数可在对症治疗后缓解，只有少部分伴有其他损伤患者需要手术治疗。护理的要点如下所述。

1. 门诊接诊及初步评估

门诊应注意热情接待患者，耐心、细致地进行分诊或解答患者提出的相关问题，注意到患者存在肩关节疼痛及活动受限时，应进行本病的门诊分诊，如有必要，注意提示患者回忆病史，尤其是疼痛发作的时间、活动受限的时间、病情是否存在缓解或反复等。做好进行相关影像学检查（X线、MRI、肩关节超声等）的准备。如患者就诊时手提或肩负重物，应提示患者避免用疼痛的肩关节和患侧肢体进行负重活动以免影响门诊就诊查体的效果。上述内容在运动医学、肩肘外科门诊可制成简易指引单。

2. 病房护理管理

作为关节外科或运动医学科室护理团队，对该疾病的主要护理工作包括以下几个方面。

（1）入院时手续办理，介绍病区情况和重要动线节点位置、功能。

（2）按照肩关节疾病护理常规，介绍主管医生和责任护士。

（3）测量身高、体重，评估营养情况、智力水平。

（4）按照要求定期评估患者肩关节功能和日常生活能力。

（5）重视患者个人卫生，预防并发症发生，尤其注意指导患者治疗期间患肢的活动范围和负重情况，要在康复医师和康复治疗师指导下严格进行，避免意外摔伤或非医嘱活动造成功能损害。

（6）熟悉各类康复治疗和程序，以配合康复医师、治疗师等，做好患者在病房期间的药物治疗、物理治疗、作业治疗、语言治疗的护理工作。

（7）注意观察患者的心理状态，定期评估治疗效果，及时和康复医师就患者可能存在的心理、生理异常进行沟通。

（8）做好其他原发疾病的护理和会诊等工作。

3. 围手术期护理

本疾病的围手术期护理主要包括术前、术后两个主要时间阶段。

（1）术前护理　对患者进行术前评估，包括心理护理、身体状况评估、单侧上肢制动生活指导、功能锻炼指导和饮食指导。根据常规要求进行皮肤准备，备皮范围上至颈部、下至肘关节、前面至胸骨、后面至脊柱，包括腋窝全部范围。

（2）术后护理　患者术后返回病房后进行常规护理，根据麻醉情况进行心电监护等，注意观察生命体征。术后患肢应悬吊固定并在患肢肩关节下方垫高平卧。注意保持肩关节外展位置。术后患侧肩关节冰敷48小时，每2小时更换一次冰袋。注意观察患肢末梢血运、感觉和其他情况。注意预防术后常见并发症，如呼吸道感染、泌尿系感染、血栓形成等，鼓励患者多进行除患肢外其他肢体的活动。吊带固定3周，1周内可在固定中轻轻地活动肘和手；1周后可去掉吊带活动肩关节，但应禁止外旋超过中立位，避免后伸动作。4~5周后，保护下进行二头肌力量练习。3个月内不能进行可能引起肩关节前方脱位的活动。半年后可进行对抗训练。

4. 出院指导

关节镜下行手术缝合关节囊是一种微创手术，手术对组织损伤小，术后10~15天患者即可出院，但肩关节功能的全面康复却需要6个月~1年的时间，因此出院指导非常重要。

出院前护士根据患者运动能力和恢复目标以及年龄、工作性质及家庭情况制定相关康复训练方法，要特别注意运动员的术后康复要求，通过讲解示范、配合图片资料等，必须在患者出院前向患者详细示教各阶段的康复训练方法，使者学习掌握。护士有针对性地定期进行电话随访，可有效督促患者严格执行功能康复锻炼，收到良好预期效果。

第八节 肩关节不稳定

一、概述

先天性或发育性肩关节不稳定在儿童或青少年时期即出现症状。Ehlers - Danlo 症患者则可能有遗传史或阳性家族史。特发性肩关节松动症多见于 20 岁左右的青年，女性明显多于男性。外伤后复发性肩关节脱位及盂唇损伤（Bankart lesion）多见于青壮年，且有急性外伤史。对青壮年因运动或作业损伤造成的肩关节半脱位也需除外肩袖损伤。对老年人损伤性盂肱关节不稳定也应考虑到在退变基础上发生肩袖破裂的可能性。

二、病因

（1）先天性或发育性因素

1）骨骼因素：肩盂发育过小、臼面过深、肩盂过度后倾（后张角过大）、肩盂后下缘缺损等均是盂肱关节不稳定的重要因素。肱骨头发育异常、后上方缺损（西洋斧状畸形）、肱骨逆向扭转畸形使肱骨头前倾角过大等往往是复发性肩关节脱位的基础。

2）软组织因素：见于胚层发育缺陷所致的全身性关节囊及韧带松弛征。

（2）麻痹性因素　肩周主要肌肉及支配肌肉的神经可因麻痹而致肩关节不稳定。臂丛神经损伤（包括产伤）、腋神经损伤、肩胛上神经卡压症、副神经损伤以及新生儿产瘫后遗症等均可造成肌肉瘫痪，发生肩关节不稳定。

（3）外伤性因素　青壮年的外伤性肩关节脱位可造成关节囊的撕脱、盂唇剥离以及盂肱中、下韧带损伤及松弛，是导致复发性肩关节脱位和半脱位的常见原因。盂唇撕脱很难愈合，前下方盂唇撕脱可造成复发性肩关节脱位，前方盂唇剥离则易造成复发性肩肱关节半脱位。

肩袖的功能不仅关系到肱骨近侧端的运动，而且对盂肱关节的稳定至关重要。肩袖广泛撕裂使盂肱关节在前后方向及上下方向出现不稳定。老年患者发生肩关节脱位的同时常合并肩袖损伤，以致日后出现肩关节不稳定。

肩袖间隙分裂是肩袖损伤的一种特殊类型。冈上肌腱与肩胛下肌的肌间隙分裂使完成臂上举时二肌的协同作用以及肱骨头固定于肩盂上的合力作用明显减弱，造成关节失稳以及上举过程中的肩肱滑脱现象。

（4）特发性肩松动症 特发性肩松动症为一种无明确原因、无解剖形态异常的肩关节多向性不稳定，可发生于单侧或双侧。X 线检查见在上位出现肩肱关节滑脱现象，向下牵引上臂时出现肱骨头向下松动。本症在英美的文献中被称为多向性肩关节不稳定或多向性盂肱关节半脱位，在日本则被称为动摇性肩关节症。有些学者认为，本症患者的肩盂后下缘有缺损，肩盂后张角过大，是一种严格局限于肩肱关节内的不稳定。

（5）精神因素 随意性盂肱关节脱位及半脱位因肌肉随意收缩所致。Rowe 强调了本病病因中精神因素的重要性。

三、临床表现

肩关节不稳定表现为肩部钝痛，在运动或负重时加重。关节失稳及弹响感；70%的患者自觉盂肱关节失稳及有弹响，常在上举或外展到某一角度时出现失稳感，并在负重时症状更明显。约半数以上患者有疲劳及乏力感，尤其是不能较长时间提举重物。约1/3 患者有肩周围麻木感。

在盂肱关节复发性前脱位，脱位发生时有典型的畸形及功能障碍等表现，在外旋、外展位后伸时易发生，且复位较易，但症状不如急性肩关节脱位明显。

四、体格检查

检查时使患者充分暴露双肩，端坐于检查者对面。检查内容应包括以下几个方面。

（1）肌肉有否萎缩 如三角肌、冈上肌、冈下肌、小圆肌以及上肢带其他肌肉。

（2）关节活动范围 包括上举、外展、后伸以及被动内、外旋（和健侧同时进行，以便对比）的范围。在被动伸屈运动及主动外展、上举时按触其关节前方以探知有无弹响或失稳振动感，如肩肱关节各方向均有过度活动则应进一步检查四肢其他关节。

（3）关节稳定性检查 前后方向推压肱骨头，以探知有无过度松动现象。在内旋位及外旋位分别向下牵引上臂，如肱骨头明显下移，肩峰与肱骨头之间出现明显凹陷，则说明有向下方向失稳。特发性肩松动症及肩袖间隙撕裂具有上述表现。肩前方及下方的不稳定是最常见的类型。少见的复发性肩后方脱位，存在后方不稳定，肱骨头易被推向后方。

（4）压痛部位 复发性肩前方脱位或 Bankart - lesion 肩盂前方及前下方可存在压痛；肩袖损伤压痛常位于肩峰下和大结节近侧。肩袖间隙分裂于喙突外缘有压痛，被动外旋时疼痛加重。先天性发育不良以及麻痹性、随意性肩关节半脱位所致的肩肱关节不稳定往往无固定性压痛点。

五、辅助检查

1. X线检查

常规 X 线前后位片上发现肱骨头后上方缺损（西洋斧状畸形）支持复发性肩关节脱位的诊断。患臂上举位的前后位 X 线片若有肱骨头滑脱现象则说明有侧方不稳定存在。如向下牵引患臂时，肱骨头有明显下移现象，则为肩关节下方不稳定的 X 线表现。

轴位 X 线片有助于发现肩盂形成不良或后下缘缺损，并了解肱骨头与肩盂的关系（肱骨头中心点是否偏离肩盂中心轴线），轴位摄片还能测量肩盂后张角和肩盂倾斜角。上举前后位摄片可以测定肱骨头游离关节面。肱骨头游离面中心角（>80°为不稳定）和肩盂指数（肩盂长径和肱骨头长径的比值）的测量均对肩关节不稳定的病因诊断有参考意义。

关节造影目前仍是诊断肩袖撕裂及肩袖间隙分裂比较可靠的方法。前者可见造影剂自肩肱关节腔经肩袖破裂口溢入肩峰下滑液囊，后者则见造影剂在喙突外侧冈上肌和肩胛下肌之间溢出形成乳头状或带状的异常影。在关节造影时行肩肱关节的轴位或后切线位投照，可以观察到肩盂前、后缘的盂唇影像。

在对习惯性肩关节脱位与半脱位所致的关节囊松弛及特发性肩松动症行关节造影时，在内旋位向下牵引患臂可见造影剂积聚于肱骨头上方，形成"雪帽征"。

2. 特殊检查

（1）CT 检查 可发现肩袖损伤以及肱骨干旋转不正常所致的肱骨头前倾角过大。如合并低浓度双重对比剂造影有助于发现前关节 Hill Sachs lesion 以及 Bankart lesion。

（2）B 超检查 对完全性肩袖断裂及重度撕裂的诊断有帮助。

（3）肌电图检查及肩关节运动解析方法 对麻痹所致的肩关节不稳定有诊断价值，对特发性肩松动症及肩袖间隙分裂的诊断有一定参考意义。

（4）关节镜检查 对关节内一些不稳定的病理因素，如肩袖损伤、盂唇撕脱及肩肱韧带松弛、关节囊壁弛张等，以及继发于不稳定的肱骨头软骨剥脱都是一种直观的诊断方法。

六、康复治疗

盂肱关节稳定性主要是肩袖的肌肉和肌腱来保证的，但稳定性也分为静态稳定和动态稳定两个部分。非手术治疗康复减轻疼痛和肿胀，保护静态稳定组织，强化动态稳定组织，增加肩关节本体感觉，最终提高肩关节的稳定性。

静态稳定主要是由关节囊韧带、关节盂唇、关节腔内负压共同维持的。盂唇通过增加关节盂的深度来维持盂肱关节的稳定，若该处分离会出现肩关节不稳。

肩袖间隙是指位于冈上肌腱前缘和肩胛下肌腱上缘的三角形区域。肩袖间隙区域的关节囊结构损伤会导致肩关节不稳。

动态稳定是由肩部周围的肌肉来维持，而肩袖肌群是维持肩关节动态稳定的关键，冈上肌起到了主要的维持稳定的作用。肩袖肌详细训练见肩峰下撞击征。

已经证实有效的治疗性训练方法举例如下所述。

（1）肩胛骨运动控制训练　推撑，回旋肌训练，上升和下降（图4-8-1）。

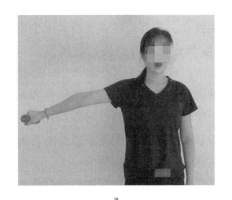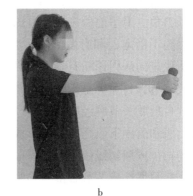

a　　　　　　　　　　　　　　　b

图4-8-1　肩胛骨运动控制训练

（2）强化肩胛下肌（图4-8-2）。

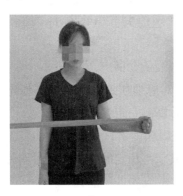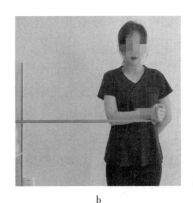

a　　　　　　　　　　　　　　　b

图4-8-2　强化肩胛下肌

（3）贴扎（图4-8-3）。

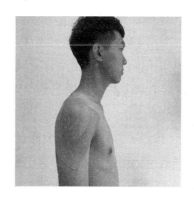

图4-8-3　贴扎

七、护理要点

该疾病的治疗可能分为3个阶段，即患者肩关节脱位来诊、患者门诊常规诊疗发现或患者有手术意愿就诊。门诊护理的要点如下所述。

1. 门诊接诊及初步评估

门诊应注意如为肩关节脱位来诊，应详细问清患者外伤史、是否存在反复或习惯性脱位情况，复位是否存在紧张或其他困难等。对于年龄较大的患者要特别注意在分诊时询问患者是否有心脏病、高血压、精神疾病等可能影响关节复位的疾病；同时在医生复位过程中，应做好协助工作，为患者缓解心理压力，减轻负担。

对于门诊问诊或有手术意愿的患者，应做到热情接待患者，耐心、细致地进行分诊或解答患者提出的相关问题，注意患者存在肩关节疼痛及活动受限时，应进行本病的门诊分诊，如有必要，注意提示患者回忆病史，尤其是脱位发作的时间、活动受限的时间、病情是否存在缓解或反复等。患者常见的问题和症状包括：①疼痛，与关节脱位有关；②焦虑，与疼痛有关；③皮肤完整性受损，与使用石膏、夹板有关；④有废用综合征的可能，与患肢制动有关；⑤缺乏本病康复的相关知识。应根据上述情况的发生及时发现并告知主管医师。

2. 病房护理管理

该疾病的治疗主要通过门诊进行，少部分严重患者可能入院康复科进行康复治疗。康复科护理团队对该疾病的主要护理工作包括以下几个方面。

（1）入院时手续办理，介绍病区情况和重要动线节点位置、功能。

（2）按照肩关节疾病护理常规，介绍主管医生和责任护士。

（3）测量身高、体重，评估营养情况、智力水平。

（4）按照要求定期评估患者肩关节功能和日常生活能力。

（5）重视患者个人卫生，预防并发症发生，尤其注意指导患者治疗期间患肢的活动范围和负重情况，要在康复医师和康复治疗师指导下严格进行，避免意外摔伤或非医嘱活动造成功能损害。

（6）熟悉各类康复治疗和程序，以配合康复医师、治疗师等，做好患者在病房期间的药物治疗、物理治疗、作业治疗、语言治疗的护理工作。

（7）注意观察患者的心理状态，定期评估治疗效果，及时和康复医师就患者可能存在的心理、生理异常进行沟通。

（8）做好其他原发疾病的护理和会诊等工作。

（9）特别提示患者注意关节活动的安全性，不要与其他疾病患者攀比，增加活动度的练习。这一点十分重要。

3. 围手术期护理

本疾病如处于稳定期，则康复治疗较少涉及手术，如患者有手术意愿或有运动需求，则可行关节镜探查并手术修复紧缩肩关节盂唇等手术治疗，可参考肩关节镜手术的围手术期护理部分。

4. 康复过程护理

（1）充分了解解剖、生理学上肩关节正常活动以及患者目前活动范围，严格禁止超过该范围的活动，以便于作出评估、了解病情、进行交流。

（2）指导生活护理：工作要劳逸结合，注意局部保暖，特别应注意在空调房中时，不要坐在冷风口前，保护肩关节不受风寒，夏季夜晚不要在窗口、屋顶睡觉，防止肩关节长时间地受冷风吹袭。

（3）了解康复治疗方法，详见本节相关内容。

（4）保护肩关节，避免长时间负重、睡眠姿势挤压或者其他可能造成肩关节损伤加重的动作，例如滑雪、羽毛球等激烈运动或乘坐公交车时用患肢牵拉吊环固定等。

（5）注意观察患者的心理状态，定期评估治疗效果，及时和康复治疗师就患者可能存在的心理、生理异常进行沟通。

第九节　肩锁关节损伤

一、概述

肩锁关节损伤，运动中暴力致使肩胛骨向下，锁骨远端向上，引起关节受伤。多见于摔跤、柔道、体操运动。

二、一般治疗

肩锁关节损伤，大多是从高处跌落，肩部先着地，导致肩峰下移，造成关节周围韧带及肌肉损伤、肩锁关节脱位。临床上往往根据患者受伤程度分级情况来选择适当的治疗方法。

对于急性Ⅰ或Ⅱ型患者，建议用三角巾固定 2~3 周，限制侧前举动作，以降低肩锁关节发生退化性关节炎。肩锁关节一旦发生退化性关节炎，药物治疗 3~6 个月无效，可切除锁骨远侧端。手术技巧：①小心切开肩锁关节囊并保留；②切除锁骨远侧端5mm后，将关节囊重新缝合；③若关节囊已不存在或无法缝合，要将喙肩韧带移植至锁骨的切断端上，增加肩锁关节稳定度。

康复治疗肩锁关节损伤配合吊带来进行训练，针对肩胛带和肩袖肌群的训练来恢复肩关节，逐渐加大肌力和关节活动度的训练提高肩关节的稳定性。详细康复见肩袖损伤和肩峰撞击征。注意不允许早期过多进行肩关节挤压类运动，控制肿胀疼痛。

三、护理要点

本疾病的护理应特别注意肩锁关节周围皮肤情况的观察和头颈部其他损伤的发现。在病房的日常查房中一定要注意固定的松紧合适，避免吊带、石膏等的挤压造成皮肤受损。患者因外伤致肩锁关节损伤时，邻近受伤位置的头部、颈部也常有外伤，应注意观察患者一般情况，避免漏诊、误诊的发生。

第十节　肩部疾病的相关康复治疗表

一、肩周炎康复 （慢性期）

肩周炎康复（慢性期）的目标、注意事项和治疗方法见表 4-10-1。

表4－10－1　肩周炎康复（慢性期）的目标、注意事项和治疗方法

	肩周炎康复（慢性期）
目标	增加肩关节的活动度 减轻疼痛和肿胀
注意事项	避免暴力松动和训练 避免运动中疼痛加重
治疗方法	1. 热敷后首先处理肩周软组织冈上肌、冈下肌、肩胛下肌、胸大肌 2. 然后做后前向的松动手法，尽量避开肱二头肌腱长头，做前后向松动，最初采用松动术1~2级评估性的治疗，3~5次即可；患者无疼痛，进阶3~4级手法，5~7次即可 3. 配合动态关节松动术做松动的同时增进角度3~5次即可 4. 患者左侧卧，治疗师右手越过腋下抱住肩关节上部，左手托住肩胛下角并嘱咐患者放松，被动做回旋的动作5分钟 5. 推动肱骨头内旋，帮助患者做内收、内旋动作，触碰腰骶部5分钟后嘱咐患者坐起，帮助重复肩的所有动作 6. 辅助器械上操作训练，锻炼内容包括肩部ROM训练和增强肩胛带肌肉的力量练习 7. 爬墙训练，患侧手扶住墙壁，由低向高摸，直摸到最高点不能再向上摸为止，然后把手放下，反复练习 8. 后背手训练 9. 扩胸训练 10. 双手后抱头训练 11. MET技术肩前屈内外旋手法放松训练 肩袖肌练习详见肩峰下撞击征

二、肩袖损伤康复

康复训练程序如下所述。

1. 阶段训练一（术后0~6周，最大限度保护期，见表4－10－2）

这是因为腱－骨愈合一般需要6~8周，术后肩关节一般被置于外展休息位，一般为外展30°~45°，至少4周，最好6周。外展位可降低缝合部位的张力，使其更好地愈合。但是，如果直到术后2周还不进行关节活动度练习则可能发生关节粘连。因此，本阶段的主要康复目的是保护手术修复部位，减轻疼痛和炎症反应，逐渐增加肩关节活动度。内容主要包括主动活动肘、腕关节，被动活动肩关节，肩胛骨稳定性练习。

表4－10－2　阶段训练一的目标、注意事项和治疗方法

	阶段训练一（术后0~6周，最大限度保护期）
目标	1. 外固定支架保护或三角巾舒适体位悬吊保护 2. 减轻疼痛和肿胀反应 3. 逐渐增加肩关节活动度，主动活动肘、腕关节，被动活动肩关节，肩胛骨稳定性练习

续表

阶段训练一（术后 0~6 周，最大限度保护期）	
注意事项	1. 不应负重及过分用力 2. 禁止早期过度主动用力运动 3. 避免过度关节活动度训练
治疗方法	1. 术后患肩制动，日间冷敷，每天 6~8 次，每次 20 分钟，夜间睡觉时，可在上臂后方放置一个枕头来支撑肩部，使肩处于最舒适的位置。术后第 1 天即主动活动腕、肘关节 2. 抓握训练 3. 腕掌屈背伸训练 4. 腕桡偏尺偏训练 5. 肘部屈伸训练 术后第 3 周后，训练时卸下支具，被动活动肩关节和肩胛骨稳定性练习 6. 钟摆运动（被动） 7. 被动外旋训练

2. 阶段训练二（术后 6~8 周，中度保护期，见表 4-10-3）

表 4-10-3　阶段训练二的目标、注意事项和治疗方法

阶段训练二（术后 6~8 周，中度保护期）	
目标	1. 改善关节活动度 2. 减轻术后疼痛 3. 增加主动运动强度和肩袖肌群和三角肌的主动活动 4. 改善肩肱节律，增加运动控制，恢复关节活动度
注意事项	1. 避免主动抬高手臂 2. 避免肩袖肌群的大幅度运动 3. 避免运动中出现疼痛
治疗方法	本阶段继续第一阶段的部分练习外，还需： 1. 主动前屈训练 2. 爬墙训练 3. 肩袖肌群等长收缩训练 4. 三角肌等长收缩训练

3. 阶段训练三（术后 8~12 周，早期功能锻炼和肌力增强期，见表 4-10-4）

此阶段患肢的外展支架已拆除，恢复全范围的肩关节活动度，但所有的训练均保持在肩关节平面以下，患者可进行下列运动。

表4-10-4　阶段训练三的目标、注意事项和治疗方法

	阶段训练三（术后8~12周，早期功能锻炼和肌力增强期）
目标	1. 减轻炎症、疼痛和肿胀 2. 恢复全面的关节活动度 3. 增加肌肉力量、耐力和运动神经肌肉控制 4. 恢复肩肱节律
注意事项	1. 避免过高的运动训练 2. 运动训练过程中避免代偿耸肩等动作 3. 避免运动中出现疼痛肿胀情况
治疗方法	本阶段继续第一、二阶段的部分练习外，还需： 1. 屈肘展肩训练 2. 内收触肩训练 3. 90°下前屈外展训练 4. 被动外展外旋训练

4. 阶段训练四术后 （12周以后， 后期肌力强化期， 见表4-10-5）

本阶段的康复目标是解决残余活动度问题，使肌力和柔韧性达到正常水平，尤其是注意后关节囊的牵伸锻炼。关节囊和韧带的柔韧度和稳定性恢复后才可尝试过头运动。术后12周就可以进行抗阻力练习，抗阻力练习和牵伸练习一直要持续至术后1年，使肌力达到最大，获得最佳的疗效。联合动作练习肩关节的活动。

表4-10-5　阶段训练四的目标、注意事项和治疗方法

	第四阶段（术后12周以后，后期肌力强化期）
目标	1. 恢复肩胛带的稳定性和肌肉力量，使肌力和柔韧性达到正常水平 2. 恢复正常肩肱节律 3. 提高运动中控制能力 4. 独立进行日常生活能力训练
注意事项	1. 运动训练中避免疼痛 2. 要固定好关节近端，循序渐进进行过头相关动作
治疗方法	本阶段继续第一、二、三阶段的部分练习外，还需： 1. 继续后关节囊牵伸 2. 做划船动作或游泳动作训练 3. 哑铃锻炼肩关节外展、上举训练

三、肩峰撞击综合征运动康复治疗方案

运动控制/力量训练、牵伸训练、手法治疗和健康宣教。康复原则：①盂肱关节保护肌——回旋肌群；②肩胛胸回转肌——前锯肌、菱形肌和斜方肌上部；

③盂肱关节定位肌——三角肌；④推动肌——背阔肌、胸大肌。康复治疗弹力带运动控制/力量训练2~3组10次/组，弹力带从红色，到黄色，到蓝色、绿色、逐次提高阻力。

1. 第一阶段 （表4-10-6）

表4-10-6　第一阶段的目标、注意事项和治疗方法

	第一阶段
目标	控制疼痛和肿胀 增加肩袖肌群的力量
注意事项	避免搬运重物 注意过头运动的强度训练
治疗方法	1. 对抗肩内旋（休息/中立位） 从靠近腹部的地方开始，牵伸弹力带远离腹部，然后缓慢返回原位。可以在腋下放置毛巾保持舒适并防止关节外展，从外旋位开始向腹部移动，然后缓慢复位。可以在腋下放置毛巾保持舒适并防止关节外展 2. 对抗肩外旋（休息/中立位） 从外旋位开始向腹部移动，然后缓慢复位。可以在腋下放置毛巾保持舒适并防止关节外展 3. 对抗肩后伸训练 上臂前屈45°左右开始，握紧弹力带后伸，并保持肘关节的屈曲 4. 对抗肩胛后伸训练 屈肘，双手握弹力带于胸前，肩胛间区肌肉用力，使左右肩胛骨向中间靠近，双手外旋牵拉弹力带，而后缓慢回位 5. 对抗肩胛前伸训练 仰卧位，肩前屈90°，肘关节完全伸直位，手握弹力带向着天花板的方向前伸，并使肩胛骨离开桌子（治疗台） 6. 主动前屈肩关节并保持斜方肌上部肌肉放松 上肢前举，并保持肩关节放松，避免耸肩。可在镜子前训练，或置对侧手于肩上 7. 收下颌部同时后伸肩胛（姿势训练） 坐位或站位，内收下颌部，同时向后向下后伸肩胛，避免前屈或后伸颈部，保持目光向正前方

2. 第二阶段 （表4-10-7）

表4-10-7　第二阶段的目标、注意事项和治疗方法

	第二阶段
目标	增加肩关节的肌力和运动控制训练 恢复正常的肩肱节律 独立进行日常生活

续表

第二阶段	
注意事项	避免过头的重量运动 运动训练中避免疼痛
治疗方法	1. 肩外展肩胛平面（0°~90°） 站立位，脚踩弹力带一端，同侧手握弹力带另一端，拇指朝上，前举到肩膀水平90°。注意保持在肩胛平面，介于正前和身体侧方，暨水平面外展约30°。缓慢回位后重复 2. 肩前屈（0°~90°） 站立位，脚踩弹力带一端，同侧手握弹力带另一端，拇指朝上前举到肩膀水平90°。注意保持向正前方。缓慢回位后重复 3. 外展位肩外旋训练（45°~90°） 站立位面对门，上臂置于水平面同肩高度或略低位，保持肘关节屈90°。手握弹力带外旋45°~90°。缓慢回位并重复 4. 外展位肩内旋训练（45°~90°） 站立位背对门，上臂置于水平面同肩高度或略低位，保持肘关节屈90°。手握弹力带内旋90°~45°。缓慢回位并重复 5. 四足体位俯卧撑＋"猫式"训练 四足支撑体位，与肩同宽。双臂向下撑使上背部弓起如猫姿势。缓慢回位后重复 6. 俯卧位肩水平面外展＋肩胛后伸呈"T"形 俯卧位肩水平面外展，肩胛向脊柱方向后伸身体呈"T"形，拇指朝向上（天花板），缓慢回位并重复 7. 上斜方肌背阔肌的训练

3. 第三阶段 （表4-10-8）

表4-10-8　第三阶段的目标、注意事项和治疗方法

第三阶段	
目标	增加肩关节协调能力和稳定能力的训练 减轻疼痛肿胀
注意事项	避免运动中出现疼痛
治疗方法	（继续第二阶段的练习，并增加以下新的训练）牵拉训练，每次维持30秒，一天3组 1. 平卧位胸椎后伸 毛巾卷纵向置于胸椎后，平躺并使双上肢置于身体外侧，掌心向上（天花板） 2. 胸肌牵拉训练 上臂外展，曲肘前臂置门框。躯干缓慢转向对侧，直到感觉到了胸肌牵拉感 3. 肩关节后牵拉训练 水平内收前屈90°水平面内收肩关节，对侧手在肘关节处加力帮助牵拉 4. 肩内旋毛巾牵拉训练 双手握毛巾，患侧在下，健侧在上并用力提拉，牵引患侧内旋

第五章　肘关节常见病症的康复护理

第一节　肘关节概述

肘关节由肱骨下端和尺骨、桡骨上端构成，包括三个关节，即肱尺关节、肱桡关节和桡尺近侧关节。可做前屈、后伸运动，也参与前臂的旋前和旋后运动。

一、关节的结构

关节是骨与骨之间的间接连接构成的。包括主要结构和辅助结构。

（一）主要结构

（1）关节面　骨与骨相关节的骨面。

（2）关节软骨　覆于关节面上的一薄层软骨，有减少摩擦、缓冲震荡和冲击的作用。

（3）关节囊　附于关节面的周缘及其附近的骨面上，为一结缔组织膜囊，密封关节腔。

（4）关节腔　为关节囊和关节面围成的窄隙，内有少量滑液，呈负压状态，以增强关节的稳固性。

（二）辅助结构

（1）滑膜皱襞为关节囊滑膜层向关节腔内突出而成，襞内含脂肪组织，有充填关节腔和播散滑液的作用。

（2）滑液囊 为关节囊滑膜层穿破纤维层向外突出的囊状膨出，多位于肌腱的下方，有减少肌腱与骨摩擦的作用。

（3）韧带由致密结缔组织构成，具有加强骨间的连接和防止过度运动的作用。分为囊内韧带和囊外韧带两种。

（4）关节盂缘是附在关节窝周围的环形纤维软骨，可加深关节窝的深度。

（5）关节内软骨是关节腔内的纤维软骨板，具有调整关节面、缓冲震荡和冲击的作用。依形态分为圆形的关节盘和半月形的半月板。

二、肘关节的组成

1. 肘关节

肘关节是由三个关节共同包裹在一个关节囊内组成的复关节。

（1）肱尺关节　由肱骨滑车与尺骨半月切迹构成，属于蜗状关节，是肘关节的主体部分。

（2）肱桡关节　由肱骨小头与桡骨小头凹构成，属球窝关节。

（3）桡尺近侧关节　由桡骨头环状关节面与尺骨的桡骨切迹构成，属车轴关节。

（4）关节囊　附着于各关节面附近的骨面上，肱骨内、外上髁均位于囊外。关节囊前后松弛薄弱，两侧紧张增厚形成侧副韧带。尺侧副韧带呈三角形，起自肱骨内上髁，呈放射状止于尺骨半月切迹的边缘，有防止肘关节侧屈的作用。桡侧副韧带也呈三角形，附于肱骨外上髁与桡骨环状韧带之间。此外，在桡骨头周围有桡骨环状韧带，附着于尺骨的桡骨切迹的前后缘，此韧带同切迹一起形成一个漏斗形的骨纤维环，包绕桡骨头，可以防止桡骨小头脱出。4岁以下的幼儿，桡骨头发育不全，且环状韧带较松弛，故当肘关节伸直位牵拉前臂时，易发生桡骨头半脱位。

2. 肘关节韧带

（1）桡侧副韧带　位于囊的桡侧，由肱骨外上髁向下扩展，止于桡骨环状韧带。

（2）尺侧副韧带　位于囊的尺侧，由肱骨内上髁向下呈扇形扩展，止于尺骨滑车切迹内侧缘。

（3）桡骨环状韧带　位于桡骨环状关节面的周围，两端附着于尺骨桡切迹的前、后缘，与尺骨桡切迹共同构成一个上口大、下口小的骨纤维环来容纳桡骨头，防止桡骨头脱出。

3. 肘关节的特征

当肘关节伸直时，肱骨内、外上髁与尺骨鹰嘴尖恰位于一条直线上，屈肘时则形成以鹰嘴尖为顶角的等腰三角形，临床上常以此鉴别肘关节脱位或肱骨髁上骨折。肘关节在伸直的情况下，若受暴力如跌倒时一侧手掌着地，使肱骨下端向前移位、尺骨鹰嘴则向后移，形成肘关节后脱位。当肘关节伸直，前臂处于旋后位时，上臂与前臂并不在一条直线上，前臂的远侧端偏向外侧。

三、肘关节的运动

肘关节的肱尺关节可沿略斜的额状轴作屈伸运动，桡尺近侧关节与桡尺远侧关节是必须同时运动的联合关节，司前臂的旋转运动；肱桡关节虽属球窝关节，但只能配合上述两关节的活动，即与肱尺关节一起，共同进行屈伸运动，配合桡尺近侧关节进行垂直轴的旋转运动，但却失去矢状轴的内收、外展运动的能力。

第二节 肘关节疾病概述及常见疾病康复护理

一、肘关节炎

（一）概述

肘关节炎是肘关节软骨退化磨损导致的，主要表现为肘关节疼痛和活动受限，其改变主要表现在关节软骨退化，软骨下骨质增生、硬化，最后关节面大部分消失，关节间隙狭窄。

（二）病因

发生在肘关节，多是频繁使用肘关节导致软骨磨损退化造成，也有肘关节骨折、脱位，特别是关节面损伤后，关节软骨损伤后复位不佳；或粗暴手术加重其损伤；或骨折畸形愈合，关节负重不均，最终都可致肘关节炎。

（三）临床表现

非对称性关节痛、关节酸痛，关节液渗出，上肢外展炎性损害，肘关节不能屈曲或者行动受限。

（四）一般治疗

肘关节炎治疗的最终目的是减轻疼痛、恢复功能、维持稳定。由于手术治疗会对肘关节造成二次损伤，并可能增加异位骨化的风险，因此肘关节炎的治疗应根据病情尽可能采取非手术治疗。

对于轻度的肘关节炎，经正规理疗康复可恢复至功能性活动范围；创伤后肘关节僵硬的患者短期内关节周围挛缩组织尚未成熟稳定，故伤后 6 个月内可采取保守治疗。保守治疗的主要方式包括间断石膏矫正、静态及动态的支具固定、手法推拿、康复锻炼等。

（五）护理要点

1. 门诊接诊及初步评估

门诊应注意热情接待患者，耐心细致进行分诊或解答患者提出的相关问题，注意到患者存在肘关节僵硬时，应进行本病的门诊分诊，该病常见于老年人、外伤或骨感染后儿童，注意提示患者回忆病史，尤其是原发病发生的时间、活动受限的时间、病情是否存在缓解或反复等。做好进行相关影像学检查（X线、MRI、CT等）的准备。上述内容在运动医学肩肘外科或肩肘康复科专科门诊可制成简易指引单。

2. 病房护理管理

该疾病的治疗主要通过门诊进行，少部分严重患者可能入院行手术治疗，术后常规转康复科进行康复治疗。作为手术科室或康复科护理团队，对该疾病的主要护理工作包括以下几个方面。

（1）入院时手续办理，介绍病区情况和重要动线节点位置、功能。

（2）按照肘关节疾病护理常规，介绍主管医生和责任护士。

（3）测量身高、体重，评估营养情况、智力水平。

（4）按照要求定期评估患者肘关节功能和日常生活能力。

（5）重视患者个人卫生，预防并发症发生，尤其注意指导患者治疗期间患肢的活动范围和负重情况，要在康复医师和康复治疗师指导下严格进行，避免意外摔伤或非医嘱活动造成功能损害。

（6）熟悉各类康复治疗和程序，以配合康复医师、治疗师等，做好患者在病房期间的药物治疗、物理治疗、作业治疗、语言治疗的护理工作。

（7）注意观察患者的心理状态，定期评估治疗效果，及时和康复医师就患者可能存在的心理、生理异常进行沟通。

（8）做好其他原发疾病的护理和会诊等工作。

3. 围手术期护理

本疾病的康复治疗常涉及手术，目前肘关节松解的手术方法包括麻醉下手法松解、肘关节镜探查松解、切开松解等不同手术治疗方式，根据手术方式和创伤的不同，术后护理应区分对待。特别注意以下内容。

（1）生命体征的观察　使用心电监护仪。

（2）心理护理　引导患者正确认识病情。

（3）疼痛的护理　使用静脉止痛泵，口服止痛药。

（4）引流管的护理　观察引流液的量、性、色，防拔管、堵管。

（5）专科观察　肢端血运、感觉、活动情况，患肢肿胀情况，抬高患肢，遵医嘱使用消肿药物。

（6）并发症的观察与预防

1）骨间背神经麻痹（骨筋膜室综合征）。

2）异位骨化。

3）感染，观察体温，术口有无红肿热痛，预防感染使用抗生素，及时更换敷料。

4）关节粘连、僵硬，早期功能锻炼，积极锻炼。

5）肌肉萎缩，加强锻炼。

6）脂肪栓塞。

4. 康复过程护理

1）充分了解解剖、生理学上肘关节正常活动范围，以及患者术前、术后关节活动范围，以便于作出评估、了解病情、进行交流。

2）指导生活护理：术后给予适当加压包扎，注意观察肢体远端活动与血运情况，注意肢体末梢感觉情况。必要时可以使用外固定辅具保护肢体，如吊带等。

3）了解康复治疗方法，详见本节相关内容。

4）注意观察患者的心理状态、定期评估治疗效果，及时和康复治疗师就患者可能存在的心理、生理异常进行沟通。

二、肘关节僵硬

（一）概述

各种原因造成肘关节活动部分或全部丧失，固定于某一特定位置，称肘关节强直，常可分为纤维性僵硬和骨性强直两种。

（二）病因

肘关节强直主要与以下因素有关：①肘关节骨折：特别是关节内骨折后复位不当；②骨化性肌炎；③软组织粘连肌肉，肌腱韧带关节囊等损伤引起广泛严重粘连；④肘关节创伤后治疗不当，如长期固定强力活动、按摩治疗等；⑤肘关节感染。

（三）临床表现

（1）肘关节强直，肘关节伸直减少30°，屈曲小于120°。

（2）肘关节疼痛，夜间或功能锻炼时疼痛加剧；肘关节晨僵，功能锻炼后活动幅度加大。

（3）肘关节在伸屈活动时有尺神经刺激症状，即在伸屈肘关节时，有肘及前臂酸困不适、疼痛，并向第4、5手指放射，神经阻滞麻醉后上述症状消失。或曾经有尺神经刺激症状，但目前已关节活动度很小，尺神经支配肌肉萎缩等，或可查到Wartenberg征和Froment征。

（4）肘关节强直呈现逐渐加重趋势经常规功能锻炼、中药熏洗、按摩活筋及药物治疗等仍不能阻止发展。

（四）一般治疗

1. 手术治疗

对于持续疼痛或通过非手术治疗无法达到功能活动范围的患者，可进行手术治疗，并及时介入康复治疗。肘关节屈曲挛缩松解术术后做如下处理。

（1）用上肢石膏后托，将肘关节置于160°~170°的伸直位固定。

（2）密切观察手指血运。如手指血运不好并有疼痛、桡动脉搏动减弱，表明肱动脉、肱静脉受到过度牵拉。应该立即减少伸肘角度，直至手部血运恢复为度。然后，逐渐将肘关节伸直固定。

（3）术后3~4周解除石膏固定，开始肘关节伸屈功能练习；进行软组织松动，肱二头肌等的放松；进行瘢痕松动。

2. 非手术治疗

肘关节僵硬治疗的最终目的是减轻疼痛、恢复功能、维持稳定。由于手术治疗会对肘关节造成二次损伤，并可能增加异位骨化的风险，因此肘关节僵硬的治疗应根据病情尽可能采取非手术治疗。

对于轻度的肘关节挛缩，经正规理疗康复可恢复至功能性活动范围；创伤后肘关节僵硬的患者短期内关节周围挛缩组织尚未成熟稳定，故伤后6个月内可采取保守治疗。保守治疗的主要方式包括间断石膏矫正、静态及动态的支具固定、手法推拿、康复锻炼等。

（五）康复治疗（表 5 – 3 – 1）

表 5 – 3 – 1　康复治疗的目标注意事项和治疗方法

	创伤后肘关节僵硬康复治疗
目标	控制肿胀，减轻炎症反应
注意事项	注意骨折固定牢固情况，避免过度疼痛
治疗方法	急性期（术后 1 ~ 2 周） 术后急性期出血会造成组织明显的肿胀，而肿胀会造成瘢痕形成、粘连。早期注意消肿。术后 2 天内给予抬高患肢或淋巴按摩消除肿胀。根据手术医生允许，应该尽早地开始 ROM 治疗，因肘关节术后多屈曲石膏固定，肱二头肌和前臂旋转肌群如有紧张或短缩，首先进行肌肉的手法放松，AROM 练习可以采用主动收缩主动肌的方式进行关节活动度训练，继续适当在微痛范围内进行 PROM 训练；1 次/日，每次结束后尽早冷敷消肿。早起维持肩手腕的活动度 2. 炎症期（术后 2 ~ 6 周） 此阶段是瘢痕组织增生期间。瘢痕组织错综混乱，但其具有良好的延展性，通过手法进行关节活动度的运动，首先无渗出可进行手法前的热敷，再行相关肌肉肱二头肌或前臂旋转肌肉手法放松，重点需要打开更大的屈伸旋转关节活动度，可以采用 MET 方法对于紧张短缩的肌肉进行等长收缩后放松手法来增加屈伸活动度，进行 3 ~ 5 次，每次 8 ~ 10 秒；然后进行被动牵拉和自我被动牵伸，每次牵拉时间至少达到 20 秒；最后进行有效活动度的训练，旋转手法尽量在患者相对屈曲放松位置进行，所有手法后尽快冰敷，可以嘱咐患者多进行与肘相关的 ADL 训练；如条件允许可佩戴支具进行被动的长时间牵拉。在此期间进行瘢痕松动 3 次/日 3. 纤维化期（术后 6 ~ 12 周） 瘢痕组织纤维重组，康复治疗的有效期。此阶段骨愈合基本完成，手法强度可进一步增加，随着病程的延长，ROM 的增加会越来越难。除了炎症期的手法继续实施外，进一步过多增加 ADL 关节活动度的训练。此期间可继续使用支具适当增加强度固定，屈伸可采取隔天固定方法。进行有针对性的屈伸抗阻肌力练习

（六）护理要点

1. 门诊接诊及初步评估

门诊应注意热情接待患者，耐心、细致地进行分诊或解答患者提出的相关问题，注意到患者存在肘关节僵硬时，应进行本病的门诊分诊。该病常见于外伤或骨感染后儿童，注意提示患者回忆病史，尤其是原发病发生的时间、活动受限的时间、病情是否存在缓解或反复等。做好进行相关影像学检查（X 线、MRI、CT 等）的准备。上述内容在运动医学肩肘外科或肩肘康复科专科门诊可制成简易指引单。

2. 病房护理管理

该疾病的治疗主要通过门诊进行，少部分严重患者可能入院行手术治疗，术后常规转康复科进行康复治疗。作为手术科室或康复科护理团队，对该疾病的主要护理工作包括以下几个方面。

（1）入院时手续办理，介绍病区情况和重要动线节点位置、功能。

（2）按照肩关节疾病护理常规，介绍主管医生和责任护士。

（3）测量身高、体重，评估营养情况、智力水平。

（4）按照要求定期评估患者肘关节功能和日常生活能力。

（5）重视患者个人卫生，预防并发症发生，尤其注意指导患者治疗期间患肢的活动范围和负重情况，要在康复医师和康复治疗师指导下严格进行，避免意外摔伤或非医嘱活动造成功能损害。

（6）熟悉各类康复治疗和程序，以配合康复医师、治疗师等，做好患者在病房期间的药物治疗、物理治疗、作业治疗、语言治疗的护理工作。

（7）注意观察患者的心理状态、定期评估治疗效果，及时和康复医师就患者可能存在的心理、生理异常进行沟通。

（8）做好其他原发疾病的护理和会诊等工作。

3. 围手术期护理

本疾病的康复治疗常涉及手术，目前肘关节松解的手术方法包括麻醉下手法松解、肘关节镜探查松解、切开松解等不同手术治疗方式，根据手术方式和创伤的不同，术后护理应区分对待。特别注意以下内容。

（1）生命体征的观察　使用监测机。

（2）心理护理　引导患者正确认识病情。

（3）疼痛的护理　使用静脉止痛泵，口服止痛药，观察管道是否在位。

（4）引流管的护理　观察引流液的量、性、色，防拔管、堵管。

（5）专科观察　肢端血运、感觉、活动情况，患肢肿胀情况，抬高患肢，消肿药物。

（6）并发症的观察与预防

1）骨间背神经麻痹（骨筋膜室综合征）。

2）异位骨化。

3）感染，观察体温，术口有无红肿热痛，预防术后使用抗生素，及时更换敷料。

4）关节粘连、僵硬，早期功能锻炼，积极锻炼。

5）肌肉萎缩，加强锻炼。

6）脂肪栓塞。

4. 康复过程护理

（1）充分了解解剖、生理学上肘关节正常活动范围以及患者术前、术后关节活动范围，以便于作出评估、了解病情、进行交流。

（2）指导生活护理：术后给予适当加压包扎，注意观察肢体远端活动与血运情况，注意肢体末梢感觉情况。必要时可以使用外固定辅具保护肢体，如吊带等。

（3）了解康复治疗方法，详见本节相关内容。

（4）注意观察患者的心理状态，定期评估治疗效果，及时和康复治疗师就患者可能存在的心理、生理异常进行沟通。

三、肱骨内上髁炎

（一）概述

肱骨内上髁炎，又名肘内侧疼痛综合征，俗称高尔夫肘。以肘关节内侧疼痛，用力握拳及前臂做旋前伸肘动作（如绞毛巾、扫地等）时可加重，局部有多处压痛，而外观无异常为主要表现。肱骨内上髁炎又称肱骨内髁综合征、肱骨内髁骨膜炎、肱桡关节内侧滑囊炎等。肱骨内上髁部是前臂屈肌群的起点，由于肘、腕反复用力，长期劳累或用力过猛过久，使前臂屈肌总腱在肱骨内上髁附着点处，受到反复的牵拉刺激造成该部组织部分撕裂、出血、扭伤而产生的慢性无菌性炎症。有时还可以导致微血管神经束绞窄及桡神经关节支的神经炎等。

肱骨内上髁炎主要表现为肘关节内上部疼痛，有时疼痛会向前臂内侧放射；病情较严重者，可反复发作，疼痛为持续性，致使全身无力，甚至持物掉落。

（二）病因

肱骨远端内侧的内上髁处是屈指、屈腕肌肉的附着点。手部用力及腕关节活动过度会损伤肌肉附着点，造成屈肌总腱的肌筋膜炎。该处有一根细小的血管神经束，从肌肉、肌腱深处发生，穿过肌膜或腱膜，最后穿过深筋膜，进入皮下组织。肌肉附着处的肌筋膜炎将造成该神经血管束的绞窄，是引起疼痛的主要因素。肱骨内上髁肌肉附着点受到较大外力时可造成肌腱及筋膜撕裂，这也是引起疼痛的原因。损伤后可形成纤维增生和粘连。纤维粘连进而可刺激肘关节内侧的侧副韧带和环状韧带。损伤可反射性地造成肱桡关节滑膜炎。因此，肱骨内上髁炎不同患者损伤程度可能是不相同的，受累组织可能是广泛的。肱骨内上髁炎发病与不同的职业有关，不仅见于高尔夫球运动员，家庭妇女、木工、建筑工人等需手和腕反复用力劳动的职业也易患此病。中老年人发病可能没有明确的损伤史。

（三）临床表现

肱骨内上髁炎的主要症状是肘关节内侧疼痛。起病缓慢，无急性损伤史。但劳累可诱发疼痛。如一次大量洗衣、拎重物等是中老年肱骨内上髁炎的常见诱因。疼痛为持续性，呈顿痛、酸痛或疲劳痛。疼痛可放射到前臂内侧。严重时握力下降，拧毛巾时疼痛尤甚，是该病的特点之一。检查时局部无红肿，关节功能不受限。肱骨内上髁有局限性压痛。仔细检查可发现敏感的压痛点屈肌腱牵拉试验：肘伸直，握拳、屈腕，然后将前臂旋前，能诱发肘内侧剧痛者为阳性。肱骨内伤髁炎由于有肌筋膜炎，做该试验时疼痛明显。X线片检查能排除感染、损伤、结核及肿瘤等疾病。诊断要注意与颈椎病相鉴别。神经根型颈椎病可表现为上肢内侧疼痛，为放射性痛，手及前臂有感觉障碍区，无局限性压痛。有时肱骨内上髁炎可被误诊为神经根型颈椎病，必然延误治疗。

（四）一般治疗

治疗上有非手术和手术治疗，但大多数通过非手术治疗便能治愈。肱骨内上髁炎的预防要了解肱骨内上髁炎的发病与慢性损伤有关，中老年人常常由于劳累引起。因此，劳动强度不宜过大，不要长时间拎重物行走，一次洗衣服不宜过多，防止肱骨内上髁肌筋膜劳损。平时注意锻炼身体，主动活动上肢关节，增强肌力，有助于防止本病的发生。劳作前，进行功能锻炼准备，每天主动进行握拳、屈肘、旋前、用力伸直出拳等锻炼。劳作中不要经常冲冷水，避免外伤。

肱骨内上髁炎最主要的症状就是疼，那么治疗就是针对疼痛为主的早期治疗。首先要使患侧肢体多休息；其次是局部冰敷每天不少于 2 次，如果有时间也可以多次冰敷。这样才能消除炎症引起的疼痛，经过休息及冰敷后肘关节的疼痛会逐步缓解，这时我们患者可以采用自我功能锻炼的方法达到康复的目标。

（五）康复治疗

1. 松解前臂屈肌

自我松解前臂屈肌：用健手拇指在疼痛区上下内外按压、推动松解，用轻中度力量（自行掌握），见图 5-2-1~图 5-2-2。

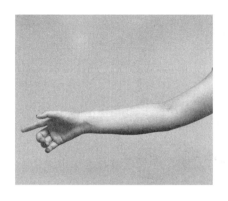

图5－2－1 肱骨内上髁炎

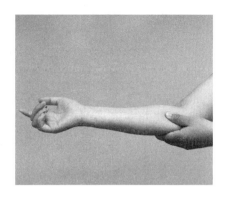

图5－2－2　内外推按　远近推按

高尔夫球（其他小皮球也可以）松解前臂屈肌。手心向下，以最酸疼点的地方为中心点，手腕做屈伸，使小球来回滚动，可以自我松解前臂屈肌。

来回为一次，15个为一组，做3组，见图5－2－3。

2. 牵拉前臂屈曲肌 （图5－2－4）

以右侧肘关节为例，患侧手心向上，左手将右手拉向背侧（这时手心向前），自我牵拉前臂屈肌，以感到前臂已酸胀的力度为宜。这个动作要很慢，不能引起肘关节内侧疼痛为好。来回为一次，15个为一组，做3组。

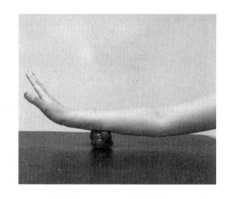

图5－2－3　松解前臂屈肌

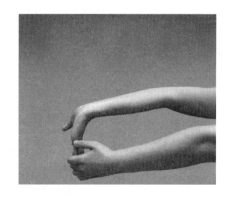

图5－2－4　牵拉前臂屈曲肌

3. 强化伸肌力量 （图5－2－5）

手握小瓶装水，做下面动作，用健侧手将患侧手扶向掌屈位，松去健手，患侧手腕放松并缓缓向手背方向松，到腕背伸最大角度，以不引起疼痛的重量为宜。

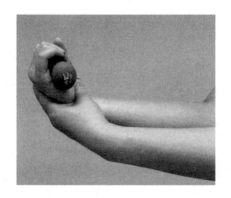

图 5 - 2 - 5　强化伸肌力量

4. 赛乐棒伸肌离心力量训练

赛乐棒（FlexBar）锻炼方法：见图 5 - 2 - 6。

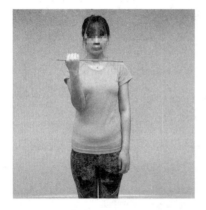

a

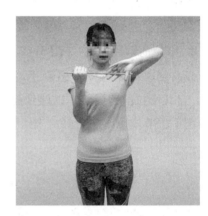

b

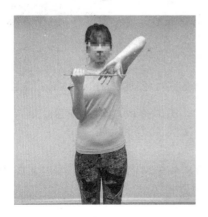

c

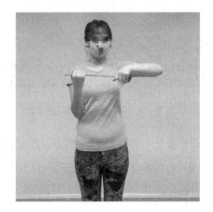

d

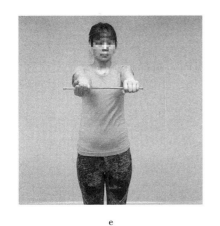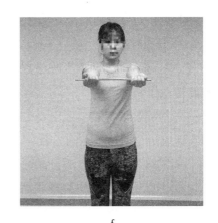

e   f

图 5-2-6 赛乐棒锻炼方法

（1）患侧手握住赛乐棒的一端，保持肘关节屈曲位，手心朝向面部，使赛乐棒保持平行位置。

（2）另一只手，手心向前握住赛乐棒的另一端，大拇指在外侧。

（3）健侧手腕，做"拧"的动作，使手心转向下——自己身体方向——最后向上。使赛乐棒旋转变形。

（4）患侧手握紧赛乐棒缓慢背伸手掌，使赛乐棒复位。

（六）护理要点

该疾病的治疗主要通过门诊进行，少部分严重患者可能入院康复科进行康复治疗。护理的要点如下所述。

1. 门诊接诊及初步评估

门诊应注意热情接待患者，耐心、细致地进行分诊或解答患者提出的相关问题，注意到患者存在肘关节疼痛及活动受限时，应进行本病的门诊分诊，如有必要，注意提示患者回忆病史，尤其是疼痛发作的时间、活动受限的时间、病情是否存在缓解或反复等。做好进行相关影像学检查（X线、MRI、肘关节肌骨超声等）的准备。上述内容在运动医学肩肘外科或肩肘康复科专科门诊可制成简易指引单。

2. 病房护理管理

该疾病的治疗主要通过门诊进行，如有注射、冲击波治疗等要求，可参考其他肘关节疾病住院管理。

3. 围手术期护理

本疾病的康复治疗较少涉及手术，合并多种其他疾病和损伤者可能行手术治疗，可参考相关章节的围手术期护理部分。

4. 康复过程护理

（1）充分了解解剖、生理学肘关节力学机制，指导患者避免引发疼痛的肘关节旋转动作。

（2）指导生活护理　工作要劳逸结合，注意局部保暖，停止羽毛球、网球、高尔夫球或负重搬运等运动、劳动。

（3）了解康复治疗方法，详见本节相关内容。

（4）注意观察患者的心理状态，定期评估治疗效果，及时和康复治疗师就患者可能存在的心理、生理异常进行沟通。

四、网球肘

（一）概述

网球肘（肱骨外上髁炎）时肘关节外侧前臂伸肌起点处肌腱发炎疼痛。疼痛的产生是由于前臂伸肌重复用力引起的慢性撕拉伤造成的。患者会在用力抓握或提举物体时感到患部疼痛。网球肘是过劳性综合征的典型例子。网球、羽毛球运动员较常见，家庭主妇、砖瓦工、木工等长期反复用力做肘部活动者，也易患此病。

（二）病因

前臂伸肌肌腱在抓握东西（如网球拍）时收缩、紧张，过多使用这些肌肉会造成这些肌肉起点的肌腱变性、退化和撕裂，即通常说的网球肘。

1. 网球肘的病因

（1）击网球时技术不正确，网球拍大小不合适或网拍线张力不合适，高尔夫握杆或挥杆技术不正确等。

（2）手臂某些活动过多，如网球、羽毛球、棒球；其他工作如刷油漆、划船、使锤子或螺丝刀等。

2. 网球肘发病的危险因素

打网球或高尔夫；从事需要握拳状态下重复伸腕的工作；肌肉用力不平衡；柔韧性下降；年龄增大。

（三）临床表现

本病多数发病缓慢，网球肘的症状初期患者只是感到肘关节外侧酸痛，自觉肘关节外上方活动痛，疼痛有时可向上或向下放射，感觉酸胀不适，不愿活动。手不能用力握物，握锹、提壶、拧毛巾、打毛衣等运动可使疼痛加重。一般在肱骨外上髁处有局限性压痛点，有时压痛可向下放散，甚至在伸肌腱上也有轻度压痛及活动痛。局部无红肿，肘关节伸屈不受影响，但前臂旋转活动时可疼痛。严重者伸指、伸腕或执筷动作时即可引起疼痛。有少数患者在阴雨天时自觉疼痛加重。主要表现为肘关节外侧的疼痛和压痛，疼痛可沿前臂向手放射，前臂肌肉紧张，肘关节不能完全伸直，肘或腕关节僵硬或活动受限。做下列活动时疼痛加重：握手、旋转门把手、手掌朝下拾东西、网球反手击球、打高尔夫球挥杆、按压肘关节外侧。

（四）辅助检查

在检查时可发现桡侧腕短伸肌起点即肘关节外上压痛。关节活动度正常，局部肿胀不常见。患者前臂内旋，腕关节由掌屈再背伸重复损伤机制时，即会出现肘关节外上疼痛。

一般不需要拍 X 线片，必要时可通过 X 线片了解肘关节骨骼是否正常、伸肌腱近端处有否钙盐沉着。

（五）康复治疗及康复护理相关内容

详见本章肱骨内侧髁炎，与肱骨内侧髁炎治疗方向相反，治疗方法相同。

五、肘部扭挫伤

（一）概述

肘关节是一个多关节组成的关节，周围的韧带多，而且肘关节结构复杂，再加上日常生活与工作中的多动性，发生损伤的机会很多。青少年和青壮年多发，男性多于女性。多发生于间接外力，以右肘多发。肘部损伤以扭伤和伴发骨折或脱位较多。肘部伤筋修复不良可导致肘关节稳定性下降。

（二）病因

肘部扭伤多由间接外力所致，如跌扑或高处坠下，手掌着地，肘关节处于过度外展、伸直位，造成肘部关节囊、侧副韧带、环状韧带和肌腱不同程度的损伤。扭伤常损伤尺、桡侧副韧带，而以桡侧常见。伤后局部充血、水肿，严重者关节内出血、渗出，影响肘关节活动。直接暴力打击则可造成肘关节挫伤。严重肘部扭挫伤，或伤后处置不当，可使血肿扩大，涉及软组织和骨膜下，两者常相互沟通。血肿机化时，通过膜内成骨及钙质沉积，可造成关节周围软组织的钙化、骨化，从而形成骨化性肌炎。

（三）临床表现

临床以侧副韧带和肌肉扭伤为多发，好发生于外侧及前侧。好发于青少年，男性多于女性。临床表现为肘部广泛疼痛，呈弥漫性肿胀，有时出现青紫淤斑。肘关节的内后方和内侧韧带附着部压痛阳性，肘关节处于半屈伸位，活动障碍。

（四）一般治疗

肘关节扭伤治疗的目的是减轻疼痛、停止出血、消除肿胀。扭伤后最常见的情况就是淤青、肿胀、疼痛受限，在明确诊断后应当及时固定患肢，减轻疼痛，其后给予物理降温等，并在 1 ~ 2 周内肿胀减轻后再次门诊复诊，及早拆除固定，进行活动。切换固定与活动的时机，是临床与康复工作的重点。

（五）康复治疗与康复护理要点

1. 门诊接诊及初步评估

门诊应注意热情接待患者，耐心、细致地进行分诊或解答患者提出的相关问题，对于外伤急诊或门诊复诊患者应建议其回忆受伤的位置、方式、时间。做好进行相关影像学检查（X 线、MRI、CT 等）的准备。上述内容在创伤外科、急诊科、运动医学肩肘外科或肩肘康复科专科门诊可制成简易指引单。

2. 病房护理管理

该疾病的治疗以创伤、急诊外科为主，在明确受伤机制不存在桡骨小头骨折、尺骨鹰嘴骨折等需要手术治疗的情况后，转为固定、观察等治疗，并通过复诊支持指导功能练习，固定时间 1 ~ 2 周后可转康复科进行康复治疗。

3. 康复过程护理

（1）充分了解解剖、生理学上肘关节正常活动范围，以及患者术前、术后关节活动范围，以便于作出评估、了解病情、进行交流。

（2）指导生活护理　适当固定，物理降温，注意适时松开包扎，注意观察肢体远端活动与血运情况，注意肢体末梢感觉情况。必要时可以继续使用外固定辅具保护肢体，如吊带等，锻炼时同样可以使用带有活动角度限制铰链盘的上肢辅具。

（3）注意观察患者的心理状态，定期评估治疗效果，及时和康复治疗师就患者可能存在的心理、生理异常进行沟通。

六、尺神经损伤

（一）概述

尺神经易在腕部和肘部损伤。尺神经损伤后，手掌的尺侧、小指全部、环指尺侧感觉均消失。尺神经深支为运动支，有时受刺伤或贯穿伤。在腕部，尺神经易受到割裂伤。在手指及掌部，尺神经浅支亦易受割裂伤。尺神经损伤属于骨与创伤科疾病。

（二）病因

尺神经来自臂丛内侧束，沿肱动脉内侧下行，上臂中段逐渐转向背侧，经肱骨内上髁后侧的尺神经沟，穿尺侧腕屈肌尺骨头与肱骨头之间，发出分支至尺侧腕屈肌，然后于尺侧腕屈肌与指深屈肌间进入前臂掌侧，发出分支至指深屈肌尺侧半，再与尺动脉伴行，于尺侧腕屈肌桡深面至腕部，于腕上约5cm发出手背支至手背尺侧皮肤。主干通过豌豆骨与钩骨之间的腕尺管即分为深、浅支，深支穿小鱼际肌进入手掌深部，支配小鱼际肌、全部骨间肌和3、4蚓状肌、拇收肌和拇短屈肌内侧头。浅支至手掌尺侧及尺侧一个半指皮肤。尺神经损伤后导致相应的功能障碍。

（三）临床表现

腕部损伤主要表现为骨间肌、蚓状肌、拇收肌麻痹所致环、小指爪形手畸形及手指内收、外展障碍和Froment征，以及手部尺侧半和尺侧一个半手指感觉障碍，特别是小指感觉消失，手部精细活动受限，手内肌萎缩。肘上损伤除以上表现外，另有环、小指末节屈曲功能障碍。

（四）检查

（1）特殊检查：Froment征。

（2）肌电图。

（五）一般治疗

尺神经损伤后主要影响前臂及手部的感觉和运动，对症状较轻的尺神经水肿患者，可以给予神经走行周围理疗，减轻神经水肿和卡压等，佐以神经营养药物。但大部分门诊就医的尺神经损伤患者，仍需手术治疗缝合神经、松解尺神经卡压点等处理后才能进行康复治疗。

（六）康复护理要点

1. 门诊接诊及初步评估

门诊应注意热情接待患者，耐心、细致地进行分诊或解答患者提出的相关问题，对于外伤急诊患者或门诊复诊患者应建议其回忆受伤的位置、方式、时间。做好进行相关影像学检查（X线、MRI、CT等）的准备。上述内容在创伤外科、急诊科、运动医学肩肘外科或肩肘康复科专科门诊可制成简易指引单。对于慢性尺神经损伤的患者则应明确病情变化的情况。

2. 病房护理管理

该疾病的治疗以创伤、急诊外科为主，在明确受伤机制不存在桡骨小头骨折、尺骨鹰嘴骨折等需要手术治疗的情况后，转为固定、观察等治疗，并通过复诊支持指导功能练习，固定时间1～2周后可转康复科进行康复治疗。

3. 康复过程护理

（1）充分了解解剖、生理学上肘关节正常活动范围，以及患者术前、术后关节活动范围，以便于作出评估、了解病情、进行交流。

（2）指导生活护理　适当固定，物理降温，注意适时松开包扎，注意观察肢体远端活动与血运情况，注意肢体末梢感觉情况。必要时可以继续使用外固定辅具保护肢体，如吊带等，锻炼时同样可以使用带有活动角度限制铰链盘的上肢辅具。

（3）注意观察患者的心理状态，定期评估治疗效果，及时和康复治疗师就患者可能存在的心理、生理异常进行沟通。

七、桡骨小头置换术

对于部分肘关节外伤或骨关节炎患者而言，桡骨小头置换（或称肘关节部分置换）是有效的治疗方法，但该术式与膝关节、髋关节人工关节置换类似，因术后活动、护理、康复过程不当常造成二次损伤如关节脱位、松动等，为此应特别重视康复护理过程在这一治疗中的应用。在此谨提炼部分经验与各位读者分享。

（一）评估

1. 全身评估

（1）评估患者的一般资料，包括现病史、有无外伤史、既往病史、过敏史。

（2）评估患者有无冠心病、高血压病、糖尿病、肾病等全身疾病，近期有无牙龈发炎，女性患者是否在经期等。

（3）评估用药史，是否有使用阿司匹林活血化淤类药物，一般情况下停用非甾体类抗炎药两周才能考虑手术。

（4）评估近期有无饮酒和患者的营养状况。

2. 专科评估

评估患者血液循环情况，患肢皮肤颜色、温度、有无肿胀及肿胀的程度，动脉搏动情况等。评估有无并发症症状，神经和血管损伤、感染、血栓等，评估患者肘关节活动情况有无受限及对日常生活和剧烈运动的承受能力，有无尺神经受压症状，肘关节有无变形，肌肉有无萎缩及疼痛部位、程度和性质。

3. 心理社会支持评估

评估患者（家属）心理状态，家庭及社会支持情况，患者（家属）对该疾病的相关知识了解程度。

（二）术前护理

1. 心理护理

（1）建立良好的护患关系。

（2）说明手术的重要性，指导术前术后配合知识。

（3）调整患者及家属对手术的期望值。

（4）耐心解答问题，消除患者及家属的不良心理。

（5）在患者入院时向患者热情、详细地介绍医疗环境及医护人员以取得患者的信任，同时向患者介绍相关的疾病知识，使其增强战胜疾病的信心。

2. 术前健康教育

术前给患者及家属讲解肘关节置换的常规专业知识和掌握康复方法，包括手术及治疗方案、手术过程、手术风险、康复训练方法、术后家庭康复计划，让患者了解到最佳的手术结果必须依靠术后良好、持续的康复锻炼。

3. 生活护理

协助生活护理，满足患者日常生活需要。

4. 术前准备

（1）解释手术方式、麻醉方式，手术前后配合事项及目的。术后常见不适的预防及护理指导。

（2）患者床上大小便训练，深呼吸练习，增强肺活量。

（3）饮食依据既往病史及现病史，关注患者血液检测白蛋白含量，适时补充鸡蛋等高蛋白饮食。

（4）遵医嘱给予配血，术前清洁手术区，22：00以后禁食、水，有义齿患者需摘掉放入冷水中，修剪指甲，女患者需去除指甲油，摘除所有首饰手表、（隐形）眼镜，准备病号服。

（三）手术日护理

1. 送手术

与手术室人员核对患者姓名、病历、物品，测量生命体征，更衣，摘掉饰品、活动义齿，确认患者禁食、禁饮，女性患者有无月经来潮。检查各种检验结果，手术同意书是否齐全，以及术中带药。

2. 接手术

（1）了解术中情况、手术方式、麻醉方式。

（2）测量生命体征、尿量及意识情况，必要时低流量吸氧、心电监护，指导患者深呼吸、有效咳嗽。

（3）观察伤口敷料有无渗血、渗液。

（4）妥善固定各引流管，保持引流管通畅，定时离心方向挤压引流管。观察引流液量、颜色、性质。每天引流 50～500 毫升，色暗红，每天引流量大于 1000 毫升或术后每小时血性引流液大于 100 毫升且持续数小时，高度怀疑活动性出血。

（5）观察患肢血液循环情况，患者皮肤颜色、温度，有无肿胀及肿胀的程度，毛细血管反应等。

（6）观察患肢的感觉、运动、反射情况。观察患者疼痛部位、程度、性质，与活动体位有无明显关系。

（四）术后护理

1. 常规护理

（1）监测患者意识、生命体征、尿量情况。

（2）观察伤口敷料有无渗血渗液，定时离心方向挤压引流管保持引流管通畅。观察引流液颜色、性质，是否有活动性出血。

（3）禁食 6 小时后进食流质或半流质，术后第一天给予高热量、高维生素、易消化饮食。

（4）遵医嘱使用抗生素、止痛、消肿、抗凝等药物，必要时输血治疗，控制输液速度，合理用药量，防止心力衰竭。

2. 体位护理

去枕平卧 6 小时即可下地活动，肘关节屈曲 40°～90° 保持功能位，用颈腕悬吊带固定于胸前，防止脱位，尤其夜间睡眠时避免不良体位，支具保护。观察伤口敷料有无渗血、渗液，引流管是否通畅，引流液的量、颜色、性质。

3. 并发症的预防及观察

（1）骨间背神经麻痹（骨筋膜室综合征）。

（2）异位骨化。

（3）感染，观察体温，术口有无红肿热痛，预防术后使用抗生素，及时更换敷料。

（4）关节粘连、僵硬，早期功能锻炼，积极锻炼。

（5）肌肉萎缩，加强锻炼。

（6）脂肪栓塞。

（7）人工关节脱位与松动。

4. 疼痛护理

术后常规静脉止痛 1~2 天，1~2 后改用塞来西布胶囊口服 2 周止痛效果良好，无感觉迟钝、呼吸抑制、排尿困难、恶心呕吐等副作用，尤其是锻炼前半小时就给予止痛药，以减轻锻炼时的疼痛不适，提高患者对康复锻炼的依从性。

5. 并发症及创口护理

肘关节置换最严重的并发症是尺神经的损伤，最常见的是感染，其并发症有松动、磨损和不稳定（脱位和半脱位），因此术后密切观察生命体征的变化、局部创口、肢端血运、皮肤感觉、手指运动、肿胀程度及全身情况，每 4 小时评估一次，若术后立即出现尺神经运动功能减退且不能确定神经状态，应立即进行神经探查，若属神经支配区的神经功能减退，特别是不完全性的感觉减退，可进行观察，多自行恢复或使用促神经生长药，不需要手术。一旦发现创口红、肿、热、痛加剧及体温超过 38.5℃ 应及时报告医生。

6. 健康宣教

术后出现头晕、眼花、出冷汗等不适时，及时报告医护人员。术后患肢麻木、疼痛症状加重或感觉丧失时，及时报告医务人员。

指导自我观察病情：伤口出血情况，肢端血液循环及感觉、运动、疼痛情况等。

7. 功能锻炼

（1）术后当天　指导患肢重复握拳（5 秒）、松拳（5 秒）等简单掌、指、腕关节活动，每日三次，一次 10 分钟，肘关节暂不活动，鼓励早期术后 6 小时下床活动避免体位性低血压。

（2）术后 1~3 天　继续掌、指、腕关节的屈伸活动，指导上臂肌如肱二头肌、肱三头肌等长收缩活动，由康复医师指导并协助患者肩、肘关节活动度的训练，每日 3 次，一次 10 分钟。

（3）术后 4~14 天　主动握拳、松拳。继续加强肩、肘关节活动度和肌力的训练方法，肘关节主动轻微旋前 10°至旋后 10°循序渐进，逐渐增加角度，每日 3 次，每次 10 分钟，指导日常生活的自我照顾方法和技巧。

（4）术后 14 天　切口处拆线，肘关节活动小于 90°，保持创口干燥。

8. 出院指导

继续坚持功能锻炼，术后终身保护性使用患肢，避免投掷、上举等剧烈运动。日常生活中的绝大多数动作可以在屈肘 30°~130°和前臂 100°（旋前 50°至旋后 50°）的旋转弧内完成。术后 6 周内不能提或端任何比一杯茶（约 250g）重的物品，6 周内应有家人照顾，6 周后应加强锻炼，

术后 1 个月、3 个月、6 个月、1 年门诊复查，电话随访。

9. 家庭康复

创口治愈后，首先考虑关节活动度尽可能完成最大范围，需要患者按计划循序渐进、持续锻炼，防止术后瘢痕疼挛、粘连导致关节僵硬，避免关节脱位，禁止锤击、砍树等活动，适当进行前臂的负重，抗阻练习，术后第一个月患肢少用，术后终身应有所控制，保护性使用患肢。巨大暴力或关节外伤可能造成桡骨小头假体脱位或松动，导致再次手术等严重后果，务必将此重要性对患者及家属进行交待。

第六章　髋关节常见病症的康复护理

一、解剖

髋关节是人体内典型的球窝式关节，由股骨头与髋臼相对构成，属于杵臼关节。髋臼内仅月状面被覆关节软骨，髋臼窝内充满脂肪，又称为 Haversian 腺，可随关节内压的增减而被挤出或吸入，以维持关节内压的平衡。由于髋臼有较深的骨性臼窝，其周边附着有盂唇，与股骨头配合良好，故其结构非常稳定，周围有韧带增强和肌肉包绕，使其稳定性进一步得到加强。髋关节在体内是一个最稳定的同时也保持着很大活动范围的球窝关节。

（一）髋关节骨的组成

（1）股骨　股骨近端包括股骨头、股骨颈和大粗隆。股骨颈在胚胎期与股骨干是相连的，与股骨干组成颈干角，正常角度为 125°～135°。股骨髁的冠状面和股骨颈的轴线之间的夹角称为前倾角，其变化范围较大可从前倾至后倾，前倾角的平均值为 14°。股骨头为 2/3 的球形，在头下沟处与稍微缩窄的股骨颈相连接。正常股骨头的关节面被透明软骨所覆盖，呈球形。股骨颈的直径只有股骨头最大直径的 3/4，因此，可允许股骨颈与髋关节盂唇接触之间，髋关节保持较大的活动范围。股骨头关节软骨由头的中心向周边逐渐变薄，终止于头下沟处。该沟在股骨颈的上、下面更为明显。约有 10% 的标本中前面的头下沟缺如，其位置由一小的关节面所取代。髋关节在伸展时，前面的头下沟与髂股韧带相接触，在屈曲、内旋时则在前面的髋臼边缘下滑动。关节软骨边缘与滑膜相连接，滑膜覆盖在股骨颈的前面、外侧至转子间线，同时关节囊的髂股韧带也附着于此。只有股骨颈后面的内侧一半为滑膜所形成的鞘。股骨颈的骨膜不含有生发层，因此不具备有成骨的能力，在关节囊外的股骨颈不能形成大量的骨痂。大转子较股骨干和股骨颈突出，髋关节的外展肌止于其上。在后面大转子和小转子之间有转子间嵴。在前面转子间线为股骨颈与股骨干的分界线。转子间线的上端形成股骨结节，其下端呈螺旋形向远侧走行，成为股内侧肌的起点。肌肉虽然覆盖了股骨干的内侧面，但是这里没有肌肉的起点，它可以防止股深动脉的损伤。股骨头骨骺生长紊乱可以导致髋内翻畸形，而大粗隆的生长迟缓则可导致髋外翻畸形。

（2）髋臼　容纳股骨头的髋臼是由髂骨、耻骨和坐骨所组成。髋臼的开口方位是向外、远和前方。髋臼的前后缘有增强的骨性支柱，用以对抗在站立位或是髋关节屈曲位向股骨头挤压时所产生的应力和应变。所有的关节凸面部分，关节软骨在中心是最厚的，至边缘则逐渐变薄；而对侧的凹面关节软骨最厚的部分在其边缘关节盂唇附近。在髋臼内持重的关节面由关节软骨所覆盖，形成一马蹄形，马蹄内缘没有软骨面的部分称为"髋臼窝"，其内有弹性纤维脂肪垫，外方有滑膜覆盖着。无论髋关节处于哪种位置，实际上只有 2/5 的骨头居于骨性髋臼内。骨性髋臼如果没有周边的髋臼盂唇，则小于真正的半球，这就是髋关节为什么有这么大的活动范围而又稳定的原因。女性的髋臼较小较浅，与较小的股骨头相匹配。

（3）关节盂唇　纤维横韧带横亘于髋臼切迹，并与牢固而又可活动的纤维软骨环相连接，附着于骨性边缘。由于关节盂唇紧紧地包绕着股骨头，并超过通过股骨头心的半径，因而增加了髋臼的深度和加强了髋关节的稳定性。在髋臼的后上部分，盂唇突最多，该处的深浅面均为滑膜所覆盖。盂唇的上缘可以活动，在先天性髋关节脱位时可卷入关节腔内。

（二）关节囊

坚强的关节囊包住股骨头的外侧缘和股骨颈的绝大部分，并与之贴附。前关节囊附在粗隆间线，在后面股骨颈的外侧一半在关节囊之外。关节囊是由致密的纤维组织所组成，前面有髂股韧带，下面有耻骨韧带，后面有坐骨韧带加强。髋关节在屈曲、内收位时，股骨头可作用于关节囊较薄弱的后下部分。围绕股骨颈最窄区被环状纤维（轮匝层）所包绕，使关节囊也缩窄。髋关节的休息位时约 $10°$ 屈曲、$10°$ 外展、$10°$ 外旋。这一位置可使肌肉和整个关节囊松弛，同时关节囊容积也最大。髋关节处于屈曲位时，关节囊的纵行纤维是松弛的，而在髋关节处于完全伸展位时，则变为紧张，可有效地防止过伸。关节囊的股骨附着处被一些延伸到股骨颈基底的血孔的纤维所加强。一些最内层纤维在股骨颈上向内侧反折，与支持带血管方向一致，可达头下沟。这些支持带血管被滑膜所覆盖并集中于上、下两侧，偶然也可在前方，这一结构为供应股骨头血运的血管提供了一个相对安全的通道。正常滑膜很松地附着在股骨颈上，在支持带血管区，则不附着于股骨颈而形成柔软的反折。

（三）血管解剖

（1）关节囊周围血管　附着在髋臼的关节囊被血管所包绕，其血运由旋股内和旋股外血管、闭孔血管的髋臼支和臀上血管的关节支所供给。到髋臼边缘关节囊和骨血管的深部分支与在髋臼顶深面的到营养髂骨的动脉分支相吻合。由髂内分出的这一血管是到髋骨最大的营养血管，受伤后有时可以造成较大的出血。髋臼的血管与关节囊周围血管分支相吻合，组成一支更大、更重要的血管环，在股骨颈基底部环绕着关节囊，称为基底或粗隆血管。可从下方的旋股内动脉，前面的旋股外动脉升支，上方的臀上血管得到丰富的血液供应。股方肌的深面来自旋股内动脉、臀下动脉、旋股外侧动脉的中间支和第一穿通动脉相汇合形成交叉吻合。由基底血管丛来的终末支通过深面的骨孔至大粗隆的骨松质，支持带血管穿过关节囊走行于滑膜下，成为头下血管。后者在儿童时供应股骨头和干骺端，在成人则供应股骨头与颈的内侧。股骨头和大部分股骨颈完全处于关节囊内，故股骨头的血运主要依靠较脆弱的支持带血管。

（2）关节囊内血管　从基底血管上端获得血运的上支持带血管，常为数根并分布于上颈部和头的上 2/3 部分。血管从上方头下沟处进入股骨头，其走行平滑弯曲，平行于骨骺板。在生长期，小的分支呈放射状到软骨下骨板和骨骺板。下支持带血管活动度较大，并被滑膜所包绕，血管直接成为头下血管。因为有双层滑膜在其深面包绕，其分支不进入颈部。关节囊外和关节囊下所有的关节动脉均有薄壁静脉相伴行。这些静脉对外界的压力较动脉更敏感。股骨头可从上、下支持带血管，有时从前支持带血管，或通过圆韧带从闭孔血管获得血运。成人还可从营养血管获得血运，但是这些血管的形态和分布常产生变异。

（四）髋关节周围肌肉

髋关节周围的肌肉群厚而宽，对髋关节的稳定和运动起着重要的作用，但使检查和触诊髋关节有一定的困难。髋关节前方的屈肌群受腰神经根支配，后外侧的伸肌和外展肌群由腰骶神经丛支配，内侧的内收肌群则是受闭孔神经支配。前面的缝匠肌、内收长肌和腹股沟韧带围成股三角，其内含有股神经、股动脉和股静脉；股管内的结构与髋关节之间有髂腰肌的联合腱相隔开，髂腰肌之深面常有滑囊存在，该滑囊可与髋关节相通。髂腰肌联合腱的外侧缘常附着于髂股韧带上，手术过程中如要分开应做锐性分离。股三角的底面是由髂腰肌、耻骨肌和内收长肌所组成，如果内收长肌不从耻骨上解剖开，只在股角内解剖，不能显露闭孔神经。

臀大肌是身体中最大的一块扁平肌，而覆盖其上的深筋膜甚薄，肌肉呈菱形，起于髂臀后线以后的髂骨面，并以短腱起自髂后上棘，臀后线以后的髂骨臀面、骶骨下部与尾骨背面以及两骨之间的韧带、腰背筋膜和骶结节韧带，肌纤维非常粗大，平行向外下，臀大肌浅层和深层的近侧部分止于髂胫束的深面，深层的远侧部分止于股骨的臀肌粗隆。臀大肌是强大而有力的伸肌。支配臀大肌的臀下神经从梨状肌的下孔穿出后很快地分成小支进入臀大肌，因此臀部的外上象限是适于肌内注射的部位。大腿后侧皮神经贴附于臀大肌的深面，与坐骨神经和短外旋肌之间有疏松的脂肪层相隔开。

神经血管束和梨状肌通过坐骨大切迹至臀部。只有臀上血管和神经在出骨盆后在梨状肌的上缘，而其他神经血管结构在出骨盆后则位于梨状肌的下缘。在臀部臀大肌和梨状肌位于坐骨神经之浅面，而坐骨神经又是在髋关节的短外旋肌群的浅面。髋关节的关节囊是坐骨神经前面的重要结构，因为髋关节过度的屈曲可牵拉坐骨神经，造成神经损伤。在这一部位手术时有可能将梨状肌与较低位的臀中肌相混淆，鉴别的方法是注意肌肉的走行，臀中肌不会从坐骨大孔处出来。

臀中肌起于臀后线以前的髂骨臀面、髂嵴外唇和阔筋膜；臀小肌起自臀前线和髋臼以上的髂骨背面止于大粗隆，盖在关节的外上面。这两块肌肉连同阔筋膜张肌均受臀上神经支配，共同成为最主要的髋关节外展肌。当髋关节固定后外展肌的收缩可以防止对侧的骨盆倾斜。髋关节的外展肌和内收肌的协调统一保持了髋关节的平衡，但实际上在髋关节持重时除前述肌肉外还有对侧的腰方肌和骶棘肌的帮助。

内收肌位于髋关节的下面和股骨的内侧面。内收长肌和内收短肌以及部分内收大肌和闭孔外肌起自耻骨，这些肌肉均受闭孔神经所支配，其作用是大腿的屈曲和内收。内收大肌起自坐骨结节、坐骨下支及耻骨下支上 1/3，受坐骨神经支配，其作用为大腿内收和后伸。

髋关节活动中最初所处的位置对关节周围的肌肉作用有明显的影响，髋关节处于伸位，臀中、小肌起到髋关节的外展作用，其前面的纤维可以帮助内旋，后部纤维可以帮助外旋。闭孔内肌是一个外旋肌，但是髋关节处于屈曲位，臀肌产生髋关节的内旋作用而闭孔内肌则变成外展肌。同样，当髋关节处于屈曲位，臀大肌滑向大粗隆的前方成为外展肌。关节囊周围的短肌因附着于关节囊并使之加强，故在维持姿势和关节的稳定性方面比主要负责活动关节的肌肉更为重要。

（五）筋膜

大腿深筋膜在肌肉之外形成一个鞘，其远侧端与小腿深筋膜相连，近侧附着于髂嵴、腹股沟韧带、坐骨耻骨支和骶结节韧带。外侧的筋膜厚而致密，形成髂胫束，近侧端分为两层，有阔筋膜张肌和3/4的臀大肌附着其上。深面通过坚强的股外侧肌与股二头肌之间的肌间隔，附着在股骨粗线上。另一个肌间隔，走行于臀中、小肌和阔筋膜张肌前缘，在深面与髂股韧带外侧缘相连。在髋关节前外侧显露过程中，可能遇到这一致密结构常掩盖了旋股外血管的升支。从髂嵴中1/3起至胫骨外侧结节的髂胫束，为阔筋膜张肌和大部分臀大肌在筋膜上的止点。

（六）髋关节的神经支配

髋关节在关节囊、韧带、关节内脂肪垫和关节血管有着丰富的神经末梢分布，但是在滑膜上则无神经末梢。这些神经支配提供了机械刺激感受器，接受作用在肌肉的静止的或运动的影响，控制并帮助调整对关节的位置、活动和疼痛的应答。关节传入神经纤维含有有鞘的和无鞘的神经纤维，可以直接加入周围的周缘神经，闭孔神经的前支和后支分别从前关节囊和髋臼圆韧带及臼窝内的脂肪垫传入冲动，到耻骨肌肌支可以补充支配前、后关节囊。上方关节囊可由在臀小肌内的臀上神经支配。

（七）股骨距

股骨距是一致密的垂直板层骨，呈扇状从内侧骨皮质向外、上侧朝大粗隆方向走行。近侧端与股骨颈的后侧骨皮质相连，远端超过小粗隆与后内侧骨干融合。股骨距对决定股骨近端的骨折类型、人工关节的设计和手术操作均具有重要的意义。

二、生物力学

髋关节是全身最大且最稳定的关节。与膝关节相反，髋关节由其相对坚固的球窝构型提供了内在的稳定性。它亦有较大的活动度，以满足日常生活的正常活动。髋关节一旦受损则使关节软骨及骨的应力分布发生改变，从而导致退行性关节炎。此种损害可因关节承受更大的负荷而加重。

（一）髋臼

髋臼是髋关节球窝构型的凹面，其表面被关节软骨覆盖，软骨周缘厚且主要在外侧。髋臼窝斜向前、向外、向下。骨性髋臼很深以提供实质性静态稳定。经髋臼周缘的平面与矢状面相交呈40°向后张开，与横断面相交呈60°向外张开。髋臼窝被纤维软骨平坦边缘的盂唇及横韧带加深，盂唇表层包含游离神经末梢及感觉终端小体，此种结构可能参与痛觉及本体感觉。未承重的髋臼直径小于股骨头。当髋关节承重时，髋臼因弹性变形而与股骨头匹配，使股骨头在髋臼的前、上及后缘与关节面接触。采用人体标本在体外对髋臼负荷分布进行了研究。将盂唇及横韧带切除后负荷模式未见明显影响。

（二）股骨头

股骨头为髋关节球窝构型，凸面部分为2/3球形。关节软骨面在内侧中心面最厚，而在边缘最薄。软骨厚度的变化导致股骨头不同，区域的强度和硬度不同，揭示在股骨头内大部分负荷经上象限传导。较小的负荷，负重面集中在股骨头月状面边缘，高负荷时达月状面中心和前后角。目前仍未准确了解体内应力在正常股骨内如何分布，但从体内对安放的假体股骨头测量显示在日常活动时前侧及内侧半月区是负荷传导的主要区域。

（三）股骨颈

股骨颈与股骨干有两种角度关系，即额状面上的颈干角和横断面的前倾角，此对髋关节的功能最重要。髋关节运动的自由度由颈干角提供，此使股骨头从外侧偏移骨盆。多数成年人，此角均为125°，但它可变范围为90°~135°，超过125°形成髋外翻，小于125°则形成髋内翻。无论股骨干以哪一种方式偏移都会改变力量相互关系，对肌肉力量及重力线的杠杆臂有明显效应。前倾角是由股骨头长轴与股骨髁的横轴投影形成。此角在成人均为12°，但可有较大变异。超过12°前倾引起股骨头的部分不被覆盖，造成步行时腿呈内旋朝向以保持股骨头在髋臼窝内，而小于12°（后倾）则使下肢在步行时呈外旋朝向。前倾和后倾在儿童相当常见，但通常为过度生长。

股骨颈的内部由松质骨组成，骨小梁构成内外侧系统。事实上，在股骨头上关节应力平行于内侧骨小梁系统，表明此系统对支撑此力的重要性。骨骺板与内侧骨小梁系统呈90°角，被认为在股骨头上关节应力呈垂直方向，多半情况下外侧骨小梁系统对抗由外展肌（臀中、小肌，阔筋膜张肌）收缩产生的压力。股骨颈上部的皮质骨薄壳在其下区进行性增厚。随年龄增加，股骨颈逐渐遭受退行性改变：皮质骨变薄，松质骨和骨小梁逐渐吸收。这些改变可预示股骨颈骨折。值得注意的是股骨颈骨折是老年人最常见的骨折。

（四）运动学

在考虑髋关节运动学时，通常把关节视为稳定的球窝构型，其内股骨头与髋臼能做所有方向运动。

1. 运动范围

髋关节运动发生在三个平面：矢状面（屈—伸）、额状面（内收—外展），横断面（内旋—外旋）。矢状面运动范围最大，屈曲 0°~140°，伸 0°~15°，外展范围 0°~30°，内收稍小一些均为 0°~25°，当髋关节屈曲时，外旋 0°~90°，内旋 0°~70°。当髋关节伸直时因软组织限制使旋转运动减少。在行走时髋关节的运动范围已在三个平面用电子量角仪进行测量。当在平地步行，下肢向前足跟着地时，矢状面显示髋关节在步态的摆动末期屈曲最大（Murray，1967）。当身体向前，下肢在支撑阶段开始时，关节伸直，最大伸展是在足跟离地时。在摆动阶段时关节又转向屈曲，在足跟着地前达到最大屈曲，为 35°~40°。在步态周期内额状面上（外展—内收）和横断面上（内旋—外旋）的运动摆动期，外展开始，在足尖离地时达到最大；足跟着地时开始，髋关节转为内收直至支撑阶段晚期。髋关节在整个摆动阶段为外旋，在足跟着地前为内旋，直至支撑阶段晚期关节维持内旋，然后再外旋。33 位正常男性的研究显示平均运动范围在额状面为 12°，横断面为 13°。

随着年龄增长，人们步行时应用下肢关节的运动范围会渐渐缩小。Murray 等对 67 位正常男性的步行模式进行了研究，这些男性体重及身高类似，年龄在 20~87 岁。比较年轻及老年男性的步态模式，研究发现两组在足跟着地瞬间矢状位身体姿态不同，老年人有较短的复步，髋关节屈曲、伸展范围减少，踝关节跖屈减少，跟随肢足跟对地面角度减少，显示踝关节背屈减少，向前肢的足趾抬高也减少。

在日常活动中三个平面的运动范围，如系鞋带、坐在椅子上、从椅子上站立、自地面拾物、爬楼梯等，Johnston 及 Smidt 用电子测量仪对 33 位正常男性进行上述活动的测量。在矢状面（髋屈曲）最大的运动范围对系鞋带及弯腰下蹲拾物是需要的。在额状面及横断面上最大运动范围是在下蹲和用脚越过对侧大腿时系鞋带。这些常见活动的数值表明髋关节至少需要屈曲 120°，外展外旋至少 20°才能完成日常生活必需的活动。

2. 关节面运动

髋关节的表面运动可认为是股骨头在髋臼内滑动，球窝在三个平面上围绕股骨旋转中心（估计在股骨头中心）旋转产生关节表面的滑动。如股骨头的完整性破坏，滑动不会与关节面平行或呈切线位，关节软骨则被不正常地挤压或分离。运动是在三个平面同时发生的，因此作瞬时中心分析的 Reuleaux 方法不能在髋关节准确施行，但对假体置换手术确定髋关节旋转中心又是基本需要的，此可使臀中肌重建最合适的杠杆臂（Fessy et al. 1999）。

（五）静力学

在双腿站立位，身体上部重力线通过耻骨联合后方。而且，由于髋关节的稳定特性，直立姿势仅依赖于关节囊和韧带的稳定功能即可维持，不需肌肉收缩的作用。在髋关节周围，因不考虑产生力矩的肌肉活动，髋关节反作用力的计算就变得简单：在双腿站立位，每侧股骨头所受力的大小是上部体重的一半。因为一侧下肢重为体重的 1/6，所以每侧髋关节所受到的反作用力将是剩余 2/3 体重的一半，即为体重的 1/3。当然，若髋关节周围肌肉收缩以阻止身体倾斜并当躯干斜向髋关节时，重力杠杆臂和关节反作用力最小维持直立姿势（即长时间站立），关节所受反作用力与肌肉活动量成比例增加。由双腿站立改为单腿站立时，身体上部的重力线在所有平面均发生改变，关节周围所产生的力矩必须由肌肉收缩力来对抗，关节应力也由此增加。

（六）动力学

几个研究组应用一个测力板系统和正常髋关节的运动资料，检测了正常男性和女性步态下在股骨头的反作用力及其相关肌电图所记录的特异性肌肉活动的峰值。在男性，当下肢在支撑阶段时外展肌收缩以稳定骨盆，因此产生两个作用力峰值。峰值约四倍于体重，恰在足跟着地后产生。一个约七倍于体重的峰值恰在足尖离地前产生。当足平地时，由于身体重心的快速减速，关节反作用力减少到近似于体重大小。在摆动阶段，为了减速大腿的伸肌收缩影响关节的反作用力，这时关节反作用力的大小相对较低，大约等于身体的重量。

对于女性来说，力的模式是一样的，而大小要稍低一些，在支撑阶段的后期达到最大限度大约只有身体重量的四倍。女性的关节反作用力较小，可能由以下因素造成女性的骨盆更宽，如股骨颈干角的不同，鞋子不同，步态的整体模式不同。

与体外的测量和计算相比，通过体内带仪器假体测量证实在支撑阶段股骨头的关节反作用力更低。当行走的步频更快，由于肌肉活动增强，作用于假体的力也明显增强。

在所有研究中，行走的负荷模式是相似的，但关节负重峰值的大小不同。体外测量在髋关节产生的峰值力通常较高，而在体内用植入带仪器假体测量所得的峰值力则较低。造成这些差异的原因有许多，例如检测方法和设备、正常髋关节与"非正常"的植入带仪器假体、行走速率以及年龄。通过对髋部植入假体后的测量发现日常活动除行走外，如上/下楼梯，产生 2.6 ~ 5.5 倍于体重的负荷。经检测发现日常活动中的最大负荷发生在爬楼梯和从矮凳上站起，此时髋关节屈曲超过 100°。在这类日常活动中，作用于双关节的肌肉会出现协同收缩。在中老年人中运用加速器测量跑步和滑雪时产生的力超过体重的 8 倍。截骨或股骨颈骨折固定时在股骨近端植入带仪器钉板随后可在日常活动中确定植入物承受的力。即使设备测量的是植入物上的力而不是髋关节上的力，也可能确定通过设备传导的负荷百分比，并通过静态分析计算作用于髋关节上的总负荷。

当进行类似坐便盆、上轮椅、行走等活动时作用于钉板的受力会很强。护士或治疗师控制患者移动的辅助技巧会对受力的大小产生很大的改变。当患者用肘和足跟抬起髋部坐上便盆时有超过体重四倍的力作用于髋关节。但如使用扶手及有服务员给予帮助，受力会大大减少。一个 5kg 的伸直牵引对于髋关节的力所起的作用不大，脚和踝部的练习可以增强这些力。使用带仪器钉板作测试，证明卧床不起的股骨颈骨折患者在日常活动时股骨头所受的力也接近有外支撑下行走时的受力。这些研究支持早期动员患者离床及减少卧床时间的临床计划可行性。在许多活动中，作用于钉板连接处横断面上（当内旋和外旋时）的力矩大约只有作用于额状面上的一半（当外展时）。

（七）外支撑对髋关节反作用力的影响

扶拐行走时，股骨头反作用力的静态分析显示拐杖应该用在疼痛肢体或手术肢体的对侧。Neumann（1998）研究 24 位平均年龄为 63 岁的患者使用拐杖的情况。在行走时，通过肌电图测量内收肌的活动，发现经指导后使用接近最大力量，在受累关节对侧使用拐杖，能减少 42% 的肌肉活动。这显示使用拐杖能减少 1 倍体重的受力，即使用拐杖时受 2.2 倍体重的力，而不使用拐杖则受 3.4 倍体重的力。这些都给临床医疗师提供了如何减少髋关节疾病患者的髋关节负荷的重要讯息。

减少疼痛关节的股骨头的受力，可使患者采取止痛体位。由于杠杆臂短，在疼痛侧使用拐杖则需要更大的力量作用于拐杖来减少髋关节的反作用力。但对一个老年患者，由于上肢力弱，不可能发出足够的力量。

使用支具会改变髋关节的受力，但不会减少股骨头的反作用力。治疗Perthes病的坐骨长支具在行走时摆动阶段末期会增加股骨头的反作用力，因为在这一步态周期，支具的惯性质量矩会增加伸肌的肌力。

（八）小结

（1）髋关节是由髋臼和股骨头组成的球－窝关节。

（2）股骨头和髋臼软骨的厚度及力学特性在每一个位置都是不同的。

（3）正常情况下，日常生活所需的髋关节运动范围是屈曲至少120°，外展20°，外旋20°。

（4）在骨盆中立位时，单侧下肢支撑时髋关节反作用力是体重的3倍，其最大值随上肢位置的变化而不同。

（5）髋关节反作用力的最大值受外展肌肌力和重力力臂的比率影响。比率低时产生的反作用力较比率高时大。

（6）髋关节反作用力在行走支撑阶段是体重的3~6倍，摆动期则与体重大致相等。

（7）摆动阶段和支撑阶段的关节反作用力都随步行速度增加而增加。

（8）日常活动时内植入物的作用力很大程度依赖于患者接受的不同的护理治疗。

（9）支具和拐杖的使用能改变髋关节反作用力。

第二节　髋关节常见病症的康复护理

一、股骨头缺血性坏死

（一）概述

本病又称 Legg－Calve－Perthes 病。1910 年 Auther T. Leg（美国）、Jecquse cave（法国）和 George Perthes（德国）首次对此病作了描述，故称 legg－calve－perthes 病（简称 LCP），其他称谓还有儿童股骨头无菌性或特发性坏死、儿童股骨头骨软骨炎等。

（二）病因

（1）内分泌因素　大量的流行病学调查发现 LCP 有以下特征：好发年龄为4~7岁，男女性别比率为4∶1。胎位异常率高，约10%（一般人口为2.4%），出生时体重较低。骨龄发育迟缓,间或有长达3年的静止期。骨骼发育延迟,身材矮小,肢体发育不成比例。先天畸形如泌尿系统畸形发生率高。多来自收入较低的家庭,父母年龄偏大。

以上这些特征均无法用局部因素来解释,因此人们开始注意全身因素,如内分泌方面的变化。Jasper Heidel 等对平均年龄为7岁(3~14岁)59例LCP患者,进行血浆胰岛素样生长因子(insulinlike growth factor I, IGF – I)、FT3、FT4检测,同时测定骨龄、身高、体重。发现LCP病后2年,血浆IGF – I浓度低于对照组;FT3、FT4浓度升高;骨龄延迟。因此,发现LCP病后2年,血浆IGF – I浓度低于对照组;FT3、FT4浓度升高;骨龄延迟。因此,Neidel认为LCP血浆FT3、FT4浓度升高,使IGF – I浓度下降,从而对软骨基质合成作用减弱,骨龄发育延迟,有可能影响股骨头负重能力,缺血后造成应力骨折。但IGF – I和Catterall分型无相关性;另LCP发病大多数情况下是单侧发病,因此内分泌因素的作用不能过分强调。在此之前,Burwell对67例LCP进行调查,发现3~5岁组SM水平(somatomedin,促生长因子)高于对照组,且患儿垂体GH对胰岛素诱导的低血糖反应明显降低。他认为某些先天因素使患儿软骨细胞上SM受体数目减少或对SM敏感性降低,造成患儿生长缓慢,而生长缓慢又促使SM分泌增高,增高的SM水平反馈抑制垂体,使GH分泌减少,因而垂体GH对胰岛素诱导的低血糖不敏感。可以认为LCP的垂体 – SM – 靶组织轴存在异常,并在其发病机制上起一定的作用。

(2)机械应力因素 David通过对37例LCP髋关节造影,发现患者股骨头软骨部分明显增大,髋臼软骨增厚,造成髋关节中央间隙增宽,股骨头向外侧移位。由于髋臼外缘和骨头相互压迫,软骨生长受抑制,造成髋臼外缘和股骨头顶部软骨部分扁平。Gershuni通过向幼兔髋关节内注射滑石粉混悬液的方法造成髋关节滑膜炎,在不同时期通过测量髋关节中央间隙和直接测量股骨颈的方法观察到与上述相似的变化。他认为,髋关节滑膜炎使得局部温度升高,酶的活动加强,血液循环加快,这些都可导致软骨细胞代谢增强和生长加速,于是股骨头变大、头臼不符而出现半脱位。突出的股骨头和髋臼外缘相互挤压,生长受抑制,形成髋臼外缘变钝和股骨头上方扁平。如果此时股骨头通过软骨塑形和水分外渗恢复到原来大小,头臼相符重新实现,则无股骨头坏死发生。如果头臼不符持续存在,应力集中时间过长,造成股骨头顶部软骨细胞死亡、软骨下陷,骨核内骨松质骨折,局部骨组织可因缺血而发生坏死。可见扁平髋是LCP的一个中间环节。但Kallio调查109位一过性滑膜炎患者,发现其扁平髋的发生率是42.1%,

1 年后为 10% ，而无 1 例发生 LCP。这说明人的髋关节允许一定程度的头臼不符而不发生头的坏死。

（3）静脉回流受阻　骨内高压股骨头的髓腔是一个密闭的腔隙。来自动脉毛细血管的动脉血向心性地流入骨髓静脉血窦，再经中心静脉汇合后从股骨头的内外缘穿出，通过股骨颈表面静脉丛汇入髂静脉。而股骨颈表面静脉丛直接暴露于关节腔内，易受关节内压的影响而出现回流受阻。静脉回流受阻可引起骨内压升高，导致股骨头血流减少而发生坏死。

总之，上述学说和其他学说（如创伤因素、血黏度高等）都不能满意解释所有现象。因而将全身因素和局部因素结合起来，可望对本病的病因作出较圆满的解释。

（三）临床表现

常见为跛行、髋关节疼痛；股骨头病理改变呈缺血、坏死、修复三个过程；自然病程 2～4 年，自然愈合的股骨头往往遗留扁平状畸形，又称扁平髋。LCP 起病隐匿，跛行和患髋疼痛是本病的主要症状，就诊时往往起病已有数月。常位于腹股沟部、大腿内侧和膝关节。跑步和行走过多时，可使疼痛加重，少数可双侧发病。少数患者 20～30 年以后，因退行性骨性关节炎做人工股骨头置换术。早期诊断，正确分型，恰当治疗是保全 LCP 髋关节功能的关键。

（四）体格检查

患髋各个方向活动均有不同程度的受限，尤其是外展和内旋活动受限更明显，且活动髋关节可诱发疼痛。急性期髋关节前方有深压痛，并出现轻度屈曲和外展畸形。常有患侧大腿肌肉萎缩。

（五）实验室检查

（1）X 线检查　定期摄取患髋正位和蛙式位 X 线片，动态观察股骨头的形态变化，做出恰当的 Catterall 分型，以利于临床治疗。LCP 症状 5 月后 X 线方才出现变化。

（2）放射性核素检查　常规核素扫描（包括 SPECT）存在许多不足之处，Cansas 认为膀胱、骨盆、髋臼放射性核素活性显示遮掩骨骺放射性核素活性，因此，局部定点放大放射性核素显像术能成功地显示骨骺放射性核素活性，排除干扰因素，能对 LCP 做出早期诊断并进行 Conway 放射性核素分期。

（六）诊断

LCP 主要依靠 X 线检查；早期诊断有赖于放射性核素检查；MRI 检查价格昂

贵且敏感性低于核素检查。LCP 需与骨骺发育不良和骨骺发育异常相区分。双侧扁平髋更注意鉴别，动态 X 线片和其他部位骨骺 X 线片有助于除外骨骺发育异常。其他尚需鉴别均有股骨头骨瘤、镰状细胞贫血和戈谢病所致的缺血性改变以及结核性和类风湿关节炎等。

（七）预后

LCP 属自限性疾病，自然病程 2 ~ 4 年。预后可分为近期和远期预后两种。

（1）近期预后　是指愈合期末股骨头变形的程度，与下列因素有关：发病年龄越小，预后越好。年龄大于 6 岁，则股骨头大部分为骨组织，畸形发生的机会多。股骨头病变范围越广，预后越差。髋关节有持续的活动障碍者预后差；Catterall Ⅱ、Ⅲ、Ⅳ型"头危象"者有如下表现：①股骨头从髋臼外侧半脱位；②股骨头骨骺外侧有小的斑点钙化；③弥漫性干骺端反应；④骺板呈水平位；⑤Gage 征，即外侧骨骺和邻近干骺端有"V"形缺陷，预后差。

（2）远期预后　是指发生骨性关节炎的可能性。在愈合期末股骨头已有明显畸形者，且发病年龄大于 10 岁，至中年几乎均将出现骨性关节炎；若发病年龄为 6 ~ 9 岁，则骨性关节炎发病率为 38%；小于 5 岁者，即使股骨头畸形严重，亦不会出现有症状的退行性关节炎。

（八）治疗

LCP 病因目前尚未明了，但其病理演变规律经过多年观察已基本清楚，并可做出 X 线的 Catterall 分型和 Conway 放射性核素分期；依据不同的型和期，结合临床作出手术治疗或非手术治疗决定。治疗的根本目的在于使股骨头能获得髋臼和谐"包容"（containment），获得良好的"生物学塑形"，防止或减轻股骨头继发畸形和日后的退行性关节炎。

（1）卧床休息和牵引　一般采用牵引或单纯卧床休息 3 ~ 4 周，可以减轻滑膜炎症和肌痉挛引起的疼痛。牵引时两下肢各外展 45°、内旋 5° ~ 10°。牵引期间可作放射性核素扫描等检查，早日诊断、分型。

（2）矫形支具的应用　已确诊的 LCP 患儿，又无股骨头半脱位，均可采用支具治疗。髋关节外展 40° ~ 50°，内旋 10° ~ 15°时，股骨头能得到最佳覆盖，这能尽量使关节接触面均匀，压力平衡，避免承重力集中于某一处，有利于股骨头的"生物性塑形"。Scottish rite 支具符合上述要求，使用简单，并在较大范围内允许髋关节运动；缺点是限制髋关节旋转。治疗期间，不间断运用 CPM 机可克服支架弊端，提高疗效。支架的治疗时间为 12 ~ 16 个月。

（3）石膏固定　该方法简便、经济。适用于短期固定，便于进一步观察，选择下一步治疗方法。两下肢长腿外展内旋石膏管型，结合主动髋活动操练，有利于重塑及保持良好的活动范围。石膏每次固定为 2～3 个月，拆石膏后休息数日再行石膏固定。手术治疗并非所有的 LCP 均需积极治疗，尤其是 Catterall I 型、Conway IA、A 期患儿和 7 岁以下 II 型的大多数患儿。早期阶段限制髋关节活动是任何治疗的基础；同时在选择任何手术治疗之前，均应使患侧髋关节达到正常范围的活动，并要维持数周。手术不宜采用过于复杂而创伤大的手术。

（九）护理要点

该疾病的治疗主要通过门诊定期更换石膏固定或辅具进行治疗，少部分严重患者可能入院骨科进行手术治疗。护理的要点如下所述。

1. 门诊接诊及初步评估

门诊应注意热情接待患者，耐心、细致地进行分诊或解答患者提出的相关问题，注意询问患者病史，提示其回忆出生后臀纹等情况。

2. 病房护理管理

该疾病的治疗主要通过门诊进行，少部分严重患者可能入院康复科进行康复治疗。作为康复科护理团队，对该疾病的主要护理工作包括以下几个方面。

（1）入院时手续办理，介绍病区情况和重要动线节点位置、功能。

（2）按照儿童骨科护理常规，介绍主管医生和责任护士。

（3）测量身高、体重，评估营养情况、智力水平。

（4）按照要求定期评估患者髋关节外展角度等。

（5）重视患者个人卫生，预防并发症发生，尤其注意指导患者治疗期间辅具与石膏应用的风险。软组织卡压、血运受限或者神经损伤，上述风险的早期发现与否常常是治疗成败的关键。

（6）熟悉各类康复治疗和程序，以配合康复医师、治疗师等，做好患者在病房期间的药物治疗、物理治疗、作业治疗、语言治疗的护理工作。

（7）注意观察患者的心理状态，定期评估治疗效果，及时和康复医师就患者可能存在的心理、生理异常进行沟通。

（8）做好其他原发疾病的护理和会诊等工作。

3. 围手术期护理

本疾病的康复治疗可能涉及手术，合并多种其他疾病和损伤者可能行股骨头截骨、髋臼成型等手术治疗，上述手术后常进一步以石膏或辅具给予固定，可参考上述护理要点。

4. 康复过程护理

（1）明确辅具应用角度、更换周期、总计应用时间，记录在门诊病历本上，提醒患者门诊复诊时携带影像学检查和上述病历本。

（2）指导生活护理：注意检查石膏或辅具边缘，经常翻身、调整姿态，避免固定并发症发生，注意维持肢体清洁卫生。

（3）了解康复治疗方法，详见本节相关内容。

二、髋关节发育不良

（一）病因

髋臼发育不良常为先天性的，但是也可后天性的。先天性髋关节发育不良一般是指以臼顶的倾斜度异常和髋臼变浅为特点的髋关节病变。髋臼的畸形也可使股骨头发生继发的畸形，以适应髋关节的改变。由于杠杆臂变短、支点不坚实和股骨颈前倾角的异常，可使髋关节周围的肌力发生改变。从儿童至成人的生长发育过程中，髋关节的形状、结构和髋周的肌力的异常，可引起疲劳、疼痛等症状。这些症状经常是在 X 线片出现退行性关节炎改变之前发生，最终的结果是骨关节炎。髋臼发育不良也包括了儿童生长时期所患的后天性疾病，如 Legg - Perthes 病、股骨头骨骺滑脱、髋内翻、伴有麻痹的髋外翻和髋关节周围骨折等。任何髋周围结构和力量的改变，均可引起相应的解剖异常。如果发展超过了代偿能力，成人时髋关节留下残余的畸形，即可导致退行性骨关节炎的发生。

先天性髋关节发育不良最严重的类型是先天性髋关节脱位，其特点是：股骨头向上、后方移位，股骨头与真性髋臼之间无接触。

髋关节发育不良最典型的改变是髋臼的倾斜位置，其主要表现为髋臼顶变短。关节持重面向头侧和外侧倾斜，使股骨头作用在髋关节上的剪力异常分布，髋臼边缘倾斜的增加造成剪力负荷区的减小。剪力不仅作用在关节表面，而且产生使股骨头向外脱出的力量，这一点已被大家所公认。这种异常的剪力是造成髋关节退行性改变的最主要因素。

除髋臼的倾斜度不正常之外，髋臼的前上方关节面减小，髋臼的深度变浅也是髋臼发育不良的表现。髋臼的内侧壁变厚，使髋臼窝向外侧偏移，因而加长了体重的杠杆臂。前述改变的结果使通过关节的力增大，承受力的关节面因病理改变而减小，因而增大了关节持重面的单位面积负荷，造成关节软骨的损伤。在年轻人中，股骨头没能完全被髋臼所覆盖，因为肌力有效的补偿，有一定厚度的透明软骨及有弹性的关节囊和韧带等可吸收异常的力量，故可以耐受相当长的时间。但是随着年龄的增长，这些组织结构的弹性逐渐减少，使关节对抗这些异常的能力下降。最后当压力超过了透明软骨的机械强度，则对其内部结构造成损伤，引起成熟前的磨损。

（二）临床表现

髋臼发育不良可以单独存在，也可伴有股骨头的半脱位。髋臼发育不良的患者在儿童时期多无临床症状，症状出现在青少年甚至成年。

跛行和疼痛是髋关节发育不良的常见早期症状，关节退行性变进展，通常发展，为明显的骨关节炎时间大约为 10 年，伴有髋关节半脱位可缩短为 5 年。已有骨关节炎的患者，自发恢复的机会比较罕见；相反，其髋关节疼痛与日俱增。休息和限制患者的活动可能减轻其疼痛，但长时间坚持和限制活动则难以实现。

（三）实验室检查

X 线检查是髋臼发育不良诊断和治疗的重要依据。一般应拍站立位骨盆正位、髋关节最大外展位、侧位和蛙式位（髋关节屈曲 30°、30°外展位、25°内旋位）X 线片，并测定一些髋关节指数，以确定髋臼不良的程度。C－E 角小于20°、髋臼角大于42°、股骨头覆盖面小于75%和髋臼深度小于15mm 被认为是明显的发育不良。

髋关节造影对于了解髋臼和股骨头之间的关节面关系也有帮助。

Crowe 等根据 X 线片上髋臼角度和向近端移位等表现，将髋关节发育不良分为 4 级。Wiberg 用髋臼边缘与股骨头中心间的夹角，作为测定儿童的髋关节半脱位程度的定量指标，但是在成人因有继发性骨关节炎的和实际上髋臼的外缘常已磨损，因而不实用。Sharp 等认为髋臼角对确定髋发育不良是有用的，正常人的范围是30°～42°。Stulberg 等测量的髋臼角为25°～41°，平均为33°。按照 Crowe 报道：先天性髋臼发育不良患者髋臼角的范围是41°～63°，平均为52°。髋关节发育不良应拍摄全骨盆片，以便测定一些重要的骨性标志，如：骨盆的高度、病变侧的股骨头和颈间的汇合处和泪滴的下缘等。头的高度大约是骨盆高度（由坐骨至髂骨）的20%。

股骨头向近侧移位的测定：测定股骨头向近侧移位的距离并与正常股骨头直径相比，判断髋臼发育不良的程度。方法：先测定股骨头的直径，再测股骨头和颈之间的汇合点与泪滴底部水平的距离。所得数值再与股骨头的直径相比，如比值小于50%，则属于1度；如果移位比例为50%～75%，则为2度；移位超过75%，而又小于100%，属于3度。4度是大于100%的髋关节完全脱位。

髋关节发育不良可伴有不同程度的股骨干近端发育较差，表现为骨干变直，髓腔变小，甚至在程度很轻的髋关节发育不良中也可出现这样的改变。

（四）治疗

髋臼发育不良保守治疗无效。

髋关节重建手术的目的是通过骨盆截骨或股骨截骨，尽可能地建立一个近于正常解剖的关节，以生物学方法改善股骨头的覆盖。在持重时增加应力分布区，减少软骨单位面积的压力。手术理想者可使关节软骨的接触面和肌力平衡得到改正，疼痛减轻，步态和功能得到改进。

治疗髋臼发育不良的骨盆截骨有很多类，根据截骨线在骨盆的不同部位和距髋臼的不同距离可分为两大类型。第一类是通过手术改变髋臼的方向，以期改进对股骨头的覆盖，其前提是关节能够复位或是接近于复位。另一类手术是增加股骨头的覆盖面，而不改变髋臼的方向。这类手术是在关节外截骨与股骨头之间用关节囊阻隔，使持重面形成纤维软骨并使其塑形，以增大关节面的包容，称为髋关节改建手术。通过增加关节软骨接触区和通过整个关节内移截骨改变关节周围的力量，在持重时增加应力分布区，减少软骨单位面积的压力。为达到较好的疗效，对骨盆截骨者应注意适应证的选择。

（1）髋关节的活动度：患髋活动范围至少应有正常活动度的60%，特别是髋关节的屈伸活动范围（最少应为70°），以保证术后肢应能达到解剖中立位。

（2）关节软骨面至少应有50%的髋关节软骨面保留完好，以期重建后关节间隙增宽。继发性骨关节炎的改变，如软骨下囊性变、骨刺等应较轻，因为关节病变越重，其结果越不可靠。

（3）全身条件：除一般手术禁忌证外，应除外其他影响关节软骨的全身疾患，如类风湿关节炎、病理性肥胖等。

（4）年龄的选择：骨盆截骨的最高年龄界较难确定，一般认为50岁是截骨的上限。改变方向或重建性骨盆截骨术，对较年轻的患者，手术结果更好。而改变髋臼方向的截骨术，对25岁以下的患者更为合适，但是也有人报道骨盆重建性截骨，对于年龄较大者也可取得类似的好结果。

（五）护理要点

该疾病的治疗主要通过手术进行治疗，护理的要点如下所述。

1. 门诊接诊及初步评估

门诊应注意热情接待患者，耐心、细致地进行分诊或解答患者提出的相关问题，注意询问患者病史，提示其注意关节疼痛、负重稳定性等情况。叮嘱就诊时携带包括负重位髋关节正侧位或 3D – CT 在内的影像学检查。

2. 病房护理管理

该疾病的治疗主要通过骨科住院手术进行。作为康复科护理团队，对该疾病的主要护理工作包括以下几个方面。

（1）入院时手续办理，介绍病区情况和重要动线节点位置、功能。

（2）按照骨科护理常规进行入院护理，介绍主管医生和责任护士。

（3）测量身高、体重，评估营养情况、智力水平。

（4）按照要求定期评估患者髋关节外展角度、疼痛情况、下肢负重能力等。

（5）重视患者个人卫生，指导患者使用气垫床，指导家属翻身拍背排痰，以及其他卧床护理工作，指导床上排尿、便的方法，介绍上肢功能训练与呼吸肌训练等方法，积极做好术前准备。

（6）熟悉各类康复治疗和程序，以配合康复医师、治疗师等，做好患者在病房期间的药物治疗、物理治疗、作业治疗、语言治疗的护理工作。

（7）注意观察患者的心理状态，定期评估治疗效果，及时和康复医师就患者可能存在的心理、生理异常进行沟通。

（8）做好其他原发疾病的护理和会诊等工作。

3. 围手术期护理

本疾病的康复治疗可能涉及手术，合并多种其他疾病和损伤者可能行股骨截骨、髋臼成型等手术治疗，上述手术后常进一步以石膏或辅具给予外展位固定，可参考上述护理要点。髋关节尤其是髋臼手术后常有较大出血可能，应当注意观察引流量，以及引流管护理。做好留置尿管护理。髋臼重建患者可能需较长时间卧床，需常规配置气垫等防压疮措施。

三、弹响髋

（一）概述

髋关节弹响是临床常见的一种症状，是由髋关节及其周围的结构紊乱所发出的响声，而弹响髋则是指髋关节屈曲、内收、内旋时，可以听到、触到甚至看到阔筋膜张肌的束带在大粗隆上缘弹跳的响声或活动。

（二）病因

髋关节弹响的病因可分为两类，一类是关节内的因素，另一类是关节外的因素。

（1）髋关节内的紊乱　髋关节弹响常见的病因有：髋关节内游离体、髋关节后缘发育不良或髋部肌肉麻痹所致的髋关节半脱位，髋关节人工假体松动后也可出现弹响，特别是在改变髋关节位置时，可听到关节内发出的响声。关节盂唇撕裂也是髋关节弹响的原因之一，Altenberg 报道了 3 例，均为轻微创伤后，使关节盂唇的撕裂出现关节疼痛和弹响，将撕裂的关节盂唇碎片切除后，患者的症状均得到缓解。这种弹响患者的主诉和指出的位置及医生的检查中均可感觉到这种弹响来自关节内。

（2）髋关节外的紊乱　弹响髋的病因是由增厚的髂胫束的后缘和臀大肌在其止点附近前缘所组成的束带在大粗隆上缘的滑动所致。除软组织增厚外，骨性突起也可成为弹响髋的病因。Godoy 报道了 1 例由于大转子上部异常突出，而阻挡了阔筋膜后缘组织在其上滑动而造成的弹响髋。Nunziata 报道了 2 例由于髂腰肌腱在髂耻骨转子上骨性突起滑动而引起的弹响髋，并采用髂腰肌肌腱延长术治疗成功。Schaberg 等报道髂腰肌在小转子的异常骨性突起部分滑动可以产生弹响髋。另外，大转子处的骨软骨瘤和滑囊也可以造成弹响髋。

（三）临床表现

关节内类型的髋关节弹响应注意询问患者的病史，并了解能诱发弹响的姿势、体位及响声的特点，弹响时有无伴发关节疼痛等。但是有些患者是偶然出现弹响，就诊时自己难随意地重复出弹响，故应仔细检查髋部情况，必要时做 X 线片和其他影像学检查。

关节外类型的弹响髋症状变化较大，有些患者在膝关节屈曲、髋关节内旋时可以听到、看到紧张的髂胫束在大粗隆之上弹响和向前、向后的滑动，但无特别不适。有些患者发现症状时虽无特别不适，但是心理负担较大。如果是髂耻骨粗隆骨性突起所造成的弹响，其弹响可发生在髂前上棘下方。小转子处的骨突与髂腰肌摩擦则弹响可发生在小转子附近。这种弹响是髋关节由屈曲、外展、外旋至伸展位时产生。在大腿内侧小转子水平触诊以感到局部的弹响。弹响髋也可产生疼痛和不适，特别是臀下滑囊炎所致的弹响髋，当急性发作时可有较剧烈的疼痛。

弹响髋一般诊断并不困难，但是鉴别弹响是来自关节内或关节外时，应拍摄X线片或其他影像学检查。

（四）治疗

1. 保守治疗

病因来自关节外源性的弹响髋，很少需要手术治疗，因为大多数患者并无疼痛，而且没有关节功能障碍，故在解释其原因后患者常常不治疗。但是当弹响髋造成局部疼痛者，应想方设法控制其症状，采用理疗、封闭、改变其活动方式等，使其症状减轻。大部分患者对保守治疗均有较好的疗效。

2. 手术方法

某些病变所引起的弹响髋，应根据具体病变做出相应的处理，如摘除关节内游离体、切除骨软骨瘤、处理髋关节的半脱位或行人工关节的翻修等。

（1）大粗隆与筋膜张肌之间摩擦所造成的弹响髋

1）麻醉方式：可选用局部麻醉或硬膜外麻醉。

2）体位：最好采用侧卧位，患侧在上，以便于术中使髋关节屈曲、内收、内旋，同时也便于检查手术后是否弹响完全消失。

3）手术操作：在髂前上棘后方2.5cm和远侧5cm处为切口的起点，由此沿大转子的后缘向远侧，顺着大腿的纵轴走行，切开皮肤、皮下组织，切口长约10cm。在髂胫束的后缘纵行切开阔筋膜；在髂胫束的后缘深面常常可以触及到增厚的束带。自大粗隆的近侧向远侧游离髂胫束10cm左右，并在此水平将髂胫束的后侧半横行切断。再将髂胫束的中间向近侧切开，则形成一个髂胫束的后侧半筋膜瓣；经皮下解剖显露髂胫束的前侧半和更前方的阔筋膜。将筋膜瓣远端向前转移，并将其做向断缝合，缝合在大腿的前外侧面的筋膜上。

（2）小粗隆与髂腰肌之间摩擦造成的弹响髋麻醉

1）麻醉方式：因切口较深，以硬膜外麻醉为好。

2）体位：平卧位。

3）手术操作：沿腹股沟稍远处，从髂前上棘至耻骨，做一弧形切口。分离并找出股外侧皮神经，并将缝匠肌和股直肌牵向外侧。在股直肌和内收肌之间的交界面显露髂腰肌及其肌腱，沿该肌向深面可触及小转子。在小转子处如发现有骨性突起，应行切除。在小转子水平，将髂腰肌肌腱做Z字形成形延长，使之松解。

（五）护理要点

该疾病的治疗主要通过手术进行治疗，护理的要点如下所述。

1. 门诊接诊及初步评估

门诊应注意热情接待患者，耐心细致进行分诊或解答患者提出的相关问题，注意询问患者病史，提示其注意关节疼痛、负重稳定性等情况。叮嘱就诊时携带包括负重位髋关节正侧位或 3D－CT 在内的影像学检查。

2. 病房护理管理

该疾病的治疗主要通过骨科住院手术进行。作为康复科护理团队，对该疾病的主要护理工作包括以下几个方面。

（1）入院时手续办理，介绍病区情况和重要动线节点位置、功能。

（2）按照骨科护理常规进行入院护理，介绍主管医生和责任护士。

（3）测量身高、体重，评估营养情况、智力水平。

（4）按照要求定期评估患者髋关节外展角度、疼痛情况、下肢负重能力等。

（5）重视患者个人卫生，指导患者使用气垫床，指导家属翻身拍背排痰，以及其他卧床护理工作，指导床上排尿、便方法，介绍上肢功能训练与呼吸肌训练等方法，积极做好术前准备。

（6）熟悉各类康复治疗和程序，以配合康复医师、治疗师等，做好患者在病房期间的药物治疗、物理治疗、作业治疗、语言治疗的护理工作。

（7）注意观察患者的心理状态，定期评估治疗效果，及时和康复医师就患者可能存在的心理、生理异常进行沟通。

（8）做好其他原发疾病的护理和会诊等工作。

3. 围手术期护理

本疾病的康复治疗可能涉及手术，可能行关节镜或切开肌肉松解、肌腱延长等术式。上述手术后早期的康复训练，如下肢内收、屈膝等训练，对于观察和巩固手术疗效很有意义。手术后应当积极鼓励患者下地进行常规功能训练，一般在手术切口疼痛减轻后即可下地行走，在术后 2~3 天即可行包括下蹲在内的大多数日常活动。

四、臀肌挛缩症

（一）概述

臀肌挛缩症又称注射性骨大肌挛缩症、臀肌纤维化、臀肌纤维化继发髋关挛缩，是儿童和青少年常见疾病之一。

（二）病因

（1）肌内注射学说 本病在国外 1969 年由 Valderrama 首次报道。国内首先由马承萱报道并对其病因进行了研究。认为患儿在儿童期间要反复接受肌内注射，由于注射针头的损伤和药物的化学刺激，引起创伤和化学性肌纤维炎，纤维增生。由于儿童期间患感染性疾病受肌内注射的机会较多，同时儿童的组织代谢旺盛，对异物刺激反应也强烈，故儿童期多发该病。顾氏通过实验、临床分析和流行病学调查得到一条重要结论，认为：本病与婴儿反复在臀部肌内注射苯甲醇青霉素溶液有关，并建议停止应用苯甲醇作为青霉素溶液。前述研究结论已为国内学者所接受。

（2）遗传学说 对于儿童的肌肉纤维挛缩的致病原因，认识不一致。因为大多数患者有婴儿时期的反复臀肌注射历史，因此注射学说是目前大多数学者的看法。但是也确有此病例的发病与遗传因素有关，例如姜洪和报道的 8 例臀大肌挛缩症具有以下的特点：皆无反复注射历史，发病部位不在常规臀肌注射的部位，发病年龄较早，在 1 岁左右出现肌肉挛缩有明显的家族倾向，其中最典型的病例为祖孙三代发病。这些特点与国外学者报道所见相同，是本病与遗传因素有关的有力的支持点。

（3）儿童易感性 在婴儿期间有肌内注射史的儿童中臀肌挛缩症的发生毕竟是少数，有些病例还合并有其他部位的肌肉挛缩。因此推论：患病儿童可能存在某种易感因素，对肌内注射出现异常反应。

（4）臀部肌内注射 臀部的外上象限是臀肌注射的部位。国外研究表明：臀部肌内注射后注射局部出现肿、出血和炎性反应。国内用亚甲蓝注射家兔的臀肌进行研究，发现：药液是沿臀肌纤维扩散的，而不是向四周均匀扩散，由此认为人类也有类似的情况。实验研究进一步研究表明：凡臀肌注射过苯甲醇青霉素溶液的仔兔，其臀肌均发生不可逆的肌纤维化。

臀肌是由臀大、臀中、臀小肌所组成的共同的肌腱，与髂胫束连接在一起，具有外展、外旋和后伸髋关节的作用。臀部肌肉及其筋膜的纤维性变，使其失去了正常的伸缩性。挛缩的束带限制了髋关节的内收、内旋，不能中立位屈曲髋关节。由于两侧臀肌部位接受肌内射的机会相等，故多数患者为双侧发病。

儿童期间骨骼发育尚未成熟，已纤维变性的肌组织与其附着的骨骼不能成比例地增长，即骨骼发育快而臀肌发育缓慢使之相对短缩，限制了髋关节的内收、内旋。这一理论解释了儿童发病多在肌内注射后 2~3 年才出现症状。

（三）临床表现

（1）发病年龄 4~12 岁发病者占多数，但是 18~25 岁就医者也不少见。

（2）性别 男性发病多于女性，其比例约为 2:1。

（3）注射史 多数患者有臀部肌内注射史，马氏据病历统计，平均臀肌注射 170 次。注射药物：抗生素（青霉素、链霉素、庆大霉素）、维生素和退热药。顾氏通过流行病学调查认为：应用苯甲醇溶液与不应用苯甲醇地区，臀肌挛缩的发病有显著的地区差异，不使用苯甲醇青霉素溶液的地区没有发病者。

（4）臀部外观 臀大肌上部纤维挛缩，使肌肉容积变小，臀部失去丰满的外形而显得变尖，称之为"尖臀征"。挛缩对应的皮肤可见凹陷，甚至可见一条与臀大肌纤维走行方向一致的条状凹陷沟。触之极硬，其宽度随病情的严重情况而不同。

（5）步态和姿势异常 行走时双下肢呈外旋、外展状，在跑步时更明显。由于髋关节屈曲受限，因而步幅较小。站立位时双下肢不能完全靠拢，呈轻度外旋。坐位时双膝分开，不能并拢。

（6）下蹲过程中的检查 双膝并拢做下蹲活动，当髋关节屈曲至 90°位时，不能完成下蹲动作，需将膝关节向外侧呈弧形绕行后方能继续下蹲和双膝并拢，称之为"划圈征"。更严重者下蹲时双髋呈外展、外旋位，双膝分开而不能并拢。下蹲过程中可能出现在股骨大粗隆水平的弹响，一些臀肌挛缩较重的病例，检查中反而无弹响征。

（7）X 线检查 一般无特殊改变，由于股骨上端处于外旋位，故可见颈干角增大。

（四）一般治疗

（1）非手术治疗 基于臀肌挛缩症的病理基础，已形成的臀肌挛缩非手术无效。

（2）手术治疗

①麻醉方式：连续硬膜外麻醉。

②体位：侧卧位，患侧在上。如为双侧病变，术中应更换体位。

③手术步骤：臀肌挛缩的部位均在臀肌的外上象限，在靠近髂嵴处沿臀大肌纤维走行方向做一斜行切口，至大粗隆的顶点。由大粗隆的顶点沿股骨干纵轴线适当延长切口。切开皮肤、皮下组织，并将髋关节屈曲、内收、内旋，使髂胫束

和臀大肌的挛缩带处于紧张状态。挛缩带的范围、深度、严重程度可有较大差别，应仔细解剖和辨认。分离出的挛缩带可在靠近髂胫束处横行切断或做"Z"字延长，为避免术后复发，也可将挛缩带切除 2～3cm。为保证手术效果，切除挛缩带后应立即检查患侧髋关节的屈曲、内收、内旋活动是否达到正常范围，必要时应探查髋关节外旋短肌群，并做相应的处理。术毕伤口内应充分止血和尽量消灭残存的死腔。缝合切口，切口内可酌情放置引流条或负压吸引。

④术后处理：术后双下肢并拢固定。术后 3 天视情况可开始行髋关节功能练习。鼓励早期起床活动。

五、大转子、臀下和臀肌坐骨滑囊炎

（一）概述

关节周围的滑囊是由结缔组织构成，内衬有滑膜样的膜，而没有真正的上皮或是滑膜组织。滑囊位于关节周围骨突附近的肌肉、肌腱、皮肤处和关节，可以相通也可以是自身封闭的。其功能为直接或间接地帮助髋关节的运动，减少肌腱与骨和关节间的摩擦。

髋关节周围有 13 个滑囊，其中主要的有 3 个：臀下滑囊较大，并为多室性的，将臀大肌的深面与大粗隆和髋关节的外旋肌群分开。第 2 个是大转子滑囊，位于臀大肌腱止点和股外侧肌之间。第 3 个是臀肌坐骨滑囊，其位置在坐骨结节的浅面。

（二）病因

（1）急性、慢性创伤 滑囊有两种类型：一种是正常存在的；另一种是身体某些突出的部位，经反复的刺激而形成滑囊。滑囊受到反复的创伤，如：经常的摩擦或外在的压力，引起囊内浆液性渗出，其结果是滑囊壁的增厚，内层细胞发生退行性变，使吸收渗出液能力减弱，形成慢性顽固性的肿胀。

（2）急性、慢性化脓性感染 不同的细菌停滞在滑囊内，可造成感染性滑囊炎。感染原可来自身体其他部位，如扁桃体炎、鼻窦炎或龋病等。

（3）特异性感染 滑囊炎也可由梅毒、结核、淋病等特异性感染所致。对于慢性滑囊炎必要时要做特异性病原检查。

（4）全身疾病的局部反应 痛风、类风湿关节炎等疾病，可使滑囊内发生退行性改变，产生滑囊炎。

（三）临床表现

（1）大转子滑囊炎　大转子滑囊位于臀大肌腱和大转子之间，偏向后外侧面。局部疼痛、肿胀，髋关节活动时症状可加重，检查时局部有压痛是该病的主要临床表现。亚急性大转子滑囊炎的疼痛，可向小腿放散，临床产生类似于腰椎间盘突出的症状。两者易于混淆，故应注意鉴别诊断。鉴别诊断的要点是大转子滑囊炎的压痛点在大转子区，并且旋转髋关节时可使疼痛加重，而腰椎间盘突出症则无上述体征。

（2）臀下滑囊炎　臀下滑囊位置深在，非特异性、较小的臀下滑囊炎，难以做出明确的诊断。臀下滑囊炎如有急性炎症发作，则可出现局部疼痛和相应炎症的症状和体征。Cooperman 强调：化脓性臀下滑囊炎应与髋关节的化脓性感染相鉴别，以免误将正常的髋关节切开，造成细菌的污染。必要时做诊断性穿刺，抽取囊内的液体做进一步的细菌学检查。超声波检查对滑囊炎具有定位的价值，并可探测出囊内是否有液体充盈。CT 或磁共振等对滑囊炎的定位、病变范围及囊内液体的检查均较确切，并有助于手术计划，但实际上除个别病例外，临床并不需要将 CT 与 MRI 列为常规检查。

（3）臀肌坐骨滑囊炎　臀肌坐骨滑囊位于臀大肌深面和坐骨结节的浅面。臀肌坐骨滑囊炎常常是由于局部受到慢性刺激所引起，一些因职业要求或个人生活习惯而经常坐着的人容易患臀肌坐骨滑囊炎。臀下滑囊可以长得较大，并且囊壁较厚，因此在坐位时常有不适感或发现局部有一肿物。检查时可嘱患者侧卧位，患侧在上，患侧髋关节屈曲，当臀肌坐骨滑囊足够大时，即可在坐骨结节处触及。

（四）一般治疗

（1）保守治疗　首先应明确病因，如果滑囊炎与某些病因和全身疾患（痛风、类风湿关节炎）有关，则应采用相应的治疗措施。全身抗炎类药物（吲哚美辛、水杨酸类）、局部理疗和局部可的松注射，常有较好的效果。某些因素与发病有关，如经常坐位工作。

（2）手术治疗　滑囊炎经保守治疗无效、体积较大、有疼痛不适者，则需手术治疗。

①大转子滑囊炎的手术治疗：侧卧位，沿大粗隆的外后侧面，做一纵行切口。经深筋膜延伸切口，在阔筋膜张肌纤维的远、后侧缘切开阔筋膜。向前、向外侧牵开股外侧肌，向后、向内侧牵开，显露大转子滑囊。

急性化脓性大转子滑囊炎，应将囊壁连同囊内的液和肉芽组织一并清除。感染轻者切除后可在局部放置一负压吸引管经臀肌穿出皮外，做负压吸引。感染较重者，也可放置一个18号的导尿管作为负压吸引，同时并排放置一较细的塑料管穿出皮外连接输液瓶，作为灌注负压吸引装置，以便术后伤口内可连续灌注抗生素。伤口可做一期缝合。

②臀下滑囊炎的手术治疗：侧卧位，切口与髋关节后外侧切口相似。从髂后上棘远、外侧各4.5cm处开始，沿臀大肌纤维走行方向切开皮肤，至大转子的后缘，再沿股骨向远侧延伸约5cm。钝性分开臀大肌纤维，分开臀大肌和其深面组织时，应注意止血。在股骨近侧端的转子间线水平切断臀大肌的止点，将臀大肌的近、远侧向两侧牵开，即可在臀大肌与大转子和髋关节的外旋肌群之间显露臀下滑囊。

臀下滑囊炎的处理原则与大粗隆滑囊炎相同。

③臀肌坐骨滑囊炎的手术治疗：手术采用截石位较方便。在坐骨结节骨性突起的表面，做一约7cm长的切口，切口方向与臀大肌远侧的纤维相一致。切断部分臀大肌纤维，钝性分离即可显露臀下滑囊。坐骨神经位于坐骨结节的外侧，解剖时应特别注意，谨防损伤。

（五）护理要点

该疾病的治疗主要通过微创穿刺或滑囊切除、软组织松解手术进行治疗，手术治疗护理的要点如下所述。

1. 门诊接诊及初步评估

门诊应注意热情接待患者，耐心、细致地进行分诊或解答患者提出的相关问题，注意询问患者病史，提示其注意关节疼痛、负重稳定性等情况。叮嘱患者就诊时携带包括负重位髋关节正侧位或3D–CT在内的影像学检查。本疾病常与坐骨神经痛混淆，必要时可与脊柱外科进行会诊。

2. 病房护理管理

该疾病的治疗主要通过骨科门诊注射或住院手术进行。作为康复科护理团队，对该疾病的主要护理工作包括以下几个方面。

（1）入院时手续办理，介绍病区情况和重要动线节点位置、功能。

（2）按照骨科护理常规进行入院护理，介绍主管医生和责任护士。

（3）测量身高、体重，评估营养情况、智力水平。

（4）按照要求定期评估患者髋关节外展角度、疼痛情况、下肢负重能力等。

（5）重视患者个人卫生，积极做好术前准备。

（6）熟悉各类康复治疗和程序，以配合康复医师、治疗师等，做好患者在病房期间的药物治疗、物理治疗、作业治疗、语言治疗的护理工作。

（7）注意观察患者的心理状态，定期评估治疗效果，及时和康复医师就患者可能存在的心理、生理异常进行沟通。

（8）做好其他原发疾病的护理和会诊等工作。

3. 围手术期护理

本疾病的康复治疗可能涉及手术，尤其是化脓性滑囊炎，术后仍需要长时间留置引流，因此应充分重视引流管护理。长期应用抗生素可能出现菌群紊乱等情况，应注意观察患者进食和排便情况。长时间应用引流可能导致被动体位，导致压疮等发生，建议经常检查患者骶尾部皮肤情况，鼓励患者尽量多下地活动。

六、被忽略的髋关节脱位

（一）概述

被忽略的髋关节脱位是指在婴幼儿时期未能得到及时诊断和治疗的先天性髋脱位。延误到 8~10 岁以上或青少年及成人期的先天性髋脱位的患者，因髋关节脱位后形成的一系列解剖结构上的不可逆的病理改变，脱位的髋关节不能被牵拉到正常髋臼水平，失去了闭合复位、切开复位及行一些截骨矫形手术的时机，治疗十分困难，疗效差，给患者带来较大的病痛。

（二）病因

先天性髋关节脱位后，股骨头与髋臼完全脱离接触，髋臼失去向心性挤压的刺激，髋臼发育得浅而小，且被结缔组织充填。髋臼盂唇内翻，圆韧带被抻长，失去血运。关节囊被牵长呈葫芦状改变。脱位的股骨头发育得小而不规则，股骨头与相邻的髂骨形成假臼。股骨颈外翻角及前倾角加大，股骨干发育得细，骨髓腔窄。髋关节周围的肌肉（如臀中肌、髂腰肌等）挛缩，神经血管亦相应缩短，因长期异常的负重及摩擦，脱位的股骨头与假臼间形成骨性关节炎。骨盆前倾，腰前突加大，腰椎因长期异常负重可早期诱发腰椎的退行性改变。

（三）临床表现

由于髋关节负重的不稳定，单侧的先天性髋脱位可以造成跛行。双侧的髋脱位行走左右摇摆形成"鸭步"步态。腰前突加大，臀部后翘。一般被忽略的髋关节脱位除步态及体态的异常外，早期多无疼痛症状，但由于长期的靠软组织及假臼支撑负重造成软组织劳损及假臼部骨性关节炎和腰椎的退行性改变，可以出现行走后髋部疲劳及髋痛、膝痛及腰痛。

临床检查，除步态异常外，髋关节外展及外旋受限，肢体不等长，Allis 征阳性，髋关节推拉试验（Telescope 征）阳性，并伴有弹响。在臀部可触及脱位的股骨头滑动。臀中肌试验（Trendelenburg 征）阳性。如髋关节骨性关节炎严重时，髋关节活动度受限。

（四）实验室检查

CT 断层检查可见原始髋臼及假臼的发育状态以及脱位的股骨头与假臼之间骨性关节炎的发展情况。

（五）一般治疗

先天性髋脱位在 3 岁以前如及时诊断，越早开始治疗其疗效越佳。而被忽略的髋脱位由于前述的一系列解剖结构改变已失去闭合复位及切开复位的时机，要想通过手术治疗恢复一个稳定的、活动良好的、无症状的、步态接近正常的髋关节是不可能的。治疗开始越晚，脱位程度越高，治疗越加困难。既往一些骨科专家曾设计过一些手术治疗方案，如 LorenzSchanz 截骨术等都属于姑息性手术方法，疗效差，目前多不采用。因此有的学者主张对无症状的被忽略的髋关节脱位患者暂不给予治疗。对于产生疼痛症状的单侧髋关节脱位行融合手术给患者尤其是女性患者带来更大的病痛是不可行的。如果年龄在 8～10 岁的患儿脱位程度不高并在牵引位下拍 X 线片可将股骨头牵拉至接近原始髋臼水平的，可试行 Chiari 骨盆内移截骨术，即在髋臼上方行髂骨截骨，将完整关节囊包裹的股骨头及截骨下段齐向内移位，形成以关节囊为衬垫的不需植骨的加盖手术。也可行髂骨取骨，在髋臼上方植骨进行加盖手术（Shelf 手术）来部分增加髋关节的稳定性，减轻症状，但此手术长期随诊的疗效并不理想。随着人工全髋关节置换术的疗效不断提高及经验的积累，1974 年以来 Harris 等提出了对成人髋关节脱位疼痛严重的患者行人工全髋关节置换术，其后不断地有所报道，但是由于髋关节脱位后的一系列解剖改变，多需用植骨来增加对人工髋臼的支持。由于髋臼浅、小及股骨髓腔狭窄需要特殊的人工假体，并需要大转子截骨，松解臀中小肌髂腰肌以及矫正股骨增大的前倾角，为了不造成神经、血管的牵拉损伤，需要行股骨近端的缩短，手术难度大。被忽略的髋脱位患者接受人工全髋关节的患者年轻，术后松动还要行再置换都是存在的实际问题，除对人工全髋关节置换术积累了一定经验的术者，要慎重采用此手术方法，因此，对于先天性髋脱位，如何能在婴幼儿时期及时诊断、早期治疗还应是矫形骨科医师应注意的主要治疗原则。

七、梨状肌综合征

（一）概述

梨状肌起于 S2～4 骶前孔外侧，肌纤维穿过坐骨大孔，止于股骨大转子上缘后部。梨状肌是股骨的外旋肌，受骶丛神经支配，如从尾骨尖至髂后上棘连线中点至大转子间画线即大致代表梨状肌下缘的表面投影。梨状肌将坐骨大孔分成上下两部分，通常称为梨状肌上下孔。坐骨神经一般经梨状肌下缘出坐骨大孔离开骨盆，在骨盆内高位分为腓神经和胫神经时，其与梨状肌的关系可有多种形式。

（二）病因

在正常情况下，坐骨神经由梨状肌下缘穿出，行程不受阻挡，不易受到卡压。如腓总神经是高位分支，由梨状肌束间或束上穿出，或坐骨神经由梨状肌穿出。当梨状肌紧张，特别是大力内旋股骨时，神经就受到卡压，出现梨状肌综合征。如梨状肌紧张因素未解除，日久梨状肌痉挛、充血、水肿、肥厚等病理变化出现，可使症状持续或加重。骶髂关节疾患，局部滑囊炎，也可刺激坐骨神经，引起坐骨神经痛。S1、S2、S3 神经根受到刺激或炎症，也可引发梨状肌痉挛，导致疼痛。

（三）临床表现

臀部及大腿后侧疼痛，常伴有下肢放散痛，放散至小腿外侧及足背等腓总神经分布区。寒冷、劳累可使疼痛加重。体检腰部常无明显阳性发现，可借此与腰椎间盘突出症相鉴别。俯卧，放松臀部，可在臀中部触到条束状隆起的梨状肌，在条束及其周围，有明显的局限性压痛和沿坐骨神经走行的放散痛。髋内旋内收牵拉梨状肌疼痛加重，直腿抬高试验多为阳性。局部用 1% 普鲁卡因封闭，可使症状明显减轻。腓总神经分布区皮肤感觉可出现异常。

（四）一般治疗

（1）按摩　用轻手法按压、推揉、弹拨梨状肌可缓解疼痛，起到治疗效果。

（2）理疗　可减轻梨状肌水肿，缓解痉挛，松解粘连，缓解疼痛。

（3）封闭疗法　可单独使用普鲁卡因，或与葡萄糖等药物配合应用，有效。

（4）手术探查　可将梨状肌在大转子上的肌腹肌腱部分切断，松解其与坐骨神经及周围组织的粘连，直至坐骨大孔处，即可解除对坐骨神经压迫。

八、人工髋关节置换术后康复

完整的康复方案，应从术前开始。让患者了解相关的知识及恰当的目标，可以更好地配合康复治疗。内容如下：①术后早期床上活动的基本注意事项，如正确的体位摆放，避免术侧髋关节的过度屈曲和内收；转移的正确方法，预防假体脱位。②深呼吸及咳嗽运动，预防肺部并发症。③踝泵运动，预防深静脉血栓的发生。④使用辅助器具，进行步态训练，避免长期卧床。

术后康复方案可分为三个阶段，即术后最大保护期、中度保护期和最小保护期。

（一）最大保护期（术后1～3周）

主要是为髋关节软组织愈合提供保护，预防假体脱位或半脱位。

（1）术后麻醉恢复过程中，使用梯形垫将术侧髋关节置于外展15°的位置上。防止髋关节过度屈曲、内收。固定带选位需注意，避免压迫腓总神经。

（2）术后第一天大部分患者的意识和身体情况允许进行床上锻炼和有限的活动。

1）深呼吸、咳嗽和踝泵。

2）股四头肌和臀肌的等长收缩运动。注意：早期直腿抬高练习对THR没有帮助，反而会引起腹股沟部疼痛，并对假体施加不必要的旋转应力。

（3）术后2～3天如患者体力良好，假体稳定，可开始下列活动。

1）让患者坐在床缘或加高坐垫的椅子，髋关节屈曲不超过45°，并保持稍外展姿势。

2）使用助行器或在平衡杠内行走，术侧下肢部分负重。

注意事项：避免术后髋关节尚不稳定所造成的脱位，患者应避免术侧髋关节进行完全的关节活动度。若是后外侧切口，髋关节应避免过多的屈曲和超过躯体中线的内收、内旋。若是前外侧切口，避免髋关节过低伸直及超过躯体正中线的内收、外旋。

（二）中度保护期（术后4～6周）

大多数患者在术后6周内都需要中度保护，相当于软组织和骨骼愈合，关节重新包以被膜以及提供植入物固定适当的生物生长所需的时间。

这一阶段患者要避免太快太多以及剧烈牵张的活动。训练内容如下所述。

（1）在保护下进行髋关节主动活动，避免屈曲超过 90°，以及内收超过中线。

（2）做髋关节主动和轻度抗阻力的运动。

（3）进行开链和闭链运动练习，可进行辅助下微蹲训练。

（4）针对术前有髋关节屈曲挛缩的患者，进行伸髋训练及轻柔的屈髋肌牵伸训练。

（5）指导患者独立 ADL 活动。

注意事项：对于转子截骨的患者，负重和运动至少要推迟到术后 6～8 周，以保证截骨部位的愈合。抗阻的髋外展训练也要相应推迟。对于髋外展肌有部分或完全反折且缝合到大转子的患者，抗阻的髋外展训练也要推迟至术后 8～12 周。

（三）最小保护期（术后 7～12 周）

（1）在渐进式抗阻训练方案中，要遵循少量多次的原则。避免采用重的运动负荷，防止造成假体微细松动而造成假体松脱的可能。

（2）重点训练髋的外展肌和伸肌，进行肌力和肌耐力的训练。

（3）少量辅助下行走训练。

第七章 膝关节常见病症的康复护理

第一节 膝关节骨关节炎的康复护理

一、概述

膝关节骨关节炎主要是以软骨退变、骨质增生进而影响到关节周围软组织致关节疼痛，负重后加重以及后期致关节变形的慢性疾病。膝关节骨关节炎是多病因的，包括高龄、工作性质、肥胖、膝关节的外伤史。膝骨关节炎主要根据 X 线表现进行分类，轻微：X 线没有明显的关节间隙狭窄，但有明确的临床表现；轻度：关节间隙损失 1/3；中度：关节间隙狭窄达到 2/3；重度：关节间隙有骨性接触表现。

二、临床表现

患者的主要症状表现为膝关节的疼痛，初期为轻微钝痛，以后逐步加重。活动多时疼痛加重，休息后缓解。疼痛可与天气变化、潮湿受凉等因素相关。患者常感到关节不灵活，晨起或者膝关节固定某一位置较长时间后膝关节僵硬，活动后缓解。上下楼梯困难，下楼梯比上楼梯疼痛加重。膝关节可有异常声响及摩擦感，有时会有绞索症状。

三、体格检查

视诊：严重肿胀和畸形提示创伤导致的多发韧带损伤和/或骨折。站立位力线评估（内外翻）也很重要。步态内翻踢腿步态或站立位力线提示后外侧角损伤；屈膝步态提示屈曲挛缩。下蹲时关节线疼痛提示半月板病变，对比健侧膝关节活动度。

四、影像学诊断

X线：软组织肿胀，关节间隙不同程度变窄，关节边缘有骨赘形成。晚期骨端变形，关节表面不平整，边缘骨质增生形成，软骨下骨有硬化和囊腔形成，半滑膜炎是髌下脂肪垫模糊或者消失。CT：可见软组织肿胀，髌骨表面骨质硬化，关节边缘骨赘形成，晚期可见骨囊肿。MR：可见半月板损伤，关节积液，晚期可见腘窝囊肿及关节周围囊肿形成。

五、一般治疗

（1）药物治疗　口服氨基葡萄糖，关节内注射透明质酸钠。

（2）手术治疗　对于早期患者，保守治疗无效可行关节清理术，在关节镜下清除关节内的炎性因子、游离体和增生滑膜；出现畸形和持续性头痛，可行截骨矫形，以减轻症状；骨关节炎晚期依年龄、职业及生活习惯等可选用人工关节置换术。

六、康复治疗

膝骨性关节炎可继发于膝内翻或膝外翻，使应力作用在关节软骨上发生退行性改变，以及半月板撕裂、韧带损伤、髌骨软化症等。内外翻畸形导致膝关节生物力学的改变，是影响膝骨性关节炎发生和发展的重要因素，为了防止关节软骨退行性改变的迅速发展，骨关节炎的保守治疗应注重减轻疾病疼痛和症状，改善膝内外翻程度，恢复正常关节功能。

对于膝关节炎，手法治疗和功能锻炼都具有良好的效果。膝关节骨性关节炎的主要症状为疼痛和关节僵硬，可能是由于膝关节周围软组织活动性降低所导致的。而这种活动性减低与反复发作的炎症导致的组织粘连有关。所以施加在膝关节的力也与疼痛和疾病进展部分相关。手法治疗可以改善软组织的条件，减少这种活动度减低带来的疼痛，适当的功能锻炼也可以减低活动限制。开展宣传教育，告知如何避免膝关节炎的发生和延缓病情的发展。适当的功能锻炼，避免危险因素和配合物理治疗。

检查患者右膝髌骨的活动并和健侧对比，如活动不良，则需要进行髌骨松动技术。对大腿内收肌、股四头肌、髂胫束垂直于肌肉走行方向进行放松。

辅助以理疗，如超声波药物离子导入、微波治疗、短波、超短波治疗、中频脉冲电治疗等。

2~3天治疗后，疼痛减轻，则需要开始肌肉的功能锻炼。

辅助器具的使用。佩戴矫正膝内外翻的支具，可以减轻通过膝关节的应力，减轻由于关节软骨磨损导致的膝关节畸形。生物力学实验结果表明卸载性支具可以改善患者的疼痛症状、关节位置感觉、肌力和关节功能。

已经证实有效的治疗性训练方法举例如下图。

（1）股四头肌练习组合（图7-1-1）。

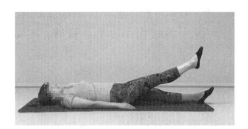 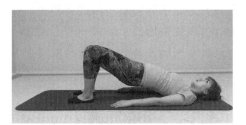

a   b

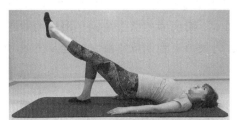

c

图7-1-3　股四头肌练习组合

（2）臀肌训练组合（图7-1-2）。

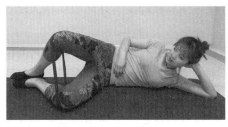 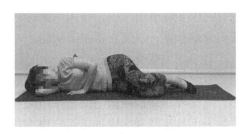

a   b

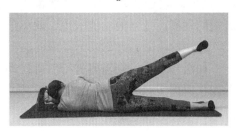 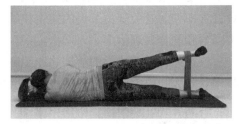

c   d

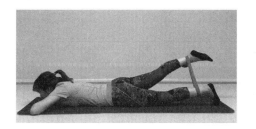
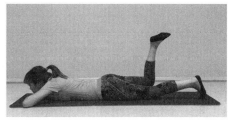

e   f

图7-1-2　臀肌训练组合

（3）仰卧位空蹬自行车训练（图7-1-3）。

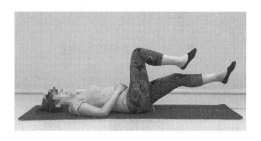

图7-1-3　仰卧位空蹬自行车训练

（4）站立位完全主动伸膝训练（图7-1-4）。

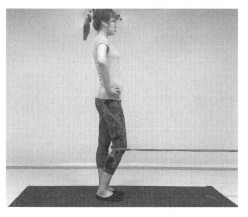
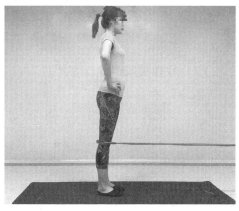

a   b

图7-1-4　站立位完全主动伸膝训练

（5）靠墙静蹲训练（图7-1-5）。

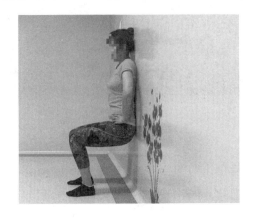

图7-1-5　靠墙静蹲训练

（6）大腿后侧肌群牵拉训练（图7-1-6）。

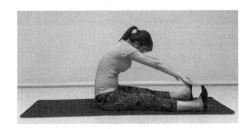

图7-1-6　大腿后侧肌群牵拉训练

（7）股四头肌牵拉训练（图7-1-7）。

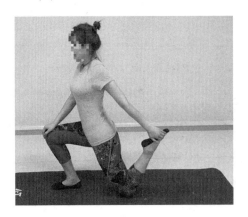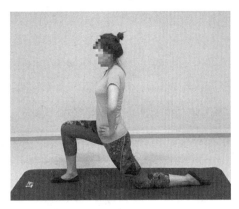

a　　　　　　　　　　　　　　　b

图7-1-7　股四头肌牵拉训练

七、护理要点

膝关节骨关节炎常见于老年患者，严重者伴有畸形并需手术治疗，老年患者行动能力较差，部分伴有视听觉障碍或认知功能障碍，应特别在护理上给予关心。膝关节骨关节炎护理要点如下所述。

1. 门诊接诊及初步评估

门诊应注意热情接待患者，耐心、细致地进行分诊或解答患者提出的相关问题，注意到患者存在膝关节内翻等外观异常，疼痛及活动受限时，应进行本病的门诊分诊，如有必要，注意提示患者回忆病史，尤其是疼痛发作的时间、活动受限的时间、病情是否存在缓解或反复等。做好进行相关影像学检查（X 线、MRI等）的准备。膝关节骨性关节炎依照医院不同常分入骨科、关节外科、矫形骨科或老年门诊等，为方便患者就医，建议编制统一的向导手册，注意文字要清晰，字体应大于正常大小。

2. 病房护理管理

该疾病的治疗目前均以阶梯性治疗方案为主，以运动处方、药物治疗、关节镜、截骨等保膝手术和膝关节置换手术等分为 4 个阶梯，在门诊诊疗过程中医生、护士应充分使患者了解病情发展轨迹和自身病情阶段，并作出适合当前阶段的诊疗建议。如患者确定需要入院手术，则骨科护理部门对该疾病的主要护理工作包括以下几个方面。

（1）入院时手续办理，介绍病区情况和重要动线节点位置、功能。

（2）按照膝关节疾病护理常规，介绍主管医生和责任护士。

（3）测量身高、体重，评估营养情况、智力水平。

（4）按照要求定期评估患者膝关节功能和日常生活能力。

（5）重视患者个人卫生，预防并发症发生，尤其注意指导患者治疗期间患肢的活动范围和负重情况，要在康复医师和康复治疗师指导下严格进行，避免意外摔伤或非医嘱活动造成功能损害。

（6）熟悉各类康复治疗和程序，以配合康复医师、治疗师等，做好患者在病房期间的药物治疗、物理治疗、作业治疗、语言治疗的护理工作。

（7）注意观察患者的心理状态，定期评估治疗效果，及时和康复医师就患者可能存在的心理、生理异常进行沟通。

（8）做好其他原发疾病的护理和会诊等工作，明确是否有手术禁忌证。

3. 围手术期护理

膝关节镜探查手术依照常规进行术前准备，该手术可采用全麻、腰麻等，如患者耐受条件良好，亦可采用局麻进行关节镜检查。关节镜术前准备依据常规应做好术前指导，如指导患者练习床上使用大小便器，以防止发生尿潴留。指导患者做股四头肌的等长收缩、髌骨活动、直腿抬高训练等运动，使其掌握各种康复训练，以利于术后进行早期功能锻炼。术后护理注意患肢的观察及护理，患肢抬高 20°。一般膝后用枕头或软垫垫起，有利于静脉回流，减轻肿胀。注意观察切口出血情况，如果切口渗血较多，应及时更换并加压包扎，局部冰袋冷敷。密切观察患肢足趾末梢血运及足趾活动，以防止由于包扎过紧而引起血液循环障碍。

术后注意观察并发症发生，尤其通过引流情况观察和膝关节红肿热痛等情况的观察，向医生及时反馈，以便及时发现感染、出血等问题给予处理。

胫骨截骨术等术式术前准备与关节镜手术一致，但手术可能植入内固定或者外固定装置，应与患者充分交待多次手术拆除的可能，同时应注意外固定器存在钉道感染的可能性，应加强护理管理。

关节置换手术作为终末手术，其手术创伤相对较大，出血较多，但目前随着手术技术的进步，重度骨关节炎选择关节置换手术已经成为较为理想的选择，该手术的康复与护理要点将在本章第二节具体阐述。

4. 康复过程护理

（1）充分了解解剖、生理学上膝关节正常活动范围，以及特定膝关节炎患者目前活动范围，以便于作出评估、了解病情、进行交流。

（2）指导生活护理：工作要劳逸结合，注意局部保暖，特别应注意在空调房中时，不要坐在冷风口前，保护膝关节不受风寒，夏季夜晚不要在窗口、屋顶睡觉，防止膝关节长时间地受冷风吹袭。

（3）了解康复治疗方法：①肌力训练：术后肢体能活动后，指导患者进行主动伸踝关节及股四头肌紧张练习，以促进血液循环，防止深静脉血栓形成，减轻肢体肿胀。方法：患肢仰卧，患者固定，膝关节伸直，绷大腿肌肉，感到髌骨上下浮动有效。3~5 组/分钟，每次 10~20 分钟。术后第一天可做直腿抬高练习，以防止废用性肌肉萎缩。为早期下床创造条件。方法：仰卧位，患侧膝关节伸直，踝关节保持功能位，抬高下肢，开始不超过 45°，以后可逐渐增加抬高度数。训练强度以患者不感到疼痛及疲劳为宜。②被动锻炼：功能锻炼不仅能防止粘连、肌肉萎缩，而且对关节内软骨的再生与修复有重要作用。术后 3~5 天可以使用 CPM 机被动进行膝关节屈伸锻炼。开始时角度宜小，机器运行速度要缓慢，角度控制 20°～30°，每次 30～60 分钟，每日 1～2 次，每天增加屈膝角度 5°～10°，循序渐进。CPM 被动锻炼的目的在于防止肌腱粘连。术后早期活动可使纤维组织在形成及成熟过程中，能保持肌腱上下浮动，及时松解肌腱周围组织粘连，有利于术后膝关节的功能活动。要求患者无明显疼痛，并防止造成过度活动。一般应用 2 周，以后以主动活动训练为主。③主动锻炼：术后第 2 周，康复重点为恢复膝关节活动范围，逐渐开始进行股四头肌阻抗锻炼。屈曲膝关节至感到疼痛为止，3 次/d，5～10 分钟/次。逐渐增加次数到 5～6 次/d，20 分钟/次。待患肢肌张力和活动范围得到基本恢复，股四头肌有力，膝关节无肿胀时，可以扶拐下地行走。要求股四头肌肌力恢复到 4 级以上，因为在股四头肌肌力恢复到一定程度之前膝关节稳定性较差，如果过早负重就可能造成膝关节内损伤。术后 3～4 周鼓励患者进行比较强烈的锻炼，使患肢肌张力和活动范围完全恢复正常。逐渐进行膝关节正常范围内活动及训练，加强患肢直腿抬高训练及股四头肌抗阻力等长收缩锻炼，使患者恢复正常活动，可以弃拐下地行走。

（4）向患者讲解继续进行康复训练的必要性，争取家属的支持与配合，督促患者继续加强功能锻炼。膝关节要保暖，保持心情愉悦，增加营养，夜间膝下放一枕抬高患肢，以利血液循环。定期复查。注意观察患者的心理状态、定期评估治疗效果，及时和康复治疗师就患者可能存在的心理、生理异常进行沟通。

第二节　全膝关节置换术后的康复护理

一、手术方法简介

全膝关节成形术（TKA）是治疗膝关节骨性关节炎（OA）的一种常用手术方法。下面以单侧置换的患者为例，介绍康复治疗方法。

术前阶段：护理方面进行术前宣教（涉及手术步骤、麻醉/除痛、护理、康复和出院计划）有利于患者术后结果、满意度和手术成功。术前 3 周应对患者进行早期宣教，了解术式和预期效果。了解术后急性期的训练项目，为术后的急性期恢复做准备。术前功能评定有助于进行家庭锻炼计划，包括关节活动度（ROM）练习、力量练习，以及利用助步器进行步态训练。因为术前关节活动度是 TKA 术后关节活动度的重要预测指标，所以术前强调膝关节屈伸练习。

施行全膝关节置换术，暴露是很重要的。尽可能选用膝关节正中切口以保证术者对内侧间室和外侧间室都有良好的显露。如果既往膝关节有过手术切口，只要能够保证暴露充分，就应尽量选择原切口。如果原切口不能保证充分暴露，则应当选择膝关节皮肤正中切口，但是要谨慎处理，防止发生皮肤坏死。对于膝关节皮肤正中切口，当行关节切开时，切口可以选择髌骨内侧和外侧入路、股内侧肌旁和经股内侧肌入路。人工膝关节置换最常用髌旁内侧入路，沿股四头肌腱纵行切开关节，内侧留下少许组织袖以利缝合。然后，将伸膝装置向外翻转，显露膝关节。股四头肌肌腱切口会导致伸膝装置力量减弱。

股内侧肌旁和经股内侧肌入路是为了避免切开股四头肌肌腱，尽量保护伸膝装置的完整性。但是该入路可能会损伤股动脉，同时膝关节外侧间室显露不充分。经股内侧肌或股内侧肌剥离入路降低了股动脉的危险性。该入路避免了损伤股四头肌肌腱，并且显露充分。

术中操作举例：切除部分髌下脂肪垫，骨膜下剥离胫骨平台内侧，切除内侧半月板。切除前交叉韧带使膝关节屈曲外旋，髌骨外翻，显露内侧平台。用咬骨钳或骨凿去除内侧平台及股骨内髁增生的骨赘。切除后交叉韧带，松解后关节囊。切除外侧半月板，骨膜下剥离外侧平台约 10mm。切除关节间隙、关节周围增生滑膜。安放胫骨随外截骨导向器，上端位于胫骨平台髁间棘，后倾角5°。导向杆位于胫骨嵴外缘及第二趾骨连线上。用电锯截骨，胫骨外侧平台截骨厚度为 10mm。试胫骨假体。股骨截骨：先标出股骨髁间线及 whiteside 线。确认两线相互垂直。髁间窝钻孔至骨髓腔。将股骨截骨髓内导向器插入髓腔内，外翻5°，外旋角度与髁间线平行，与 whiteside 线垂直。先截股骨远端前面，截骨面与股骨皮质相连续。放置股骨远端截骨器，用电锯截骨。试股骨假体，安装。上止血带，压力为60kPa。放置截骨器按股骨后髁、股骨前髁顺序四面截骨。处理股骨髁间窝及胫骨平台，以便置入假体。注意胫骨假体的中央位于后交叉韧带与胫骨结节内 1／3 连线上。试模，确认假体大小，力线及关节活动度适合。用脉冲冲洗器冲洗关节，待安装假体。用骨水泥先胫骨、后股骨顺序置入假体，去除多余的骨水泥，置入聚乙烯衬垫后，保持患膝伸直位，待骨水泥完全凝固。缝合关节囊，逐层缝合皮肤。手术完成后 X 线检测。

TKA 术后康复计划是根据患者相应的功能情况、临床研究、客观测量以及物理治疗师的临床经验制定的。术后康复计划分三个阶段，每个阶段相互结合，逐步改善患者功能。患者实现目标的快慢取决于年龄、术前功能情况、并发症、疼痛和手术并发症。

二、术后康复要点

（一）术后第一阶段（第1~5天）

这阶段应以缓解疼痛和尽量减轻水肿为主要目的。在术后当日麻醉苏醒过后就开始功能评估，整个评估包括精神状态、伤口条件、疼痛下肢活动度、力量和感觉。每日一次。

伸膝功能对 TKA 术后患者至关重要，指导患者膝关节保持被动伸直位，可在踝关节下垫毛巾卷，每次 15~20 分钟，每天 4~6 次。术后第 1 天开始以踝泵训练为主，既保留了肌肉主动收缩的功能又可以改善术后下肢的循环，预防深静脉血栓的形成。患者的床边训练，应在疼痛耐受的范围内尽可能主动进行膝关节的屈伸活动，可在仰卧位下进行足跟滑动式屈伸膝训练。同时可进行股四头肌训练，如没有伸膝装置问题可进行直腿抬高训练，臀大肌等长收缩训练。尽管各项研究对有关 TKA 术后 CPM 机增加关节活动度的有效性尚无定论，但 CPM 机可以确实提高患者术后康复的积极性。CPM 机可在 0~40° 范围内开始运动，每天 4~6 小时，术后第四天后每天增加 10°。一周后应达到 90°。如连续两天患者能主动屈曲达到 90°，则可以停用 CPM 机。在关节活动后冷敷是术后康复计划的重要内容，从术后当日开始贯穿整个治疗阶段以减轻水肿和疼痛。每次 10~15 分钟。术后 2~3 天，根据疼痛、软组织肿胀的情况，进行站立、转移训练，肌肉力量允许的情况下，可使用辅助器具行走。

1. 目标

（1）无辅助床-椅转移。

（2）辅助器具下行走或上下台阶。

（3）能独自完成家庭康复方案。

（4）主动屈曲 >80°，伸直 <10°。

2. 注意事项

（1）避免长时间运动。

（2）注意行走和活动度训练时的疼痛。

3. 治疗内容

（1）CPM 训练，40° 开始逐渐增加至 90°。

（2）ADL 训练（转移、穿衣、步行等）。

4. 冷敷

（1）抬高患肢防止水肿。

（2）力量训练：股四头肌、臀肌和腘绳肌等长收缩练习，直腿抬高，主动膝关节活动度训练；踝下垫毛巾卷被动伸膝。

5. 晋级标准

（1）当住院患者在术后 5 天内完成第一期所有目标时可出院回家。

（2）当患者下肢力量足够稳定时，可以将助步器换成手杖行走。

（3）当主动屈膝连续 2 天超过 90°可停止 CPM。

6. 训练内容

（1）踝泵训练 5 分钟/次，每次间隔 1 小时（图 7-2-1）。

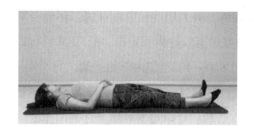 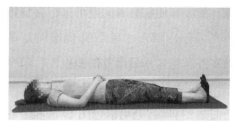

a   b

图 7-2-1　踝泵训练

（2）直腿抬高训练。

（3）股四头肌、臀肌的等长收缩训练。

（4）下肢关节康复器（图 7-2-2）。

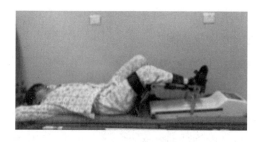

图 7-2-2　下肢关节康复器

（5）主/被动屈、伸膝练习（图7-2-3）。

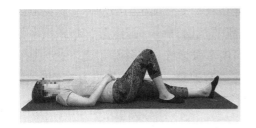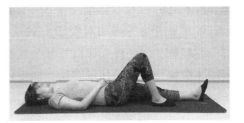

a b

图7-2-3 主/被动屈、伸膝练习

（6）站立、步行训练（图7-2-4）。

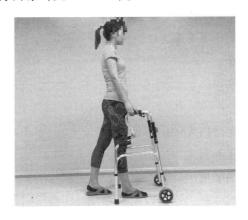

图7-2-4 站立、步行训练

（7）冷疗

注意事项：避免久坐、久站、行走时间过快过长导致的股四头肌过度水肿和疼痛，以免影响关节活动度的恢复。

（二）术后第二阶段（1-4周）

第二阶段仍然集中在减轻水肿，尽量恢复膝关节活动度，增强下肢力量，减轻步态和平衡障碍，增强独立从事各种功能活动能力和独立进行家庭康复方案。由于这一时期膝关节软组织处于愈合期，所以在治疗过程中必须密切注意疼痛程度和水肿。水肿减轻可尽最大可能进行膝关节主动、主动-辅助和被动活动度训练。

术后一周左右，开始最大范围的膝关节屈伸活动训练，这对于防止关节纤维粘连至关重要。术后2周膝关节屈曲应能达到90°，四周应能达到120°。如不能主动达到，应由物理治疗师进行手法治疗，增加膝关节屈曲的角度。髌骨的运动对于膝关节屈伸是非常重要的，上下滑动髌骨可保持髌骨运动的灵活性。术前有膝屈曲挛缩的患者可在踝关节下垫毛巾卷并在股骨上施加压力被动伸直膝关节。

针对患者情况增加对股四头肌及臀大肌的抗阻训练，腘绳肌、小腿后侧肌群、髂胫束、阔筋膜张肌以及整个下肢的肌肉牵张训练。当疼痛耐受下达到独自站立5分钟时，可增加单腿站立训练和双腿微蹲训练。股四头肌肌力3+级，膝主动屈曲角度超过83°时，可进行上台阶训练。

（二）术后第二阶段（第2-4周）

1. 目标

（1）主动辅助屈膝达到105°，伸直0°。

（2）尽量减轻术后下肢水肿。

（3）迈上10cm高的台阶。

（4）独立进行家庭康复方案。

（5）恢复正常步态。

（6）达到生活独立。

2. 注意事项

（1）动态平衡稳定后可无辅助行走。

（2）避免长时间坐和行走。

（3）注意行走和活动度训练时的疼痛。

（4）在患肢恢复足够肌力或良好控制时方可爬楼梯时两腿交替。

3. 治疗内容

（1）主动屈伸膝训练。

（2）主动屈膝110°时用脚踏车练习。

（3）采用冷敷、抬高患肢等方式消肿。

（4）髌骨滑动。

（5）向前上台阶训练。

（6）主动抗阻完全伸膝训练。

（7）平衡/本体感觉训练：平地上单腿站立，双腿动态活动。

4. 晋级标准

（1）主动膝屈曲>105°。

（2）主动完全伸膝。

（3）平地上正常行走。

（4）可迈上10cm台阶。

5. 训练内容

（1）增加膝关节屈、伸角度的训练。

（2）股四头肌训练组合/直腿抬高训练。

（3）臀肌训练组合。

（4）双桥训练、单桥训练。

（5）主动屈、伸膝训练。

（6）辅助下单腿站立训练。

（7）行走训练。

注意避免因治疗师过度或暴力进行关节活动度训练造成的软组织肿胀，延缓正常活动度的恢复。俯卧位时，紧张的股直肌将限制屈膝，可以造成软组织刺激和肿胀。因此，为最大程度获得屈曲角度，患者应该在坐位或仰卧位下练习。被动可完全伸膝而主动伸膝障碍的患者，可进行15°的蹲起训练。被动伸膝障碍的患者，可做胫骨旋转下的向前滑动，同时应牵拉、放松后侧腘绳肌和小腿三头肌及跟腱。

（三）术后第三阶段（4 – 12 周）

在术后第三阶段，重点仍然是最大限度地恢复活动度，以便患者能够完成更高级的功能活动，如上下楼梯和像平日一样进行 ADL。到第三期结束，最大 ROM 和股四头肌的力量要能够使患者迈上 15 ~ 20cm 高的台阶，以及从标准高度坐位起身而无偏斜。根据患者活动度和耐受情况进行抗阻的力量训练和肌耐力训练。注意患者本体感觉的恢复，可以进行不稳定性的训练。后期股四头肌强化练习包括上楼梯（高度 15 ~ 20cm 以上）和下楼梯（高度 10 ~ 15cm 以上）训练、深蹲、单腿蹲起训练。根据患者的能力，双侧静态和动态平衡和本体感觉练习逐步过渡到单侧动态练习。重新进行功能测试并与第二期初期对比。

1. 目标

（1）主动屈膝 >115°。

（2）双下肢能达到相同负重。

（3）生活独立。

（4）可上下楼梯。

（5）下肢力量可支持完成日常生活活动。

2. 注意事项

（1）注意患侧下肢力量不足。

（2）视功能情况进行体育活动。

3. 治疗内容

（1）髌骨移动/滑动。

（2）股四头肌、腘绳肌牵拉练习。

（3）蹬腿/离心蹬腿/单侧蹬腿练习。

（4）上、下楼梯训练。

（5）靠墙静蹲、深蹲训练。

（6）平衡/本体感觉训练：平衡软踏上的双腿和单腿动态活动。

4. 晋级标准

（1）患者达到全部目标和功能结果。

（2）可以无辅助上下楼梯。

5. 训练内容

（1）抗阻的股四头肌、臀肌训练组合。

（2）平衡软榻上的站立平衡（图7-2-5）及单腿站立训练（图7-2-6）。

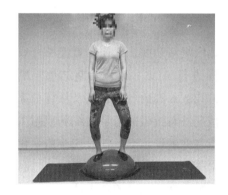 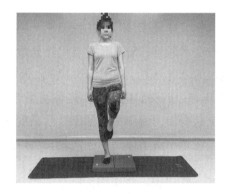

图7-2-5　站立平衡　　　　　　图7-2-6　单腿站立平衡

（3）bosu球上双、单桥训练（图7-2-7）。

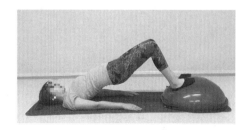 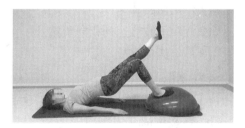

a　　　　　　　　　　　　　　b

图7-2-7　双、单桥训练

（4）靠墙静蹲训练（图7-2-8）。

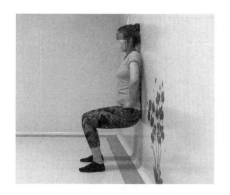

图7-2-8　靠墙静蹲训练

（5）微蹲跨步训练（图7-2-9）。

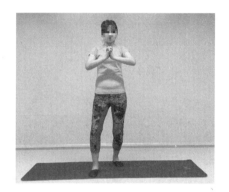

图7-2-9　微蹲跨步训练

（6）深蹲训练（图7-2-10）。

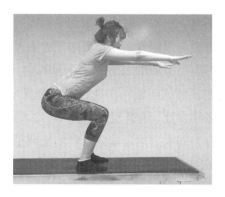

图7-2-10　深蹲训练

（7）上下台阶训练（图7-2-11）。

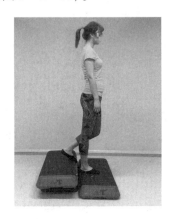

图7-2-11　上下台阶训练

（8）蛤式运动（图7-2-12）。

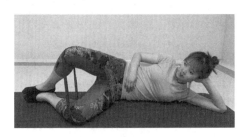

图7-2-12　蛤式运动

　　这一阶段结束治疗师需要使患者达到从事如常活动的要求。治疗结束后还需要继续增强肌力。如果功能受限、客观测量和患者主诉提示需要进一步治疗，治疗就要继续进行。让患者进行维持性康复方案，该方案应侧重于残留的障碍，如终末屈膝或伸膝活动度不足、股四头肌肌力弱和平衡能力差等。

　　双侧膝关节置换的患者与单侧置换的患者康复方案大致相同，需要注意的是需加强站立平衡训练，单腿站立时非负重腿脚下可踩盆，肌力增加后逐渐抬起。双侧置换的患者普遍存在腰痛的问题，在进行训练时应增加腰背肌的力量练习。膝关节置换的患者多为老年女性，身体健康程度不一，每天训练后都需要密切观察患者第二天的精神状态，如果负担过重，需要酌情减量。双下肢的训练量比单侧下肢的训练量对身体造成的负担更重，更需要充足的时间休息，必要时可隔1~2日进行训练。

三、围手术期护理要点

（一）评估

1. 全身评估

（1）评估患者的一般资料及现病史、有无外伤史、既往病史、过敏史。

（2）评估患者有无冠心病、高血压病、糖尿病等全身疾病。

（3）评估用药史，是否有使用阿司匹林活血化瘀类药物，一般情况下停用非甾体类抗炎药两周才能考虑手术。

2. 专科评估

（1）评估患者血液循环情况，患肢皮肤颜色、温度、有无肿胀，肿胀的程度，动脉搏动情况等。

（2）评估有无并发症症状，神经和血管损伤、感染、血栓等，评估患者膝关节活动情况及疼痛部位、程度、性质。

3. 心理社会支持评估

评估患者（家属）心理状态，家庭及社会支持情况，患者（家属）对该疾病相关知识的了解程度。

（二）术前护理

1. 心理护理

（1）建立良好的护患关系。

（2）说明手术的重要性，指导术前术后配合知识。

（3）调整患者及家属对手术的期望值。

（4）耐心解答问题，消除不良心理。

（5）在患者入院时向患者热情、详细地介绍医疗环境及医护人员以取得患者的信任，同时向患者介绍相关的疾病知识，使其增加战胜疾病的信心。

2. 疼痛护理

抬高患肢维持在功能位并保持在固定位置略高于心脏水平 20～30 厘米，指导患者深呼吸转移注意力等放松技巧。观察疼痛的部位、性质、节律性、程度以及疼痛发作时的伴随症状，必要时给予热敷或镇痛剂缓解疼痛。

3. 生活护理

协助生活护理，满足患者日常生活需要。

4. 术前准备

（1）解释手术的方式，麻醉方式，手术前后配合事项及目的。术后常见不适的预防及护理指导。

（2）患者床上大小便训练，练习床上翻身、抬臀、股四头肌收缩、踝关节足趾关节活动和膝关节锻炼。

（3）深呼吸练习，增强肺活量。

（4）饮食依据既往病史及现病史，关注患者血液检测白蛋白含量，适时补充鸡蛋等高蛋白饮食。

（5）遵医嘱给予配血、备皮，术前禁食 8 ~ 12 小时，禁水 4 ~ 6 小时。

（三）手术日护理

1. 送手术

核对患者姓名、病历、物品，测量生命体征，更衣，取下佩戴饰品、活动义齿，留置尿管，确认患者禁食禁饮，女性患者有无月经来潮。检查各种检验结果，手术同意书是否齐全，肌内注射术前针。

2. 接手术

（1）了解术中情况、手术方式、麻醉方式。

（2）测量生命体征、尿量及意识情况，必要时低流量吸氧、心电监护，指导患者深呼吸、有效咳嗽。

（3）观察伤口敷料有无渗血渗液。

（4）妥善固定各引流管，保持引流管通畅，定时离心方向挤压引流管。观察引流液的量、颜色、性质。每天引流 50 ~ 500 毫升，色暗红，每天引流量大于 1000 毫升或术后每小时血性引流液大于 100 毫升且持续数小时，高度怀疑活动性出血。

（5）观察患肢血液循环情况，患者皮肤颜色、温度、有无肿胀，肿胀的程度，毛细血管反应，足背动脉搏动情况等。

（6）观察患肢的感觉、运动、反射情况。

（7）观察患者疼痛部位、程度、性质，与活动体位有无明显关系。

（8）去枕平卧 6 小时，每 2 小时翻身扣背。

（四）术后护理

1. 常规护理

（1）监测患者意识、生命体征、尿量情况。

（2）观察伤口敷料有无渗血渗液，定时离心方向挤压引流管，保持引流管通畅。观察引流液的颜色、性质，观察是否有活动性出血。

（3）禁食 6 小时后进食流质或半流质，术后第一天给予高热量、高维生素、易消化饮食。

（4）遵医嘱使用抗生素、止痛、消肿、抗凝等药物，必要时输血治疗。

2. 专科护理

（1）体位　患肢摆放于伸直位，枕头垫于小腿及足跟下，不主张腘窝下垫枕或加压包扎，患肢保持外展中立位。

（2）病情观察　伤口敷料有无渗血渗液，引流管是否通畅，引流液的量、颜色、性质；密切观察双下肢的感觉和运动。

3. 并发症的预防及观察

（1）血栓形成　术后有无突然出现的胸部疼痛、呼吸短促、唇色青紫、心动过速、痰中带血、疲劳等肺栓塞表现；观察有无患肢疼痛、肿胀、足背动脉搏动、下肢皮肤颜色及温度改变；主观感觉有无麻痹、小腿周径等深静脉血栓形成表现。按肺栓塞或深静脉血栓形成护理常规护理。

（2）感染　观察有无高热、关节红肿、剧烈疼痛、关节活动受限。

（3）实验室检查　有无白细胞异常。

（4）神经和血管损伤　观察有无下肢麻木、肌无力、活动障碍等；观察术后伤口出血情况及引流情况，有无足背动脉波动减弱或消失等。

4. 健康宣教

（1）术后出现头晕、眼花、出冷汗等不适时，及时报告医护人员。

（2）术后肢体麻木、疼痛症状加重或感觉丧失时，及时报告医务人员。

（3）指导自我观察病情　伤口出血，肢端血液循环及感觉、运动、疼痛情况等。

（4）指导进行功能锻炼。

5. 功能锻炼

（1）待患者患肢感觉和功能恢复即可做踝泵练习屈趾运动。

（2）术后第 1 天　行股四头肌、臀大肌和臀中肌等长收缩锻炼。

（3）术后第 2 天　直腿抬高练习，弯腿练习，主动自主训练。

（4）术后第 3～7 天　行走 50～100 米或更长，扶拐或使用助行器。

（5）术后 8～14 天　继续前一阶段的训练，并增加独立扶拐步行训练。

（6）术后第2周　开始加强患肢主动运动，行膝关节主动屈伸锻炼和进一步加强直腿抬高运动，改善关节主动活动范围。

（7）术后第3周　继续行主动直腿抬高，巩固训练效果，恢复负重能力，由下地行走逐渐过渡到上下楼梯训练。

（8）术后3~4周　练习髌骨活动。

（9）术后5~8周　继续加强股四头肌功能的练习，开始练习蹬自行车。

（五）出院指导

1. 用药指导

（1）术后9~12周，恢复日常生活活动。

（2）遵医嘱按时按量口服止疼药、神经营养类药物。

2. 活动指导

（1）继续进行患肢肌肉、关节的功能锻炼。骑自行车及游泳是增强耐力的较好方法，可借助健身器械进行训练，直至关节功能完全恢复。

（2）控制体重，预防跌倒。

3. 随诊指导

术后3个月、6个月、1年门诊复查。

4. 社区诊疗

（1）与社区医护人员交接，提供在院病例资料、出院诊断书等，建立健康档案。

（2）社区服务站医护人员协助患者监测发生的症状，指导功能锻炼，提供必要生活指导、健康咨询等。

5. 家庭护理

（1）建议患者睡硬板床，床体稳固，有床头或其他辅助支撑家具，辅助患者上下床使用，防止跌倒。

（2）患者手术后，家庭护理初期步行器辅助行走。

（3）地面干燥、整洁，避免湿滑、障碍物过多。

（4）使用坐便，如是蹲便，建议旁边有扶手作为支撑工具。

（5）除特殊疾病（糖尿病、高血压、肾脏疾病等）外，给予高热量、高蛋白、粗纤维、易消化饮食，多食新鲜水果、蔬菜，补充体能、促进排泄。

（6）循序渐进、坚持功能锻炼。

（7）遵照医嘱按时服药。

（8）掌握相关并发症临床表现，做好自我监测，有异常情况及时询问社区医生及临床手术医生。

（9）按时到医院拍片复查。

第三节 类风湿关节炎的康复护理

一、概述

类风湿关节炎是一种病因不明的自身免疫性疾病，可能与自身免疫反应、感染、遗传因素有关，多见于中年女性，我国的患病率为 0.32% ~ 0.36%。主要表现为对称性、慢性、进行性多关节炎。关节滑膜的慢性炎症、增生形成血管翳，侵犯关节软骨、软骨下骨、韧带和肌腱等，造成关节软骨、骨和关节囊破坏，最终导致关节畸形和功能丧失。其特点是关节痛和肿胀反复发生，进行性发展，最终导致关节破坏、强直和畸形。

二、临床表现

类风湿关节炎的主要表现为关节疼痛、肿胀、晨僵、活动受限或畸形等。受累关节以近端指间关节、掌指关节、腕、肘、肩、膝和足趾最为多见；颈椎、颞颌关节、胸锁和肩锁关节也可受累，并伴活动受限；髋关节受累少见。关节炎常表现为对称性、持续性肿胀和压痛，常常伴有晨僵。最为常见的关节畸形是腕和肘关节强直、掌指关节的半脱位、手指向尺侧偏斜和呈"天鹅颈"样及纽扣花样表现。重症患者关节呈纤维性和骨性强直，并因关节周围肌肉萎缩、痉挛失去关节功能，致使生活不能自理。除关节症状外，还可出现类风湿结节和心、肺、肾、周围神经及眼等内脏病变。

三、诊断

类风湿关节炎分类标准常采用 1987 年美国风湿病学学会发布的标准（表7 – 3 – 1）。

表 7 – 3 – 1　1987 年美国风湿病学学会（ARA）类风湿关节炎分类标准

定义	注释
1. 晨僵	关节及其周围僵硬感至少持续 1 小时（病程≥6 周）
2.3 个或 3 个区域以上关节部位的关节炎	医生观察到下列 14 个区域（左侧或右侧的近端之间关节、掌指关节、腕、肘、膝、踝及跖趾关节）中至少累及 3 个，且同时有软组织肿胀或积液（不是单纯的隆起）（病程≥6 周）
3. 手关节炎	腕、掌指或近端指间关节炎中，至少有一个关节肿胀（病程≥6 周）
4. 对称性关节炎	两侧关节同时受累（双侧近端指间关节、掌指关节及跖趾关节受累时，不一定绝对对称）（病程≥6 周）
5. 类风湿结节	医生观察到在骨突部位、伸肌表面或关节周围有皮下结节
6. 类风湿因子阳性	任何检测方法证明血清类风湿因子含量异常，而该方法在正常人群中的阳性率小于 5%
7. 放射学改变	在手和腕的后前位相上有典型的类风湿关节炎放射学改变，必须包括股指侵蚀或受累关节及其邻近部位有明确的骨质脱钙

满足分类标准中 4 条或 4 条以上并排除其他关节炎即可诊断类风湿关节炎。

四、一般治疗

目前，类风湿关节炎的治疗包括药物治疗、外科治疗和心理康复治疗等。

1. 治疗原则

在当今，类风湿关节炎不能被根治的情况下，防止关节破坏，保护关节功能，最大限度地提高患者的生活质量，是我们的目标。因此，治疗时机非常重要。尽管 NSAIDs 和糖皮质激素可以减轻症状，但关节炎症和破坏仍可发生或进展。而 DMARIDs 可改善和延缓病情，应及早使用。早期积极、合理使用 DMARDS 治疗是减少致残的关键，必须指出，药物选择要符合安全、有效、经济和简便的原则。类风湿关节炎应在不引起疼痛的情况下，进行功能锻炼，增强肌力。

2. 药物治疗

当前国内外应用的药物包括植物药，均不能完全控制关节破坏，而只能缓解疼痛、减轻或延缓炎症的发展。治疗类风湿关节炎的常用药物分为四大类，即非甾体类抗炎药（NSAIDS）、改善病情的抗风湿药（DMARDS）、糖皮质激素和植物药。

3. 外科治疗

类风湿关节炎患者经过内科积极正规的药物治疗，病情仍不能控制时，为防止关节的破坏、纠正畸形或改善生活质量，可考虑手术治疗。但手术并不能根治类风湿关节炎，故术后仍需内科药物治疗。常用的手术主要有滑膜切除术、关节形成术、软组织松解或修复手术、关节融合术。

（1）滑膜切除术　对早期（Ⅰ期及Ⅱ期）患者经积极正规的内科治疗仍有关节肿胀、疼痛，且滑膜肥厚，X线显示关节软骨已受侵犯，病情相对稳定，受累关节比较局限，为防止关节软骨进一步破坏应考虑滑膜切除术。有条件时，应尽可能在关节镜下进行滑膜切除，这样手术创伤小，术后恢复快。滑膜切除术对早期类风湿病变疗效较好，术后关节疼痛和肿胀明显减轻，功能恢复也比较满意，但疗效随术后时间的逐渐延长而减退，部分残留滑膜可增生，再次产生对关节软骨的侵蚀作用。因此，滑膜切除术后仍需内科正规治疗。

（2）人工关节置换术　是一种挽救关节畸形和缓解症状的手术，其中髋、膝关节是目前临床置换最多的关节。其术后十年以上的成功率达90%以上。该手术对减轻类风湿关节炎病变、关节疼痛、畸形、功能障碍和改善日常生活能力有着十分明确的治疗作用，特别是对中晚期、关节严重破坏，由于疼痛、畸形、功能障碍不能正常工作和生活的患者尤为有效。肘、腕及肩关节为非负重关节，大多数患者通过滑膜切除术或其他矫形手术，以及其他各关节之间的运动补偿可缓解症状，不一定必须采用关节置换术。

（3）其他软组织手术　由于类风湿关节炎除了骨性畸形和关节内粘连所造成的关节畸形外，关节囊和关节周围肌肉、肌腱的萎缩也是造成关节畸形的原因之一。因此，为了解除关节囊和关节周围肌肉、肌腱的萎缩，从而达到矫正关节畸形的目的，可行软组织松解术，包括关节囊剥离术、关节囊切开术、肌腱松解或延长术，由于这些手术常同时进行，故可称之为关节松解术。其中肌腱手术在手部应用最广泛，在进行人工关节置换时，常需要采用软组织松解的方法来矫正畸形。软组织松解术常用于髋关节内收畸形时，切断内收肌以改善关节活动及矫正内收畸形，还可用于某些幼年型类风湿关节炎患者畸形的早期矫正。腕管综合征亦常采用腕横韧带切开减压术。滑囊炎见于类风湿关节炎的肩、髋关节等处，如经保守治疗无效，常需手术切除。腘窝囊肿较常见于各类膝关节炎尤其是类风湿关节炎，原发疾病缓解后常能自行退缩，偶需手术治疗。类风湿结节一般见于疾病的活动期，很少需手术切除，只有结节较大，有疼痛症状，经保守治疗无效者，需手术切除。

（4）关节融合术　随着人工关节置换术的成功应用，近年来关节融合术已很少使用，但对于关节破坏严重、关节不稳的晚期关节炎患者，可行关节融合术。此外，关节融合术还可作为关节置换术后失败的挽救手术。

五、康复治疗与护理要点

1. 康复训练

对于急性期关节剧烈疼痛和伴有全身症状者应卧床休息，并注意休息时的体位，尽量避免关节受压，为保持关节功能位，必要时短期夹板固定（2～3周），以防畸形。在病情允许的情况下，进行被动和主动的关节活动度训练，防止肌萎缩。对缓解期患者，在不使患者感到疲劳的前提下，多进行运动锻炼，恢复体力，并在物理康复科医师指导下进行治疗。类风湿关节炎患者的康复训练计划，参考骨关节炎的康复训练过程，但要注意控制关节肿胀和疼痛的程度。

2. 护理要点

（1）心理治疗 关节疼痛、害怕残废或已经面对残废、生活不能自理、经济损失、家庭或朋友等关系改变、社交娱乐活动的停止等诸多因素不可避免地给类风湿关节炎患者带来精神压力。他们渴望治疗，却又担心药物不良反应或对药物实际作用效果信心不足，这又加重了患者的心理负担。抑郁是类风湿关节炎患者中最常见的精神症状，严重的抑郁有碍疾病的恢复。因此，在积极合理的药物治疗同时，还应注重类风湿关节炎的心理治疗。另外，在治疗方案的选择和疗效评定上亦应结合患者精神症状的改变。

（2）药物治疗 类风湿关节炎主要的治疗方式为药物控制病情发展，手术解决畸形和功能障碍，因此向患者充分说明服药的有效性和必要性，同时针对患者用药出现的不良反应进行及时的反馈是该病康复护理的重要组成部分。患者每次门诊复诊时应特别注意药物使用的情况，并着重询问是否有神经系统症状和消化系统症状，必要时与医生反馈，进行停药、减药、换药处理。

（3）手术治疗 类风湿关节炎手术治疗的康复护理可参考膝关节骨性关节炎一章。

第四节　髌骨软骨软化症的康复护理

一、概述

髌骨是全身最大的籽骨，上缘与股四头肌腱相连，下缘由髌韧带固定于胫骨结节，其关节面与股骨内、外髁相互形成髌股关节。膝关节屈伸时，髌骨在股骨内、外髁间由近到远呈"S"形滑动。髌骨软骨软化症，又称髌骨软骨病。软骨肿胀、侵蚀、龟裂、破碎、脱落，最后与之相对的股骨髁软骨也发生相同病理改变而形成髌股关节的骨关节病，系髌股痛的常见病因，对其发病机制和治疗争议颇多。一般认为髌骨外伤、髌骨不稳定等为致病因素（称为继发性髌软骨软化症），但很多病例找不到明确病因为原发性髌软骨软化。本症的病理变化有两种，即基底型和表面型。基底型多由于外伤致交界面承受过多的负荷和剪力，好发于内侧面和髌骨下极。表面型为病变从表面开始，逐渐向深层发展，直到最终软骨下骨质暴露。由于髌骨副面在膝关节屈曲130°时才与股骨内髁接触，所以有人认为是废用性造成髌骨副面关节的软骨软化症。还有人认为本症病变多发生在髌骨关节中间区与内侧区交界部分，据认为与该处软骨厚达0.8cmn，来自滑液的营养可能不足，致软骨脆性增加及易于损坏有关。组织蛋白酶的释放可破坏基质的糖蛋白链，进一步削弱软骨。髌软骨软化还可能与髌股骨接触压有关。髌股骨接触压的分布不均匀，Q角改变时更为明显；Huberti等发现髌股骨接触压于屈膝60°～90°位置时最高，而髌骨软骨软化的好发部位正好相当于屈膝40°～80°时髌骨和股骨的接触区。

二、临床表现

1. 症状和体征

本病女性多见，起病渐缓。患者多有膝关节半蹲发力过劳史或一次撞击史。主要症状早期仅为膝软，上下楼无力，以后是髌骨深面间歇性疼痛，屈膝久坐或做下跪、下蹲等动作时加重，膝关节发软及不稳，尤其上下楼梯及关节开始活动时明显，最后走跳也痛。常见体征有病程长者股四头肌萎缩，有的出现积液。特异性体征有：①髌骨压痛90.4%的患者为阳性；②髌骨周围指压痛阳性者为90.3%（内侧缘为多）；③抗阻力伸膝痛，78%阳性；④单足半蹲位试验，100%阳性；⑤髌骨关节面不平感摩擦音阳性多见；⑥伴有滑囊脂肪垫炎的患者，有膝过伸痛。

2. X线检查

早期多无变化，晚期可见关节面骨质硬化、脱钙囊性变、关节面边缘骨增生。膝关节镜是很有价值的诊断手段，不仅能发现病变，还可明确病灶的广度和深度。放射性核素骨显像检查时，侧位显示髌骨局限性放射性浓聚，有早期诊断意义。

三、治疗方案及原则

1. 药物治疗

泼尼松龙关节内注射 25mg，每周 1 次，适用于关节肿胀积液明显、滑膜肥厚者，最多注射 3 次。可使用非激素类消炎止痛药物，如阿司匹林、吲哚美辛、扶他林、炎必灵等减轻滑囊炎及缓解疼痛，运动员必须在症状消失或减轻后再恢复锻炼。

2. 外科治疗

经 3~6 个月非手术治疗无效病残较重者宜做膝关节镜检查。确诊为髌软骨软化者，可考虑手术治疗。髌软骨软化症的手术治疗包括关节外及关节内手术。关节外手术主要是调整髌骨的位置，使半脱位的髌骨回到正常位置。手术方法有外侧松解术、髌韧带转位术和胫骨结节前移术等。胫骨结节前移术可以增加股四头肌的力臂，减小髌股关节之间关节压力及增加髌股关节接触面积，胫骨结节前移术通过增加股四头肌和髌韧带之间的夹角，减少髌股关节压力，Maquet 计算胫骨结节前移 2cm 可以减小髌股压力 50%。截骨术适用于膝内外翻者；髌骨骨髓减压术（钻孔术），于髌骨侧向钻 3~4 个孔（在骨内），部分患者症状可明显减轻。这些术式可选择应用 Maquent 胫骨结节前移术采用膝前内侧皮肤切口，游离髌韧带并松解髌下脂肪垫。切开关节，完成髌软骨面清创及切除股骨内髁嵴部。松解膝外侧和缩紧膝内侧支持结构。将一条包括胫骨结节和髌韧带止点，大小约为长 11cm、宽 2cm、厚 1.5cm 的舌形骨块细心向前掀起，自髂骨嵴取一全厚骨块，修成约 2.5cm 正方形嵌垫于舌形骨瓣上端与胫骨主干之间，以加压螺纹钉固定。缝合皮肤前需广泛游离皮瓣，避免缝合张力。术后石膏固定 6 周，进行股四头肌与小腿肌肉练习。术后 3 周可扶拐下地。如患者同时伴有髌骨脱位或倾斜，可行胫骨结节内移位术，胫骨结节内移可调整髌骨力线，减小 Q 角，Fulkerson 通过斜行截骨行胫骨结节前内移位术，调整截骨角度，可获得不同程度的前移或内移。手术时用加压螺钉固定胫骨结节，术后石膏固定 6 周。关节内手术包括髌软骨病灶环切，髌骨床钻孔，关节小面切除和病变软骨刨削等，疗效难以肯定。随着关节镜外科技术的发展，近年来开展了关节镜下对髌软骨软化症进行手术治疗。治疗方法包括灌洗、刨削和膝外侧松解。结果也是病变轻者好，重者差。据认为关节腔灌洗可以清除引起滑膜炎的软骨碎屑，缓解症状。刨削旨在清除和平整软骨病灶，据 ogilvie - harris 的经验，对由外伤引起的髌软骨软化症有效。外侧松解对髌骨位置不正者可改变髌骨关节的病理力学状态。关节镜下手术造成的病残较轻，有条件者可以采用。髌软骨软化症的疼痛症状与髌骨内高压可能有关。Bjorkstrom 测出髌软骨软化症患者的髌骨内压比对照组明显增高，二者分别为 43.8mmHg 和 18.6mmHg。有迹象表明髌骨钻孔减压可以缓解髌骨痛。对严重的病变广泛的髌软骨软化症可行髌骨部分切除或全切除股四头肌成形术。

四、康复治疗

早期症状轻的患者，一般先采用非手术疗法，主要是避免能引起疼痛的各种活动，如剧烈运动、过度屈膝、下跪和下蹲等，股四头肌等长收缩练习可增强四头肌张力，按摩可消除髌周及滑膜炎症，减轻疼痛；超短波可增加血液循环，中药外敷及直流电药物透入都有一定疗效。详细康复训练计划可参考髌骨脱位、半脱位的康复治疗。

五、护理要点

该疾病是由远期的先天、后天因素与近期的运动、创伤因素相结合而发生的，因此该病的康复护理要点主要是督促患者避免进行诱发疼痛的各种活动，督促合理功能训练，加强股四头肌力量等。患者如行关节镜手术诊疗，可参考骨关节炎一节相关内容。

第五节　髌骨不稳定的康复护理

一、概述

髌骨不稳定是前膝痛的常见原因，是髌股关节常见的疾病，是髌骨软骨软化或髌股关节骨关节炎的重要病因。随着生物力学及影像技术的进步，以及临床检测手段的多样化，使人们逐渐认识到：髌股关节退行性改变多由于髌股关节适合不良或髌骨力线不正造成的髌骨不稳所致，如髌骨偏移、髌骨倾斜、髌骨高位、髌骨半脱位等。

二、临床表现

1. 症状

（1）疼痛　为最常见的主要症状，通常其性质不恒定，但其位置均为膝前区，以膝前内侧为多见。疼痛可因活动过多而加重，特别是上下楼、登高或长时间屈伸活动时更为明显。

（2）打"软腿"　即在走路负重时，膝关节出现的瞬间软弱无力、不稳定感，甚至有时可摔倒。此现象常是由于股四头肌无力或半脱位的髌骨滑出髁间沟所致。

（3）假性嵌顿　是指伸膝时出现的瞬间非自主性的限制障碍。当负重的膝关节由屈至伸位，半脱位的髌骨滑入滑车沟时，常出现此现象，临床上常需与半月板撕裂或移位出现的绞锁或游离体引起的真性嵌顿相鉴别。

2. 体征

（1）股四头肌萎缩　是膝关节疾患的共同体征，在伸膝装置出现功能障碍时表现更为明显，以股内侧肌为重。

（2）肿胀　髌骨不稳定的严重病例，股四头肌无力，导致滑膜炎，出现关节肿胀，浮髌试验阳性。

（3）髌骨"斜视"　髌骨"斜视"存在膝外翻、髌骨高位、股骨前倾角增大、胫骨外旋过大等膝部畸形和力线不正时，为了维持正常的步态而引起的髌骨向内侧倾斜，是髌骨不稳定的常见因素。

（4）轨迹试验　患者坐位于床边，双小腿下垂，膝关节屈曲90°，使膝关节慢慢伸直，观察髌骨运动轨迹是否呈一直线。若有向外滑动，则为阳性，是髌骨不稳定的特异性体征。

（5）其他　包括压痛、压扎音、恐惧症等。

三、X 线检查

髌股关节 X 线检查是诊断髌骨不稳定的常用手段，通常包括膝关节正位、侧位及髌股关节轴位像。后者在髌股关节疾病的诊断中更有意义。

1. 正位

患者仰卧位，双足靠拢，足尖向上，使股四头肌完全放松，摄前后位片，观察以下几个方面。

（1）髌骨位置　正常髌骨中心点应位于下肢轴线上或稍内侧。

（2）髌骨高度　正常髌骨下极刚好位于两侧股骨髁最低点连线之上。其下极在该连线近侧，距离大于 20mm 者为高位髌骨。

（3）髌骨及髁的外形　发育不良或畸形。

2. 侧位

可以显示有无髌骨软骨下骨质硬化和骨关节病的征象，常用于判断有无高位髌骨。髌骨高度的测量，不同学者采用的计测方法不尽相同。

（1）Blumensaat 法　患者膝关节屈曲30°时，髁间窝顶部在侧位像所显示的三角形硬化线投影称 Ludloff 三角，在其底边向前做延长线，正常髌骨下极应与该线相交。若髌骨下极位于该线近侧超过5mm，即为高位髌骨。

（2）Labelle 和 Laurin 法　患者屈膝90°，摄侧位像，沿股骨皮质前缘向远端引线，正常97%的髌骨上极通过此线，高于此线为高位髌骨，低于此线为低位髌骨。

（3）Insall 和 Salvati 法（比值法）　摄屈膝30°位侧位像，测量髌腱长度（Lt），即自髌骨下极至胫骨结节顶点上缘，再测量髌骨最长对角线的长度（Lp），两者之比（Lt/Lp），正常值为0.8~1.2。大于1.2为高位髌骨，小于0.8为低位髌骨。

（4）Blackburne–Peel 法　摄膝屈30°侧位像，测髌骨关节面下缘至胫骨平台的垂直距离（A），再测髌骨关节面的长度（B），正常 A/B 比值为0.8，大于1.0为高位髌骨。

（5）小儿髌骨高位测定法（中点法）　在侧位 X 线片中找出股骨下端骺线的中点（F）、胫骨上端骺线的中点（T）及髌骨长轴对角线的中点（P）。正常膝关节屈曲50°~150°时 PT 与 FT 的比值为0.9~1.1，比值大于1.2时为髌骨高位，小于0.8时为低位。

3. 轴位（髌股关节切位）

轴位 X 线检查在髌股关节稳定性的诊断中更具有重要意义，不仅可用以了解髌股关系是否适合，也可用于判明髌骨外侧面骨小梁方向改变，以及有无外侧过度压力综合征。

四、诊断要点

根据明确的临床表现以及影像学依据可作出诊断。

五、一般治疗

1. 药物治疗

非甾体消炎药可减轻髌股关节的骨性关节炎症状。有实验研究证明，关节液中有一定水平的水杨酸，可阻止关节软骨的纤维束改变，阻止软骨软化的发生，并建议长期服用阿司匹林治疗髌股关节病。但也有学者认为该药除减轻髌股关节骨关节炎症状外，其他治疗意义不大。

2. 外科治疗

如患者症状较重，经上述保守治疗效果不佳，多项检查证明其症状与髌股关节结构异常或髌骨力线不正有关，可考虑选用手术治疗。治疗髌骨不稳定的手术方法很多，应根据患者的不同年龄、不稳定程度、不同病理因素，选择不同方法单独或联合应用。手术的核心目的是改善髌骨力线，恢复髌股关节正常的适合关系，重建伸膝装置。

第六节 胫骨结节骨软骨病的康复护理

一、概述

胫骨结节是髌韧带的附着点，属于牵拉骨骺。约在 16 岁时该骨骺与胫骨上端骨骺融合，18 岁的胫骨结节与胫骨上端骨化为一体。故 18 岁前此处易受损而产生骨骺炎甚至缺血、坏死。胫骨结节骨软骨病又称胫骨结节骨骺炎或 Osgood – Schlatter 病，是一种少年疾患，患儿的胫骨结节变大伴疼痛。

二、临床表现

本病好发于 12 ~ 14 岁的好动男孩，多为单侧性。发病前常有近期参加剧烈运动或外伤史。表现为在胫骨结节处疼痛，轻度肿胀并伴有压痛，劳累后加重。

体检可见胫骨结节明显隆起，皮肤无炎症。局部质硬，压痛较重。疼痛在伸膝时加重，这是因为受累的骨骺被收编的股四头肌拉紧所致；在被动屈膝时亦痛，这是由于股四头肌将骨骺牵拉所致。

三、X 线检查

膝关节侧位片尤其略带内旋位者，对诊断最有帮助。因胫骨结节于胫骨中部略偏外侧。在发病初期，可见局部软组织肿胀，髌腱增厚以及髌下脂肪垫下角消失，以后在胫骨结节前方可见一个或数个游离的新生小骨片。在后期，新生骨片显像更明显，邻近的胫骨结节有骨增生现象。

四、诊断要点

1. 诊断标准

根据青少年男性剧烈运动后出现胫骨远端疼痛，查体及 X 线检查可明确诊断。

2. 并发症

（1）由于胫骨结节骨骺向上拉脱，股四头肌止点上移，使髌骨的不规则面与股骨下端接触而易发生骨关节炎。可在股四头肌收缩时拍摄双侧侧位 X 线片，观察髌骨的位置是否一致，如有移位宜手术纠正。

（2）胫骨结节的异常骨骺，早期与胫骨上骨骺融合而造成膝反屈。

五、一般治疗

1. 药物治疗

非手术治疗本病在 18 岁后，胫骨结节与胫骨上端骨化后症状即自行消失，但局部隆起不会改变。在 18 岁前，只要减少膝关节剧烈运动症状自会缓解。症状严重者需用伸直位石膏托固定 4 ~ 6 周，后再用理疗以恢复膝关节伸屈活动。但恢复膝关节剧烈活动，则至少要 4 个月之后。有明显疼痛者不宜局部封闭注射皮类固醇，因注入皮下无效，而骨骼又难以注入，亦不需服用止痛剂。

2. 外科治疗

手术治疗如果反复发生疼痛及膝功能障碍而且年龄较大者，应采用手术治疗。可将髌腱劈分，用一薄骨刀在中线将胫骨结节的两侧皮质翻开，用锐利的刮匙将碎屑抓刮干净，再将皮质缝合原处。这样可解除疼痛，并使过分突出的胫骨结节缩小到正常的形状。

第七节　髌股疼痛综合征——膝关节前部疼痛的康复护理

一、概述

髌股疼痛综合征通常是过度使用所致，但是也可以是髌骨受到直接创伤造成，如摔倒时碰到地面；还有很多其他的原因。Q 角加大有使髌骨滑向外侧的趋势，并导致内侧髌股韧带的负荷增大，引起疼痛。在这些结构中，神经末梢的病变也能够引起疼痛。大多数年轻运动员的关节软骨是正常的。年轻患者中髌骨关节面浅表的软骨改变不会引起疼痛，但是有向下波及骨骼的软骨的运动员就会有症状。有些遭受过髌骨创伤的运动员会发生软骨下改变（在 MRI 上可以看到），除了髌骨内的压力增高外还会导致髌骨软骨和骨质的变化。这就是说，髌股疼痛综合征的原因是多方面的。医学工作者还应该记住，在所有 16 岁的人中，至少30% 有这种症状，并且这些人中 90% 未经治疗就会自愈。

二、临床表现

典型疼痛常位于髌骨后尤其是髌骨的内后方，有些情况下也可表现为腘窝部位疼痛，诸如下蹲、上楼梯、滑雪、骑自行车上坡等需股四头肌强烈收缩的运动，都可加重髌股关节疼痛。膝前痛可以是双侧性的，双侧疼痛往往隐匿起病渐进性加重，而与外伤无关。有些情况下，患者是在剧烈运动或遭受轻微外伤后才有疼痛的主诉，但仔细询问病史可以发现，上述因素不过是加重了业已存在的病变而已，并非病变的始发因素。双侧受累，隐匿性起病是髌骨所致膝前疼痛的最主要特征。膝前痛可以来自膝前软组织，也可以来自于髌骨软组织（主要包括髌骨支持带、滑膜、肌腱与神经）。骨与软骨下骨均富含神经支配，但关节软骨内并无神经纤维。

三、诊断要点

诊断标准：下楼时疼痛；下蹲时疼痛；驾车时疼痛；长时间坐着时疼痛（"剧院征"）；刹车时疼痛，以上 5 种症状中患者有 3 种，即符合髌股疼痛综合征的诊断。这种诊断纯粹是临床诊断，没有常规 X 线、CT 和 MRI 检查提供的辅助信息作为参照。

四、一般治疗

大多数患者要由理疗师指导进行力量和神经肌肉的训练。很多患者从麦考尼尔计划中受益。如果有明确的反复髌骨脱位或半脱位，或者髌骨有倾斜或移向外侧，才有手术治疗的指征。研究人员正在研究手术治疗关节软骨的效果，而有明显软骨改变患者的手术治疗结果是有很大前景的。

五、康复治疗

患者需要训练的指导，特别是股内斜肌和臀中肌的训练。这些肌肉的力量通常过弱，因此每天需要做几百次的股四头肌收缩练习。除了有监督的训练外，患者还需要进行家庭练习计划。很多患者用胶带固定或者矫形器来减轻疼痛。练习可以从以下几个位置开始：卧位、坐位或者站立位。也可以在功能练习（如屈膝练习）时开始。这能够打破疼痛、活动减少、肌肉功能下降、肌肉萎缩（尤其是股内侧肌和股内侧斜肌）的恶性循环，并且能够终止不活动状况。

六、预后

90%髌股疼痛综合征患者预后良好，其他患者必须进一步寻找疼痛的特殊原因。

第八章 踝关节常见病症的康复护理

第一节 踝关节概述

一、解剖

踝关节骨性结构由胫、腓骨远端与距骨组成。胫、腓骨远端构成踝穴，距骨体容纳其中（图8-1-1）。从冠状面观察，外踝较内踝低1cm左右；从矢状面观察，外踝较内踝偏向后方1cm左右。另外，在矢状面中，胫骨远端的后缘较前缘更向下方延伸而形成后踝，下胫腓横韧带又加了这个延伸，从而可以限制距骨在踝穴内的后移。

二、生物力学

踝关节生物力学与足部的生物力学相当复杂且关系紧密。踝关节将承重由下肢传递到足部，决定着足在地面上的定位。踝关节由3块骨构成，是一复合关节，包括胫距关节、距关节和胫腓关节。踝关节是铰链关节，关节良好的吻合再加上内侧韧带、外侧韧带、前后距腓骨和跟腓骨韧带使之非常稳定。

三、运动学

踝关节的榫眼构造组成一个简单的铰链结构，由距骨、内外踝和胫骨远端构成。距骨像一个截去尖端的圆锥或平截头体，顶点位于中间（Inman）。距骨前面比后面宽4.2mm（Sarrafian，1993）。有学者描述单一的踝关节轴穿过内踝远端和外踝远端前方（Inman）。通常习惯上说的踝关节轴是通过触摸内外踝尖估测出的。踝关节单轴在横断面上向后外侧成角，冠状面上是向下外侧成角。有些学者并不认同踝关节运动的单轴理论，认为踝关节从背屈到跖屈的运动属于多轴运动。Barnett和Tapir提出背屈时关节轴是外上指向，跖屈时为内下指向。背屈和

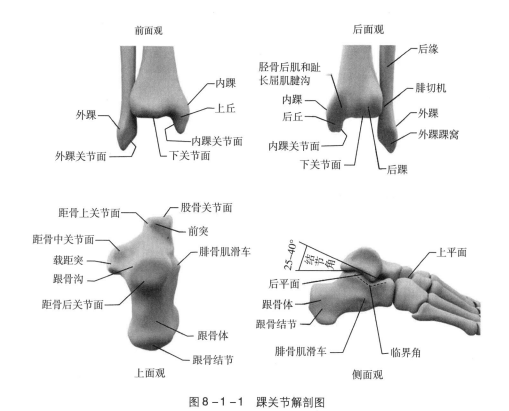

图 8 - 1 - 1 踝关节解剖图

跖屈时，踝关节轴在冠状面上变化 20°~30°，而在横断面保持平行。

踝运动时发生少量的距骨旋转，且随着轴向负重而变化。Lundberg 等人使用立体摄影成像术在健康志愿者中，对踝关节负重运动过程中的距骨旋转进行了测量。由中立位至背屈 30° 中，距骨外旋了 9°。由 0°~10° 跖屈中，距骨内旋了 1.4°，接着在 30° 跖屈时外旋了 0.6°。

四、关节活动度

踝关节运动主要发生在矢状面，被描述为跖屈（屈）和背屈（伸）。报道的正常踝关节活动范围很不同，并且依赖于该活动度是用角度计进行临床测量还是用放射影像学测量。角度计的测量结果是正常的活动度为背屈 10°~20°，跖屈 40°~55°。Lundberg 等人发现从中立位至跖屈 30° 过程中，中足的各关节进行了其中 41% 的跖屈活动。因此实际上，临床上的踝关节跖屈发生在远离踝本身之处。中足的活动解释了踝关节融合后足部仍能有明显的背屈和跖屈，也解释了舞者和体操运动员在踮起足尖站立时能使足与腿保持在一条长轴上的原因。Sammarco 等发现在放射影像学上，非负重状态下的踝关节平均活动度为背屈 24° 和跖屈 24°。

踝的正常运动模式有着广泛的研究。足跟着地时，踝轻度跖屈。在全足着地前，跖屈一直增加；接着在站立中期，身体重心越过了足时，快速地变成背屈；然后在趾离地时再次变成跖屈。踝在摆动相中期再次背屈，然后在足跟触地后轻度跖屈。在正常步行中，踝的平均活动度为背屈 10.2° 和跖屈 14.2°，总活动度为 25°。最大背屈发生在 70% 的支撑相，最大跖屈发生在趾离地时。

五、表面关节活动

Sammarco 等对正常和病变踝关节的瞬时旋转中心和表面速度进行了分析。他们发现正常踝关节的瞬时旋转中心落在距骨上，且随着踝运动而变化位置。

这就确定了在运动中，踝关节的旋转轴不是保持不变的。从完全跖屈到完全背屈的表面运动也被确定了。在完全跖屈、背屈开始时，踝关节出现早期分离，然后关节滑动，直至完全背屈时，关节开始发生挤压。胫距骨关节的分离和挤压可能起到了润滑剂的作用。在关节炎患者的踝关节，接触点的移动方向显示不存在连续的运动模式。胫距关节面以无法预料的方式分离，且在中立位时就发生挤压而不是在完全背屈时发生。

踝外侧韧带防止关节内翻和内旋，包括距腓前韧带、跟腓韧带、距腓后韧带。深浅三角韧带防止外翻和外旋。联合韧带保持远端腓骨和胫骨之间的稳定性，联合韧带包括胫腓前韧带、胫腓后韧带、胫腓横韧带（也被看作是胫腓后韧带的深支）以及骨间韧带。

临床上，最常见的踝韧带扭伤是距腓前韧带，其次是跟腓韧带。它们的损伤最常见于踝跖屈、内翻时着地或摔倒的情况。在非负重状态下，踝处于跖屈和内翻的情况下休息。如果在意外情况下着地，则发生外侧韧带损伤。

三角韧带的作用是防止踝外翻、外旋和跖屈。在远端联合韧带损伤或腓骨远端骨折造成榫眼变宽时，它还可以防止距骨在榫限内外移。

联合稳定性依赖于踝、联合韧带和三角韧带复合体的整合。在踝背屈的过程中，榫眼约有 1mm 的增宽，腓骨也有 2° 的外旋（Close）。负重情况下腓骨远端移行的正常值为 1mm（Wang et al）。这样的腓骨远端移行加深了踝榫眼，使骨性稳定性增加（Scranton et al）。在破坏了榫眼的外旋损伤中，联合韧带和三角韧带撕裂、腓骨远端骨折、距骨外移。Olgivie‑Harris 等进行的一项尸体踝研究确定了在联合韧带防止距骨外移上，胫腓前韧带的贡献为 35%，胫腓后韧带的贡献为 40%，骨间韧带的贡献为 22%，骨间膜的作用少于 10%。

三角韧带在防止距骨外移上显然有重要作用。Burns 等在切断联合韧带的尸体踝关节负重的一项研究中发现，在切断三角韧带之前，切断联合韧带时距骨仅有轻度的外移。Michelson 等在一项模拟腓骨外移 4mm 的尸体研究中，在切断三角韧带后，距骨外移从 1mm 加倍至 2mm。Pereira 等在一项尸体研究中，模拟了外移 4mm 的腓骨骨折，并在踝背屈及跖屈的各种静态位置施加 500N 的负重，在该研究中切除三角韧带并未引起距骨显著外移或踝接触面或压力的改变。他们提出假说：在静态负重情况下，距骨移向榫眼内获得最大吻合的位置，而不是随着腓骨远端外移。多处研究认同三角韧带和内踝在防止距骨外旋和外移中起着最重要的作用。

临床上常常难以区分距下和踝关节内翻。跟腓韧带为踝和距骨下关节提供抵抗内翻和旋转压力的稳定性。Stephens 和 Sammarco 在尸体踝上施加内翻压力，并序贯切断距腓前和跟腓韧带，他们发现临床上达 50% 的内翻来自距骨下关节。为距骨下关节提供稳定性的结构是跟腓韧带、颈韧带、骨间韧带、距跟外侧韧带、Rouviere 韧带和外侧支持韧带（Harper）。

六、踝关节动力学

相对而言，步行中踝关节受到的反作用力等于或大于髋和膝关节。接下来的静态和动态分析将给出在站立、行走、跑步中作用于踝关节的反作用力大小的评估。

七、静力学

在一项踝关节反作用力的静态分析中，使用自由物体线图计算通过跟腱的腓肠肌和比目鱼肌收缩产生的力以及关节作用力的大小。在接下来的例子中，计算的对象是单腿足尖站立时，通过跟腱传递的肌力和踝关节反作用力。在这个例子中，足部被看作是被三个主要的共面的力，即地面反作用力、通过跟腱的肌力和位于距骨顶的关节反作用力所作用的自由物体地面反作用力（与体重相等），作用在前足，方向垂直向上。通过跟腱的肌力大小未知，但有明确的作用点（跟骨上的附着点）和方向（沿着跟腱）。距骨顶关节反作用力已知作用点，而力的大小和方向未知。跟腱的肌力和距顶反作用力的大小可经由在自由物体线图上标出力并构造一个力三角图而得出。这些力都相当大，关节作用力约是体重的 21 倍，跟腱作用力约是体重的 12 倍。用足尖站立所需的巨大的力解释了腓肠肌和比目鱼肌无力的患者进行连续快速 10 组该动作的困难。踝关节反作用力的大小解释了踝退行性关节炎患者在足尖站立时疼痛的原因。

Wang 等进行的一项体外研究发现腓骨承受了 17% 的下肢负重，当踝位于内翻或跖屈位置时，腓骨负重减少。踝外翻或背屈时，腓骨负重增加。切断远端联合韧带后，腓骨负重传递减少，远端腓骨移行增加。切断骨间膜对腓骨负重传递没有影响。远端联合韧带因而对防止远端腓骨移行和保持腓骨负重有重要作用。

八、踝负重分布

踝有相对大的负重表面积，为 $11 \sim 13 cm^2$，因而关节所受压力少于膝或髋关节（Greenwald）。距骨上的负重分布由踝位置和韧带完整性决定。在体重负重时，77% ~ 90% 的重量经过胫骨平台距骨顶传递，余下的经过内、外侧距骨面传递（Calhoun et al）。由于负重的踝趋于内翻，故内侧距骨平面负重更多。踝外翻使外侧距骨平面的负重增多。随着内翻转向外翻，接触区域的质心由后向前、由跖屈向背屈、由内侧向外侧。踝背屈时距骨接触总面积最大，平均高压最低（Calhoun et al）。

距骨负重分布也由韧带的力量所决定。在负重尸体模型上切断浅三角韧带的胫跟束，距骨接触面积减少 43%，压力峰值增加 30%，质心外移 4mm（Earll et al.）。

九、动力学

踝关节动态的研究需要重视正常踝走和跑过程中的作用力。Stauffer 等使用测力台、高速摄像、放射影像和自由物体计算法来测定踝关节的压力和剪切力。步行时经过正常踝关节的主要压力是由腓肠肌和比目鱼肌的收缩产生。在支撑相早期，胫骨前肌产生小于 20% 体重的轻度压力。五倍于体重的压力来自支撑相后期小腿后部肌群的收缩。在足跟离地过程中，剪切力达到为 0.8 倍体重的最大值。Proctor 和 Paul 也测量了步行中的踝压力，发现压力峰值为四倍体重。与Stauffer 等的研究相比，他们发现胫骨前肌群收缩产生的压力大体上与体重相等。

步行中的踝关节的反作用力模式随着步行频率的变化而变化。在步频较快时，模式中显示两个相当于三至五倍体重的峰值，一个在支撑相早期，另一个在支撑相末期。在步频较慢时，只有一个约为五倍体重的峰值在支撑相末期出现（Stauffer et al）。在跑步中，踝局部的力可能相当于 13 倍体重那么大（Burdett）。

十、穿鞋对于足/踝的生物力学的影响

现代社会十分注重鞋类的外观，特别是女性。女性的鞋子被设计成尖头和高跟以使她们的脚显得更小而腿显得更长。尖头鞋使前足受到内、外侧的挤压，导致踇外翻、锤状趾和踇囊炎的形成。Frey等在356个女性中进行的研究发现88%有足痛的女性穿着比她们的脚平均窄1.2cm的鞋子。穿着比脚平均宽0.5cm鞋子的女性没有足痛症状，畸形也较少。与赤足站立相比，穿高跟鞋增加了前足的压力（Snow，Williams& Holmes）。1.9cm高跟增加22%前足压力，5cm高跟增加57%压力峰值，8.3cm高跟增加76%压力峰值。高跟可以导致跖骨头下疼痛，也可能引起趾间神经瘤的形成。随着时间的推移，高跟也可能会导致跟腱挛缩、踝背屈受限及步态改变。随着鞋跟的增高，步行周期中踝关节活动的量也会减少（Murray et al）。

十一、小结

（1）踝关节多轴在运动中变化。背屈和跖屈过程中有轻微的距骨旋转的发生。

（2）踝关节的瞬时旋转中心在关节活动过程中以胫距关节面为准，从跖屈到背屈的全过程中，关节面开始时分离，然后滑动，最后在完全背屈时发生挤压。

（3）踝关节的稳定性由关节吻合和韧带完整性决定。在负重时，踝的稳定性更依赖于关节面的吻合。

（4）距腓前和跟腓韧带在踝运动中，联合提供预防内翻的稳定性。

（5）三角韧带预防踝外翻、外旋和距骨外移。它是保持韧带联合整合性的关键。

（6）腓骨承担着大约1/6的施加于下肢的负重。

（7）远端联合韧带预防远端腓骨和胫骨的分离，帮助传递经过远端腓骨的负重。

（8）踝关节质心（压力中心）的位置随着踝的屈－伸和内－外翻而变化。背屈时距骨面的接触面积最大，关节压力最小。

（9）踝关节的作用力在行走时可超过体重的5倍，在跑步时可达体重的13倍。

（10）窄头鞋和高跟鞋对于足的生物力学有着负面的影响，可引起前足畸形、足跟痛和跟腱挛缩。

第二节 踝关节常见病症的诊断与治疗

一、踝关节韧带损伤

踝关节韧带是维持踝关节稳定的重要结构。踝关节韧带损伤，又经常是踝关节骨折脱位创伤病理的一个组成部分，从创伤机制与创伤病理方面，不应将踝关节韧带损伤与踝关节骨折脱位分割开去分析与认识。在临床上常见的韧带损伤为外踝韧带损伤，在诊断与治疗方面有其特殊性。

当踝关节跖屈位受到内翻应力时，首先发生腓距前韧带损伤，完全断裂则前抽屉试验出现阳性，在向前应力下摄踝关节侧位 X 线像，可显示距骨向前轻度移位出现半脱位，如系单纯腓距前韧带损伤，可行足外翻位、踝背屈位 8 字绷带加压包扎制动，或辅以黏膏固定，2~3 周去除固定。

腓距前韧带损伤之后如内翻外力继续作用，则可发生腓跟韧带断裂，当踝关节位于 0° 位受到内翻应力时，亦可单纯发生腓跟韧带损伤，但以继发于腓距前韧带损伤之后较为常见，有时表现为外踝顶端之撕脱骨折，如外力持续作用，则由于距骨体在踝穴中的向内上方倾斜，内踝可以发生较垂直的斜形骨折。腓跟韧带损伤则前抽屉试验明显阳性，应力下侧位 X 线像，距骨明显向前半脱位。内翻应力下正位 X 线像，显示距骨体在踝穴内发生倾斜，外侧降低，内侧升高。腓跟韧带的急性损伤，主要是早期诊断，不应漏诊，以避免由于早期未做及时、适当的处理而造成日后发生踝关节不稳定。腓跟韧带的急性完全断裂可行手术修复，如系外踝顶端撕脱骨折可将踝关节置于 0° 位，外翻位以短腿石膏托或 U 形石膏固定 4~6 小时。跟韧带的急性完全断裂可行手术修复，亦可用可吸收缝线经骨折近端钻孔与韧带近端骨折片缝合固定。如撕脱骨折片较大，可用小螺钉进行固定，亦可行克氏针与钢丝做张力带固定，术后均应辅以石膏外固定 3~4 周。

外踝韧带损伤早期未得到及时、适当的治疗，晚期可出现持续性踝关节功能性不稳定，对外踝韧带重建之适应证是：前抽屉试验阳性、内翻应力试验阳性；经过肌力锻炼、支具与矫形鞋等保守治疗无效；症状持续存在而且患者有手术要求。重建手术又分为非加强重建手术方法与加强重建手术方法。非加强重建手术方法包括将已伸长之韧带紧缩后通过骨孔固定、用腓骨远端骨膜瓣缝合于韧带表面等方法。其优点是恢复解剖正常关系并保留距下关节的活动，也避免选用腓骨肌腱而影响外翻肌力的减弱。其缺点是用薄弱的局部软组织重建难以达到稳定，因此，不适用于过分松弛的关节、病史超过 10 年或更长时间的损伤，以及既往曾进行过韧带修复手术的病例。

加强重建法系指以肌腱移位进行重建，其结果主要取决于所选择的移位肌腱以及移位肌腱放置的位置是否恰当与准确。一般多选用腓骨短肌腱移位，其方法有 Evans、watson‐jones、Chrisman‐Snook 等；Anderson 方法系选用跖肌腱进行。

二、跟腱炎

（一）概论

跟腱周围炎的发病原因是跟骨后侧面，跟腱附着点发生骨突；它经常出现在穿高跟鞋而鞋帮低的女性患者。跟腱发生肥厚，跟腱滑囊炎，皮下及跟腱后滑囊炎。女性多见，但跟骨后端发育成尖形，也易发生此病。

（二）临床表现

患者主诉为跟骨后上部疼痛。检查可在跟腱附着处有压痛、肿胀及胼胝。跟腱区滑囊如有感染，也可形成溃疡。跟腱炎合并有跟骨后滑囊炎时，跟腱部可有轻肿胀与压痛。

（三）影像学检查

X 光片上跟骨的后角包括其后上面可用 Fowler‐Philip 角衡量。正常为 44°～62°，大于 75°可能有罹患此病风险。跟腱区钙化，跟腱缘模糊不清也是跟腱后滑囊炎的结果。

（四）治疗

局部可用"U"形脚垫保护，也可将后鞋帮正中剪除"U"形，以减轻局部压迫。保守疗法失效时可进行手术，截除跟骨后上的骨突；或做跟骨截骨恢复跟骨的正常 fowler‐philip 角。

三、跟痛症

跟痛症是常见病、多发病，约有 15% 患者的足病是由跟痛症引起的。足跟痛是由多种因素导致的。它常见于中老年人；但在文献报道中 8～80 岁的人都可发生，女性及肥胖者更为多见。

（一）病因及病理

跟骨"骨刺"常被认为是跟痛症的病因。跟骨"骨刺"是跟骨下跖筋膜附着点增生的骨脊在跟骨侧位 X 线片上的表现。它是不是跟痛症的原因，临床上有很多争论。20 世纪 90 年代早期，很多人认为跟骨"骨刺"与淋病有关，但用切除跟骨"骨刺"的方法治疗，疗效不佳。赵幼林等观察过 900 例跟痛症跟骨的 X 线片，结论是跟骨"骨刺"不是跟痛症的原因；有很多患者无"骨刺"，也有很多患者在健侧有"骨刺"。而且多数患者可以用局部药物注射治疗而治愈。最重要的概念是所谓跟骨"骨刺"是横跨跟骨下方的骨脊，是跖筋膜的附着点。不能单纯用跟骨"骨刺"解释跟痛症。它应当被认为是由多种病理变化所致的综合征，其中包括跖筋膜炎，内侧或外侧跖神经被刺激或受压，跟骨下脂肪垫萎缩，跟骨血运瘀滞，形成跟骨内压增高等。Contompasis 称之为跟骨"骨刺"综合征是一个比较合理的提法。

（二）临床表现与诊断

跟痛症多由一侧发病，也有两侧同时疼痛。患者多在中年以上。症状以清晨下床时疼痛最为明显；活动一段时间，痛可以缓解。夜间不痛，如有夜间疼痛就应当与肿瘤、结核或其他病变相鉴别。跟痛症病程长短不一，有的可自愈。但也有的患者可转为慢性过程。跟骨侧位 X 线摄片可有"骨刺"，但它不一定都在痛侧。跟部表面无红肿。在跟骨内侧结节处，可有局限性压痛。X 线片检查的重要性不在于确定"骨刺"的有无，重要的是鉴别其他病变。跟痛或跟骨骨刺综合征在多数情况下是根据临床症状做出诊断的。

（三）治疗

我们根据观察，大约有 70% 以上的跟痛症患者可以用保守疗法治愈，只有少数患者在保守治疗 3 个月至半年仍无效时才需要用手术治疗。

1. 保守疗法

（1）跟垫　要求质地软，底部有孔穴或多数钉凸，以便在走路时有按摩及活血化瘀的作用。大约有 1/3 的患者在用跟垫三四周后，症状缓解。

（2）局部用药物注射治疗　跟骨"骨刺"综合征是由多处病变形成的。局部常用利多卡因或普鲁卡因加泼尼松龙注射到跟骨内侧压痛点，深入跟部。每周 1 次，约有半数以上的患者在注射 3～4 次以后，症状消失。

2. 手术治疗

只有极少数患者在保守治疗失效后才需要用手术治疗。

（1）跟骨"骨刺"切除　跟骨骨刺综合征是由多种因素引起的，单纯切除"骨刺"不可能消除其症状，况且也不可能在切"骨刺"时不涉及其他组织，如跖筋膜，跖内、外侧神经，跟骨骨膜等。故所谓跟骨骨刺切除，不管用的是大或小切口，切除的都是骨脊周围的复合组织，症状的缓解也因于此。

跟骨骨刺切除可在局麻下用小切口进行。在 X 线透视观察下可将骨脊完全磨平，另外也可在局麻下由跟骨内侧或跟部倒 U 形切口进行。

（2）跟骨钻孔减压术　Hassabhk 等首先报道用跟骨钻孔治疗顽固性跟痛症获得满意结果。他原用 4cm 长的跟骨外侧切口，在跟骨由外向内钻孔 8～9 个。国内有很多人报道用小切口，也取得同样的效果。跟骨钻孔减压的理论根据是跟痛症是由跟骨骨内压增高引起的。许振华及王义生曾作过临床及动物实验观察，证明跟痛症与跟骨内高压的关系。跟骨的静脉回流方向是由内侧向外侧，故由外侧钻孔较好，外侧也比较安全。在局麻下用小尖刀刺透皮肤，直至跟骨外侧皮质；用骨钻钻 8～9 个孔，直至有骨髓液滴出现，不用缝合伤口。包扎后，出血引流越通畅效果越好。术后翌晨更换敷料。有很多人在术后翌晨即觉跟痛消失。本手术的注意事项是严格无菌操作。虽然也可在门诊条件下进行，但一定要防止术后感染。术后应预防性使用抗生素。

四、踝关节创伤性关节炎

踝关节创伤性关节炎的发生与原始损伤的严重程度、距骨复位不良仍残存有半脱位或倾斜以及骨折对位不良而影响踝穴完整性等因素相关。踝关节软骨与距骨关节软骨的损伤，也是继发创伤性关节炎的重要原因。对踝关节创伤性关节炎，应紧密结合临床症状、踝关节功能情况与 X 线表现来决定是否施行踝关节融合术，不应只依靠 X 线表现作出治疗决定，因为有的患者尽管 X 线表现有明显之创伤性关节炎改变，但踝关节仍保留有 20°～30°的活动，而且疼痛症状又不十分严重，这种情况则可适当推迟踝关节融合术。在施行踝关节融合术之前，还应注意距下、中跗、跖趾以及趾间关节的功能情况，以判断在踝关节融合术后，其余足部关节可否代偿损失的功能。经过步态分析证明，踝关节融合术应融合于 0°位，不应留有 5°左右的跖屈，轻微跖屈将使足外侧第 5 跖骨头部位负重增加，日久会形成胼胝，引起疼痛症状。迄今为止，踝关节人工关节置换术未被广泛应用。Mayo Clinic 的资料表明，在 204 例全踝人工关节置换术后，经统计学分析，患者年龄在 57 岁以上，而且在人工关节置换术前患侧踝、足未曾做过其他手术者，其置换后 10 年保留率达到 73％。尽管如此，依然强调对年轻患者仍应考虑施行踝关节融合术。如果骨关节病波及踝及距下关节者，建议行胫跟融合术。

五、跟腱断裂

跟腱断裂在小腿和足部软组织损伤中较为常见，多发生于青壮年。有开放性断裂与闭合性断裂两类，前者因有明确外伤、诊断较易，其治疗原则同其他伸肌腱断裂。跟腱自发性断裂即为闭合性断裂，有时断裂原因不明显，易延误诊治。

（一）病因

跟腱位于小腿后方，起始于小腿中部，止于跟骨结节后面中点。肌腱由上而下逐渐变厚变窄，从跟骨结节上4cm处向下又逐渐变宽直达附丽点。跟腱在起始部和附着点部分均有较好的血液供应，但其中下部即跟腱附丽点以上2~6cm处，血液供应较差，肌腱营养不良，易发生肌腱退行性变性而发生断裂。

自发性跟腱断裂多发生于演员、运动员和其他职业的运动损伤。断裂的机制是当踝关节背伸位及（或）使跟腱处于紧张状态时，受到与跟腱垂直方向的重物碰打，或由于肌肉突然猛烈的收缩所致。某些职业运动员由于反复强化运动，导致跟腱血运障碍、发生肌腱营养不良的退行性变和跟腱钙化等病理变化的基础上更易发生自发性断裂。有些不常参加体育活动的脑力劳动者，偶尔参加剧烈体育活动，或高处跳下、跑跳跨越障碍物等，也可导致跟腱自发性断裂；或老年人因跟腱疼痛采用跟腱局部激素封闭治疗后。一般断裂部位多见于跟腱附丽点上方2~6cm处。

（二）临床表现与诊断

患者常无典型的外伤史，发病时突感跟腱处似被棍击，疼痛，有时还可听到响声。稍后局部肿胀、触痛，小腿无力，行走困难。有的皮下出现淤血。由于腓骨肌与胫后肌协同收缩可使踝关节跖屈，故体检时可发现，患侧踝关节跖屈活动减少，个别因疼痛可完全消失，而被动的踝关节背伸活动较正常增加。肌腱断裂后，由于肌肉收缩使其向近心端移位，故在肌腱断裂处可触及一凹陷，在急性期局部有明显压痛，慢性期则无。提踵试验（患者直立时足跟上提离地）可发现足不能提踵，或较健侧离地面高度低或力弱。X线片可见跟腱的阴影不连续或阴影模糊，跟骨上方脂肪垫模糊，有时能发现跟腱钙化或跟骨撕脱骨折片。

（三）治疗

1. 新鲜跟腱断裂

新鲜跟腱断裂的治疗有保守与手术两种不同方法。前者采用膝上管型石膏把足固定于极度跖屈位或采用屈膝、足跖屈位夹板固定法治疗。保守疗法常因跟腱断端间瘢痕组织较多而失去坚韧性，且跟腱相对延长而使跖屈力减弱，效果较差；故多数学者赞成通过手术治疗恢复跟腱的完整性和坚韧性，尽快恢复小腿三头肌的肌力。儿童跟腱断裂，由于腓肠肌张力不大，组织修复和再生力强，因而手术采用粗丝线"8"字缝合，同时加用肌腱成形术或筋膜修补术。

2. 陈旧性跟腱断裂

因有腓肠肌萎缩、挛缩，断端间有距离，故陈旧断裂常需做跟腱修补术而不应勉强做对端吻合，以免因跟腱短缩而发生足下垂畸形。

陈旧性跟腱断裂合适合行筋膜修复术。此处介绍几种主要术式：① Lindholm术式：从小腿中部到跟骨做后侧微弧形皮肤切口。从正中切开深筋膜，显露跟腱断裂处，用粗丝线或钢丝行褥式缝合断腱，中间加间断缝合。从腓肠肌两侧翻下1cm 宽、7~8cm 长之肌腱条，肌腱条瓣在吻合口上方 3cm 处保留，将肌腱瓣翻转 180°，使其光滑面向外，两侧肌腱瓣与远端缝合，两侧彼此缝合。取肌腱瓣处伤口间断缝合。术后处理同上。②肌腱瓣修补术：从腓肠肌腱膜上切取相当于1/3 宽度的肌腱，其基底距断端 1~1.5cm，把远端肌腱从中央劈开，在踝关节跖屈 20°左右位，将其翻转缝合于远侧劈开的断端上。此法简单，但术后肌腱瓣的深层粗糙面易与皮肤粘连。

六、腓骨肌腱滑脱

（一）病因与病理

腓骨长短肌位于小腿外侧，起于腓骨体的外侧面，向下移行为肌腱，走行于踝后沟之中，两腱在沟中通过一个共同的肌膜鞘，借以减少摩擦。肌腱在踝下方，则向前斜行于跟骨的外侧面。在踝关节的外侧，有上、下腓骨肌支持带悬架于外踝与跟骨之间，以防肌腱向前滑脱，腓骨肌腱滑脱在临床上有急性和慢性之分。

急性滑脱是因踝关节突然强力背伸和外翻性运动，由于腓骨肌腱的极度紧张或剧烈收缩，使肌腱向前顶推腓骨上支持带，造成支持带撕裂，以致肌腱失去约束而自外踝的后侧向前滑脱；有时支持带相对比较牢固，使支持带在外踝前唇起始处发生撕脱骨折，此时腓骨肌腱即从骨折处滑向前方。通常情况下，当外力去除后，滑脱的肌腱能自行复位，故所表现的症状与踝关节扭伤相似，不易鉴别。只有在极少数情况下，患者就诊时滑脱的肌腱仍卡在外踝前方而未复位。慢性滑脱患者多有以下因素存在：有的存有先天性肌腱骨沟变异，有人报道约有 11%外踝后方骨性浅沟缺如，有 7% 不但没有沟槽反而突出；有的为先天性腓骨肌上支持带缺如或后天某些疾病的影响而松弛；有的是外踝骨折畸形愈合使肌腱易于脱位；还有的是急性外伤后滑脱没有得到适当的治疗，损伤的支持带未能得到修复而使肌腱失去约束力。由于以上诸因素的存在，患者每当踝关节背伸外翻活动时，腓骨肌腱即滑向外踝前方，形成所谓习惯性（复发性）滑脱腓骨肌腱滑脱的病理变化，主要是腓骨肌上支持带的撕裂或少数外踝前唇的撕脱骨折，使外踝后方约束腓骨肌腱的纤维骨管的前壁破裂，以致使肌腱滑向前方。

（二）临床表现与诊断

在踝部急性外伤时，患者突然感到外踝部剧烈疼痛，并有肌腱滑脱感。继之外踝后方软组织肿胀，皮下瘀血斑，踝关节活动受限。触诊时外踝后缘和外踝沟均有明显压痛。主动外翻或抗阻力外翻时，上述部位疼痛明显加重，此点为腓骨肌上支持带损伤的特点。更明确的体征为让患者主动背伸外翻踝关节时，可见腓骨肌腱滑向外踝前方，可伴有弹响与疼痛。但急性期局部出血、肿胀较重者不一定使滑脱重复出现，但不能因此而否定滑脱的存在。若肌腱仍卡在外踝前方，可在局部见到异常的隆起，触到硬韧光滑、触痛明显的条索状物，将踝关节跖屈，同时用拇指向后推此条索，可使之滑动到外踝后方而复位。

创伤性腓骨肌腱滑脱的早期诊断，关键在于临床医师对此症的临床表现应有全面的了解，在检查踝部损伤时对此症发生的可能性应有足够的警惕，这样才不至于漏诊。除根据外伤史、症状、体征作为诊断依据外，还可参考踝关节前后位、侧位 X 线片来确定诊断。腓骨肌腱滑脱在 X 线片上往往没有异常发现，然而有时可见外踝后缘有一小骨片，此点可以作为腓骨肌腱滑脱的佐证。

晚期即慢性腓骨肌腱滑脱已成为习惯性时，腓骨肌腱经常走于外踝之上，且伴有弹响，故又名弹响踝。若不引起腱鞘炎，则无疼痛及踝关节功能障碍，因而虽有弹响，但踝关节功能正常，根据以上症状、体征不难做出诊断。

（三）治疗

1. 保守治疗

急性期患者先予以手法治疗，然后固定休息。手法治疗的目的除为极少数患者整复肌腱滑脱外，主要目的是通过手法排除肌腱走行之骨沟内的积血，缓解痉挛，预防和剥离粘连，防止日后发生慢性即复发性滑脱。施行手法时，术者右手握住患者足前部先跖屈外翻踝关节，与此同时左手拇指紧贴腓骨长短肌腱的后侧自上向下滑行，至外踝平面的上侧，拇指按住腓骨长短肌腱向后滚揉按压，然后将右手拇指放于外踝平面上向后挤压弹拨腓骨长短肌腱，同时背伸踝关节。若腓骨肌腱滑脱未复位，在施以上手法前应首先给予复位。其方法为：术者右手握住患者前足部，跖屈外翻踝关节，左手拇指由外踝前方向后推按滑脱的肌腱，继之下滑下压使其回到原走行的骨沟内。手法后用少许棉花垫在肌腱处，用绷带缠绕固定踝关节，让患者不负重锻炼踝关节功能，3周后可下地逐渐负重。也可用石膏固定踝关节于轻度跖屈内翻位4～6周。外踝后唇有撕脱骨折时，应采用石膏固定的方法，如撕脱较大移位较多时，可考虑手术切开复位内固定。

2. 手术疗法

对于复发性腓骨肌腱滑脱者，非手术方法无效时，若患者确有痛苦，可采用手术治疗。根据损伤病理，手术的设计主要为加深外踝后方的骨沟，同时采用不同的方法重建腓骨肌上支持带，或利用骨性阻挡，借以阻止肌腱的再脱位。常用方法如下所述。

（1）骨膜瓣修复法　自外踝末端后下方各1cm处开始作皮肤切口，绕向前方沿外踝前缘向近侧长约8cm，切开皮肤游离皮瓣并把皮瓣牵向后方，于外踝侧面翻起一骨膜瓣，使蒂部位于后方，然后将骨膜瓣翻向后方，使其越过腓骨肌腱，与跟骨外侧之骨膜等软组织缝合。术后将踝关节用短腿石膏固定于中立位4周，然后去石膏固定，进行踝关节功能锻炼。

（2）Jones术式　皮肤切口自踝关节平面水平起，沿腓骨后缘向下，至跟骨结节水平时弯向后方。游离皮瓣后向后方牵开，显露跟腱外侧，由其外缘切取7cm长、0.7cm宽的跟腱条，不切断其在跟骨的附着处，再于外踝处由后向前方钻孔。将腓骨肌腱复位后将跟腱条的游离端穿过钻孔后拉向后方与跟腱条固定缝合。术后固定同上（图8-2-1）。

（3）Devries术式　皮肤切口同上，显露外踝后，自外踝切取一骨片，其长3cm、宽2cm、厚0.3cm，将骨片向后方移出不少于0.5cm，用螺丝钉将骨片固定于外踝，构成一骨性阻挡，防止肌腱再脱位。术后用短腿石膏固定足于中立位6～8周，然后去石膏进行踝关节功能锻炼（图8-2-2）。

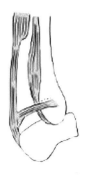

图8-2-1　Jones术式

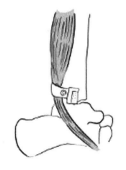

图8-2-2　Devries术式

第三节　踝关节常见病症的康复与护理

一、踝关节韧带损伤

（一）踝关节韧带损伤

踝关节韧带的运动损伤很常见，我们通常说的"扭脚"指的就是踝周围韧带的急性损伤。可以分为三类：踝的旋后损伤造成外侧韧带损伤；踝的旋前损伤造成踝内侧的三角韧带损伤；踝的外旋损伤造成胫腓骨间的韧带损伤。

（二）踝关节韧带损伤的治疗

（1）较轻微的韧带损伤可以通过弹力绷带固定及休息治愈缓解；较为严重的韧带撕裂可能需要石膏固定3~4周使其愈合。

（2）严重的韧带断裂一般需要手术缝合才能治疗。

（3）陈旧性踝关节韧带损伤如果伴有关节不稳应损伤治疗，恢复踝关节的稳定性。

（三）踝关节内、外侧副韧带断裂缝合术后康复治疗方案

踝关节内、外侧副韧带损伤的机制不同，但手术的方式和临床处理以及愈合恢复过程基本相同。仅仅是因损伤严重程度和手术方式选择不同，各项练习开始的时机和练习的量和强度不同。开始练习时应在专业医生的指导下根据自身具体情况进行（表8-3-1、表8-3-2）。

表8-3-1　踝关节韧带损伤术后康复治疗

目标	控制肿胀，减轻炎症反应
注意事项	注意骨折固定牢固情况，避免过度疼痛
治疗方法	1. 术后一天 （1）活动足趾：用力、缓慢、尽可能大范围地活动足趾。但绝对不可引起踝关节活动！5分/组，1组/小时 （2）股四头肌等长练习：即大腿肌肉收缩后放松。在不增加疼痛的前提下尽可能多做。大于500次/每日 2. 术后2~3周 （1）继续以上练习 （2）可扶双拐脚不着地行走，但只是去厕所等必要的日常活动 （3）开始直抬腿练习：30次/组，组间休息30秒，连续4~6组，2~3次/日。练习时有可能因石膏托过重无法完成

治疗方法	（4）逐渐开始腿部肌力练习：以恢复石膏固定期萎缩的大腿肌肉。练习腿部绝对力量，选用中等负荷（完成20个动作即感疲劳的负荷量），20次/组，连续练习2~4组，组间休息60秒，至疲劳为止 3. 术后4周 （1）开始踝关节主动屈伸练习：缓慢、用力、最大限度地绷脚尖和勾脚尖。必须在无痛或微痛范围内！因早期组织愈合尚不够坚固，过度牵拉可能造成不良后果。10~15分/次，2次/日 可在练习前热水泡脚20~30分，以提高组织温度改善延展性，加强练习效果 （2）由专业医生根据情况决定开始被动踝关节屈伸练习：逐渐加力并增大活动度，10~15分/次，2次/日。活动度练习应循序渐进，在1~2月内使踝关节的活动度（即活动范围）达到与健侧相同 （3）可扶单拐脚着地行走。开始负重及重心转移练习，使患腿逐渐负重。5~10分/次，2次/日。2周左右力求达到正常步态行走 （4）开始各项肌力练习 ①静蹲练习：加强腿部力量，以强化下肢功能和控制能力。2分/次，休息5秒，10次/组，2~3组/日 ②抗阻"勾脚"：抗橡皮筋阻力完成"勾脚（脚尖向上勾的动作）"动作，30次/组，组间休息30秒，连续4~6组，2~3次/日 ③抗阻"绷脚"：抗橡皮筋阻力完成"绷脚（脚尖向下踩的动作）"动作，30次/组，组间休息30秒，连续4~6组，2~3次/日 （5）开始踝关节及下肢功能性练习 ①前向跨步练习：力量增强后可双手提重物为负荷或在踝关节处加沙袋为负荷。20次/组，组间间隔30秒，连续2~4组，2~3次/日。要求动作缓慢、有控制、上体不晃动 ②后向跨步练习：力量增强后可双手提重物为负荷或在踝关节处加沙袋为负荷。20次/组，组间间隔30秒，连续2~4组，2~3次/日。要求动作缓慢、有控制、上体不晃动 ③侧向跨步练习：力量增强后可双手提重物为负荷或在踝关节处加沙袋为负荷。要求动作缓慢、有控制、上体不晃动。20次/组，组间间隔30秒，连续2~4组，2~3次/日 4. 术后6~8周后 经专业医生复查评定认为韧带愈合良好，可逐渐恢复运动 （1）踝关节内外翻活动度练习 缓慢、用力、最大限度内外翻踝关节。必须在无痛或微痛范围内，并逐渐增加角度和活动力度！因组织愈合尚不够坚固，过度牵拉可能造成不良后果。10~15分/次，2次/日。可在练习前热水泡脚20~30分，以提高组织温度改善延展性，加强练习效果 （2）全面恢复踝关节肌力和控制能力 ①提踵练习：即用脚尖站立，2分/次，休息5秒，10次/组，2~3组/日 ②坐位垂腿"勾脚"练习：扛沙袋等重物的重量为阻力完成动作，30次/组，组间休息30秒，连续4~6组，2~3次/日 ③抗阻内外翻练习：抗橡皮筋阻力完成动作，30次/组，组间休息30秒，4~6组连续，2~3次/日 （3）强化下肢功能 ①保护下全蹲：双腿平均分配体重，尽可能使臀部接触足跟。3~5分/次，1~2次/日 ②开始单膝蹲起练习：要求动作缓慢、有控制、上体不晃动。必要时可双手提重物以增加练习难度。3~5分钟/次，2~3组/次，2~3组/日 ③台阶前向下练习：力量增强后可双手提重物为负荷或在踝关节处加沙袋为负荷。要求动作缓慢、有控制、上体不晃动。20次/组，组间间隔30秒，连续2~4组，2~3次/日

表 8-3-2 踝关节内、外侧副韧带损伤保守治疗康复方案

目标	减轻疼痛肿胀，恢复关节功能
注意事项	早期禁止患者负重练习，治疗过程中微痛或无痛
治疗方法	石膏固定期根据损伤及手术的不同可能需要 4~6 周 1. 术后第一天 （1）活动足趾：用力、缓慢、尽可能大范围地活动足趾。但绝对不可引起踝关节活动！5 分/组，1 组/小时 （2）股四头肌等长练习：即大腿肌肉绷紧及放松。在不增加疼痛的前提下尽可能多做。大于 500 次/每日 2. 术后 2 天~4 周 （1）继续以上练习 （2）可扶双拐脚不着地行走，但只是去厕所等必要的日常活动 （3）开始直抬腿练习：30 次/组，组间休息 30 秒，连续 4~6 组，2~3 次/日。练习时有可能因石膏托过重无法完成 （4）逐渐开始腿部肌力练习：以恢复石膏固定期萎缩的大腿肌肉。练习腿部绝对力量，选用中等负荷（完成 20 次动作即感疲劳的负荷量），20 次/组，连续 2~4 组，组间休息 60 秒，至疲劳为止 3. 术后 4 周 此时石膏已拆除，若仍未拆除石膏，可以延迟以下训练 （1）开始踝关节主动屈伸练习：缓慢、用力、最大限度地绷脚尖和勾脚尖。必须在无痛或微痛范围内！因早期组织愈合尚不够坚固，过度牵拉可能造成不良后果。10~15 分/次，2 次/日 可在练习前热水泡脚 20~30 分，以提高组织温度，改善延展性，加强练习效果 （2）由专业医生根据情况决定开始被动踝关节屈伸练习：逐渐加力并增大活动度，10~15 分/次，2 次/日。活动度练习应循序渐进，在 1~2 月内使踝关节的活动度（即活动范围）达到与健侧相同 （3）可扶单拐脚着地行走。开始负重及重心转移练习，使患腿逐渐负重。5~10 分/次，2 次/日。2 周左右力求达到正常步态行走 （4）开始各项肌力练习 ①静蹲练习：加强腿部力量，以强化下肢功能和控制能力。2 分/次，休息 5 秒，10 次/组，2~3 组/日 ②抗阻"勾脚"：抗橡皮筋阻力完成"勾脚（脚尖向上勾的动作）"动作，30 次/组，组间休息 30 秒，连续 4~6 组，2~3 次/日 ③抗阻"绷脚"：抗橡皮筋阻力完成"绷脚（脚尖向下踩的动作）"动作，30 次/组，组间休息 30 秒，连续 4~6 组，2~3 次/日 （5）开始踝关节及下肢功能性练习 ①前向跨步练习：力量增强后可双手提重物为负荷或在踝关节处加沙袋为负荷。20 次/组，组间间隔 30 秒，连续 2~4 组，2~3 次/日。要求动作缓慢、有控制、上体不晃动 ②后向跨步练习：力量增强后可双手提重物为负荷或在踝关节处加沙袋为负荷。20 次/组，组间间隔 30 秒，连续 2~4 组，2~3 次/日。要求动作缓慢、有控制、上体不晃动 ③侧向跨步练习：力量增强后可双手提重物为负荷或在踝关节处加沙袋为负荷。要求动作缓慢、有控制、上体不晃动。20 次/组，组间间隔 30 秒，连续 2~4 组，2~3 次/日 4. 伤后 8 周 待专业医师检查评定韧带已愈合，可以继续下述训练

治疗方法	（1）踝关节内外翻活动度练习 缓慢、用力、最大限度内外翻踝关节。必须在无痛或微痛范围内，并逐渐增加角度和活动力度！因组织愈合尚不够坚固，过度牵拉可能造成不良后果。10～15分/次，2次/日 可在练习前热水泡脚20～30分，以提高组织温度，改善延展性，加强练习效果 （2）全面恢复踝关节肌力和控制能力 ①提踵练习：即用脚尖站立，2分/次，休息5秒，10次/组，2～3组/日 ②坐位垂腿"勾脚"练习：扛沙袋等重物的重量为阻力完成动作，30次/组，组间休息30秒，连续4～6组，2～3次/日 ③抗阻内外翻练习：抗橡皮筋阻力完成动作，30次/组，组间休息30秒，连续4～6组，2～3次/日 （3）强化下肢功能 ①保护下全蹲：双腿平均分配体重，尽可能使臀部接触足跟。3～5分/次，1～2次/日 ②开始单膝蹲起练习：要求动作缓慢、有控制、上体不晃动。必要时可双手提重物以增加练习难度。3～5分钟/次，2～3次/组，2～3组/日 ③台阶前向下练习：力量增强后可双手提重物为负荷或在踝关节处加沙袋为负荷。要求动作缓慢、有控制、上体不晃动。20次/组，组间间隔30秒，连续2～4组，2～3次/日

二、跟腱炎

跟腱炎一般指跟腱急慢性劳损后形成的无菌性炎症。在运动过程中，小腿腓肠肌和跟腱承受了反复过度牵张力导致的。另外，突然增加锻炼的强度或频率也常会引起跟腱炎。此经验值通过对受伤部位进行治疗性锻炼练习，恢复正常功能。

（一）伸展训练

（1）弓箭步伸展 针对腓肠肌膝盖要打直，针对比目鱼肌膝盖要略弯曲（图8-3-1）。

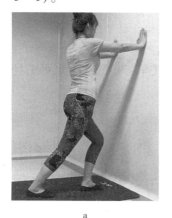 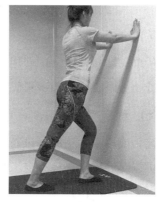

a   b

图8-3-1 弓箭步伸展

（2）自我拉伸肌肉　用布朝自己方向拉时，脚用一下力，尽力不要使它被拉动。可以两只脚都试一下，会发现受伤的那只脚力量较弱。每天要拉伸多次（图8－3－2）。

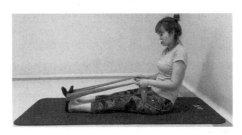

图8－3－2　自我拉伸肌肉

（二）离心训练

垫脚尖训练：从垫高（向心收缩）开始，再到慢慢往下放（离心收缩），从两脚开始到单脚，从原地不动，到边垫脚交走路，还有微微跳动。

（三）肌力训练

弹力带训练小肌肉群，以肌耐力训练为主，用弹力带绕过脚掌，用双手拉住支撑，维持可以活动、但略有阻力的松紧度。将脚掌上下弯折，训练跟腱的肌力，接着向内外侧弯折。

（四）协调性本体感觉训练

神经协调训练是利用特别的动作，训练身体各肌群的稳定性，并在不稳定的环境（如沙地、平衡板、平衡球上）做些稳定性的动作，以提升下肢的反应能力。

（五）单脚平衡感训练

可从单脚站立开始，试着用脚踝、膝盖、髋关节等不同部位来平衡身体，也可以试着闭上眼睛或抬起一只脚训练前后平衡。

（六）稳定性训练

可徒手或用哑铃辅助，进行下蹲、前倾、抬腿等动作，培养身体的稳定性，练习时可以对着镜子，检查自己是否左右平衡，还是用惯用肌群代偿。

（七）使用支撑垫

支撑垫可以抬高脚踝，以减少对跟腱的拉伸。还可在夜间睡眠时使用夹板，以保持跟腱固定。如果病情严重，建议穿步行靴或使用拐杖，以利跟腱修复。

三、跟痛症

1. 休息

避免跑步及其他加重疼痛的活动。

2. 冰敷

用毛巾包裹冰块敷于足跟和足底，每天4次，每次15~20分钟。

3. 支具

夜间睡觉时使用支具保持足于中立位置。

4. 矫形器具

使用特殊足垫支持足中弓区域。

5. 冲击波

已经证实应用体外冲击波治疗慢性足底筋膜炎的疗效是确定的。作用机制：有人认为高能量冲击波选择性地破坏了无髓鞘的感觉神经纤维；而低能量冲击波则可促使降钙素基因相关肽等肽类物质的释放，在局部产生神经源性炎症反应，进而抑制了感觉神经末梢的传导，并可引起大脑局部血流的改变，调整疼痛记忆，使对局部疼痛刺激反应减少，从而起到了长期镇痛作用。

6. 理疗

超声药物导入和低功率氦氖治疗以及中药熏蒸配合治疗。手法和功能治疗：开始牵拉练习以拉长跟腱和跖筋膜。

7. 康复治疗

（1）足底筋膜或屈肌紧张或触诊异常　足底筋膜与踇长屈肌拉伸及软组织松解。

（2）距下关节后足复合体受限　向外滑动/后足外翻松动。

（3）距小腿关节活动受限　距小腿关节牵引松动（无负重与负重）。

（4）胫腓关节受限　胫腓关节远端松动（前后）。

（5）跗骨间关节受限　骰骨手法、跗骨间关节松动。

（6）胫后软组织受限　胫后拉伸技术。

四、跟腱断裂

跟腱修复术后的康复应从术后2~6周开始。为了保护修复的跟腱，康复医生必须交待一些注意事项。比如，术后12周之内应该禁止被动牵拉跟腱。另外，负重过程也应该是在手术医生的指导下逐步进行。在术后的整个康复过程中治疗师必须明确跟腱愈合的 4 个阶段（炎症期、增生期、塑性期和成熟期）。在愈合的最初 6 周内（炎症期和增生期）跟腱是最脆弱的，在接下来的 6 周～12 个月内（塑性期和成熟期）强度慢慢增加。患者的康复是一个标准的功能性恢复过程，见表 8 – 3 – 9 ～表 8 – 3 – 13。

表 8 – 3 – 9　跟腱断裂康复第一阶段——保护和愈合期（第 1～6 周）

目标	保护修复的跟腱；控制水肿和疼痛；减少瘢痕形成；改善背屈活动度到中立位；增加下肢近端各组肌力；医生指导下的渐进性负重；独立完成家庭训练计划
注意事项	避免被动牵伸跟腱；应把膝关节屈曲 90°位下的主动踝背屈限制在中立位（0°）；避免热敷；抬高患肢（限制持重体位时间），主动关节活动
治疗方法	主动踝背屈/跖屈/内翻/外翻；手法松解瘢痕；关节松动；近端肌力练习；冷疗 术后第一阶段的康复对于保护、修复跟腱，控制渗出和疼痛，减少瘢痕形成以及提高关节活动度都是至关重要的。术后负重程度和支具的类型都由医生决定。负重程度是在佩戴支具的情况下由不负重过渡到部分负重，一直到患者能承受的最大限度。在手术后的 2～8 周之内需要在保护下负重。随着外科和康复技术的发展，当前常用的方法是让患者穿一种带轮盘的固定靴，并且在拐杖保护下观察部分负重情况 早期关节活动和保护下负重是术后第一阶段最重要的内容。因为负重和关节活动可以促进跟腱愈合和强度的增加，并且可以预防制动带来的负面影响（如肌肉萎缩、关节僵硬、退行性关节炎、粘连形成和深静脉血栓） 患者在指导下每天要做多次主动的关节活动，包括踝的背屈、跖屈、内翻和外翻。膝关节屈曲 90°时主动踝背屈应限制在 0°（中立位）。应当避免被动关节活动和牵伸，保护愈合中的跟腱免于被过度拉长或断裂 当患者开始部分至完全负重时，这时便可以引入固定自行车练习。在蹬自行车时应告诉患者用足后面（或足跟）负重而不要用前足。按摩瘢痕和轻微的关节活动可以促进愈合，并防止关节粘连和僵直 冷疗和抬高患肢可以控制疼痛和水肿。应该告诉患者全天内都要尽量抬高患肢，避免长时间负重体位。也可以建议患者用冰袋冰敷几次，每次 20 分钟 近端髋膝关节的练习应采用渐进性抗阻训练方案。限制负重的患者可以使用开链练习和等张练习

表 8 – 3 – 10　跟腱断裂康复第二阶段——早期关节活动（第 6～12 周）

目标	恢复正常步态；恢复足够的功能性关节活动，以满足正常步态（踝背屈 15°）及上台阶的要求（踝背屈 25°） 恢复踝背屈，内翻和外翻肌力到正常
注意事项	避免治疗性练习和功能活动中出现疼痛 避免被动牵伸跟腱
治疗方法	在保护下可部分负重到完全负重练习步态，无痛时可脱拐 鞋内足跟垫帮助恢复正常步态 本体感觉训练 等长/等张肌力练习：踝内翻/外翻

治疗方法	术后6周：膝屈曲90°位渐进性抗阻踝跖屈（背屈）练习 术后8周：膝伸直0°位渐进抗阻踝跖屈（背屈）练习 功率自行车练习和瘢痕按摩 向前上台阶练习 足够的被动踝背屈角度（20°） 进入第二阶段，在负重程度、增加关节活动度及肌力增强上都有明显的变化。患者首先要在拐杖保护下佩戴支具完成患肢的完全负重，然后摆脱拐杖穿鞋完全负重。从足部支具到鞋的转换过程中，可以在鞋内放一个足跟垫（通常会使踝跖屈20°～30°）。随着关节活动度的增加，足跟垫的高度应随之递减。当患者的步态恢复正常时，就可以不用足跟垫了。正常的步态是脱拐行走的先决条件 无限制地练习主动活动度，但要避免关节被动活动。正常行走可以促进恢复功能性的关节活动度。虽然在本阶段内关节活动度最好恢复到正常，但是牵伸是不可取的 本阶段可以开始轻度的内外翻等长肌力练习，在后期可以借助皮筋来练习。当已获得足够的关节活动度时，就可以开始练习小腿跖屈的两块主要肌肉（腓肠肌和比目鱼肌）。在术后6周时可以开始练习膝屈曲90°位的跖屈抗阻练习。到第8周可以开始膝伸直位的跖屈抗阻练习 在本阶段还可以利用膝伸直位蹬踏装置和屈腿器械来练习跖屈。此时的固定自行车练习要用前足负重，并逐渐加量 踏车进行倒走可以强化离心性的跖屈控制能力。这些患者通常会发现倒走更舒服，因为他降低了启动的需求。也可以引入向前上台阶练习，台阶的高度可以逐渐增加 早期的神经肌肉和关节活动度练习最好在一种具有生物力学的踝关节平板系统（BAPS）上进行，开始时坐位练习，逐渐过渡到站立位练习。另外，在平衡控制系统或等力平板系统上进行双侧下肢负重练习，也可以促进本体感觉、神经肌肉和平衡的恢复。随着力量和平衡的恢复，练习模式也由双下肢过渡到单侧下肢。需要时应继续进行瘢痕按摩、理疗和轻微的关节松动术

表8-3-11 跟腱断裂康复第三阶段——早期肌力练习（第12～20周）

目标	恢复全范围主动关节活动 踝跖屈肌力到正常5/5级 恢复正常平衡能力（用NeuroCom或Biodex平衡系统评定） 恢复无痛的功能性活动 下台阶能力
注意事项	避免治疗性练习和功能性活动中出现疼痛 避免跟腱高负荷（即整个体重下过度背屈踝关节或跳跃）
治疗方法	等张（等速）的内翻（外翻）练习 固定系行车，训练阶梯，Versa攀梯练习 本体感觉训练：本体感觉平板、BAPS、泡沫滚筒、弹簧垫、NeuroCom 加强踝跖屈渐进性抗阻力练习（强调离心运动） 渐进性本体感觉练习项目 下肢近端肌力练习（渐进性抗阻练习） 等速项目练习 活动中所需的柔韧性练习 向前下台阶练习 晋级标准：无恐惧下完成日常生活活动 正常的柔韧性 足够的肌力，表现为能单腿提踵10次

治疗方法	往复下台阶的能力 对称的下肢平衡能力 早期肌力练习（第12～20周） 当患者第二阶段康复达标后，就可以进入下一阶段的康复了，目标是恢复踝关节全范围的主动活动度，跖屈肌力恢复正常，并提高平衡以及神经肌肉的控制能力 正常的跖屈肌力是指患者具有单脚提踵10次的能力。当然，患者首先要无恐惧地完成平面上双脚提踵，然后逐步恢复正常 当以上这些动作都能无恐惧地很好地完成以后，就可以开始通过一些器械（比如训练阶梯、Versa攀梯）来完成更高强度的力量和耐力训练 向前下台阶练习时台阶高度要逐渐增加（250px、375px、500px）。平衡训练的难度也是逐步递增的，包括单腿负重、多向支持平面（弹簧垫、震荡板、泡沫滚筒等）和干扰训练 等速练习可以进一步加强踝关节周围肌肉的力量和耐力。等速练习是在固定速度的基础上施加适当的阻力。因此可以预先设定一定的速度，使得踝关节在全范围活动的情况下抵抗最大的动力性阻力 一旦患者达到正常的步态、全范围的被动关节活动度和正常的肌力，便可以在没过胸部的水中进行跑步练习。利用水下踏车系统具有的浮力特性可以减轻跟腱的负重程度 患者在家中的治疗性练习项目是要根据再评估的结果进行不断地调整 应用NeuroCom或Biodex平衡系统对平衡进行评估，并与健侧对比。到本阶段末最好能达到与健侧同样的平衡水平

表 8 - 3 - 12　跟腱断裂康复第四阶段

目标	能够自如地在踏车上完成前向跑步活动 等速测定平均峰值力矩达到75% 能够满足日常活动所需的最大肌力和柔韧性 恢复无限制的功能性活动 能无恐惧状态下完成更高水平的体育活动
注意事项	活动中避免疼痛和恐惧 未达到足够的力量和柔韧性之前避免跑步和体育活动
治疗方法	开始踏车上前向跑步练习 等度评定和训练 继续下肢肌力和柔韧性练习 干扰下高级本体感觉训练 轻度的功能往复运动（双脚跳跃练习） 亚极量的体育技能练习 继续自行车、训练阶梯、Versa攀梯练习 继续加强下肢近端肌力练习（渐进性抗阻练习） 晋级标准：无痛跑步能力 等速测定平均峰值力矩达到75% 正常的柔韧性 正常的肌力（踝关节所有肌力均为5/5级） 无恐惧地进行体育专项练习 晚期肌力练习（第20～28周）

治疗方法	随着小腿肌力的正常化和运动水平的提高，患者的康复到了一个恢复更高层次动态运动的阶段。治疗策略主要是为了安全恢复患者/运动员个性化的运动水平做准备 在术后 20 周时应该对踝关节的跖屈肌、背屈肌、内翻肌和外翻肌进行一次等速肌力评定。相对于等长的徒手肌力测定，等速评定对动态肌力有更为精确的结果。等速评定可以提供医生客观的指标和可重复的数据，并能监控患者的状态。通过得到的客观数据可以明确小腿肌肉力量和耐力是否已恢复正常。如果患侧下肢的数据达到健侧的 75%，且患肢完成单脚提踵 10 次的话，就可以启动踏车上的跑步训练了。踏车上的前向跑步练习应强调从短距离、低到中等速度以及患者主观无痛的水平开始 此阶段应继续加强踝背屈、跖屈、内翻和外翻肌力和耐力的等速练习 渐进抗阻练习和柔韧性练习继续在可耐受范围内进行，基于个体化运动水平而定的灵敏性练习也应加入到康复计划中。跑步和体育锻炼开始应该在直平板上进行，然后逐渐增加难度和要求，比如交叉步、编织步、八字步、加速及减速训练等。也可以通过一条运动带施加阻力来进一步增加难度 像在第三阶段提到的那样，平衡训练仍然很重要。但是，此时的干扰训练要和挑战踝关节的肌肉力量和控制能力结合起来。可以在弹簧垫、振荡板、泡沫滚筒等上面加入干扰练习 本阶段可以开始轻度的功能性往复练习，此种练习通过周期性地伸缩跟腱来增加肌力。运动中要求患者全范围的关节活动度、良好的柔韧性和正常的肌力。更重要的是无痛、无恐惧地完成动作。增强式弹跳功能往复运动可以由双侧练起。比如双脚定位跳、双脚跳上箱子可以减少冲击力。随着康复的进行，难度较大的练习方式可以逐渐被运用，比如两边跳和象限跳 患者的家庭治疗性训练计划，要根据再评定结果和功能水平及时调整

表 8 - 3 - 13　跟腱断裂康复第五阶段

目标	无恐惧地进行体育运动 能够满足个人体育活动所需的最大肌力和柔韧性 垂直跳跃评定患肢达健肢的 85% 等度肌力测定患肢达健肢的 85%（跖屈/背屈/内翻/外翻）
注意事项	治疗性、功能性和体育性活动中避免疼痛 在具备足够的肌力和柔韧性之前避免全项体育运动
治疗方法	更高级的功能训练和灵活练习 功能往复运动 体育专项练习 等速评定 功能性评定，如垂直跳跃评定 出院标准：达到体育运动所需的肌力和柔韧性 能够无恐惧地完成体育专项运动 功能性评定患肢达健肢的 85% 等速肌力测定患肢达健肢的 85%（跖屈/背屈/内翻/外翻） 能够独立完成健身房/家庭训练计划 全面恢复体育技能（第 28 周~1 年）

续表

治疗方法	根据患者对运动水平的要求和身体状况的不同，最后阶段的康复可以从术后28周起持续到术后1年。在此阶段，任何肌力和柔韧性方面的缺陷都应该得以弥补。为了满足体育运动中对功能的需求，此阶段应充分利用体育专项练习，以及更高级的功能往复运动和灵活性练习来达到这一目的
	为了达到体育运动所需的正常肌肉耐力水平，应该继续进行等速训练。功能往复运动在此阶段升级为单脚练习，比如单脚跳、单腿两侧跳和象限跳。当患者准备恢复全面的体育运动时，功能性的评定，比如垂直跳跃评定，可以用来明确患者处于动态运动中的功能状态。垂直跳跃评定是一种有效的测量肌肉力量的方法，还可以测定下肢功能性运动的限度。它要求患肢的功能达到健侧的85%，并且得到医生的允许才能恢复体育运动

五、下垂足

治疗足下垂常见的方法有足部温热疗法、康复锻炼、针刺与按摩、佩戴支具、胫前肌及趾长伸肌腱悬吊、胫后肌腱转移治疗足下垂、腓肠肌内外侧头前移、重建伸趾功能术、手术切除、电刺激等。

早期的康复消炎、消肿可促进神经再生，预防肢体挛缩畸形。

（1）进行踝关节被动训练，牵拉跟腱。

（2）主动诱发背伸功能，可用冷热交替法。

（3）肌力达到2级及以上逐渐增加主动辅助运动到主动运动抗阻运动。

（4）穿戴足托将踝关节保持中立位。

（5）物理因子治疗　神经肌肉电刺激、电脑中频电疗、肌电生物反馈疗法。

第四节　踝关节手术围手术期的护理指引

一、评估

（一）全身评估

（1）评估患者的一般资料，包括年龄、神志、肌力、营养状况及自理能力、有无外伤史、现病史、既往传染病史、过敏史。

（2）评估患者有无冠心病、高血压病、糖尿病等全身疾病。

（3）评估用药史，是否使用止痛药物，是否吸烟饮酒，睡眠型态是否紊乱。

（二）专科评估

（1）评估患者血液循环情况，患肢皮肤是否完整，皮肤颜色、温度、有无肿胀，程度如何，动脉搏动情况等。

（2）评估有无并发症症状，神经和血管损伤，有无感染、血栓等，评估患者踝关节活动情况及疼痛程度、性质。

（三）心理社会支持评估

评估患者（家属）心理状态，家庭及社会支持情况，患者（家属）对该疾病相关知识的了解程度。

二、术前护理

（一）心理护理

（1）建立良好的护患关系，入院时向患者热情、详细地介绍医院环境及医护人员，以取得患者的信任，增加其战胜疾病的信心，说明手术的重要性。

（2）对手术费用昂贵及预后是否良好，患者会产生焦虑情绪，护士应耐心解答问题，消除其不良心理。

（二）疼痛护理

抬高患肢，略高于心脏水平，进行足趾屈伸运动，通过锻炼可以尽快消肿，减轻疼痛。指导患者深呼吸转移注意力或听音乐以减轻疼痛。观察疼痛的部位、性质、节律性、程度以及疼痛发作时的伴随症状，必要时口服镇痛剂缓解疼痛。

（三）生活护理

协助生活护理，满足患者日常生活需要。

（四）术前准备

（1）介绍手术的方式、麻醉方式及术前注意事项。

（2）告知患者术后可能发生的情况及需要进行的功能锻炼。包括床上大、小便训练，深呼吸练习，股四头肌收缩，踝关节足趾屈伸活动等。

（3）饮食依据既往病史及现病史，关注患者血液检测白蛋白含量，适时补充鸡蛋等高蛋白饮食。

（4）遵医嘱给予备血，术前禁食 8~12 小时、禁水 4~6 小时。

三、手术日护理

（一）送手术

（1）用两种以上方式核对患者姓名、年龄、住院号，测量生命体征，更换病号服，取下佩戴饰品、活动义齿，确认患者禁食禁饮，询问过敏史，女性患者有无月经来潮。

（2）检查各种检验结果，各种管路情况，手术同意书是否齐全，准备好病历及术前药品。

（二）接手术

（1）了解术中情况、手术方式、麻醉方式。

（2）测量生命体征，观察尿量及意识情况，吸氧，心电监护，观察伤口敷料有无渗血渗液。妥善固定各引流管，保持引流管通畅，观察引流液量、颜色、性质。每天引流 50～500 毫升，色暗红，每天引流量大于 1000 毫升或术后每小时血性引流液大于 100 毫升且持续数小时，高度怀疑活动性出血。

（3）麻醉恢复前去枕平卧 6 小时，禁饮食，防止皮肤受压。

四、术后护理

（一）常规护理

（1）继续监测患者生命体征、意识及尿量情况。

（2）观察伤口外敷料包扎是否完整，有无渗血渗液，有无活动性出血。妥善固定各引流管，保持引流管通畅，观察引流液量、颜色、性质。有短腿石膏托固定，观察患肢足趾血液循环情况及石膏形态，患肢皮肤颜色、温度、有无肿胀，感觉运动情况，毛细血管反应，足背动脉搏动情况等。

（3）观察患肢疼痛程度、性质，与活动体位有无明显关系。

（二）饮食护理

（1）麻醉恢复后进食流质或半流质，排气前不食牛奶、豆浆等产气食物，术后给予高热量、高维生素、易消化饮食，多食水果、蔬菜，保持大便通畅。每日补充鸡蛋，保证蛋白质的摄入。

（2）协助患者定时翻身，按摩受压部位，保持床单元整洁、干燥、无褶皱、无渣屑，遵医嘱使用止痛、消肿、抗凝、辅助睡眠等药物，必要时输血治疗。

（三）管路护理

加强导尿管护理，每日进行尿道口护理，指导患者多饮水，达到冲洗尿道的作用。

（四）安全护理

按时巡视病房，固定病床脚刹，加床档，合理安排陪护，嘱患者穿防滑鞋，保证病房地面干燥，灯光照明良好，病房设施摆放合理。

（五）专科护理

麻醉恢复前需去枕平卧，麻醉恢复后可坐位，拔除引流后可在保护下下地行走。患肢短腿石膏托固定，注意石膏未干之前不得挤压，指导患者进行石膏内足趾屈伸活动，加强引流管护理，伤口引流较多时予以更换石膏。按时观察石膏内皮肤情况，防止压力性损伤。

（六）并发症的预防及观察

1. 血栓形成

观察有无突然出现的胸部疼痛、呼吸短促、唇色青紫、心动过速等肺栓塞表现；观察有无患肢疼痛、肿胀、足背动脉搏动、下肢皮肤颜色及温度改变；主观感觉有无麻痹等下肢深静脉血栓形成表现。按肺栓塞或深静脉血栓形成护理常规护理。

2. 感染

（1）观察有无高热、伤口红肿、剧烈疼痛、关节活动受限。

（2）实验室检查有无白细胞异常。

3. 神经和血管损伤

观察有无下肢麻木、肌无力、活动障碍等；观察术后石膏固定情况及引流管情况，有无足背动脉波动减弱或消失，皮肤受压等。

（七）健康宣教

（1）术后出现头痛、心悸、恶心、呕吐等不适时，及时报告医护人员。肢体麻木、疼痛症状加重或感觉丧失时，及时报告医务人员。

（2）指导自我观察病情：伤口渗血情况，肢端血液循环及感觉、运动、疼痛情况等。

（3）指导进行自我功能锻炼。

（八）功能锻炼

（1）待麻醉感觉和功能恢复后即可做足趾屈伸运动。

（2）遵医嘱行负重下蹲，足趾站立运动。为避免关节僵直的发生，应及早指导患者进行功能锻炼，恢复关节功能。

五、出院指导

（一）用药指导

（1）遵医嘱按时按量口服止疼消肿药，注意药物的副作用。

（2）手术次日起 14 天拆线，拆石膏。

（3）患肢避免负重 2 周，避免劳累，不适随诊，预防跌倒。

（三）随诊指导

术后 3 个月、6 个月、1 年门诊复查。

（四）社区诊疗

（1）与社区医护人员交接，提供在院病例资料、出院诊断书等，建立健康档案。

（2）社区服务站医护人员协助患者监测并发症，指导功能锻炼，提供必要生活指导、帮助、健康咨询等。

（五）家庭护理

（1）患者出院回家后，地面应干燥、整洁，避免湿滑、障碍物过多。使用坐便，如是蹲便建议旁边有扶手作为支撑工具。除特殊疾病（糖尿病、高血压、肾脏疾病等）外，给予高热量、高蛋白、粗纤维、易消化饮食，多食新鲜水果、蔬菜，补充体能、促进排泄。

（2）循序渐进，坚持功能锻炼。

（3）遵照医嘱按时服药。

（4）掌握相关并发症临床表现，做好自我监测，有异常情况及时询问社区医生及临床手术医生。

（5）按时到医院复查。

第九章　骨质疏松的康复护理

第一节　骨质疏松概述

经济发展和社会进步的结果使人们长寿了，而长寿必然唤起了人们对老年疾病的关注。作为一种退化性老年疾病，骨质疏松症无声无息地蚕食着老年人的骨骼，其严重后果是骨折以及骨折后并发症所致的残疾和死亡。因此，骨质疏松症和心脏病、高血压、糖尿病等疾病一样，成为全球性的人类健康问题，危害着老年人群的健康和生活质量。因骨质疏松症患者群广泛而早期症状又十分隐蔽，因而得名为无声无息的流行病，尽管其患病率有种族和地区的差异但总体上60～70岁老人中约1/3有骨质疏松症，80岁以上老人半数以上患有骨质疏松症。因此，严重威胁老年人健康的骨质疏松问题是不容忽视的。

骨质疏松的严重后果是发生骨质疏松性骨折（脆性骨折），即在受到轻微创伤或日常活动即可发生的骨折。骨质疏松性骨折的常见部位是脊椎、髋部和前臂远端。骨质疏松性骨折危害很大，导致病残率和病死率增加，如发生髋部骨折后1年之内，死于各种并发症者达20%，而存活者中约50%致残，生活不能自理，生命质量明显下降；而且，骨质疏松症及骨质疏松性骨折的治疗和护理，需要投入巨大的人力和物力，费用高，造成沉重的家庭、社会和经济负担。

值得强调的是，骨质疏松性骨折是可防可治的。尽早预防可以避免骨质疏松及其骨折，即使发生过骨折，只要采用适当合理的治疗仍可有效降低再次骨折的风险。因此，做到早期诊断，及时预测骨折风险并采用规范的防治措施是十分重要的。

一、骨质疏松症的定义

国际上普遍应用了世界卫生组织建议的骨质疏松症的定义，即骨质疏松症是一种以骨量低下、骨微结构损坏导致骨脆性增加、易发生骨折为特征的全身性骨病。2001 年美国国立卫生研究院提出骨质疏松症是以骨强度下降、骨折风险性增加为特征的骨骼系统疾病。骨强度反映了骨骼的两个主要方面，即骨密度和骨质量，显然，后者更强调了骨强度的概念，骨密度只反映部分骨强度，骨密度只是作为评估骨质疏松症的间接指标。

二、骨质疏松症的分类

骨质疏松症可以发生于不同性别和任何年龄，多见于绝经后妇女和老年男性，骨质疏松症分类包括原发性和继发性两大类。原发性骨质疏松症又分为绝经后骨质疏松症（Ⅰ型）、老年性骨质疏松症（Ⅱ型）和特发性骨质疏松（包括青少年型）三种。绝经后骨质疏松症一般发生在妇女绝经后 5～10 年内；老年性骨质疏松症一般指老人 70 岁后发生的骨质疏松；特发性骨质疏松主要发生在青少年，病因尚不明；继发性骨质疏松症指由任何影响骨代谢的疾病和（或）药物导致的骨质疏松。

三、骨质疏松症的临床表现

疼痛、脊柱变形和发生脆性骨折是骨质疏松症最典型的临床表现，但许多骨质疏松症患者早期常无明显的自觉症状，往往在骨折发生后经 X 线或骨密度检查时才发现已有骨质疏松改变。

（一）疼痛

患者可有腰背酸痛或周身酸痛，负荷增加时疼痛加重或活动受限，严重时翻身、起坐及行走有困难。

（二）脊柱变形

骨质疏松严重者可有身高缩短和驼背，椎体压缩性骨折会导致胸廓畸形，腹部受压，影响心肺功能等。

（三）骨折

轻度外伤或日常活动后发生骨折为脆性骨折，发生脆性骨折的常见部位为胸、腰椎，髋部桡尺骨远端和肱骨近端；其他部位亦可发生骨折。发生过一次脆性骨折后，再次发生骨折的风险明显增加。

四、骨质疏松症的危险因素及风险评估

对于原发性骨质疏松症而言，骨质疏松是随年龄而发生和进展的一种自然生

理病理现象，是一种老年退化性疾病，即只要长寿就有可能患病。然而事实上，并非每个人患病的风险都一样，也不是所有老人都发生骨质疏松性骨折。这是因为遗传因素和后天因素都有可能影响该病的发生。

（一）骨质疏松症的危险因素

1. 固有因素

（1）人种　白种人和黄种人患骨质疏松症的危险高于黑种人。

（2）老龄　骨质疏松症是一种老年退化性疾病。正常人一生中骨代谢的模式基本分为两个阶段，从出生到 30 岁左右期间骨形成大于骨吸收，是骨量积累阶段，并能在 30 岁左右时达到一生中的骨量峰值，维持相对平衡至 50 岁左右。女性由于绝经会出现骨量快速丢失，男女两性在 65 ~ 70 岁以后均可经历因年老引起的退化性骨丢失。

（3）女性绝经　骨骼上有雌激素受体。雌激素有促进肠钙吸收，抑制破骨细胞活性的功能。女性绝经后雌激素缺乏使破骨细胞活跃，骨吸收增加，骨转换加快，导致骨量的快速丢失。所以雌激素缺乏是女性发生绝经后骨质疏松症的主要病理基础。

（4）母系家族史　大量研究已经表明遗传因素对骨质疏松的影响是肯定的。研究显示 60% ~ 85% 的骨量、70% ~ 85% 的髋部形态、50% ~ 75% 的骨代谢和 25% ~ 35% 的骨折与遗传因素有关。有髋部骨折家族史的妇女和无髋部骨折家族史的妇女比较其本人发生骨折的危险性增加了 3 ~ 4 倍。所以母系骨折家族史是发生骨折的独立危险因素。

2. 非固有因素（可控制因素）

（1）低体重重力和肌肉收缩　可影响骨细胞的功能和代谢。负荷力、骨组织的构建及生物性能之间存在着密切的反馈关系。所以体重过轻或太空失重的情况下，均可发生骨质疏松。

（2）性激素低下　性激素对骨代谢的影响不仅仅发生在绝经后妇女，年轻女性各种低雌激素性闭经、产后哺乳等也会增加骨质疏松的危险；年轻男性各种雄激素缺乏性疾病与男性骨质疏松的关系也很密切。

（3）吸烟、过度饮酒　有研究表明，与不吸烟者比较，吸烟者的骨丢失更明显，而且更易发生骨折，吸烟会降低肠内钙的吸收。吸烟者常常绝经早，体内性激素水平下降，引起骨吸收增加，导致骨丢失。乙醇（酒精）可作用于成骨细胞，从而抑制骨形成，酗酒者发生肝损害时会影响 25 – OH – VD 在肝脏内的生成，降低了维生素 D 的活性，进而降低肠钙的吸收。

（4）咖啡及碳酸饮料等过多摄入　咖啡及碳酸饮料会增加钙从尿和粪的排出，引起钙丢失。

（5）体力活动缺乏　骨骼与肌肉是不可分割的，因为骨组织的代谢和骨骼强度离不开肌肉的牵拉和收缩刺激。缺乏肌肉的活动，会导致废用性骨量丢失。绝对卧床 2 周以上即可观察到明显的骨量减少，但活动后又可以恢复。宇航员在失重状态下会呈现钙的负平衡，骨密度下降。另外缺乏运动会引起肌肉力量下降和平衡协调功能低下，使老年人容易摔倒，从而增加骨折的危险。

（6）饮食中钙不足和（或）维生素 D 缺乏（光照少或摄入少）　钙是骨骼的重要组成部分，全身 99% 的钙存在于骨骼和牙齿中，所以钙和骨健康的关系是不言而喻的。足够的钙摄入是维持骨量的基础，根据国家营养学会推荐的标准，我国居民平均每天钙摄入的剂量应为 800～1000mg（元素钙量），不同人群的需求量也不同，如孕妇、哺乳期妇女以及老年人需要的钙更多。维生素 D 缺乏会影响肠钙吸收。老年人由于光照少，肾功能减退，相应酶的活性降低，影响了维生素 D 的活化过程。所以维生素 D 代谢障碍在发生骨质疏松症中的作用是不可忽视的。

（7）有影响骨代谢的疾病和应用影响骨代谢的药物　有些疾病与骨质疏松症的发生有关，如原发性甲状旁腺功能亢进、甲亢、库欣综合征、类风湿关节炎、慢性肾功能不全、胃肠吸收功能障碍、Paget's 病、多发性骨髓瘤或骨转移瘤等；糖尿病与骨质疏松症的关系不确定。糖尿病患者的无机盐代谢紊乱，1 型糖尿病患者常有低骨量，且骨折风险增高；2 型糖尿病患者骨质疏松症发生的风险不一定增加，可能与 2 型糖尿病发病晚，已过骨峰值的年龄，而且多数较胖，胰岛素水平偏高或正常，对骨代谢或许有一些潜在的益处有关。长期使用免疫抑制剂、糖皮质激素、肝素等抗凝剂或利尿剂等都已证实与骨质疏松症的发病有关。

（二）骨质疏松的风险评估

骨质疏松症是多因素疾病，而且每个人的易感性不同，因此对个体进行骨质疏松风险评估能为尽早采取合适的防治措施提供帮助。临床上评估骨质疏松风险的方法较多，这里推荐两种敏感性较高又操作方便的简易评估方法作为初筛工具。

1. 国际骨质疏松症基金会（IOF）骨质疏松症风险一分钟测试题

（1）您是否曾经因为轻微的碰撞或者跌倒就会伤到自己的骨骼？

（2）您的父母有没有过轻微碰撞或跌倒就发生髋部骨折的情况？

（3）您经常连续 3 个月以上服用"可的松""泼尼松"等激素类药品吗？

（4）您身高是否比年轻时降低了（超过 3cm）？

（5）您经常大量饮酒吗？

（6）您每天吸烟超过 20 支吗？

（7）您经常患腹泻（由于消化道疾病或者肠炎而引起）吗？

（8）女士回答：您是否在 45 岁之前就绝经了？

（9）女士回答：您是否曾经有过连续 12 个月以上没有月经（除了怀孕期间）？

（10）男士回答：您是否患有阳痿或者缺乏性欲这些症状？只要其中有一题回答结果为"是"，即为阳性。

2. 亚洲人骨质疏松自我筛查工具

此工具基于亚洲 8 个国家和地区绝经后妇女的研究，收集多项骨质疏松危险因素并进行骨密度测定，从中筛选出 11 个与骨密度具有显著相关的风险因素，再经多变量回归模型分析，得出能最好体现敏感度和特异度的两项简易筛查指标，即年龄和体重。计算方法是［体重（kg）－年龄（岁）］×0.2。

（三）骨质疏松性骨折的风险预测

世界卫生组织推荐的骨折风险预测简易工具（FRAX）可用于计算 10 年发生髋部骨折的概率及任何重要的骨质疏松性骨折发生概率，目前骨折风险预测简易工具 FRAX 带可以通过以下网址获得：http：//www.shef.ac.uk/FRAX/。

1. FRAX 的应用方法

该工具的计算参数包括股骨颈骨密度和临床危险因素，在没有股骨颈骨密度时可以由全髋部骨密度取代。然而，在这种计算方法中，不建议使用非髋部部位的骨密度，在没有骨密度测定条件时，FRAX 也提供了仅用体重指数（BMD）和临床危险因素进行评估的计算方法。

2. 在 FRAX 中明确的骨折的常见危险因素

（1）年龄　骨折风险随年龄增加而增加。

（2）性别。

（3）低骨密度。

（4）低体重指数：$BMI \leqslant 19kg/m^2$。

（5）既往脆性骨折史，尤其是髋部、尺桡骨远端及椎体骨折史。

（6）父母髋骨骨折。

（7）接受糖皮质激素治疗：任何剂量，口服3个月或更长时间。

（8）吸烟。

（9）过量饮酒。

（10）合并其他引起继发性骨质疏松的疾病。

（11）类风湿关节炎。

由于我国目前还缺乏系统的药物经济学研究，所以尚无中国依据FRAX的结果计算的治疗阈值，临床上可参考其他国家的资料，如美国指南中提到FRAX工具计算出髋部骨折概率≥3%或任何重要的骨质疏松性骨折发生概率≥20%时，视为骨质疏松性骨折高危患者，而欧洲一些国家的治疗阈值髋部骨折概率≥5%，因此在应用中可以根据个人情况酌情决定。

3. FRAX 应用中的问题与局限

（1）应用人群

1）不适用人群：临床上已诊断了骨质疏松，即骨密度（T值）≤2.5，或已发生了脆性骨折，应及时开始治疗，不必再用FRAX工具评估。

2）适用人群：没有发生过骨折又有低骨量的人群（T值≥2.5），因临床难以做出治疗决策，使用FRAX工具，可以方便快捷地计算出每位个体发生骨折的绝对风险，为制定治疗策略提供依据，适用人群为40~90岁男女，40岁以下和90岁以上的个体可分别按40岁或90岁计算。

（2）地区、人种差异问题　FRAX工具中骨折相关危险因素的确定基于来自全球包括北美洲、欧洲、亚洲、大洋洲等多个独立的大样本的前瞻性的人群研究的原始资料和大样本的荟萃分析，因此是有共性的。但FRAX工具的计算模型中还需要相应国家人群的骨折发生率和人群死亡率的流行病学资料。由于我国关于骨折发生率的流行病学资料比较缺乏，在中国人的FRAX工具只能借用中国人局部地区的流行病学资料，在普遍应用时可能会有小的偏差，但这种偏差不会很大。世界卫生组织甚至建议那些尚没有本国资料的国家可使用与自己国家最接近的FRAX计算工具，同样有很好的参考价值。

（3）骨折相关的其他因素　除了在FRAX中涉及的骨折危险因素外，还有一些其他因素也与骨折关系密切。比如大多数老年人的骨折发生在跌倒后，所以跌倒是发生骨折的重要危险因素，但在FRAX计算中没有包括跌倒。有两个理由，其一是用来开发这一工具的队列研究数据对跌倒的报告形式不一致，难以标准化；其二，药物的干预没有明确的证据表明可以减少跌倒患者的骨折危险性。但实际中，避免跌倒的确是预防骨折的有效措施。

五、骨质疏松症的诊断与鉴别诊断

临床上用于诊断骨质疏松症的通用指标是：发生了脆性骨折及（或）骨密度低下，目前尚缺乏直接测定骨强度的临床手段。

（一）脆性骨折

发生脆性骨折是骨强度下降的最终体现，50 岁后有过脆性骨折，临床上即可诊断有骨质疏松症。

（二）骨密度测定及诊断标准

1. 骨矿密度（BMD）

骨矿密度简称骨密度，是目前诊断骨质疏松、预测骨质疏松性骨折风险、监测自然病程以及评价药物干预疗效的最佳定量指标，骨密度仅能反映大约 70% 的骨强度。骨折发生的危险与低 BMD 有关，若同时伴有其他危险因素会增加骨折的危险性。

双能 X 线吸收法（DXA）是目前国际学术界公认的骨密度检查方法，其测定值作为骨质疏松症诊断的金标准。其他骨密度检查和骨测量方法如骨骼 X 线片、外周双能 X 线吸收测定术（pDA）、定量计算机断层照相术（QCT）等，根据具体条件也可用于骨质疏松症诊断的参考。

2. 诊断标准

世界卫生组织推荐的骨质疏松症诊断标准是基于 DXA 测定的骨密度水平：骨密度值低于同性别、同种族正常成人的骨峰值不足 1 个标准差属正常；降低 1 ~ 2.5 个标准差之间为骨量低下（骨量减少）；降低程度 ≥2.5 个标准差为骨质疏松；骨密度降低程度符合骨质疏松诊断标准同时伴有一处或多处骨折时为严重骨质疏松。现在也通常用 t – score（T 值）表示。T 值 =（测定值 – 骨峰值）/正常成人的标准差。T 值 ≥ – 1.0 为正常，– 2.5 < T 值 < – 1.0 为骨量减少，T 值 ≤ – 2.5 为骨质疏松。

T 值用于表示围绝经期和绝经后妇女以及大于 50 岁男性的骨密度水平，对于儿童、绝经前妇女以及小于 50 岁的男性，其骨密度水平建议用 Z 值表示：

Z 值 =（测定值 – 同龄人骨密度均值）/同龄人骨密度标准差

测定部位的骨矿密度对预测该部位的骨折风险价值最大，如髋部骨折危险用髋部骨密度预测最有意义。DXA 骨密度测定值受骨组织退变、损伤、软组织异位钙化和成分变化以及体位差异等影响会产生一定偏差，也受仪器的精确度及操作的规范程度影响，因此，应用 DXA 测定骨密度要严格按照质量控制要求（参考国际临床骨密度学会 ISCD 的共识意见）。临床上常用的推荐测量部位是腰椎 1 - 4 和股骨颈，诊断时要结合临床情况进行分析。

3. 骨密度测定的临床指征

虽然骨密度测定作为诊断骨质疏松的标准方法，但实际上不可能做到给每个人都进行骨密度测定，什么情况下测定才是合理利用资源则成为临床决策的重要问题。建议先进行临床危险因素评估，对有以下危险因素者应进行骨密度测定。

（1）女性 65 岁以上和男性 70 岁以上，无其他骨质疏松危险因素。

（2）女性 65 岁以下和男性 70 岁以下，有一个或多个骨质疏松危险因素。

（3）有脆性骨折史和（或）脆性骨折家族史的男、女成年人。

（4）各种原因引起的性激素水平低下的男、女成年人。

（5）X 线摄片显示已有骨质疏松改变者。

（6）接受骨质疏松治疗、进行疗效监测者。

（7）有影响骨代谢的疾病或使用影响骨代谢药物史。

（8）IOF 骨质疏松症一分钟测试题回答结果阳性。

（9）OSTA 结果 ≤ -1

4. 骨质疏松症的其他评估（筛查）方法

（1）定量超声测定法（QUS）　对骨质疏松的诊断也有参考价值，目前尚无统一的诊断标准在预测骨折的风险性时有类似于 DXA 的效果，且经济、方便，更适合用于筛查，尤其适用于孕妇和儿童。但监测药物治疗反应尚不能替代对腰椎和髋部骨量（骨矿含量）的直接测定。

（2）X 线摄片法　可观察骨组织的形态结构，是对骨质疏松所致各种骨折进行定性和定位诊断的一种较好的方法，也是一种将骨质疏松与其他疾病进行鉴别的方法。常用摄片部位包括椎体、髋部、腕部、掌骨、跟骨和管状骨等。受多种技术因素影响，用 X 线摄片法诊断骨质疏松的敏感性和准确性较低，只有当骨量下降 30% 才可以在 X 线摄片中显现出来，故对早期诊断的意义不大。由于骨质疏松症患者常缺乏明显症状，所以很多人是在体检或因其他目的摄片时才被发现，如椎体骨折。如果腰痛加重、身高明显缩短，应该进行椎体 X 线摄片。

（三）骨质疏松的鉴别诊断及实验室检查

1. 骨质疏松的鉴别诊断

骨质疏松可由多种病因所致，在诊断原发性骨质疏松症之前，一定要重视和排除其他影响骨代谢的疾病，以免发生漏诊或误诊。需要鉴别的疾病，如影响骨代谢的内分泌疾病（性腺、肾上腺及甲状腺疾病等），类风湿关节炎等免疫性疾病，影响钙和维生素 D 吸收和调节的消化道和肾脏疾病，多发性骨髓瘤等恶性疾病，长期服用糖皮质激素或其他影响骨代谢药物，以及各种先天和获得性骨代谢异常疾病等。

2. 基本检查项目

为帮助进行鉴别诊断，对已诊断和临床怀疑骨质疏松的患者至少应做以下几项基本检查。

（1）骨骼 X 线片　关注骨骼任何影像学的改变与疾病的关系。

（2）实验室检查　血、尿常规，肝、肾功能，钙，磷，碱性磷酸酶，血清蛋白电泳等。

原发性骨质疏松症患者通常血钙、磷和碱性磷酸酶值在正常范围，当有骨折时血碱性磷酸酶值水平有轻度升高，如以上检查发现异常，需要进一步检查或转至相关专科做进一步鉴别诊断

3. 酌情检查项目

为进一步鉴别诊断的需要，可酌情选择性地进行以下检查，如：血沉、性腺激素、甲状旁腺激素、尿钙磷、甲状腺功能、皮质醇、血气分析、血尿轻链、肿瘤标志物，甚至放射性核素骨扫描、骨髓穿刺或骨活检等检查。

4. 骨转换生化指标

骨转换生化标志物，就是骨组织本身的代谢（分解与合成）产物，简称骨标志物。骨转换标志物分为骨形成标志物和骨吸收标志物，前者代表成骨细胞活动及骨形成时的代谢产物，后者代表破骨细胞活动及骨吸收时的代谢产物特别是骨基质降解产物。在正常人不同年龄段以及各种代谢性骨病时，骨转换标志物在血循环或尿液中的水平会发生不同程度的变化，代表了全身骨骼的动态状况，这些指标的测定有助于判断骨转换类型、骨丢失速率、骨折风险评估、了解病情进展、干预措施的选择以及疗效监测等。有条件的单位可选择性做骨转换生化标志物检查以指导临床决策。

在以上诸多指标中，国际骨质疏松基金会推荐 1 型原胶原 N－端前肽（PINP）和血清 1 型胶原交联 C－末端肽（S－CTX）是敏感性相对较好的两个骨转换生化指标。

第二节 骨质疏松症的预防及治疗

一旦发生骨质疏松性骨折，生活质量下降，出现各种并发症，可致残或致死，因此骨质疏松症的预防比治疗更为现实和重要。骨质疏松症的预防指延缓骨量丢失，减少骨质疏松性骨折的发生及其所带来的各种危害。

骨质疏松症初级预防的对象是未发生过骨折但有骨质疏松症危险因素，或已有骨量减少（$-2.5 < T \leqslant -1$）者，应防止发展为骨质疏松症，预防的最终目的是避免发生第一次骨折。骨质疏松症的二级预防指已有骨质疏松症（$T \leqslant -2.5$）或已发生过骨折，其预防和治疗的最终目的是避免初次骨折和再次骨折。骨质疏松症的预防和治疗策略包括以下内容。

（一）基础措施

1. 调整生活方式

（1）富含钙、低盐和适量蛋白质的均衡膳食。

（2）注意适当户外活动，开展有助于骨健康的体育锻炼和康复治疗。

（3）避免嗜烟、酗酒，慎用影响骨代谢的药物。

（4）采取防止跌倒的各种措施：如注意是否有增加跌倒危险的疾病和药物，加强自身和环境的保护措施（包括各种关节保护器）等。

2. 骨健康基本补充剂

（1）钙剂　我国营养学会制定成人每日钙摄入推荐量800mg（元素钙量），是获得理想骨峰值、维护骨骼健康的适宜剂量。如果饮食中钙供给不足可选用钙剂补充，绝经后妇女和老年人每日钙摄入推荐量为1000mg。我国老年人平均每日从饮食中获钙约400mg，故平均每日应补充的元素钙量为500~600mg，钙摄入可减缓骨的丢失，改善骨矿化。用于治疗骨质疏松症时，应与其他药物联合使用，目前尚无充分证据表明单纯补钙可以替代其他抗骨质疏松药物治疗，钙剂选择要考虑其安全性和有效性。

（2）维生素D_2促进钙的吸收，对骨骼健康、保持肌力、改善身体稳定性、降低骨折风险有益。维生素D缺乏可导致继发性甲状旁腺功能亢进，增加骨吸收，从而引起或加重骨质疏松。成年人推荐剂量为200IU/d，老年人因缺乏日照以及摄入和吸收障碍常有维生素D缺乏，故推荐剂量为400~800IU/d。维生素D用于治疗骨质疏松症时，剂量可为800~1200IU，还可与其他药物联合使用。建议有条件的医院酌情检测患者血清 25 - OH - VD 浓度，以了解患者维生素 D 的营养状态，适当补充维生素 D。国际骨质疏松基金会建议老年人血清 25 - OH - VD 水平应≥75mmol/L 以降低跌倒和骨折风险。此外，临床应用维生素 D 制剂时应注意个体差异和安全性，定期监测血钙和尿钙，酌情调整剂量。

（二）药物干预

具备以下情况之一者，除采用以上基础措施外，应当考虑药物治疗。

（1）确诊骨质疏松症患者（骨密度：T 值≤ - 2.5），无论是否有过骨折。

（2）低骨量患者（骨密度： - 2.5 < T 值≤ - 1.0）并存在一项以上骨质疏松危险因素，无论是否有过骨折。

（3）无骨密度测定条件时，具备以下情况之一者，也需考虑药物治疗：①已发生过脆性骨折；②OsTA 筛查为"高风险"；③FRAX 工具计算出髋部骨折概率≥3% 或任何重要的骨质疏松性骨折发生概率≥20%（暂借用国外的治疗阈值，目前还没有中国人的治疗阈值。

治疗骨质疏松症的药物大体上分为三大类：抑制骨吸收为主的药物、促进骨形成为主的药物以及其他多种机制的药物。

1. 抑制骨吸收为主的药物

（1）双磷酸盐类 双磷酸盐是焦磷酸盐的稳定类似物，其特征为含有 PC - P 基团。双磷酸盐与骨骼羟磷灰石有高亲和力的结合，特异性结合到骨转换活跃的骨表面上，抑制破骨细胞的功能，从而抑制骨吸收。不同双磷酸盐抑制骨吸收的效力差别很大，因此临床上不同双磷酸盐药物使用的剂量及用法也有所差异。

1）阿仑磷酸钠：国内已被批准治疗绝经后骨质疏松症，糖皮质激素诱发的骨质疏松症和男性骨质疏松症；有些国家也批准治疗男性骨质疏松症。临床研究证明增加骨质疏松症患者腰椎和髋部骨密度，可降低发生椎体及非椎体骨折的风险，最长临床资料长达 10 年。口服片剂，70mg（每周一次）和 10mg（每日一次）；还有阿仑磷酸钠 70mg 和维生素 D_3 2800IU 的复合片剂（每周一次）。为避免该类药物口服时对上消化道的刺激反应，建议阿仑酸钠应空腹服药用 200 ~ 300ml 白开水送服，服药后 30 分钟内不要平卧，应保持直立体位（站立或坐立）；另外在此期间也应避免进食牛奶、果汁等饮料及任何食品和药品；胃及十二指肠患者及反流性食管炎者慎用。

2）依替磷酸钠：国内已被批准的适应证为原发性骨质疏松症、绝经后骨质疏松症和药物引起的骨质疏松症。临床研究证明增加骨质疏松症患者腰椎和髋部骨密度，可降低椎体骨折风险。口服片剂，每次 0.2g，每日 2 次，两餐间服用。本品需间隙、周期服药，服药 2 周后需停药，11 周为一个周期，然后重新开始第二周期，停药期间可补充钙剂及维生素 D，服药 2 小时内避免食用高钙食品（例如牛奶或奶制品）以及含矿物质的维生素或抗酸药，肾功能损害者、孕妇及哺乳期妇女慎用。

3）伊班磷酸钠：国内已被批准的适应证为治疗绝经后骨质疏松症，临床研究证明增加骨质疏松症患者腰椎和髋部骨密度，可降低发生椎体及非椎体骨折的风险。

4）利噻磷酸钠：国内已被批准的适应证为治疗绝经后骨质疏松症和糖皮质激素诱发的骨质疏松症，有些国家也批准治疗男性骨质疏松症。临床研究证明增加骨质疏松症患者腰椎和髋部骨密度，可降低发生椎体及非椎体骨折的风险。口服片剂 5mg（每日 1 次）或片剂 35mg（每周 1 次），服法同阿仑磷酸钠。胃及十二指肠溃疡患者和反流性食管炎者慎用。

5）唑来膦酸注射液：国内已被批准的适应证为治疗绝经后骨质疏松症。临床研究证明显著增加骨质疏松症患者腰椎和部骨密度，可降低发生椎体及非锥体骨折的风险，静脉注射，唑来膦酸 5mg，加入 250ml 生理盐水，静脉滴注至少 15 分钟以上，每年只用 1 次，肾脏肌酐清除率 <35ml/分钟的患者不宜使用。

（2）降钙素类 能抑制破骨细胞的生物活性和减少破骨细胞的数量，可预防骨量丢失，增加骨量。目前应用于临床的降钙素类制剂有两种：鲑鱼降钙素和鳗鱼降钙素类似物。随机双盲对照临床试验研究证据显示，每日 200IU 合成鲑鱼降钙素鼻喷剂，能降低骨质疏松患者的椎体骨折发生率。降钙素类药物的另一突出特点是能明显缓解骨痛，对骨质疏松性骨折或骨骼变形所致的慢性疼痛以及骨肿瘤等疾病引起的骨痛均有效，因而更适合有疼痛症状的骨质疏松症患者，降钙素类制剂应用疗程要视病情及患者的其他条件而定。鲑鱼降钙素一般应用剂量为 50IU/次，皮下或肌内注射，根据病情每周 2~7 次，鲑鱼降钙素鼻喷剂 200IU/d。硅鱼降钙素的常用剂量为 20IU/周，肌内注射。少数患者应用降钙素后可有面部潮红、恶心等不良反应，一般都会自愈，偶有过敏现象。可按照药品说明书的要求确定是否做过敏试验。

（3）选择性雌激素受体调节剂 有效抑制破骨细胞活性，降低骨转换至妇女绝经前水平。大样本的随机双盲对照临床试验研究证据表明，每日 1 片雷诺昔芬（60mg），能阻止骨丢失，增加骨密度，明显降低椎体骨折发生率，是预防和治疗绝经后骨质疏松症的有效药物。该药只用于女性患者，其特点是选择性地作用于雌激素的靶器官，对乳房和子宫内膜无不良作用，能降低雌激素受体阳性浸润性乳腺癌的发生率，不增加子宫内膜增生及子宫内膜癌的危险。基于大样本临床试验的结果，美国FDA已批准雷诺昔芬用于乳腺癌的预防和术后治疗，少数患者服药期间会出现潮热和下肢痉挛症状。潮热症状严重的围绝经期妇女暂时不宜用。国外研究显示该药轻度增加静脉栓塞的危险性，故有静脉栓塞病史及有血栓倾向者如长期卧床和久坐期间禁用。

（4）雌激素类　此类药物只能用于女性患者。雌激素类药物能抑制骨转换，阻止骨丢失。临床研究已充分证明雌激素或雌/孕激素补充疗法（ERT或HRT）能降低骨质疏松性骨折的发生危险，是防治绝经后骨质疏松的有效措施。基于对激素补充治疗利与弊的全面评估，建议激素补充治疗遵循以下原则。

1）适应证：有绝经期症状（潮热、出汗等）和（或）骨质疏松症及（或）骨质疏松危险因素的妇女，尤其提倡绝经早期开始用，收益更大风险更小。

2）禁忌证：雌激素依赖性肿瘤（乳腺癌、子宫内膜癌）、血栓性疾病、不明原因阴道出血及活动性肝病和结缔组织病为绝对禁忌证。子宫肌瘤、子宫内膜异位症及有乳腺癌家族史、胆囊疾病和垂体分泌乳素瘤者慎用。

3）有子宫者应用雌激素时应配合适当剂量的孕激素制剂，以对抗雌激素对子宫内膜的刺激，已行子宫切除的妇女应只用雌激素，不加孕激素。

4）激素治疗的方案、剂量、制剂选择及治疗期限等应根据患者情况个体化。

5）应用最低有效剂量。

6）坚持定期（至少每年）进行安全性监测（尤其是乳腺和子宫）。

7）是否继续用药应根据每位妇女的特点每年进行利弊评估。

2. 促进骨形成为主的药物

甲状旁腺激素是当前促进骨形成的代表性药物，小剂量即有促进骨形成的作用。临床试验表明甲状旁腺激素能有效地治疗绝经后严重骨质疏松，提高骨密度，降低椎体和非椎体骨折发生的危险。一般剂量是 $20\mu g/d$，皮下注射，一定要在专业医生指导下应用。用药期间应监测血钙水平，防止高钙血症的发生。治疗时间不宜超过2年。

3. 其他多种作用机制的药物

（1）锶　是人体必需的微量元素之一，参与人体许多生理功能和生化效应，锶的化学结构与钙和镁相似，在正常人体软组织、血液、骨骼和牙齿中存在少量的锶。人工合成的锶盐雷奈酸锶，是新一代抗骨质疏松药物，国内已被批准的适应证为治疗绝经后骨质疏松症。体外实验和临床研究均证实雷奈酸锶可同时作用于成骨细胞和破骨细胞，具有抑制骨吸收和促进骨形成的双重作用。临床研究证实应用雷奈酸锶治疗能显著提高骨密度，改善骨微结构，降低发生相关骨折及所有非椎体骨折的风险，口服 2g/d，睡前服用，最好在进食 2 小时之后。不宜与钙和食物同时服用，以免影响药物吸收，不推荐在肌酐清除率 <30ml/分钟的重度肾功能损害的患者中使用。

（2）活性维生素 D 及其类似物　包括骨化三醇和 α - 骨化醇。前者因不再需要经过肝脏和肾脏羟化酶羟化就有活性效应，故得名为活性维生素 D；而后者则需要经 25 羟化酶羟化才具活性效应。所以，活性维生素 D 及其类似物更适用于老年人、肾功能不健全以及 α - 羟化酶缺乏的患者，骨化三醇剂量为 0.25 ~ 0.5μg/d；α - 骨化醇为 0.25 ~ 1.0μg/d。治疗骨质疏松症时应用上述剂量的活性维生素 D 总体是安全的，长期应用应定期监测血钙和尿钙水平。在治疗骨质疏松症时，可与其他抗骨质疏松药物联合应用。

（3）维生素 K_2（四烯甲萘醌）　动物试验和临床试验显示四烯甲萘醌可以促进骨形成，并有一定抑制骨吸收的作用。国内已获批准，适应证为治疗绝经后骨质疏松症妇女，国外已批准用于治疗骨质疏松症，缓解骨痛，提高骨量，预防骨折发生的风险。能够增加骨质疏松患者的骨量，预防骨折发生的风险成人口服 15mg，每日 3 次，饭后服用（空腹服用时吸收较差，必须饭后服用）。少数患者有胃部不适、腹痛、皮肤瘙痒、水肿和转氨酶暂时性轻度升高，禁忌用于服用华法令的患者。

（4）植物雌激素　尚无有力的临床证据表明目前的植物雌激素制剂对提高骨密度、降低骨折风险等有明确疗效。

（5）中药　中医"肾主骨""脾主肌肉""肝主筋""肺主治节""心主血脉"的理论系统全面地阐述了祖国医学对骨质疏松的认识。多种辩证配伍的中药对改善临床症状显示了很好的效果，应当是个很有前景的开发领域。国内已有数种被批准的治疗骨质疏松的中成药，多数有缓解症状、减轻骨痛的疗效。中药关于改善骨密度、降低骨折风险的大型临床研究尚缺乏，长期疗效和安全性需进一步研究。

第三节　骨质疏松的防治策略

骨质疏松症是一个具有明确的病理生理、社会心理和经济后果的健康问题。

骨质疏松症的严重后果是发生骨质疏松性骨折，即脆性骨折。由于骨强度下降，在受到轻微创伤或日常活动中即可发生骨折。骨质疏松性骨折大大增加了老年人的病残率和死亡率。因此，在一生中不同的阶段，采取不同的措施，增加骨骼强度，是十分重要。

一、 骨质疏松的预防

（一） 骨质疏松症的危险因素

1. 不可控制的因素

（1）白种人和黄种人患骨质疏松症的危险高于黑种人，母系家族史阳性者应高度警惕本病的发生。

（2）无论男女老龄后均为高发人群，尤其是女性绝经后发病甚高。

2. 可控制的因素

（1）生活习惯相关因素　低体重（亚洲人 BMI < 19）、吸烟、过度饮酒、咖啡及碳酸饮料等、体力活动缺乏、饮食中钙和（或）维生素 D 缺乏（光照少或摄入少）。

（2）影响骨代谢的疾病　原发性或继发性激素低下，如甲状腺功能亢进、Cushing 综合征、分泌乳素瘤和高泌乳素血症、糖尿病、甲状腺疾病、肢端肥大症或生长激素缺乏症、某些血液病或结缔组织病、慢性肾衰竭、肾小管性酸中毒等疾病或营养吸收障碍疾病。

（3）应用影响骨代谢的药物　如糖皮质类激素和含铝抗酸剂等。

（4）各种原因造成的制动状态。

以上均为骨质疏松症的危险因素，应分别根据各种危险因素进行重点预防。

（二） 如何防治骨质疏松症

提倡三级预防的原则。一生中骨量的变化，20 岁以前是骨形成大于骨吸收，骨量不断上升，为生长期；20 ~ 40 岁为峰值骨量期，也称钙平衡期；40 岁以后骨吸收大于骨形成，骨量随着年龄的增加而下降，为骨丢失期。女性绝经后骨量下降明显，一生中将丢失 35% ~ 50%，男性丢失量略少于女性。

1. 一级预防

一级预防是无病防病，分为以下三个阶段。

（1）第一阶段　为儿童 - 青年期：骨质疏松的预防，应从儿童开始，至 35 岁左右，是骨峰值形成的阶段，应该自幼养成良好的生活习惯，科学的饮食营养，合理的体育运动，充分的阳光照射，尤其是怀孕哺乳期注意补充钙和维生素D，预防骨量丢失，维持较高的骨峰值量，就会推迟和减轻骨质疏松发生的时间和程度。

（2）第二阶段　为成年期：35～60岁左右，重点是减少骨量丢失，这个阶段又包括绝经期和老年前期，及时向骨骼投资，加强骨营养。维护骨峰值量，其基本方案是：饮食或药物补充足够的胶原蛋白、钙、维生素D及充分的体育活动，具有风险因素者及时进行骨密度检测等预防措施。

（3）第三阶段　为老年期：骨量丢失、骨骼质量下降的阶段，尤其是绝经后的老年女性，骨量下降明显，每年骨丢失率为2%～10%，女性在一生中将丢失35%～50%，男性丢失量为34%左右，及时、有力的预防，是非常必要的。

2. 二级预防

二级预防是早发现，早诊断，早治疗。如果已诊断有骨质疏松，除了补充钙剂和维生素D，需要在医生指导下进行药物与非药物相结合的综合治疗。有继发性骨质疏松的患者首先要针对原发病（如糖尿病等）进行积极地治疗；同时也要选择以下药物治疗：抗骨吸收的药物，如降钙素类、双膦酸盐类；雌激素受体拮抗和促进骨形成的药物，如甲状旁腺激素、活性维生素D、雷诺锶盐等。防治骨质疏松的中药具有整体调节作用。此外，还有物理治疗如光疗、磁疗、蜡疗等。

3. 三级预防

三级预防是防止骨折发生。为减少骨质疏松所引起骨折的致残率和死亡率，改善骨质疏松患者的生活质量，对于老年人防止摔跤是最重要的措施，包括适量运动改善肌力，提高动作协调和平衡能力；改善视力和营造良好的居住和照明环境；使用地毯要特别小心；高龄老人外出要有人照顾，同时在医生指导下采取以上预防和治疗措施。

（三）饮食与运动

1. 注意科学饮食

科学饮食是指每日三餐及餐间水果等，全部摄入的食物总热量以满足身体的需要为宜。老、幼人群总热量应充足，但不宜过高，警惕肥胖、高血糖、高血脂等疾病，根据体重（肥胖或消瘦）及身体状态等因素决定总热量，必要时可为患者开出饮食处方。同时，注意含钙丰富的饮食。

骨质疏松的发生主要与机体钙缺失有关，引起机体缺钙的直接因素是膳食钙的摄入不足。对于伴有高脂血症的老年人，可选用脱脂奶或低脂奶，可以连骨吃的小鱼、小虾、花生、核桃、大豆含钙量也多。

（1）关于饮用牛奶 老年人过多饮用牛奶后，易诱发老年性白内障。可以选用虾皮、虾米、鱼类、贝类、蛋类、肉骨头、海带、田螺、芹菜、豆制品、芝麻、红枣、黑木耳等含钙高的食物来补钙。巧克力含有草酸，牛奶与巧克力一起吃时，牛奶中的钙易与巧克力中的草酸形成不溶于水的沉淀物——草酸钙。人不但无法吸收，时间长了，还会出现头发干枯、腹泻、缺钙和生长发育迟缓等现象。

1）不宜空腹喝牛奶：如果早晨起来空腹喝牛奶，牛奶还未被机体充分吸收，就顺着空空的胃肠道排了出去，造成钙源的极大浪费。

2）睡前喝杯酸奶：骨骼组织在不断地新陈代谢，这个过程在人睡觉时的速度加快，大约凌晨 3 点最快。睡前喝杯酸奶就能及时补充钙源。

（2）影响钙吸收的物质

1）钙与磷的平衡：过多地摄入碳酸饮料、咖啡、汉堡包、炸薯条等大量含磷的食物，会造成钙与磷的比例失衡，大量的钙会随尿液流失。钙的摄取量最好不超过磷的 2 倍。

2）钙与镁的平衡：钙与镁的比例为 2∶1 时最利于钙的吸收利用。含镁较多的食物有坚果（杏仁、腰果、花生）、黄豆、瓜子、谷物（黑麦、小米、大麦）、海产品（金枪鱼、鲑鱼、小虾、龙虾）。

3）纤维素干涉钙的吸收：过多的膳食纤维使食物通过肠道的速度加快，使钙的吸收率降低。

4）维生素 C 促进钙吸收：把含钙高的食物与维生素 C 和泡菜汁一起服用，或者每天制作脐橙、柚子、橘子、芦柑、柠檬奶饮用。

5）合理使用醋：烹调时，适当放点醋，有利于维生素 C 的保存和食物中钙的吸收。醋能使鱼、排骨中的钙溶出，以利于钙的吸收。

6）草酸：菠菜、苋菜、冬笋、荷兰芹和绿菜花之中的草酸含量较高。在烹调此类菜肴时可利用草酸易溶于水的特性，在沸水中快速烫一下，即可去掉90% 左右的草酸。

7）植酸：存在于大豆、小麦及谷物的外壳中，它与钙结合成不溶性植酸盐，降低钙的吸收率。可采用发芽、发酵、浸泡等方法以激活植酸分解酶活性，使其分解植酸，从而提高钙的吸收。

8）蛋白质：蛋白质可促进钙的吸收和储存，是合成骨基质的重要原料，但富含蛋白质的食物在人体内呈酸性，人体无法承受血液中酸度的急剧变化，于是机体利用两种主要的碱性物质钠和钙来中和。当体内的钠用尽时，就会启动骨骼里的钙来缓冲。摄入的蛋白质越多，所需的钙的数量也越大。故宜摄入适量的蛋白质食物，成人每天摄入蛋白质的量应为 1.2g/kg，不宜追求高蛋白质饮食。

9）盐：吃盐可导致骨质疏松的原因是，人体对多余盐分的处理往往是排出体外，盐里主要所含的钠，其排泄过程总要与钙一起排泄。所以，高盐饮食的结果是导致钙流失加快，宜低盐饮食，每天盐的摄入量不要超过 5g。

10）其他：包括多种维生素（如维生素 A、维生素 C、维生素 D、维生素 K）和矿物质（锰、镁、铜、锌）。奶类、蛋类、鱼仔和动物肝脏富含维生素 A；深色的蔬菜、水果和薯类富含胡萝卜素，可以在人体内转化成维生素 A；新鲜的水果和蔬菜富含维生素 C。

2. 养成良好的生活习惯

（1）不吸烟　吸烟影响峰值骨密度的形成，因为绝大多数吸烟者是从青少年时期开始的，此时正是峰值骨密度形成期。吸烟者的股骨颈、肋骨和椎骨均有一定程度的骨质丢失，这种危害往往在中年后期及老年期才能表现出来。

（2）不喝酒　乙醇进入人体后，可以和其他无机物或某些有机物发生化学反应，产生一些新的物质。这些新物质会加快骨质的丢失，导致骨质疏松。

（3）适量饮茶　因茶中鞣酸增多会影响蛋白质、铁、维生素的吸收且有致癌作用。故不宜饮浓茶和隔夜茶，泡茶的水以 80℃为佳，服药时不用茶水送药。

（4）正确姿式　自青少年期，注意保持正确的坐姿、站姿和行走姿式，老年人不宜弯腰、弓背或抬举重物，避免跌倒。

（5）穿着　老年人宜穿舒适、松软的衣裤和鞋。

3. 合理、适当的运动

机械运动负荷的刺激是促进钙盐量增加的必要条件，肌肉收缩及舒张运动的机械负荷会促使生长期骨钙盐量的增加，如果运动负荷不足或过量会减弱对骨骼的机械刺激，造成肌肉萎缩，骨形成减少、骨吸收增加，最后导致骨质疏松症的发生，尤其是中小学生由于学习负担过重，活动少，长时间静坐等，使骨骼生长发育不良，影响青春期峰值骨量的形成。

不同强度和形式的运动产生的运动负荷不同，对骨密度的影响也不一样。高冲击力运动是指对骨施加了重力负荷作用的运动，或者说是需要身体站立、克服重力的运动，如走路、跑步、体操、举重、篮球等。低冲击力运动，是只克服阻力的运动，即不需要站立的运动，如游泳、划船、骑车等。高冲击力的项目，可导致骨密度的增加；低冲击力的运动，一般不会导致骨密度的增加，只能阻止骨质的进一步丢失。

对于处在生长发育期的青少年，运动强度也不能过大，否则容易导致骨骺提前愈合，影响身高等形态指标的正常发育。美国科学家最新研究发现，跳跃运动是预防骨质疏松的最佳方法，反复上下跳动即可，场地、时间不限。原地单脚左右轮流跳、双脚跳或跳绳均可。老年人适当地运动可以增加骨密度，行走有力，跌倒明显减少。

近年 NFPP 研究显示，对骨质疏松症患者来说在降低跌倒率方面是有效的。体育锻炼组与对照组相比 1 年的跌倒率下降了 39%。这个发现和其他研究结果是一致的，表明跌倒干预计划对骨质疏松症患者是有益的。跌倒干预计划在干预 1 年后，继续跟踪调查，证实了干预后作用显著，最终减少了跌倒相关的致残。

（四）补钙

人体每天需要的钙量视年龄、性别、身体状况不同而异。成人钙的吸收和排出大致相等，钙的每日合理摄入量是小学生 800mg，中学生 1000mg、成年人 800mg、老年人 1000mg。牛乳和乳制品含钙量多且吸收率高，是优选用的补钙食物。对于伴有高脂血症的老年人，可选用脱脂奶或低脂奶。可以连骨吃的小鱼、小虾、花生、核桃、大豆含钙量也多，注意每天钙摄入量不应超过 200mg。

（五）补充维生素 D

维生素 D 有利于钙在胃肠道的吸收，是用于治疗骨质疏松症的基本药物。大量的研究表明补充维生素 D 能增加老年人肌肉力量和平衡能力。临床应用时应注意个体差异和安全性，定期监测血钙和尿钙，酌情调整剂量。

晒太阳可以增加自身维生素 D 的合成，但晒太阳不能盲目，并不是暴晒之后就能补充足够的维生素 D 和钙。晒太阳应在上午 6 时至 9 时，这时的阳光以温暖柔和的红外线为主，是一天中晒太阳的第一个黄金时段；而上午 9 时至 10 时和下午 4 时至 7 时，阳光中的紫外线 A 光束增多，是储备体内维生素 D 的大好时间。

二、骨质疏松的治疗常规

（一）骨质疏松症的治疗原则

多数疾病目前尚无根治方法，对症治疗可减缓病情的发展，降低骨折发生率和致残率。

（1）病因治疗 是所有代谢性骨病的基本治疗原则。

（2）替代治疗和补充治疗 佝偻病和骨软化患者给予维生素 D 弥补机体不足，绝经后骨质疏松要补充适量雌激素和孕激素，此外。多数代谢性骨病患者都应补充足量的钙剂、维生素 C、维生素 D 和维生素 K 等。

（3）综合治疗 许多疾病的发病机制错综复杂，非单一因素所致，故治疗时应综合考虑，方能取得满意效果。

（二）骨质疏松症的治疗方案

1. 对症治疗

有疼痛者可给予适量非甾体类镇痛剂，有畸形者应局部固定，骨折则应给予牵引、固定、复位或手术治疗。

2. 一般治疗

运动可增加和保持骨量，戒除烟酒，少饮咖啡，停用对骨质疏松防治不利的药物。不论何种骨质疏松症均应补充适量钙剂及维生素 D。

3. 病因治疗

继发性骨质疏松者必须去除病因才能阻止病情发展，而原发性骨质疏松要去除或避免风险因素，针对与发病有关的致病因素进行治疗和预防。

4. 药物治疗原则

（1）雌激素替代治疗

1）适应证：①围绝经期伴有骨量减少者；②卵巢早衰或因各种原因切除卵巢者；③老年妇女，即使已绝经多年仍主张给予适量雌激素制剂。

2）禁忌证：①子宫内膜癌和乳腺癌者；②子宫内膜异位者；③不明原因阴道出血者；④活动性肝炎或其他肝病伴肝功能明显异常者；⑤系统性红斑狼疮者；⑥活动性血栓栓塞性病变者。

3）制剂与剂量：主要有：①倍美力 0.3～0.625mg/d；②雌二醇或戊酸雌二醇 12mg/d；③利维爱 1.25～2.5mg/d；④尼尔骨康（复方尼尔雌醇）0.65mg/周；⑤雌二醇皮贴剂 0.05～0.1mg/d；⑥雌二醇凝胶 2.5g/d 等。

选择性雌激素受体调节剂（SERM）：对某些组织表现为雌激素而对另一些组织则表达雌激素的拮抗作用。雷洛昔芬对于子宫内膜和乳腺均无作用，而且对骨质疏松的疗效与雌二醇基本相当。主要适应于治疗无更年期症状、无血栓栓塞疾病的绝经后骨质疏松。

4）治疗监测：此疗法需长期服用，必须加强对副作用的监测。内容包括：

①定期进行妇科检查和乳腺检查；②定期 BMC 测量；③定期阴道 B 超，观察子宫内膜厚度变化，如子宫内膜 >5mm 应加用孕激素；④反复阴道出血者宜减少用量或停药。

（2）孕激素 包括孕酮、孕二酮和左炔诺孕酮等，孕激素与雌激素有协同作用和拮抗作用的多相性效用。

（3）雄激素 主要有睾酮、雄烯二酮及二氢睾酮，雄激素未能增加骨细胞分化和 ALP 活性，促进 IGF-2 受体和 TGF-β 合成，其对肝脏有损害，并常导致水钠潴留，目前仅用于男性骨质疏松的治疗。

（4）降钙素 主要作用为抑制骨吸收。

1）适应证：①高转化型骨质疏松患者；②骨质疏松伴或不伴骨折者，其止痛效果好；③变形性骨炎者；④急性高钙血症或高钙血症危象者。

2）剂量与疗程：①密盖息，每日皮下或肌内注射 50~100U，每日 1~2 次，有效后减量。如需长期应用，可每周注射 2 次，每次 50~100U；②益盖宁，每周肌内注射 2 次，每次 10U。

3）注意事项：有过敏史或有过敏反应者慎用或禁用。治疗前需补充数日钙剂和维生素 D，长期应用者易发生"逸脱"现象。

（5）二膦酸盐 主要抑制破骨细胞生成和活性。

1）适应证：主要用于骨吸收明显增强的代谢性骨病，亦可用于治疗原发性和继发性骨质疏松，尤其适应于高转化型绝经后骨质疏松又不宜用雌激素治疗者，对类固醇性骨质疏松也有良好效果。

2）注意事项：一般主张低剂量间歇给药，用药期间需补充钙剂。消化道反应较多见；血栓栓塞性疾病、肾功能不全者禁用。治疗期间监测血钙、磷和骨吸收生化标志物。

（6）氟化物 老年性和绝经后骨质疏松为氟化物的适应证。长期应用虽可增加骨矿物质含量（BMC），但骨的强度和骨的其他生物质量却下降。

（7）甲状旁腺激素 是一种促进合成的药物，可以增加骨密度并减少椎骨和非椎骨的骨折。

（8）雷奈酸锶 锶是一种微量元素，可以促进骨样组织的形成并抑制骨吸收。在临床试验中显示雷奈酸锶可减少脊椎和外周骨骨折的风险性。在 3 年 TROPOS 研究中，雷奈酸锶可减少 41% 腰椎骨折（相对危险度 0.59；95% 可信区间：0.48~0.73）并可增加腰椎和股骨颈的骨密度。锶的确切作用机制目前尚不清楚，但是它可以抑制骨重吸收的作用已被发现。以上为骨质疏松症的治疗原则，具体治疗方案应结合每个患者的病情而定。

第四节 骨质疏松性骨折的诊断与治疗

骨质疏松性骨折是骨质疏松症最严重的后果，常见于老年人群及骨量低下的骨质疏松症患者。骨质疏松导致了骨量的减少，骨质量的衰退，使骨的机械强度明显降低，骨骼丧失了正常的载荷能力以至较轻微的损伤甚至躯体自身的重力即可造成骨结构的破坏，骨连续的中断而发生骨质疏松性骨折。骨质疏松性骨折是由于骨强度降低导致正常承载功能丧失，在低能量的轻微损伤作用下即可发生骨折，因此被认为是骨骼功能衰竭的表现。

一、骨质疏松性骨折的概述

骨质疏松性骨折属于脆性骨折，包括两种形态特点：一种是由骨疲劳的累积与骨内微裂隙的发展而来的骨折，单纯髓内的小梁骨折又称为微骨折，长骨骨骺端或椎体内的小梁骨折即属于此种类型，一般影像学检查方法不易被发现，MRI成像从髓内信号的异常有助于作出判断和鉴别；另一种是松质骨与皮质骨的完全性骨折，如髋部股骨颈、转子间的骨折，桡骨远端与肱骨近端骨折，且以粉碎性骨折多见。

骨小梁骨折与缺损，往往导致力学结构的破坏，尤其是连接性骨小梁结构的缺失，使应力载荷的分散与传递受阻，最终因应力集中使骨结构进一步受到破坏，最终由微骨折发展为完全性的脆性骨折。

骨质疏松性骨折严重威胁老年人身心健康，降低生存期生活质量，致残率与病死率显著增高。骨量、骨质量的降低及骨修复能力减弱，骨折愈合时间延缓，骨愈合质量与力学强度减低，再骨折的风险显著增加，并使骨折内固定或植入物的固定困难，牢固度差，失败的风险增大，这些临床治疗中的难点也是骨质疏松性骨折治疗的探索方向和临床治疗中有待进一步解决的问题。

骨质疏松性骨折之所以发生，一方面由于骨量减少，骨质量衰退，微结构破坏造成了骨本身机械强度的降低，对抗外加应力的功能明显减弱；另一方面是存在超过骨骼机械强度的外在应力。对于脊椎骨折，仅仅由于骨折平面以上躯体自身重力的作用，或者由于腹肌或腰部肌肉强力收缩即可造成骨折发生，一般多见于下胸或腰段脊椎，表现微椎体楔形变或压缩性骨折。

一般认为在人体重心高度跌倒时所产生的损伤暴力称为低能量损伤暴力。低能量暴力造成的骨质疏松性骨折是骨质疏松症特有的骨折。因此，一旦发生脆性骨折，则骨质疏松症的存在可确信无疑。骨质疏松性骨折的发生，除了暴力大小、作用方向等因素以外，损伤概率也是重要的因素。老年人由于视力减退，神经系统与肌肉、骨骼等运动系统功能减退，协调能力降低，加之全身健康状况衰退，安眠、镇静及降压药物的应用等骨骼外的因素都增加了损伤的概率与骨折发生的风险。

二、骨质疏松性骨折临床诊断的进展

（一）症状与体征

骨折发生率在骨质疏松患者中约占 20%，骨折往往是骨质疏松症患者作为首发症状而就诊的原因。骨折一旦发生，疼痛、畸形与功能障碍等症状和体征随之出现，但高龄老年人往往对疼痛的敏感性差，如椎体轻度压缩骨折，股骨颈的插型骨折等，容易造成漏诊或误诊，应引起重视。

在 WHO 的诊断标准中，如果骨密度值低于峰值骨量的 2.5SD 合并有脆性骨折或脆性骨折史者，可以确诊为重度骨质疏松症。椎体骨折常常因平地滑倒、臀部着地的传达暴力所致。一旦某一椎体发生骨折，则暴力传递终止，极少会同时发生 2 个或 2 个以上椎体骨折。如同时发生 2 个或 2 个以上椎体骨折，一般由于直接撞击性损伤或因腰、腹部肌肉强烈的保护性收缩所致。在重度骨质疏松患者中，仅由自身躯体重力作用即可造成椎体的变形与压缩。

骨质疏松症是一种隐匿性、进行性病变，具有慢性骨痛症状者占 42%，若有急性疼痛症状出现或者疼痛突然加重，常常是骨折发生的征象。

女性围绝经期骨量快速丢失，松质骨丰富部位如尾骨下端、椎体等，骨折的风险明显增加。70 岁以上的脆性骨折史不但反映骨量、骨质量的低下，而且存在导致损伤概率增加的骨骼以外的危险因素。脆性骨折史对于预测再骨折风险的意义远远大于骨密度值的预测作用。

（二）影像学检查

影像学检查对于骨质疏松和骨质疏松性骨折都是十分重要的诊断手段。

1. 常规 X 线检查

X 线检查对骨质疏松的诊断缺乏敏感性，但有很高的特异性。X 线显示骨质疏松皮质菲薄的典型骨质疏松表现，则说明骨量的丢失已达 30% 以上。对骨折诊断的重要性在于明确骨折的诊断，显示骨折的部位、程度、移位方向和畸形的类型，也是治疗方法选择的依据。

2. CT 断层扫描

对于 X 线三维图像骨折诊断不能肯定，骨折移位方向不能确定时有助于做出正确诊断。CT 三维重组成像技术尤其对于粉碎性骨折，关节内或关节周围骨折以及骨折合并脱位时均能清晰显示，对治疗决策有较大帮助。

3. MRI 成像技术

MRI 成像技术近年来也被较广泛地应用于骨质疏松性骨折的诊断，并已被证实具有重要价值。①在髓内骨折（微骨折）诊断方面，X 线及 CT 都不能明确诊断，通常依据外伤史、局部疼痛与压痛被诊断为挫伤。MRI 依据微骨折造成的髓内出血、水肿导致含水量的变化通过信号异常敏感地反映出来，对于干骺端及椎体内的微骨折的诊断，MRI 具有特殊价值。②用于鉴别新鲜骨折与陈旧骨折，尤其是多个椎体呈楔形变时，MRI 能够鉴别出其中新鲜骨折的椎体，对正确作出定位诊断以及避免盲目治疗非常有益。③在鉴别骨质疏松性骨折及骨肿瘤引起的病理性骨折时，增强扫描与脂肪抑制技术等方法也有助于作出鉴别诊断。④MRI 可同时显示周围的软组织病变，诸如合并的脊髓、神经、血管的损伤及周围肿物血肿等病理变化。一旦椎体压缩骨折发生，MRI 出现异常信号，该信号异常将会持续至骨愈合后，6 个月至 1 年以上方能转为正常。故对有异常信号椎体是否为新鲜骨折，尚应结合外伤史与疼痛、压痛等病史加以确定。

4. 骨密度值的测定

目前双能 X 线骨密度吸收仪（DEXA）已成为国际通用的骨质疏松诊断的黄金指标。以测量值与同性别年轻人骨量峰值或与同年龄、同性别人群骨量平均值作比较以标准差（SD）表示，前者称为 T 值（T 参数），后者称为 Z 值（Z 参数）。凡老年脆性骨折患者均应常规作骨密度检查，以便了解骨量状态、骨质疏松程度，对进一步骨质疏松症干预治疗通过重复测定，评价疗效。虽然 DEXA 检查方法精度高，准确率好，且有可重复性。但该方法也存在不足，对老年患者，脊柱有广泛增生，骨赘形成，以及韧带钙化或骨化者，甚至存在腹主动脉钙化时，DEXA 在腰椎前后位测得的 BMD 值将显著高于实际骨密度值，造成假象。因此对 65 岁以上老年男性以髋部测得的骨密度值进行诊断比较可靠。而髋部骨密度值可以测取髋部总体的 BMD 更为有意义。其他骨密度值测定法如 Q - CT（定量 CT 骨密度测定法）、Q - ultrasound（定量超声）皆各有优缺点，前者精度高，由于定位要求极高，故重复性差。后者的参数虽能反映出骨的强度，设备与操作相对简便，但至今尚缺乏该仪器本身的数据库与诊断参数，这两种仪器由于与 DEXA 测定原理完全不同，因此用作诊断时不能移用 DEXA 的 −2.5SD 诊断公式。

（三）鉴别诊断

骨质疏松性骨折主要发生于老年患者，而且骨折多发生于富含松质骨的长骨干骺端、椎体等部位。这些部位也是骨转移瘤的常见部位，老年人群也是多发性骨髓瘤的易感人群，因此老年人的骨质疏松性骨折往往要与多发性骨髓瘤或转移瘤相鉴别。

除了详细询问病史，仔细查体，必要的血液化学检查外，影像学检查具有重要价值，常规 X 线片、CT 扫描、E−CT 全身骨扫描、MRI 显像等的合理应用都有助于鉴别诊断。必要时可以进行活检以便作出病理学的确定性诊断。

三、骨质疏松性骨折的治疗

（一）骨质疏松性骨折的外科治疗原则

骨质疏松性骨折外科治疗的目的不仅仅是治疗骨折，而且是为了预防骨折并发症，降低病死率，提高康复水平，改善生活质量，老年人骨质疏松性骨折的治疗难点以及应着重关注的是"老年、高龄"和"骨质量差"两个方面。

（1）随年龄增大，系统性合并症增多，因脏器功能衰退，代偿功能差，麻醉与手术风险明显增高。

（2）老年患者免疫功能低下，创伤或术后 3 周内、卧床、制动，易并发呼吸道感染，长期卧床更易导致肺炎、压疮、下肢深静脉血栓形成，严重的并发症能导致死亡，肢体肌肉萎缩、关节僵硬等功能障碍也常有发生。

（3）骨质疏松、骨质量低下，骨折常常呈粉碎性，使骨折的整复与固定十分困难，内固定物与植入物难以牢固固着，容易造成手术失败。

（4）骨折的愈合延迟，骨痂成熟延晚，骨愈合质量与力学强度较差，影响早期负重以及体能和肢体功能的康复。

（5）骨量和骨质量在短时间内难以得到改善，发生再骨折的风险明显增加。这种再骨折可以发生在其他部位或植入物周围。

对患者进行外科治疗前应对患者全身健康状况作出评估，确定外科治疗指征，选择最合理的治疗方案，手术治疗方法应以简便、安全、有效为原则，优先选择创伤小、正常生理功能干扰少，术后康复快而且医生本人最熟悉的方法。术前应请相关科室医生协同处理合并症，使麻醉与手术风险尽可能减低。

（二）围手术期抗骨质疏松治疗的意义

骨折后急性期，由于卧床、制动使骨量丢失加速，有研究表明，骨折后骨密度在 3～6 个月内持续下降，股骨颈部 3 个月时下降 9.6%，6 个月时下降 13.7%，胫骨近端 3 个月减少 22.1%，6 个月减少 18.6%。围手术期制动 2 周内每 24 小时尿钙排出量增加 40%，羟脯氨酸排出增加 50%。围手术期适当应用骨吸收抑制剂，如降钙素、雌激素受体选择性调节剂等，会有助于抑制骨量快速丢失，同时可以适当补充钙剂与维生素 D。

在康复期及骨折愈合后应持续地抗骨质疏松治疗，以预防和降低再骨折的风险。活性维生素 D 有增进肠钙吸收、促进骨基质矿化，以及改善神经肌肉的协调功能，减少老人跌倒风险。在患者能长时间坐或站立行走后，对重度骨质疏松患者也可选择二膦酸盐类制剂，以提高骨密度，降低再骨折风险。围手术期用药应考虑到抗骨吸收药的应用不至于影响到骨折的愈合，可依据循证医学证据合理选择制剂。

（三）骨质疏松骨折的外科治疗进展

1. 填充材料与方法的改进

（1）脊柱后凸成形术　经椎弓根置入充气扩张球囊使椎体恢复一定的高度，注入液态骨水泥，固化后使骨质椎体增强物理强度和承载能力。要点是严格掌握手术指征和规范化的操作。优点是术后能解除疼痛，早期离床活动。缺点是除了本方法技术上固有的并发症外，对重度骨质疏松症，骨水泥注入后可能造成相邻椎体间刚度和弹性模量级差，导致新的力学失衡，易造成相邻椎体骨折，同一椎体内的骨水泥分布不均也可造成非充填部位再骨折。被骨水泥充填部位已无新骨成长空间。大范围填充（超过椎体容积 75% 以上），相当于骨水泥的椎体内置换术，已有发生残存骨坏死的报道。

（2）转子间骨折的内固定术　对局部骨质量极差的病例可以采用骨水泥或人造骨（液态单水硫酸钙）等注入加固，同时用加压滑动鹅头钉或髓内钉等内固定以达到强化固定的目的。生物可降解材料的植入（包括同种异体骨）好处是伴随植入材料的降解，有新生骨的形成，缺点是即时固定强度尚嫌不足，往往仍难以达到早期负重的目的。

2. 植入物材料的改进

（1）钛合金材料被认为是目前所有合金材料中刚度和弹性模量相对较接近

于骨的材料，已被广泛用于制造各种类型的植入物，如钢板、螺钉、钛合金髓内钉、钛合金的人工假体等。

（2）金属银制成的人工材料，作为骨缺损的填充物，由于金属本身特性与表面几何形态特点，具有一定的骨传导性能。

（3）单水硫酸钙、磷酸三钙等作为植入物具有生物降解性能，在降解的同时有新生骨的逐步形成，已被临床结果所证实。

3. 植入固定物设计上的改进

（1）锁定性钢板的设计　肱骨近端的骨质疏松骨折，如符合手术指征，普通的钉板固定往往造成内固定物松脱，切割，穿透骨质而造成失败，镜定型钢板使用多个不同方向螺钉固定肱骨头部，通过螺钉与钢板间的螺丝–螺母方式连接达到钉板间一体化，能防止植入物的松脱，起到强化固定的效果。不同类型的锁定型钢板也被用于不同部位的骨干及干骺端骨折的治疗。

（2）加长型钢板或带锁髓内钉设计　骨干的骨质疏松骨折因骨皮质菲薄，固定牢固差，由于应力集中，易导致固定物周围骨折。加长型钢板或加长的带锁髓内钉使固定范围增大，扩大了应力的分布范围，提高了固定的稳定性。

（3）加长假体柄的人工关节设计与骨水泥的联合应用　对伴有明显骨质疏松的患者，骨水泥型肩、髋人工关节置换术是一种相对合理的选择。

股骨颈的囊内高位头下型骨折，伴 Garden Ⅲ–Ⅳ 移位时患者高龄，一般情况下一期骨水泥型人工假体置换术是适应证。对于虽属骨质疏松性骨折，而局部骨质量尚可的患者也可依据情况近端固定型、远端固定型或长柄的非骨水泥型假体植入，以利应力分散与传递，降低松动、骨折的失败风险。

对肱骨近端骨质疏松性骨折，凡符合人工关节置换术指征者，宜采用骨水泥型假体置换术。

（四）骨质疏松骨折的综合防治

骨科医生往往是患者见到的第一位，也许是唯一的一位医生。骨科医生在治疗骨折的同时，应当考虑进一步确定患者是否存在骨质疏松症，并评估骨质疏松的程度，以有效的措施治疗骨质疏松症，预防患者发生骨折。对于已发生脆性骨折的患者，接受长时间的抗骨质疏松药物治疗，对降低再次发生骨折的风险是很必要的。

1. 围手术期

为使由于骨折或手术治疗制动期的快速骨量丢失得到抑制，选用降钙素或女性患者应用雌激素受体选择性调节剂是有益的，这种适度的骨吸收抑制剂对降低骨丢失是有用的，而且常规剂量应用不至对骨折愈合带来不利的影响。降钙素本身还具有围手术期中枢性与周围性的止痛作用。维生素 D 和钙剂作为基础用药，在骨质疏松症与骨质疏松性骨折患者治疗中是不可或缺的。每日摄入总量 1000mg 钙，600～1000IU 维生素 D 是必要的。

2. 愈合及功能康复期治疗

骨质疏松的治疗应当是长时间的，与高血压患者对于降压药的依赖性相仿。一般依据药物特性决定疗程，也应配合体能锻炼，日光照射，增加饮食钙的摄入，改善生活方式，预防跌倒的措施等方面综合防治。对于骨量很低的重度骨质疏松患者，康复期开始较长时间采用二膦酸盐类制剂的治疗，有助于骨量改善。此外，老年患者应用活性维生素 D 不仅有益于促进肠钙吸收，基质的矿化，抑制骨的吸收，而且有利于预防跌倒，降低损伤概率。二膦酸盐制剂加上活性维生素 D 及适量的钙剂补充，尤其对于高转换率的重度骨质疏松性骨折的患者是一个恰当的选择。活性维生素 D 超过常规推荐剂量应用时应注意监测血钙与尿钙水平，对低转换率的高龄老年骨质疏松患者，促进骨形成制剂也许是更合理的选择。

骨质疏松骨折的诊疗尽管有了上述一些改进，依然存在诸多局限性，还有待进一步探索。从力学角度探索更接近骨刚度和弹性模量的材料；从生物学角度应寻求具有更好生物相容性并且有更好生物降解能力，有更强的骨诱导与骨传导性能的植入物或替代物；探索理想的促进宿主骨与植入物更快、更好整合的生物工程材料与力学环境；在药物方面开发出能更快速、更有效增加骨量和改善骨质量的制剂，提高骨密度和预防骨折的疗效，以期达到更理想的防治效果。

第五节　骨质疏松性骨折的康复护理

骨组织的连续性发生中断即为骨折，其原因有两种：第一种情况是作用力非常强大，超过了正常骨骼的载荷限度；第二种情况是骨的正常组成及结构发生变化，使骨骼失去了正常组成及结构发生变化，使骨骼失去了正常的力学特性，很轻微的作用力或者体重本身就可以发生骨折。后者又可以分为两种情况，一是骨肿瘤或其他器官肿瘤骨转移造成骨组织结构的破坏而发生病理性骨折；二是随着人体的衰老过程，骨组织出现骨小梁减少，骨皮质变薄，发生骨质疏松后所导致骨折，这即是本章节的讨论重点。

骨质疏松性骨折（脆性骨折）指患有骨质疏松症后，因骨密度和骨质量下降导致骨强度减低，受到轻微暴力甚至在日常活动中即可发生的骨折，属病理性骨折，是骨质疏松症最严重的后果，常见的骨折部位是脊柱、髋部、桡骨远端和肱骨近端。骨折愈合缓慢，且骨折后再次骨折的风险明显加大。其致残率、致死率高，严重地威胁中老年人的身心健康和生活质量。

一、临床特点

（一）临床症状特点

1. 发生年龄

主要为 60 岁以上的中老年人群，女性多于男性。

2. 病因

多为轻微外伤，即平地或身体重心高度跌倒所引起的损伤，或没有明显外伤史，甚至在日常活动中也可发生。

3. 临床症状特点

（1）骨折后骨折部位出现疼痛、畸形、功能障碍等骨折的症状体征。X 线片除显示骨折的部位、类型、移位方向和程度等一般骨折影像学表现外，还有骨质疏松的表现，如骨密度降低、骨小梁稀疏、骨皮质变薄、骨髓腔扩大等。

（2）身高变矮，驼背畸形 主要因为椎体骨小梁疏松脱钙，发生压缩性骨折所致。

（二）骨质疏松性骨折的常见部位及特点

1. 髋部骨折

髋部骨折包括股骨颈骨折和股骨转子间骨折，是骨质疏松引起的老年最常见骨折之一。文献报道：髋部骨折在 50 岁以前，发病率无性别差异。60 岁以后每隔 5 岁发病率成倍增长。女性发病率为男性的两倍以上。进一步统计显示转子间骨折患者的平均年龄高于股骨颈骨折，发病率两者相同。50 岁以下的髋部骨折多为暴力或病理骨折所致。髋部骨折与其他骨折相比有一些明显的特点：①病死率高：患者平均年龄高，受伤前常有高血压、心脏病、糖尿病及脑血管疾病等多种老年疾病，伤后卧床时间长，易合并肺炎、压疮和静脉血栓等疾病导致死亡。有报道，美国 50 岁以上白人妇女，由于髋部骨折并发症致死率为 2.8%，与乳腺癌相同，仅次于心血管疾病。②不愈合率高：由于股骨颈血供的特殊性，骨折部位血供减少，骨折不愈合率高还可造成股骨头坏死，发生率为 20%～40%。③致畸率高：股骨转子骨折愈合率高，但常有髋内翻，下肢缩短、外旋畸形。④费用高：由于以上特点，髋部骨折的治疗不仅是骨折本身的治疗，还应针对并发症和继发症进行处理。此外这类骨折的康复和护理有较高的要求，所需费用高于其他骨折。

2. 桡骨远端骨折

桡骨远端骨折有3个类型，即Colles骨折、Smith骨折、Barton骨折。受伤机制均为跌倒所致，老年人跌倒，无意识的手掌或手背撑地，体重的反作用力沿手部传导至桡骨远端。此处骨质以松质骨为主，是骨质疏松较早发生并程度最严重的部位，易发生骨折。程度较重，多为粉碎性，影响腕关节面。据国内外危险报道，此类骨折女性明显多于男性。

3. 脊柱椎体压缩骨折

脊柱椎体属于松质骨，是全身最早发生骨质疏松的部位，骨小梁变细、中断及消失，骨内孔隙增多等现象表现最为典型。椎体压缩骨折有两种改变，一种是跌倒后臀部着地，脊柱受到垂直压缩力作用，使椎体呈鱼尾双凹改变；另一种是椎体前方压缩楔形改变，受伤机制可以是急性跌倒，脊柱猛烈屈曲，椎体互相挤压造成，更多的是慢性损伤过程，由于骨质疏松，体重本身的作用力压在椎体上长期作用，造成椎体压缩楔形变而致驼背畸形。患者除了慢性腰背痛症状外，并无急性损伤的感觉。由于胸腰段的活动度大，骨折常发生于此部位，约90%。

4. 肱骨外科颈骨折

肱骨外科颈以松质骨为主，是骨质疏松骨折的好发部位，松质骨与皮质骨的交界处，极易发生骨折。骨折多为间接暴力引起，在老年人，由于骨质疏松及韧带松弛，常合并关节脱位和肱骨大结节撕脱骨折。另外在老年人，骨质疏松的肱骨头常呈鸡蛋壳样改变。

（三）骨质疏松性骨折的常见并发症及特点

1. 脂肪栓塞综合征

脂肪栓塞综合征是骨折后严重并发症之一。多见于长骨干骨折后，骨髓脂肪进入血流，形成脏器及组织的脂肪栓塞。临床上以呼吸困难、皮肤黏膜出血点及神经系统症状为主要表现，严重者由于肺部病变而导致呼吸衰竭。老年人皮质变薄，髓腔扩大，各系统、器官功能呈降低状态，特别是骨髓造血功能减退，脂肪髓增加，是老年人发生此症的主要因素。

（1）发病原因 ①骨折：脂肪含量丰富的长骨骨折，尤以股骨骨折时发生率最高。②骨折处理不当：手法整复粗暴，固定不良，骨折端错动，可增加释放进入血流脂肪栓子的机会。③骨折的手术治疗：在髋和膝人工关节置换术中，有报道由于髓腔压力骤然增高，髓腔内脂肪以及术中应用的骨水泥分子侵入血液，造成脂肪栓塞。

（2）临床表现　骨折创伤是否发生脂肪栓塞综合征，取决于许多因素，临床有不同类型表现：①典型脂肪性栓塞综合征：有明显的骨折创伤史。潜伏期12小时至6天，可出现发热、心动过速、呼吸困难、神经系统症状以及皮肤出血点等，实验室检查包括血红蛋白含量降低，血小板进行性减少，血沉增快，血脂代谢紊乱，凝血机制障碍，胸部X线片可表现斑片状阴影，以肺野为显著，典型者出现暴风雪样或类似肺水肿的影像。②亚临床脂栓：有骨折创伤史，发病隐匿，伤后1~6天内出现轻度发热、心动过速、呼吸次数增加，同时出现轻度低氧血症，大多数经数日即自愈。在临床中，此类型为数最多，常易被忽视。③暴发型脂栓：常在伤后24小时内突然发病，有类似急性右心衰竭或肺栓塞的表现，在临床未及时诊断前已发生死亡，最后由尸解证实。

（3）诊断　将症状、体征和实验室检查各项指标归纳如下所述。主要指标：①皮肤黏膜出血点；②除外胸部外伤后，呼吸系统症状和肺部X线典型影像；③除外颅脑损伤后具有神经系统症状。次要指标：①发热；②心动过速；③痰、尿脂肪球染色阳性；④眼底改变；⑤贫血；⑥血小板减少；⑦血沉增快。

1）早期诊断：骨折创伤史，显性低氧血症，血蛋白下降。心动过速、发热、血小板下降不能用其他原因解释者，可诊断为早期脂肪栓塞综合征，密切观察并采取治疗措施。

2）临床诊断：根据骨折创伤史，明确潜伏期，显性或严重低氧血症，具有一个或多个主要指标以及相关次要指标，即可诊断为脂栓塞综合征。

（4）治疗　①呼吸支持疗法：是基本的治疗措施。轻者鼻管、面罩给氧，重者可行气管插管或气管切开、呼吸机给氧。②重症监护：应密切注意呼吸机运转，定时血气分析、防止酸碱失衡及水、电解质紊乱。护理上定时翻身、拍背、吸痰、防止误吸及交叉感染。③药物治疗：包括激素、抑肽酶、利尿剂、高渗糖、白蛋白及抗生素等。

2. 坠积性肺炎

坠积性肺炎多继发于各种创伤及慢性疾病患者，尤以老年长期卧床患者最常见，一旦发生，病死率高。

（1）发病原因　老年人免疫力减弱，抗感染的能力降低。另外，老年人肾上腺素和皮质激素减少，影响呼吸道纤毛的运动，降低了呼吸道的自净作用，此时再发生骨折创伤而招致长期卧床，胸壁和腹肌的呼吸运动受限，咳嗽反射减弱，使肺部产生坠积性淤血，极易招致感染而发生肺炎。

（2）临床表现　主要表现为发热、呼吸困难、咳泡沫黏液脓性痰或血痰、发绀等，老年人症状可能不典型。

（3）预防　本症以预防为主，对老年卧床患者应鼓励活动，翻身，咳嗽咳痰，重者可拍背促进排痰，防治感冒，积极治疗原发病。

（4）治疗　选用有效的抗生素及支持疗法。

3. 泌尿系感染

老年人肾脏和膀胱等器官的衰老变化，加上骨折患者长期卧床，常并发泌尿系感染。

（1）临床表现　骨折创伤后，长期留置导尿，长期卧床，牵引固定等，常有尿频、尿急、尿痛和尿失禁等表现，尿常规常见脓尿、血尿。

（2）预防　此症预防入主，对老年长期卧床患者应定期检查尿液，插管要求严格无菌操作。定期膀胱冲洗，定期更换导尿管，鼓励多饮水，保持清洁卫生。

（3）治疗　选用有效的抗生素。

4. 压疮

压疮是骨折创伤后，由于长期卧床、固定、牵引等特殊治疗，造成皮肤局部长期过度受压，局部缺血，皮肤坏死而发生的。预防压疮，理论上讲较简单，即避免某一部位长期受压可以使用变换压力的气垫帮助患者勤翻身，变动体位，注意患者清洁卫生，避免粪尿污染，保持皮肤清洁干燥等。治疗以局部创面处理为主要措施，包括清除坏处组织及结瘤，创面使用消炎药或胰蛋白酶粉剂等。

5. 下肢深静脉血栓形成

撕裂伤或骨折碎片创伤机械性损伤静脉局部，均可产生静脉血栓形成。股骨颈骨折损伤股总静脉，骨盆骨折常能损伤髂总静脉或其分支，均可并发髂股静脉血栓形成。本病发病急骤，数小时内整个患肢出现疼痛、压痛及明显肿胀，股上部及同侧下腹壁浅静脉曲张。在股静脉部位可摸到索条物，并压痛。严重者，患肢皮色呈青紫，称"股青肿"，提示患肢深浅静脉广泛性血栓形成，伴有动脉痉挛，有时可导致肢体静脉型坏疽。全身症状一般不明显，体温上升不超过39℃，可有轻度心动过速和急倦不适等症状，"股青肿"较罕见。

（1）临床症状 最常见的主要临床表现是一侧肢体的突然肿胀。下肢深静脉血栓形成患者，局部感疼痛，行走时加剧。轻者局部仅感沉重，站立时症状加重。体检有以下几个特征：①患肢肿胀：肿胀的发展程度，需依据每天用卷带尺精确地测量，并与健侧下肢对照粗细才可靠，单纯依靠肉眼观察是不可靠的。这一体征对确诊深静脉血栓具有较高的价值，小腿肿胀严重时，常致组织张力增高。②压痛：静脉血栓部位常有压痛。因此，下肢应检查小腿肌肉、腘窝及腹股沟下方股静脉。③ Homans 征：将足向背侧急剧弯曲时，可引起小腿肌肉深部疼痛。小腿深静脉血栓时，Homans 征常为阳性。这是由于腓肠肌及比目鱼肌被动伸长时，刺激小腿血全静脉而引起。④浅静脉曲张：深静脉阻塞可引起浅静脉压升高，发病 1、2 周后可出现浅静脉曲张。

（2）治疗

1）非手术疗效：①卧床休息和抬高患肢。②抗凝血疗法。③溶血栓疗法。

2）手术治疗：下肢深静脉血栓形成，一般不作手术取栓，但对于广泛性股静脉水血栓形成伴动脉血供障碍面肢体趋于坏疽者（股青肿），则常需手术取栓。

二、骨质疏松性骨折的处理原则

（一）骨质疏松性骨折的治疗难点

（1）由于骨折部位骨量低，骨质量差，且骨折类型多为完全骨折及粉碎性骨折，使得骨折复位比较困难，不易达到满意效果。

（2）由于骨力学强度差，致使内固定治疗稳定性差，内固定物及植入物易松动、沉降、脱出，植骨易于被吸收。

（3）由于老年人各器官功能减退，维生素 D 缺乏，使钙的吸收和重吸收减少，机体处于负钙平衡，钙储备能力降低，难以保证骨折修复时基质矿化所需要的钙；另外老年人其生物反应性下降，骨折后的炎症反应能力低下。这使得在随后的修复期中，难以很快完成血肿机化，纤维素渗出，以及机化组织内大量毛细管芽的形成。新生纤维组织包围吸收血肿，纤维性连接的进程减慢。另外，在骨折愈合早期，血肿中出现很多生长因子，这些生长因子可引起成骨样细胞和软骨细胞有丝分裂。老年人由于其细胞有丝分裂能力下降，以及对生长因子的反应性降低，细胞增殖减缓，新骨生成减慢，此外，老年人由于活动少，给予骨骼的应力刺激较年轻人低得多，造成重建哈弗斯系统、髓腔再通进程缓慢。而且修复后的骨骼强度差，有机成分减少，骨骼的弹性减弱。

总之，老年人的骨折修复不仅愈合期延迟，而且修复效果差，易发生骨折，延迟愈合甚至不愈合，致残率高。

（4）发生骨质疏松性骨折的老年人，常伴发其他器官或系统疾病，全身状况差，治疗时易发生并发症，增加治疗的复杂性与风险性，致死率较高。

（5）骨质疏松症患者罹患骨折并卧床后，将发生快速骨丢失，会进一步加重骨质疏松症，使得骨折后再次骨折的风险明显加大。

因此，骨质疏松性骨折的治疗有别于一般的创伤性骨折，既要重视骨折本身的治疗，也要积极治疗骨质疏松症。

（二）骨质疏松性骨折的治疗方案及原则

整复、固定、功能活动和必要的抗骨质疏松药物治疗是治疗骨质疏松性骨折的基本原则。理想的骨折治疗是将四者有机地结合起来，不加重局部损伤而将骨折整复，不妨碍肢体活动而将骨折固定。适当的功能练习以及配合用药，使骨折愈合和功能恢复达到比较理想的结果。

骨折的整复和固定在施行上有两种方法，即手术和非手术治疗。应根据骨折部位和损伤情况具体而定。骨折整复和固定的目的是为骨折愈合创造有利条件，无论选择哪种治疗方法都应以不影响骨折愈合为前提。对老年人骨折的整复和固定标准应以关节功能不受影响，生活能够自理为目的，即使对位稍差，留有轻度畸形也不重要，因为老年人的组织修复能力差，不能强求骨折的解剖复位而加重组织创伤。

手术本身对机体就是一个创伤，会破坏骨折部的血运，降低骨折的自身修复能力，对于那些作手术疗法可取得同样效果的以非手术治疗为宜，但是老年患者在伤前一般常伴有关节功能障碍。对于某些骨折，疗程较长，需长期卧床和关节制动，非手术治疗势必影响关节功能的恢复和其他并发症的发生，重者可导致患者死亡，应该尽快手术治疗。

现在随着医学技术的提高，麻醉方法、监测手段及内固定方法的改进、关节假体的产生，都为缩短手术时间、提高成功率创造了良好的条件。手术治疗的优点是减轻骨折疼痛，早期下床活动，关节功能练习，避免长期卧床的并发症，便于患者早日恢复生活自理能力，减轻家庭与社会的负担。所以目前对于某些骨折如髋部骨折，只要患者健康状况允许，符合手术指征，应尽早争取手术治疗。

1. 整复

整复包括手法整复和手术整复。手法整复中忌粗暴或强求解剖复位而反复多次整复。手法越重，次数越多，创伤的机会和程度越大。手术整复时，应尽量少剥离软组织和骨膜、保留骨折碎片。

2. 牵引

老年人肌力弱，持续地过度牵引，使骨折端分离，容易发生延迟愈合。

3. 固定

有效的固定，可维持骨折断端的对位对线，保证早期恰当的功能锻炼，否则断端存在剪力或旋转力，可破坏愈合中的骨痂，影响愈合。

4. 功能练习

早期锻炼可促进血液循环，增强新陈代谢，并给予骨适当的应力刺激，有利于骨折的愈合和功能的恢复。

（三）常见骨质疏松性骨折的处理原则

1. 髋部骨折

髋部骨折属于老年常见骨折，青壮年发生时多为强大暴力所致，非常少见。髋部骨折发生后，如果采用保守治疗，常会发生种种并发症。故主张在患者健康状况允许和经济条件许可的前提下，髋部骨折应尽早采取手术治疗。

髋部骨折包括股骨颈骨折和股骨转子间骨折，手术方法不同。

（1）股骨颈骨折　空心钉内固定：对于Ⅰ、Ⅱ型及某些Ⅲ型股骨颈骨折，患者年龄相对不大（65 岁以下），可行闭合复位空心钉固定，创伤小，手术时间短。人工股骨头或全髋置换对于Ⅲ、Ⅳ股骨颈骨折或年龄偏大的患者，股骨头坏死的发生率增加。多采用人工股骨头置换或全髋置换。目前由于手术器械的改进，使手术操作简单易行了，大大缩短了手术时间并减少手术创伤。一般老年患者完全可以耐受。

（2）股骨转子间骨折　为囊外骨折，骨折不愈合率低，可切开复位内固定。髓内固定系统包括 Gamma 钉、股骨近端髓内钉、股骨重建钉等，髓外固定系统包括动力髋螺钉、动力螺钉、锁定加压钢板、髋部解剖钢板等。可根据患者具体情况及术者经验选择髓内或髓外固定，对于骨质量较差的患者而言，髓内固定更符合生物力学的要求。如患者系多发伤或全身情况较差，不能承受较大手术，可在局部麻醉下进行闭合复位，外固定架固定，固定后患者可早期进行功能锻炼。

2. 脊柱压缩骨折

脊柱压缩骨折是老年人最常见骨折，多发于胸腰段，为非暴力骨折。老年人患胸腰椎楔形骨折无严重脱位或合并脊髓损伤可不需手术治疗，治疗主要针对骨质疏松和疼痛。

（1）单纯胸腰椎压缩骨折　无论压缩程度如何均可无需特殊处理，嘱患者卧硬板床，于骨折处垫一软枕，2周后即可进行腰背肌过伸练习，6~8周可下床活动。

（2）复杂的胸腰椎骨折　采用逐步过伸复位法，仰卧于硬板床，于背部骨折处下垫软枕，在可忍受的情况下，逐步加高，使脊柱处于过伸位，当患者疼痛可以耐受后，即开始腰背肌练习。

（3）对于椎体压缩程度明显（高度丢失大于1/3），椎体后壁没有破坏，或为多节段骨折，疼痛明显，经保守治疗效果不明显者，可以考虑微创手术治疗。经皮椎体成形术和后凸成形术是目前建议采取的微创手术治疗措施，可达到减轻疼痛、稳定脊椎、恢复脊柱生理弧度和早期活动等目的。经皮椎体成形术和后凸成形术，应在X线密切监视下进行，手术医生必须经过正规培训，手术技术规范化，避免发生骨水泥渗漏等主要并发症。对于多椎体压缩骨折，需根据临床具体情况选择治疗手段。

3. 桡骨远端骨折

桡骨远端骨折是指桡骨远端入3cm内的松质骨骨折，多为间接暴力所致。分为伸直型、屈曲型和桡骨背侧缘型，也称为Colles骨折、smiths骨折和Barton骨折。无论哪种类型的骨折，一般均采用手法复位、夹板固定或石膏固定，无需手术治疗，切忌整复时手法粗暴。不稳定的或再移位的Barton骨折应考虑手术治疗，以螺钉或克氏针固定。

第六节　跌倒与骨质疏松性骨折

老年人跌倒的发生率高，后果严重，威胁老年人健康和生命，已成为倍受关注的公共卫生问题。

老年人跌倒是内在因素和外在因素共同作用的结果，包含了生物学、心理学，社会学及环境条件等诸方面的因素。

对于存在骨质疏松症的老年人，跌倒往往意味着骨质疏松性骨折的发生，除了少数情况下脊椎可能由于自身躯体重力的作用而发生椎体压缩性骨折外，四肢的骨折几乎均由外伤暴力造成。对于明显骨质疏松患者，轻微的损伤乃至平地行进中的跌倒均可诱发骨折。此种由站立位的身体重心高度跌倒时产生的低能量导致的骨折又称为"脆性骨折"，是骨质疏松症患者特有的骨折。

（一） 跌倒的流行病学

据国外资料报道，约有 30% 65 岁以上老年人平均每年会跌倒一次，有 40% 50% 的 80 岁以上老年人平均每年至少跌倒一次。而多次跌倒者占老年人群的 4% 左右。

国内于普林等报道，对北京市社区 1512 位 60 岁以上老人的整群、分层流行病学调查结果显示，跌倒的年发生率为 18.0%，其中男性 14.9%，女性 20.1%。8.7% 的老人因跌倒而致伤，包括软组织损伤及骨折。

（二） 跌倒的后果

老年人跌倒常常导致损伤，轻者软组织损伤，重者发生骨折，严重的内脏损伤罕见。

跌倒造成骨折的结局取决于两个方面。一方面是外力作用的方向、速度与作用力的大小；另一方面与患者本人中枢神经系统综合反应能力、平衡能力及肌肉、骨骼运动系统的协调反应能力相关。骨骼本身质量和力学强度也与是否发生骨折密切相关，如因骨质疏松、骨结构退化、机械强度明显减弱，即使在轻微外力作用下，骨折的发生往往也难以避免。

脆性骨折最常见的发生部位，如肱骨近端、桡骨远端、股骨近端、脊椎踝部、第五跖骨基底部、肋骨以及髌骨。其中以髋部骨折的后果最严重，伤残率最高，甚至因系统性并发症而危及生命。

老年人一旦发生骨折常常造成情绪低落、急躁、执拗、冷漠、忧虑、失去信心等消极情绪，使原有认知障碍者症状加重。骨折本身虽然并不致命，但老年人所具有的基础疾病与多系统并存症往往是造成高病死率的主要原因。据美国与新加坡分别进行大宗病例统计分析结果，髋部骨折老年患者一年内死于并发症者分别为 20% 和 25%，骨折一年后能恢复到伤前生活活动能力者仅占 25% 和 28%。

（三） 跌倒的危险因素

跌倒发生的内在因素与老年人的健康状况密切相关。老年期尤其是高龄老人，各系统生理功能自然衰退，如步态紊乱，行走不稳，平衡功能下降，均源于中枢神经系统及周围神经结构与功能的衰退。视力、听力的减退，肌肉力量减弱，反应速度的迟缓使老年患者从感受刺激到做出反应的能力大大减弱，失去了自我保护能力，增加了损伤、跌倒的风险。

另一方面，老年人往往存在多系统并存症，心血管疾病、脑血管疾病、糖尿病、骨关节炎、脊椎退化性疾病、精神方面的异常、白内障、老年性耳聋以及长期服用多种药物等。上述这些生理功能衰退与多系统并存症都可能是导致老年人跌倒的危险因素。

从统计学分析，女性、高龄、步态异常、静态平衡异常、独居、恐惧跌倒的心理、服用多种药物及患慢性疾病等都属于跌倒的危险因素。

从并存的慢性疾病分析，又以认知障碍和痴呆、抑郁症、帕金森病、高血压及直立性低血压、脑卒中后遗症、长期失眠、白内障、糖尿病、骨关节炎、脊椎病变、跌倒恐惧症等属较常见的跌倒危险因素。

维生素 D 的缺乏、男性低睾酮水平以及长期的低盐状态都会增加跌倒的风险。老年人营养状况、体能与总体健康状况都与跌倒的发生与否密切相关。一些药物的长期应用，如镇静、安眠药，抗惊厥药，降压药，利尿剂，降糖药等也会增加跌倒的风险；而且跌倒的风险与这些药物应用的剂量成正相关。有些对骨代谢或骨质量带来不良影响的药物会降低骨强度，跌倒时发生骨折的风险会明显增加。

例如罗格列酮的应用，应用糖皮质激素 3 个月以上，质子泵（PP1）制剂应用达 5 年以上将增加髋部骨折风险。

（四）跌倒与脆性骨折风险的预测

当外加应力载荷超过骨骼的极限承载能力，骨骼就产生了极限应变，结果是骨折发生。在低能量应力作用下，退化的骨骼不堪应力承载发生了脆性骨折，说明骨骼结构的机械强度明显降低，已失去其承载应力的正常生理功能，故脆性骨折被认为是骨骼功能衰竭的表现。

老年人的跌倒和脆性骨折的结果又被认为是衰老的标志和后果。

对老年人跌倒及骨折风险的研究很多，预测方法包括量化指标和非量化指标，在应用时应结合老年人具体情况及各种风险因素进行具体分析与评估。

老年人在跌倒发生前往往表现出五大方面迹象：①肌肉无力；②行走功能障碍；③每秒行走距离少于 0.6m；④体能与生活活动能力明显降低；⑤非刻意的体重丢失，这些征象对跌倒的可能发生有强烈的提示作用。独居老人、健康状况差、生活不能自理或已发生过跌倒更是再次或多次跌倒的重要危险因素。

（1）对脆性骨折的预测方法很多，一般认为高龄（≥70 岁）、低体重（BMI <20~25kg/m^2）或体重减低 >10%、既往脆性骨折史等均是骨质疏松骨折的重要预测因素，BMI <25kg/m^2 者髋部骨折风险增大。较瘦的中年男性晚年骨质疏松骨折危险增加。

老年女性身高的降低是脊椎骨折的信号。约 70% 老年女性较成年期平均身高降低 3cm，身高降低 4~5cm 以上则提示脊椎骨折已经发生，约有 27.1% 的老年妇女身高降低达 6cm，因此可以用身高简单、有效地预测髋部骨折风险。对于身高降低 5cm 以上者，髋部骨折风险明显上升，男性骨折风险增加 50%，女性增加 34%，二者具有较强的相关性。

由于骨密度（BMD）决定了骨量的 70%，因此骨密度也是一个评估骨折风险的客观指标。统计学分析显示 BMD 下降 1SD，骨折风险增加 1.5~3 倍。近代的 DEA 骨密度测定仪在检测 BMD 的同时会提示骨折的可能风险。

脆性骨折史被认为是评估再次发生骨折风险的最重要指标。它不仅反映了骨的强度，而且综合反映出患者健康状况及对损伤的反应能力，前臂骨折的老年人其假部骨折风险将是无前臂骨折老人的 5 倍。

吸烟，饮酒，去势治疗，维生素 D 和钙的摄取不足，胃肠吸收功能不良，类风湿关节炎，糖尿病，长期应用糖皮质激素等也被认为是脆性骨折潜在的风险因素。

（2）一些单项指标与骨质疏松骨折风险有很强的相关性被认为是一种独立的危险因素。有些研究的结果显示低 BMD 是女性骨折一个独立的危险因素，低维生素 D 水平使髋部骨折风险增高，血清低维生素 D 与高 PTH 水平可作为预测假部骨折风险的独立危险因素。

血清酮水平每下降 1SD，非椎体骨折风险增加 50%，其他的各类骨折风险增加 40%，被认为可作为一种预测骨折独立的危险因素。也有作者研究发现血清肌酐清除率 <65ml/分钟可作为评估脆性骨折风险的指标。

（3）世界卫生组织（WHO）推荐的骨折风险预测工具 FRAX 可用于测算未来 10 年发生假体部骨折及任何重要的骨质疏松性骨折的发生率。

FRAX 确定的骨折危险因素几乎涵盖了上述提到的大部分因素：①个体与遗传特点方面：年龄、性别、低骨密度、低体重指数（BM ≤19kg/m^2）、既往脆性骨折史、髋部骨折史、吸烟、过量饮酒等。②造成易跌倒的环境因素；环境、光线淡、路障、地毯的松动、卫生间无扶手、路面湿滑等。③健康状况：导致继发性骨质疏松症的疾病、类风湿关节炎、营养不良、心律失常、严重驼背、视力差、应急性尿失禁、直立性低血压、使用糖皮质激素 3 个月以上、久坐、缺乏运动，行动障碍、健康状况差、以往跌倒史、维生素 D 不足（<75mmol/L）等。④精神、神经方面障碍：焦虑或易冲动、抑郁症、精神与认知障碍、药物长期应用、神经、肌肉因素、肌无力、平衡功能失调、感觉迟钝及恐惧跌倒的心理等。

应用分值测算评估骨折风险的 FRAX 方法是量化测评方法，这种来自多种族群体的共性数据在个体应用时还应结合患者具体情况进行评估，以利做出决策。FRAX 方法在欧洲、北美及亚洲地区已被广泛应用，我国学者宜在实践中积累更多病例，扩大追踪的验证范围，进一步确定其科学价值。

（五）跌倒与脆性骨折的预防

预测高危人群，加以监护与干预是预防跌倒及骨折的最重要方法，许多研究资料已经证明预防干预是降低跌倒和骨折风险的最有效措施。

1. 跌倒的预防

（1）及时治疗可能引起跌倒的各种急慢性疾病　如影响视力的白内障、骨关节炎、直立性低血压、反复发作的眩晕、帕金森病等。

（2）避免不适当使用药物　凡能引起跌倒的药物应不用或慎用，必须尽可能减少使用剂量。多种药物联合应用应请药师做出利弊权衡与正确取舍；或用其他治疗方法替代药物治疗，如心理治疗、身体锻炼等。

（3）生活方式中的防护　上下楼梯要扶扶手；转身与头部转动动作宜慢不宜快；使用坐式便器而不用蹲式便器；睡前少饮水，夜间用床旁便器排尿；清醒后不宜马上起床，站起前先坐位半分钟；避免过度饮酒；行走不稳的老人应当使用行走辅助器，如手杖、加氏手杖、助行器、轮椅等。其他生活辅助器如加长的鞋拔、淋浴室的扶手、淋浴用椅、防滑垫、防滑鞋、无绳电话、取物器、滑行车等。

（4）营养　老年人应保持均衡饮食，摄取足够的钙及维生素 D。绝经后妇女和老年人每日钙摄入的推荐量为 1000mg，平均每日从食物中摄入钙约 400mg，故平均每日尚需额外补充 600mg 钙剂。但应避免超剂量补充钙，避免增加泌尿系结石与心血管疾病的风险。老年人因缺乏户外日照及维生素 D 的摄入和吸收障碍，常致维生素 D 缺乏。建议每日摄取 800～1200IU 维生素 D，如使血清维生素 D 水平达到 75nmol/L，有助于降低跌倒和骨折风险。维生素 D 不仅关系到钙的吸收、骨基质矿化，而且与肌肉力量及神经肌肉间信号传递相关。血清维生素 D 水平与站立及行走速度相关。维生素 D 能使肌肉纤维增粗，体积扩大，肌力增强，可降低跌倒的风险约 22%。

（5）老年人的运动　老年人参加运动前应进行健康和体质评估，应以体能和健康状况为基础，有规律地、持之以恒地体育锻炼对老年人跌倒的预防起重要作用。运动有五大要素，即力量、耐力、灵活性、平衡性、协调性，老年人不可能兼顾，应依据安全性和可行性确立自己的运动内容与目标。抗阻运动和耗氧运动，每周 5~7 天，每天达到消耗 100~200 千卡的运动量是有效的锻炼方法。心率一般应在达到安静状态心率基础上再增加 20~30 次/分钟。运动开始前充分的准备运动是防止运动损伤的重要步骤。

（6）建立更安全的适合老人的生活环境　包括家居的设置、光线、照明、家具高矮、防滑地表、防冲撞装置等公共设施，如扶手、栏杆、灯光照明亮度、斜坡、台阶、阶梯处的标志，路面的防滑，防积水等基本要求。

（7）开展对老年人预防跌倒的健康教育　对跌倒危险人群的健康教育尤为重要，使他们了解跌倒的后果，导致跌倒的各种危险因素及预防跌倒的方法，乃至进行一对一的危险分析并设计个体化跌倒预防措施。

上述诸方面如均能切实做到，老年人跌倒的风险将明显降低，骨折发生率也必定随之下降。例如北京地区冰雪天气的冬季，以往是老年人骨折的多发季节，经科普宣教、电台、电视台的健康教育，老年人冰雪天气外出明显减少，骨折发生率也有了显著的降低。

2. 脆性骨折的预防

一方面，预防跌倒，避免损伤应力对骨骼的作用；另一方面，改善骨质量，提高骨强度，也是对抗骨折发生的最后一道防线。通过筛选出骨质疏松危险人群，采取综合的有效防治措施，有利于预防和降低初次脆性骨折的发生，对再骨折高风险人群采取严密监护与合理的综合防治措施以达到防止发生再骨折的目的。

骨量的提高意味着骨强度的改善，BMD 提高 1SD，骨折风险将降低 2 倍。抗骨质疏松药物的选择与合理应用，将有效改善骨量与骨质量。在钙和维生素 D 等基础治疗的前提下对高转换率的骨质疏松患者给予骨吸收抑制剂将会抑制快速转换导致的快速骨丢失，像选择性雌激素受体调节剂能降低脊椎骨折风险。二膦酸盐类的阿仑膦酸钠及唑来膦酸等能达到降低椎体与非椎体骨折的效果，后者还能降低髋部骨折发生率。

（六）小结

（1）老年人跌倒是衰老的一个标志，跌倒是脆性骨折发生的主要原因。低能量导致的脆性骨折意味着骨结构的严重退化和骨功能的衰竭。

（2）老年人的健康状况、多种慢性疾病、精神与心理性因素、药物的应用、生活环境条件等都是老年人跌倒的危险因素。

（3）导致骨折发生的因素是损伤应力大小、骨骼本身质量及物理强度。一些影响骨量与骨质量的疾病、药物、遗传因素、个体体重与身高变化、脆性骨折史等，都是骨折发生的危险因素。

（4）通过危险因素的分析可以发现跌倒与骨折的高危人群。对高危人群的监护与预防干预将是降低跌倒及骨折发生风险的有效途径。

（5）对高危老年人的危险因素进行具体分析并制定个体化的干预措施将能达到保护高危老人避免或降低骨折发生的目的。

第十章　运动康复实用技术

第一节　概　述

在人的一生之中，无论是幼年时期还是老年时期，无论其社会角色是职业运动员还是办公室职员，具备一个符合其角色的功能能力水平是保证其获得高质量生活状态的基础。康复治疗师、运动康复师不仅仅可以解决损伤或者疾病，解决那些限制人们完成其日常生活重要能力的功能障碍，还可以针对那些没有功能障碍或缺陷的人员，帮助他们通过正确的运动康复计划，获得活跃健康的生活方式，以此提高整体健康水平，降低损伤或疾病的风险，提高生活质量。如何设立个性化的运动康复方案是康复师临床服务的重点和基础。想要获得这样的能力，治疗师必须理解不同形式的主动运动方法及被动治疗方法如何影响身体的不同组织、不同结构、不同系统，这些效果又如何最终转化为康复的终极目标——功能提升。康复目标的实现不可缺少运动康复技术的实施。

一、基本概念

运动康复是物理治疗的重要分支，是物理治疗的主体内容之一。运动康复技术包括对关节、肌肉、神经、心肺的功能促进技术，运动疗法是其主要技术方法。应用声、电、光、磁、温、水、力等物理学因素治疗改善患者病变或功能障碍的方法叫做物理疗法，其中把徒手以及应用器械进行运动训练来治疗伤、病、残患者，恢复或改善功能障碍的方法（主要利用物理学中的力学因素）称为运动疗法，是物理治疗的主要部分。运动疗法是患者在康复师的指导下主动或被动应用各种运动来矫正异常姿势，改善病变和消除功能障碍的方法，是一种重要的康复治疗手段。在实施运动疗法的过程中，所应用的各种方法和技术，即为运动疗法技术。随着康复医学基础理论研究的深入，运动疗法已经获得了极大的丰富和发展，形成了针对各种运动功能障碍性疾患的独具特色的治疗技术体系，在物理疗法中除去力这一因素，利用声、光、电、磁、温、水等物理学因素治疗疾病，促进患者康复的疗法称为理疗。运动疗法和理疗同属物理疗法，但各有不同的侧重。

二、运动康复技术实施的目的

康复医学是功能医学，运动疗法是康复医学重要的治疗技术之一。运动疗法主要是通过运动的方法，治疗或改善病变或功能障碍，以提高患者的活动能力，增强社会参与的适应性，改善患者的生活质量。从这个总体目标出发，运动疗法的主要目的包括以下几个方面。

1. 增加关节活动度

如骨关节病术后、创伤后，肢体的严重创伤、制动，炎症、疼痛，将造成肢体运动功能障碍。在恢复过程中，为防止关节挛缩，常采用牵张短缩的肌肉、肌腱、关节囊及其他软组织的方法，增加关节活动度。

2. 增加肌肉的肌力和耐力

多种损伤、创伤治疗术后，如肌肉断裂，关节韧带损伤，全膝或髋关节置换术后的康复，要按照训练程序循序渐进地训练患肢的活动功能，采用运动疗法技术增强肌肉的肌力和耐力是进行其他活动的基础。

3. 抑制肌肉异常张力，缓解其紧张度，使肌肉松弛

有神经系统疾病（如帕金森病）的患者，临床主要表现为震颤，肌肉强直，行走动作不协调。采用运动疗法与临床疗法相结合的方法，尽量让患者多做适宜的肢体活动，缓解肌肉紧张程度，改善其运动功能。

4. 预防或治疗各种临床并发症

患者术后卧床或坐轮椅，夹板内衬垫放置不当，石膏内不平整或有渣屑，局部长时间受压迫，均可造成压疮，这极大地阻碍了康复治疗的进程与效果。采用各种方法进行体位减压是最重要的立刻缓解皮肤压力的措施，同时配合其他活动是预防压疮的良好方法。

5. 改善异常运动模式

各类神经性疾病，骨－关节－肌肉的损伤，甚至肌肉力量的不平衡，都会造成运动模式的异常，通过运动疗法技术训练可使患者改善异常运动模式，发展正常运动模式。

6. 消除运动功能障碍，提高患者身体移动和站立行走功能

对运动人群而言，逐步改善复杂运动时功能障碍的需求越来越大，例如篮球运动者膝关节伤后急停转向动作的恢复。

7. 提高平衡功能和运动协调性有障碍患者的平衡和协调能力

下肢骨骼肌肉系统损伤或神经系统损伤的患者，因为神经支配障碍或运动系统障碍，移动和行走功能障碍或丧失，本体感觉功能障碍，可以通过运动疗法，循序渐进地进行训练，以提高平衡协调能力和身体移动与步行能力。

8. 针对患者的功能障碍，实行运动功能的再学习训练，改善神经肌肉功能

神经系统疾病（如脑卒中）是一种高致残率的疾病，它常会导致机体多方面功能障碍。脑损伤后功能的恢复主要依靠脑的适应和功能重组。在康复的整个阶段尤其是早期施行运动疗法，施行运动功能再学习训练，练习特定的活动，有助于改善神经肌肉控制能力，利于康复进程的发展。

9. 改善心脏、肺脏等内脏器官的功能

对卧床、坐轮椅或其他内脏系统疾病患者来说，运动疗法是全面治疗中的一项重要内容。运动锻炼对心血管系统的直接作用和间接作用均能增加心功能储备，降低心脏突发事件的发生率，对于慢性阻塞性肺疾病，除临床治疗外，运动疗法的呼吸训练、排痰训练、体力增强训练等都能有效地改善心脏、肺脏等器官的功能。

10. 增进患者体力，改善全身功能状态

例如，糖尿病是一组以高血糖为特征的代谢性疾病，其并发症后果相当严重，如糖尿病足是病史较长的患者易出现的糖尿病并发症，且常伴神经血管系统病变，严重者危及生命。采用运动疗法技术配合其他康复方法可以有效预防糖尿病足的出现。

11. 提高患者日常生活活动能力

随着运动疗法的介入和不断推进，患者的病变和功能障碍程度减轻，运动系统、呼吸系统、内分泌系统和循环系统功能会有所改善，日常生活能力得到提高。

运动疗法技术并不是针对某一疾病的疗法，对于不同疾病的不同症状特征，选用不同的运动疗法技术，是达到康复目的的有效保证。不同的疾病和功能障碍选用的运动治疗方法在不同时期是不一样的，需要随着患者病情的改善不断调整。

三、运动治疗技术实施的禁忌证

运动治疗虽然属于自然疗法，但不是所有人都适宜。需要进行运动疗法的患

者要进行身体检查，如有以下情况出现，不宜施行运动疗法。

（1）危重病需绝对休息者。

（2）处于疾病的急性期，病情不稳定者。

（3）休克、神志不清或有明显精神症状不合作者。

（4）运动器官损伤未作妥善处理。

（5）有大出血倾向者。

（6）运动治疗过程中，有可能发生严重并发症，如动脉瘤破裂者。

（7）运动时血压急剧升高超过标准者。

（8）剧烈疼痛运动加重者。

（9）有明确的急性炎症存在如体温超过 38℃，白细胞计数明显升高等。

（10）患严重的心血管疾病者：持续发作的冠心病；安静时舒张压在 120mmHg 以上及收缩压在 180mmHg 以上；重症的心律不齐；心室室壁瘤；心传导异常；患有静脉血栓运动可能脱落；有明显心力衰竭表现：呼吸困难，全身浮肿，胸水，腹水等。

（11）高热剧痛者。

（12）严重骨质疏松者应该选择安全、缓和的运动，保证运动环境的安全。

（13）癌症有明显转移倾向者需谨慎。

实际上，运动疗法技术包括不同的技术方法，不同的技术方法会有不同的禁忌证，且患者病变或功能障碍的具体症状表现不同，也会有相应的禁忌，在具体实施时要视具体情况而定。

四、运动康复技术的实施原则

1. 无痛运动

这是最为重要的实施原则，主动运动痛可以改为助力运动或被动运动，大负荷运动痛需要减小运动负荷，复杂运动痛可以改成简单运动，总之实施运动疗法不能出现疼痛。

2. 目的明确、重点突出

重点突出、目的明确的运动疗法方案是实施运动疗法技术的关键。

3. 因人而异

应针对不同患者的症状以及身体、精神状态特点，制定出因人而异的合理而有效的方案。

4. 循序渐进

循序渐进包括运动强度由小渐大、运动时间由短渐长、动作内容由简渐繁，在康复过程中使患者逐步适应，并在不断适应的过程中得到提高，避免任何突然加大的运动量，减少再次造成伤害的可能。

5. 整体观

在制定方案时，要防止干预位置过于集中，以免产生疲劳，因此既要重点突出又要与全身运动相结合。

6. 持之以恒

有些患者需要按疗程进行长期的运动康复治疗，才能使治疗效果逐步累积，达到治疗的目的。在治疗过程中不可随意间断，以免影响治疗效果。

7. 密切观察患者状态

在实施运动疗法技术时要时时注意患者，观察是否有不良反应。主要包括以下内容。

（1）训练过程中应密切观察患者反应，如有头晕、眼花、心悸、气短或其他禁忌证应暂停训练。

（2）训练量不应过量，次日应无疲劳感。

（3）防止损伤皮肤，预防压疮发生。

（4）康复师行肢体活动训练时，手法应准确、轻柔。

8. 定期评定

不同阶段，采用的运动疗法技术不同，对患者要定期评定，以观察有无改善。如果达到进阶标准，可以重新制定下一阶段方案，如果不能达到要求，要查明原因，及时调整。

9. 患者主动参与

采用新型医患互动模式，治疗前向患者讲解清楚治疗内容和目的，争取患者主动配合。对需要应用的器械要说明操作要点、注意事项；对需要训练的动作做出正确的示范，示范要面对面进行，使训练更有效，采用多种不同形式的训练，增加训练新鲜感，调动患者主动训练的积极性，提高训练效果。

10. 注意安全

无论是在施行运动疗法技术时抑或是在训练场地中，都应注意患者的安全，避免发生再次损伤。某些训练，如站立行走训练时应有保护，防止跌倒，场地器械的摆放要避免尖利锐器放在人多且集中的位置。

11. 康复师的要求

关爱患者，态度和蔼，声音清晰，语调坚信肯定，这样有利于增进患者进行治疗的信心，提高治疗效果。对患者应多用关心鼓励的语言，给予具体的帮助，且勿滥用批评指责，工作中做好各种记录，及时总结。

12. 场地的要求

光线充足、整洁，各种器械安放有序，用后归还原位，并随时检查维修。

五、运动康复技术的实施形式

运动康复在运动疗法技术中所应用到的基本运动种类为被动活动、主动辅助活动、主动活动、抗阻活动等。

（1）被动活动　治疗师徒手或借助器械对患者进行治疗活动，患者不做主动活动，某些情况下，亦可由患者健侧肢体对瘫痪和无力肢体加以协助，进行被动活动，多适用于瘫痪或极弱的肢体肌肉，患者不能用自己的力量进行关节活动，只能依靠第三方帮助才能维持运动，主要用于：预防软组织粘连和挛缩，恢复组织弹性；保持肌肉休息状态时的长度，预防短缩，牵拉缩短的肌肉；刺激肢体神经反射；施加本体感觉刺激，为主动运动发生做准备。

（2）主动辅助活动　简称助力活动，在治疗师帮助或借助器械的情况下，患者通过自己主动的肌肉收缩来完成的活动，通常是由治疗师托住患者肢体近端或用滑车重锤悬吊起肢体的远端，消除肢体本身重量和地心引力的影响，使患者进行主动肢体活动，多适用于患者肢体肌肉已经开始收缩，但不足以抵抗肢体自身重量或地心引力的吸引。主要用于增强肌力，改善身体功能。助力运动是由被动到主动运动之间的一种过渡形式，随着肌力的增加，逐渐减少助力的重量，过渡到主动活动。

（3）主动活动　没有任何外力，患者靠自身肌力主动完成的活动，是运动疗法的主要活动方式。多适用于患者肌力较弱，刚足以抵抗肢体自身重量或地心引力的吸引，但不足以抵抗任何额外的阻力。主要用于：增强肌力、肌肉耐力和肌肉之间协调性的训练，通过全身主动运动来改善心肺功能和全身状况。

（4）抗阻活动　在治疗师徒手或借助器械对人体施加阻力的情况下，患者主动地进行抗阻力的活动，多适用于能够抵抗外界阻力的患者。主要用于更快、更有效地增强肌力和肌肉耐力。

第二节　运动康复常用器材和设备

一、基本配置

原卫生部在 2011 年 4 月发布的《综合医院康复医学科建设与管理指南》要求综合医院应当具备与其功能和任务相适应的诊疗场所、专业人员、设备设施以及相应的工作制度以保障康复医疗工作的有效开展。现将常用的器械和设备总结如下。

1. 训练床

训练床（图 10 - 2 - 1）指供患者坐卧其上进行各种康复训练的床，长 180 ~ 200cm，宽 120 ~ 160cm，高 45cm，主要用于患者的卧位、坐位动作训练，如偏瘫、截瘫等四肢功能活动障碍的患者可在床上做翻身、坐起、转移训练等，在训练床上对患者进行一对一的被动徒手治疗。在悬吊架下与悬吊架配合使用，进行助力活动等治疗。

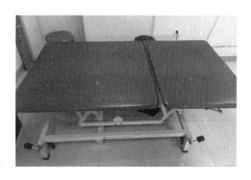

图 10 - 2 - 1　训练床

2. 运动垫

运动垫（图 10 - 2 - 2）指供患者坐卧其上进行多种康复训练的垫子。运动垫和训练床在用法上有许多相似之处，在一定程度上可以互相替代。

3. 治疗师坐凳

治疗师坐凳（图 10 - 2 - 3）又称 PT 凳，治疗师在施以运动疗法时坐用的小凳子，高度可调，凳子下有方向轮，以配合运动调练。

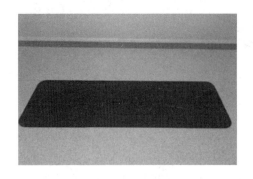

图 10 - 2 - 2 运动垫

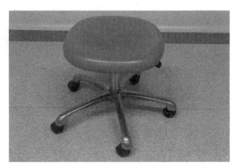

图 10 - 2 - 3 治疗师坐凳

4. 悬吊架

悬吊架是将肢体悬吊起来以消除重力影响，通过改变躯体位置达到训练不同肢体关节的装置，主要由网板、网板拉杆、网板的墙壁固定装置、立柱和多组滑轮训练单元、悬吊带、悬吊弹簧组成，滑轮悬吊在网板上。滑轮训练单元包括 S 形钩、滑轮、绳索等，网板一般高 2 ~ 2.5 米，长 1.8 ~ 2.2 米，宽 0.8 ~ 1.2 米，主要用于肌力训练，可供患者进行辅助的主动运动。当患者的肌力恢复到一定水平（患者肢体肌肉已经开始收缩，但不足以抵抗肢体自身重量或地心引力的吸引）时，可用悬吊架把运动肢体吊起，以减轻自身重力的影响，进行运动训练，也可供患者进行抗阻活动。对于肌力能够抵抗外界阻力的患者，通过运动肢体远端拉动另一端挂有重物的绳索，进行克服重物阻力的主动活动。在肌力训练中，悬吊架往往与训练床配合使用关节活动度训练，预防畸形，用于关节活动受限的患者。

5. 肋木

在两根立柱之间装置若干平行放置的圆形横木的框架，由于形状像肋骨的排列，取名肋木。肋木的立柱高 3 ~ 3.2m，宽为 0.95m，横圆木的间隔为 15cm。训练时患者位于肋木前，双手抓握肋木或把身体固定于肋木上进行训练，主要用于力量训练的辅助用具，矫正异常姿势，防止异常姿势的进展。患者抓住肋木进行身体上下活动，利用体重进行肌力及耐力增强训练，做增大关节活动度的训练，如肩周炎、关节炎。

6. 姿势矫正镜

姿势矫正镜指供患者对身体姿势进行矫正训练的大镜子，可以映照全身，有的固定在墙上，有的带有脚轮可以移动，配合训练使用。主要用于为异常姿势患者提供镜像反馈，配合患者训练以便自己观察步态、姿势异常等情况，主动加以纠正配合控制不随意运动，做提高平衡能力训练时使用康复师在进行调练时纠正患者的姿势。

7. 功率自行车

功率自行车是位置固定的踏车。患者可骑此车进行下肢功能训练，在训练时可以调整阻力负荷，也可记录里程、心率，消耗热量。主要用于：训练患者下肢的关节活动，增强下肢肌力，提高身体平衡能力，增加心肺功能，提高整体功能。

8. 跑台

跑台又称活动平板，用于行走及跑步运动训练，能够设定速度、坡度，也可记录里程、时间、心率、消耗热量。主要用于训练患者步行能力，矫正步态，提高心肺功能和肌肉耐力等。

9. 平行杠

平行杠是供患者在进行站立、步行等训练时，用手扶住以支撑体重的康复训练器械，类似于体操运动时应用的双杠，但可根据训练需要调节杠的高低和宽度。主要用于：①站立训练：帮助已完成坐位平衡训练的患者，继续训练立位平衡和直立感觉，提高站立功能。②步行训练：用于所有步行功能障碍者，患者练习步行时，手扶木杠，可以帮助下肢支撑体重，保证身体稳定性，或减轻下肢负重。在患者拄拐杖步行的初期，为防止跌倒，可以让患者先通过平衡杠练习行走肌力训练：利用平衡杠做身体上举运动，可以训练拄拐杖步行所需的背阔肌，上肢伸肌肌力；也可用于步行所需臀中肌、腰方肌肌力的训练。③关节活动度训练：下肢骨折、偏瘫等患者，用健足登在 10cm 高度的台上，手握住平行杠，前后左右摆动患侧下肢，做保持或增大髋关节活动度的训练。

10. 训练球

训练球主要指巴氏球、充气的大直径圆球。还有花生球，形似花生的充气大球。Bosu 球，形状像半个皮球，平底，可平稳地放于地上的充气半球体。主要用于肌肉松弛训练：脑瘫患儿趴于球上，治疗师轻轻摇动球体，可降低患儿的肌张力缓解痉挛，从而有利于患儿加强随意运动。

平衡及本体感觉训练：提供弧形不稳定平面，患者趴、躺、靠、坐、跪、站、球上进行训练。

11. 哑铃

一般为 1～10kg，若干个重量不等的哑铃组成哑铃组，用于增强肌力的训练。

12. 沙袋

装有铁砂的、具有固定重量的条形袋子，两端带有尼龙搭扣，可固定于肢体上作为负荷供患者进行抗阻活动，沙袋重量一般为 0.5～4kg 不等。

13. 平衡板、 平衡垫、 气枕

用以训练患者平衡功能的器材，平衡板为圆形硬质木板，下方凸起，形成不稳定平面，平衡垫为高密度发泡材质，表面柔软的长方形器材。气枕是充气式的圆盘结构，主要用于患者站或坐于其上，进行平衡及本体感觉训练，常与平衡杆配合使用。平衡杆起辅助和支撑作用。

二、选择配置

除基本配置设备外，有条件的还应该配置运动疗法评测设备。

（一） 心肺功能测评设备

心肺功能测评和训练设备的测试内容包括心脏功能能力、最大摄氧量、运动能力、靶心率、运动时间、运动频度等。

（二） 肌力测评设备

有关肌力的测试与评价，测试丰富，但评估薄弱，主要是测试设备不统一，测试结果样本量小，缺乏不同人群的数据库。目前肌力的评价主要采用左右比较、干预前后数据比较的方法，即自身比较的方法，因而难以对个体的力量作全面的评价。有一些测试设备带有不同人群的评估数据库，因而对力量可以评估诊断的较全面。

核心肌力测试内容包括脊柱前屈后伸、左右侧弯、左右旋转。整套测试时间只需 15 分钟。测试评估包括"运动员测试模式"和"普通人测试模式"两种不同的数据库，软件根据测试结果对核心区力量及力量平衡性进行 18 级的评估。评估后可以生成训练项目、训练方式（向心/离心/等长训练）、组数、重复次数、时间间隔等内容的运动康复处方，在 8 件核心区专业训练设备上完成。

（三） 平衡能力测评设备

用于人体平衡能力评估，帮助改善患者的重心移动能力、本体感觉，踝关节活动能力，改善体重分配模式，缩短反应时，改善患者认知能力。测试参数包括同步性参数、对角线体重转移参数、体重分布和谐度参数等。

第三节 运动康复技术的学习建议

一、反复练习手法治疗技术，才能在使用时得心应手

手法治疗技术是熟练的手部动作，配合熟练的关节与软组织的被动活动或主动活动，旨在提高组织的延展性，增加关节活动度，放松肌肉，活动组织和关节，缓解疼痛，并且减少组织肿胀、炎症。手法治疗技术包括手动淋巴引流、人工牵引、关节松动和关节被动运动。手法治疗技术是运动康复师的一项基本技能，怎样应用需要依靠扎实的知识和一定的经验。技能的掌握不能只看不练，就像看再多的篮球比赛也不能成为篮球运动员一样，技能的掌握要在自己的身上建立相应的神经肌肉联系，治疗技术还要建立施术者与患者状况之间的状况反应，有的放矢，才能达到理想效果，从而解决水肿、疼痛、痉挛或肿胀，增强患者身体健康，改善功能和参与能力，预防或修复机体功能和结构损伤。

二、明晰运动功能训练的细节，不断提高实践水平

运动功能训练是有针对性、有计划的肢体动作练习。运动功能训练包括平衡训练、敏捷性训练、步态训练、动作训练、知觉训练和姿势稳定性训练等。但这些训练要有规范的体姿要求，否则会出现功能代偿，导致练非所需的结果，治疗师除了理论知识的掌握外，还要自己亲自实践、练习。有自己的练习体会对今后指导运动治疗和运动康复训练非常重要，对运动功能训练的细节认识才会更深刻。

三、对治疗性运动有整体观、全局观

针对不同功能障碍会选择不同的运动功能训练来达到治疗目的，旨在能够使患者或客户修复或预防身体功能和结构的损伤，增强活动能力和参与性，减少风险，优化整体健康和增强身体素质以及功能能力。治疗性运动形式包括有氧耐力运动、呼吸体操，协调性练习、动作发展训练、肌肉伸展、动作模式训练、知觉训练、关节活动度训练、放松练习和肌肉力量、爆发力、耐力训练等，运动疗法的选择要有针对性，构成一个有机整体。

运动疗法训练的开展形式也需要仔细斟酌，力求完美，有以下运动形式可供

参考。

(1) 周期性训练。

(2) 峰阈值走/跑。

(3) 间歇训练。

(4) 循环训练。

(5) 交叉训练。

(6) 专项训练。

第十一章　矫形外科康复护理总论

第一节　矫形外科康复护理概论

一、矫形外科康复护理学的定义

矫形外科康复护理学是一门研究矫形外科护士和康复师协助伤患者和伤残者在躯体、精神和心理全面康复的一门学科。康复护理是实现康复计划的重要组成部分，不仅贯穿于整个治疗过程，也扩展到社区乃至家庭康复模式之中。护理人员也不仅限于康复治疗师、康复护士。骨科护士结合临床治疗手段，在疾病或手术早期介入康复指导与功能锻炼，促进矫形外科术后患者的快速康复也是康复护理技术的集中体现。

二、矫形外科康复护理原则与内容

国际护士协会制定的护理人员职责为：促进健康；预防疾病；恢复健康；减轻痛苦。矫形外科康复护理源自于基础护理学，但又有别于基础护理。首先，矫形外科康复护理的中心环节仍然是变被动护理为主动护理，鼓励患者坚持"能站就不能坐，能走就不能躺"的原则，促进患者尽可能主动参与整个康复治疗；其次，患者是处于多种方式协同治疗下进行的康复治疗；最后，康复护理的重点不仅仅包括医院康复，也包括了在社区、家庭的康复，故而要重视医院—社区—家庭的延续性护理模式。按照以人为本、整体护理和全面康复的原则，通过护理工作，从生理上和心理上为患者提供一个有利于康复的环境和创造有利于康复的条件。

矫形外科康复护理是疑难畸形和肢体功能障碍康复医疗中必不可少的重要组成部分，许多肢残或者神经－运动系统疾病治疗过程中，手术只为患者提供了必要的康复基础，而康复护理则是促进患者功能恢复的必要手段。陈旧性骨折或骨不连的患者无论采取手术治疗还是保守治疗，都需要良好的康复计划和康复措施，才能达到伤前功能状态。患者想要达到关节功能恢复至正常，早期康复护理的介入尤为重要。在康复医学理论的指导下，围绕全面康复的目标，密切配合各临床医师及其他专业人员，对康复对象实施一般的和专门的康复护理技术。它的内容具体如下所述

（1）维持患者肢体功能。

（2）协助患者对功能障碍肢体的训练。

（3）防范其他并发症的形成。

（4）对患者进行心理辅助的支持。

（5）对患者及家属的健康指导。

（6）协调康复成员之间的关系。

（7）维持康复治疗的持续性。

（8）协助患者重返家庭和社会。

三、矫形外科康复护理对象

矫形外科康复护理的主要对象为与矫形外科有关的先天发育障碍及因疾病和损伤导致的各种功能障碍接受矫形外科手术治疗的患者。主要包括先天畸形、神经－运动系统疾病、骨肿瘤、脊柱病变、关节病变、创伤、上肢或下肢骨性畸形等主要病种的患者。

第二节　矫形外科康复多学科专业团队工作模式

一、矫形外科康复多学科专业团队构成

矫形外科康复治疗是多学科专业团队的合作，包括矫形外科/骨科、康复、物理治疗、作业治疗、心理辅导与治疗、文体治疗、中国传统治疗、康复工程、康复护理等。上述人员身份常有交叉或重叠，但其工作内容各有侧重。

（一）矫形外科/骨科医生

矫形外科/骨科医生在矫形外科/骨科康复中有着决策者及协调者的作用。医生首先需要通过专业技术为患者做出诊断，稳定患者的病情，并决定患者治疗的大方向（如是否需要进行手术），尽可能地选择有利于患者日后康复治疗的外科

介入方式（如尽量避免跨关节外固定等）。

在治疗中，医生要评定患者各方面的情况（如基础疾病对康复治疗的影响、疾病的危重程度、功能障碍的程度、是否存在康复治疗的禁忌证等），另外，由于医生亲自参与患者的外科治疗（特别是手术）过程，并具有丰富的矫形外科/骨科专科知识，所以可对患者在康复过程中出现的各种问题进行指导（如下肢骨折患者何时负重、何时进行矫形器的介入、是否存在一些康复上的禁忌证等）。

为了使患者能得到最好的治疗效果，矫形外科/骨科医生除了进行外科治疗，还要与矫形外科康复团队其他成员一起跟进患者康复情况，这就要求骨科医生要具备康复方面的知识以及组织和协调康复团队各成员间的能力。

（二）康复医生

康复医生要熟悉掌握康复和骨科等相关专业知识，通过康复专业技术，对患者功能障碍的性质、程度进行评定（或诊断）和制订康复方案；组织和协调康复团队各成员以应用功能训练为主要手段，以治疗小组为主要形式，对患者进行综合康复治疗，以恢复或改善其功能，提高生活质量。在骨科康复中，康复医生需要与骨科医生密切沟通（特别是在外科介入的早期），有助于康复方案的制订。

（三）康复护士

进行护理执行医嘱的工作，需要掌握解剖学和生理学知识，能熟练地进行各种日常护理工作；另外，还需要向患者进行健康教育。

（四）治疗师

治疗师包括物理治疗师、作业治疗师、假肢矫形师等，职责是协助评估患者的残疾范围和程度，制订和执行康复治疗计划，选择康复治疗的方法，帮助患者解除疼痛，防止畸形发展，活动训练，制作辅助器具，发展和改善运动技能。

（五）心理医生

职责是了解患者对伤病的感性反应、组织病理和身体康复的要求，并且在治疗中每个阶段监护患者的心理反应，针对存在的心理障碍进行治疗。心理医生需要能保持患者与医务人员之间的密切联系、了解患者家属成员的反应，预测影响治疗的因素及今后可能产生的问题和趋势。

（六）社会工作者

社会工作者的职责是通过社会工作的专业方法，帮助每位患者能达到个人、社会和经济功能的最高水平，包括能否适应新的环境，以及达到的适应程度，指导患者转移到社会中去。需要帮助患者及其家属、亲戚朋友解决其与社会的问题，使用和发展社区的资源，并和社会团体联系，让患者更好地回归社区。

二、矫形外科康复的管理模式

矫形外科康复团队的运作是多专业合作的过程，各个专业团队的协作要有条不紊，才能整合资源，为患者提供流畅的临床治疗服务。如出现重复治疗等情况，除了浪费资源并让患者感到混乱外，对其整体康复治疗也非常不利。

因此，在矫形外科康复的过程中，建议由医生作为统筹，矫形外科医生对患者的病情及手术情况有全面认识，可指导各种治疗方法的介入时机，临床医生参与并领导康复工作对患者来说是最有利、有效的，能让患者的治疗过程更加流畅。另外，康复医生也可利用专业知识，协调各个专业团队进行良好的沟通及配合，特别在外科治疗的急性期过后，矫形外科医生的参与开始逐渐减少，康复医生的角色更加重要。

至于其他团队在医院中的行政管理，在各个国家、地区甚至医院均有不同，但重要的是都有一个带领者或协调者，来统筹康复团队的工作。在香港，物理治疗师、作业治疗师、假肢矫形师、护士都是独立的团队，不附属于任何科室，患者经由外科医生转介到各个部门进行相关治疗。

三、矫形外科康复护理人员角色

1. 照顾者

骨科康复护理人员为康复对象提供一切所需的日常生活活动照顾和医疗护理活动项目，发现康复护理问题，拟定康复护理计划，实施康复护理措施，防范其他并发症（血栓、肢体失用综合征、压疮等）的发生，个性化进行整体护理，并实施预防性康复照顾。

2. 健康教育者

骨科患者社会角色的转换往往是突发的，患者在没有心理准备之下进入患者角色，患者及患者家属常常手足无措、担忧、焦虑，同时迫切需要了解相关疾病情况与知识：病情是否严重、伤残程度、需要做哪些检查、手术后效果、会不会影响工作、住院费用、疼痛情况等。而作为骨科护理人员，需要对患者及其家属提出的问题进行解答，同时在患者治疗期间提供相应的帮助和咨询服务。早期康复执行者骨伤残病患者入院接触最早的人员即为护理人员。在快速康复理念的指导下，护理人员需从患者入院时即评估患者是否纳入快速康复，对其实施促进患者快速康复的措施，如肺功能训练、运动功能训练、气管推移训练等。

3. 协调者

患者在住院期间产生的一切需要均要护理人员进行协调。如患者睡眠欠佳、疼痛、焦虑均需要护理人员与医师沟通处理；如患者有社会、职业、家庭等方面的问题，护理人员有责任联系家属、单位、社会工作者、心理治疗师协商解决。

4. 督导康复治疗的继续执行者

患者在康复治疗过程中，由于伤残病情的需要，常需要一个团队来完成治疗，如骨科临床医师、康复治疗师、支具工程师、心理治疗师、言语治疗师、物理治疗师等共同为患者服务。由于时间、空间、患者病情发展情况等因素，治疗师等不能做到与护理人员一样，24 小时都与患者接触。当患者在康复锻炼过程中遇到困难时，则只能依靠矫形外科康复护理团队解决。

5. 咨询者运用语言和书面交流的技巧，帮助患者解决各方面的困难。特别是对于出院的患者，护士应为其提供出院健康指导，如康复锻炼方式、复查时间、用药方法、复印病历时间及方法等。

第三节　矫形外科康复护理工作特点

一、矫形外科康复护理的特殊理念

矫形外科康复护理学是一门研究矫形外科伤患者和伤残者在躯体和心理全面康复的一门学科。康复护理是实现康复计划的重要组成部分，不仅贯穿于整个治疗过程，也扩展到社区乃至家庭康复模式之中。护理人员也不仅限于康复治疗师、康复护士。骨科护士结合临床治疗手段，在疾病或手术早期介入康复指导与功能锻炼，促进骨科术后患者的快速康复也是骨科康复护理技术的集中体现。

针对不同程度的肢体残疾或功能障碍，矫形骨科在治疗目标上与其他骨科医生有很大不同，治疗目标以恢复肢体功能为主，对于原生疾病常常很难彻底治愈。因此手术和康复方案常为"以小畸形取代大畸形""化曲为直""无中生有"等，相同的疾病在肢体上表现可能大相径庭；相似的肢体功能障碍，病因却可能大有不同，由于上述特点，矫形外科更需要康复护理者对疾病本身有病因和表现两方面的充分了解，例如痉挛性脑瘫患者屈膝畸形常需要对抗性稳定固定和缓慢牵伸，而创伤性关节炎屈膝畸形则常常需要持续 CPM 活动结合松解，在康复护理中自然也需要不同的处理方式。

与其他科室或创伤骨科相比，矫形外科经常面对肢体畸形或者伤残者，在心理方面应当注意观察患者精神状态与配合情况，多分享、多鼓励，提高患者配合意识，在生理方面则应当特别注意病区无障碍设置和管理，避免地面湿滑、道路狭窄或者其他不良因素导致危险。

二、矫形外科与骨外固定

1. 矫形外科应用骨外固定支架的目标

外固定支架或称外固定器是矫形外科医生与骨关节疾病斗争的重要武器。与创伤骨科或其他外科不同，因外固定器具有安装后可调整并牵伸诱导骨与软组织生长的特性，常用于矫形外科的治疗与康复过程。

2. 应用外固定支架的适应证

外固定支架作为骨科的经典医疗器械，在治疗创伤、各种先天或后天骨畸形、骨感染等领域均有广泛应用，外固定支架还适用于一些非创伤性疾病和创伤后骨折畸形愈合和不愈合的情况。比如应用环形外固定支架矫正多平面的畸形愈合或处于畸形位置的不愈合。骨髓炎发展到一定的阶段，骨的强度遭到破坏，失去稳定性，需要在先稳定骨骼的情况下，再控制感染，并使骨质破坏得以愈合。在这种情况下，外固定支架常常是最佳的选择。外固定支架还是骨延长术、截骨术和骨移植术的固定方法。另外，外固定支架还可以用于关节融合术、关节延长术和先天性假关节治疗。

3. 应用外固定支架的禁忌证

包括一般手术治疗的禁忌证，如糖尿病患者，难以预防和控制针道感染。多脏器病变、不能接受麻醉、生命体征不稳定、休克患者应先行抢救生命和复苏。而要着重强调的是，外固定支架治疗的固定时间往往较长，对配合度差的患者应谨慎应用，对精神患者和严重骨质疏松患者最好不要使用。

二、外固定支架的护理要点

1. 了解外固定支架进针部位和安装方法

不同类型的外固定支架对进针的部位往往都有不同的要求，但总的原则是一样的。首先，在选择进针的部位时，应根据进针平面软组织的解剖特点，避开重要的血管、神经和肌腱等。理想的进针点应在骨骼贴近皮下的部位，如胫骨和尺骨的皮下缘。在胫骨，Behrens 和 Searls 界定了位于小腿内侧的"安全走廊"；在身体其他部位，一般选择皮肤和骨之间的肌肉软组织最薄弱处进针。另外，对开放性骨折伴有严重的软组织损伤时，外固定支架的安装应便于观察和控制任何软组织损伤，并允许施行任何可能需要的手术（皮瓣、神经血管修复等），使清洗伤口、更换绷带、皮肤或骨移植、灌洗等后续治疗在无需调整或撤除外固定支架的情况下即可进行，而不影响骨折的稳定。

在手术后，上述外固定器与骨针为暴露在体表外并进入深部组织（骨髓腔）内的植入物，与其他各科室的侵入性留置物（如胸腔闭式引流等设备）类似，围绕这一部位的护理在预防感染和其他并发症中具有至关重要的意义。尤其在矫形外科工作过程中，因患者本身身体的畸形、占位、瘢痕、感染等，置入钢针的部位常难以避开软组织和肌肉，例如大腿在进行骨不连、股骨畸形手术时，常常只能选择在股骨外侧置入钢针，这将不可避免地影响股骨外侧肌肉和阔筋膜的活动，并且由于此处软组织较厚，活动性较大，因此在手术患者常随功能锻炼出现针道周围感染，严重者可发展至软组织缺损、深层组织感染、骨髓炎等。为此，护理人员应当特别注意观察上述针道部位的软组织和渗出情况，必要时及时处理，同时伤口换药时应当以纱布加压缠绕，固定肌肉较厚、活动性较大部分的软组织，以避免锻炼活动时带来的钢针钝性切割损伤。

2. 外固定器手术后康复护理要点

外固定支架与内固定器械相比有一个明显的优势，就是在整个治疗过程中可很方便地根据病情发展及时调整。这些调整在门诊即可完成，无需再次麻醉和手术。而有时，尤其在固定的后期，外固定支架也需及时调整以弥补其自身不足，减少后期并发症的发生。因此，对骨科医生来说，患者出院并不意味着治疗已经结束，恰恰相反，又一阶段的治疗开始了。

接近关节部位的骨折或骨折脱位往往应用跨关节的外固定支架固定。早期，为了有利于骨折的固定，韧带等软组织的修复，需要外固定支架进行静力支撑。后期，待骨折纤维愈合，软组织修复后，为了关节功能的最大恢复，可放松外固定支架的万向节，鼓励患者早期活动关节。如桡骨远端粉碎性骨折，早期用外固定支架撑开，防止桡骨短缩，并结合有限的内固定恢复关节面的正常解剖形态。3 周后，骨折纤维愈合，此时放松球关节，进行腕关节屈伸活动。

围手术期功能锻炼：穿透皮肤的固定钉是外固定支架必不可少的一部分。它们可能限制了肢体的活动。合适的物理治疗可有效地避免在运动能力和肌肉力量上过多的损失，具体包括恢复关节的活动性、重建肌肉的肌张力和肌力，同时也要确保软组织和折断的骨骼能得到愈合。为了促使患者早日回到正常的生活，在有节制的方式下患肢进行功能锻炼是很重要的。早期运动可避免患肢肿胀和保证周围关节运动正常，同时也防止了肌力的丧失。

正确指导患者进行有计划、有步骤的功能锻炼，可以促进患肢肿胀的消退，预防关节功能障碍，防止骨质疏松及肌肉萎缩的发生，促进骨折早日愈合。要使患者认识到功能锻炼是其他任何治疗都取代不了的，让患者从思想上建立治疗的信心。

术后第 1 天即在床上进行肌肉锻炼。上肢做肱二头肌、肱三头肌、前臂肌等的舒缩运动，下肢做股四头肌舒缩活动，每日活动 2～3 次，15～30 分钟/次。

术后 2～3 天可开始关节锻炼，近关节的活动应待肿胀消退后才开始，早期活动不宜负重。上肢骨折以肩关节和肘关节为重点。肩关节以外展、上举、旋转为主，肘关节以屈、伸、外旋为主。下肢骨折主要锻炼膝关节屈曲至 80°，踝关节锻炼伸屈至 90°。

长期外固定支架固定后，由于应力遮挡作用，骨细胞、基质、矿物质成分等会发生相应的改变。骨弹性逐渐下降，影响骨折的愈合。另外，单边外固定支架属于偏离中轴的固定，不恰当的活动与负重可在针骨界面产生剪切、扭转等异常应力，随着固定时间的推移，针道周围发生骨吸收，导致固定针松动，而固定针松动与针道感染常互为因果，互相促进。这些不利因素促使骨折逐步丧失力学稳定性，产生继发性畸形。尤其以成角畸形最易发生。在固定的后期，由于各方面外力的作用，其万向节、钉夹、螺栓均有可能松动，从而影响固定的效果。因此，外科医生在患者出院后，应通过密切的随访，及时调整治疗方案。如长期固定后，骨折端出现骨质吸收，而需加压固定，应微调固定杆的长度进行加压。对于下肢，如有骨痂形成，可将外固定支架行动力化，如有些外固定支架可由弹簧进行动力化。有学者主张在伤口愈合、肿胀消退，骨折纤维连接时拆除外固定架，改用石膏夹板或管型石膏固定，可有效地避免应用外固定支架后期并发症的出现。由于管型石膏外固定属于中轴位固定，能使骨折保持有效的力学稳定性，活动与负重时应力位于中轴线上，避免了继发性畸形。而且，石膏固定无应力遮挡，可充分发挥功能锻炼的作用，包括肌肉等长收缩、伤肢部分负重，可促进骨折愈合。

外固定支架治疗手术操作较为简单，在院治疗时间一般较短，大部分后续治疗和康复都在院外进行，应特别重视出院指导工作。

（1）保持针道周围皮肤干燥，每日用75%乙醇滴2次，隔日更换敷料1次。

（2）坚持功能锻炼，在功能锻炼过程中，由于钢针与软组织摩擦，针道周围皮肤可能出现红肿、微痛及少量浆液渗出，特别是钢针穿过肌肉丰富的上臂、大腿的针孔更容易发生。因而，一旦出现上述症状，应减少或停止锻炼，加强针孔护理。出现针道脓性分泌物较多时，应及时去医院就诊处理。

（3）增进营养，给予高蛋白、高维生素、高热量饮食，增强机体抵抗力，促进骨折愈合。

（4）定期门诊复查，通常每4~6周对受伤肢体拍摄X线片以评价骨折愈合与负重的进程。如果医生确认已愈合，外固定支架一般在门诊即可拆除。

在应用外固定器后达到出院条件时，康复护理人员应当向患者再次充分介绍外固定器护理相关知识，一份矫形外科外固定护理手册可以有效帮助患者记忆并进行护理实践。下列内容为一份示例，在具体工作中，各医疗单位可以根据自身临床实践进行改良并应用。

矫形外科外固定器应用康复护理手册

（1）外固定支架护理所必需的药品和材料。您需要准备以下物品：碘伏、酒精、无菌棉球、无菌纱布敷料（10cm×20cm）、肥皂和清水、一次性护理垫、淋浴用品。

（2）您可以请朋友或家人协助完成。护理外固定支架和螺钉插入部位，经常清除痂皮使伤口渗出物能畅通地流出。同时也可以通过淋浴对伤口和螺钉做定期的清洗。

外固定支架护理步骤如下：①进入您可以淋浴或盆浴的浴室；②把护理器具放在护理垫上；③坐在稳当的椅子上并位于浴室的前部；④彻底清洗您的双手（遵循七步洗手法并最好使用消毒剂）；⑤放出大量清洁温水冲洗支架和螺钉插入的部位；⑥用无菌敷料清除任何遗留的痂，钉道周围的皮肤应该可以活动；⑦碘伏或酒精消毒钉孔后，用无菌敷料擦干每一处螺钉插入的部位，再用熨过的干净毛巾擦干外固定支架，使其在空气中晾干其余潮湿的部分，然后用无菌敷料覆盖螺钉插入部位。

（3）您可以进行一些日常活动，这取决于您损伤的类型。然而，您仍需遵守特定的预防措施：①在骨骼尚未完全愈合时，应该避免任何颠簸或摔倒（当心潮湿的地面、台阶、地毯和不合足的鞋），防止再骨折；②遵守下列卫生规则，以避免任何可能的感染：a.避免与动物接触；b.避免与泥土或垃圾接触；c.别让您的手经常接触外固定支架；③不要随意拆卸或松动外固定支架的任何部分，因为这样可能不合适地更改了专为适合骨折类型而校准的松紧程度。

（4）即使您遵守了所有的预防措施，螺钉插入部位仍可能存在感染。如果存在一个或多个下述现象，我们建议您赶快向您的家庭医生或手术医生咨询，以便采取必要的治疗措施。①皮肤局部变红；②疼痛；③皮肤肿胀或饱满绷紧；④在螺钉插入部位周围有异样感觉；⑤伤口正常清亮的渗出变浑浊；⑥发热。

（5）为了保证最佳的术后治疗，患者应该每4～6周去接受治疗的医院复诊1次。外固定支架的拆除实际上是无痛的，可以在门诊无麻醉的条件下进行。外固定支架拆除后，您要进行的几个步骤和预防措施为：①用保护性包扎覆盖螺钉插入部位；②保持约2天而不要去触碰它；③建议在此期间或直至伤口完全愈合之前，不要淋浴或盆浴。

（6）如果您有任何该手册中未提及的问题，请毫不犹豫地向您就诊的医院或家庭医生询问。

就诊医院的联系人：

门诊时间：

电话号码：

3. 外固定支架的拆除

无论是骨折的治疗还是肢体的延长，为避免后期并发症的发生，何时拆除外固定支架至关重要。必须仔细考虑一系列临床和放射学表现。如骨痂的成熟情况，外固定支架安装后总的时间，妨碍肢体持续稳定性的问题或并发症的发生率。在骨折的治疗中，如过早拆除外固定支架常导致长骨的畸形。骨干延长术中，骨科医生如能避免过早拆除外固定支架，治疗结果常令人满意。因此可以避免被延长区域诸如成角、骨折或坍陷等并发症的发生。另外，能促进肢体功能恢复，增强理疗疗效。延长区如有未成熟迹象出现，常选用石膏夹板固定，在延长区未完全巩固前，肢体应避免负重。拆除外固定器后也是康复护理介入的重要时机，对患者的康复医嘱和宣教不应因为患者离院而中断，更不应因为患者拆除外固定而结束。刚刚拆除外固定的患者，负重行走或功能锻炼时由于失去了外固定器的支撑和保护作用，常常产生恐惧心理。此时康复护理人员应当从临床医师拆除外固定器时机、石膏固定情况、影像学检查等多个角度向患者普及骨愈合知识，介绍拆除外固定器后生活和锻炼需要重点关注的情况，一方面积极鼓励患者早下地、早负重，另一方面也要让患者了解到此时骨愈合尚不完全，要重点注意疼痛、酸胀等信号，注意肢体肿胀情况，同时避免摔伤。指导患者使用助行器和拐杖也是重要的康复护理工作。

第十二章　矫形外科康复护理各论

第一节　外固定支架进行肢体延长康复护理要点

一、肢体短缩概述

在肢体延长方面，外固定支架与髓内钉等其他方法相比具有应用简单、允许术后调整对位、软组织保护良好、可自动获得持续的撑开牵引速率，拆除外固定支架时无需再次麻醉等优点，在各种原因所致的肢体短缩畸形中都有应用指征。儿童或青少年前臂畸形可能是先天性、发育性或创伤所致，可导致腕关节及手的疼痛和功能障碍。截骨后应用单侧外固定支架对尺骨或桡骨进行骨痂撑开。可明显改善前臂的活动范围。由于上肢的畸形矫正更注重关节的活动范围及功能，对双侧上肢长度对称的要求尚在其次；而对下肢而言，双侧下肢等长是矫正畸形的一个重要目标，因此外固定支架在对下肢短缩畸形的矫正方面应用更为广泛，故本节仅讨论外固定支架在下肢短缩畸形中的应用。

用于肢体长度的均衡性治疗有以下几种方式。

（1）垫高鞋底或假体　鞋内可垫高 1cm，但下肢不等长 >1cm 者则可能有不适感，因为鞋内已没有更多的空间容纳增高的鞋垫和脚了。如果不等长 >1cm 又必须使用该方法，则增高部分应该放在鞋底的外面。尽管增高鞋理论上没有增高高度的限制，但超过 3~4cm 后不仅患儿会觉不适，外表上也不大美观。

（2）短侧肢体延长术　适用于差别较大的下肢不等长。

（3）骨骺阻滞或骨骺干固定术　通常取健侧肢体股骨远端骺板作为手术部位，适用于不等长在 3~4cm 之间者。

（4）健肢截骨短缩术　必须等骨骼成熟后进行。最大的短缩程度，股骨是 5cm，胫骨是 3cm。

（5）上述措施联合应用。

（6）截肢术　目前仍不失为一种方法，适用于需要 2～3 次肢体延长术或非常严重的肢体畸形即使矫正后功能仍极度受限者。

目前用于渐进性骨牵伸延长的外固定支架有单臂式、半环形或环形外固定支架。相对于半环形或环形外固定支架而言，单臂式外固定支架骨延长技术操作虽较简单，但其矫正成角和旋转畸形的能力有限，且难以做到骨延长的同时对骨缺损、骨不连部位进行加压。因此半环形外固定支架更适合肢体延长，特别是合并有骨缺损、骨不连的肢体短缩是应用半环形外固定支架骨延长技术的理想适应证，可同时解决骨缺损或骨不连及肢体短缩两个问题并矫正患侧的继发畸形。环形（半环形）外固定系统以 Ilizarov 为代表。

肢体延长一般可分为以下 4 个阶段。

1. 撑开牵引阶段

一般开始于截骨后 5～7 天。如前所述，理想的撑开速率是 1mm/天，分 4 次完成，或者 0.25mm/6h。例如要达到撑开 5cm 的目的需要约 50 天的时间。

2. 骨化阶段

在此阶段中，外固定支架仍保留在患儿身上直到延长部位的新生骨质骨化并有足够支撑强度以允许卸除外固定支架。骨化完成的时间取决于延长的长度。

3. 卸除外固定支架

衡量新生骨质是否达到足够的骨化强度，判断拆除外固定支架是否安全有多种方法。但最常用且易于推广和长期随访的还是根据 X 线片和临床体格检查决定。通常要等 X 线片上新生骨质完全桥接延长部位并形成新的骨皮质后，在全麻下松开外固定支架的关节并测试骨骼的强度，如果满足卸除条件，则应在拆除后予支具或石膏固定 4～6 周。

4. 康复阶段

拆除支具或石膏后即开始肢体的康复阶段，包括肢体的旋转和伸展活动等物理治疗，常需持续数月。

二、外固定肢体延长的注意事项

应用 Ilizarov 外固定系统行肢体延长术矫正儿童下肢不等长畸形需注意以下几点。

（1）选择各种类型的外固定支架施行肢体延长术是手术医生的权力。不同类型的外固定支架，甚至可调节式髓内针等内固定均可以用于肢体延长，虽然它们之间技术实现不同，但是大量研究证明，无论是单边、半环式、环式外固定或者是内固定均可以完成肢体延长手术的治疗目标。

（2）固定针选用克氏针（Kirshner wires）还是螺纹针（half – pins）取决于外固定支架的类型和医生的意见。在单平面外固定支架中，多使用螺纹钉，Ilizarov 最初描述环形固定架时多应用 1.5mm 或 1.8mm 的拉张克氏针（tensioned Kirshner wires），而发展到现在也逐渐改用螺纹针，其优点在于不会贯穿整个肢体且对软组织的牵拉更少。此外，新技术的发展允许螺纹针能以各种角度钉入，使得外固定支架的安装更为简单。

（3）从截骨术到安装好外固定支架并开始撑开牵引治疗之间留有适当时间，间隔以允许骨发生或新骨形成的过程开始。一般儿童为 5 天，骨骼成熟的患者则延长到 10 天。

（4）撑开牵引的速率　Ilizarov 系统最理想的撑开速率为 1mm/d。延长速率 >2mm/d 可能导致骨形成的减慢，而 <0.5mm/d 则有引起早熟性骨化的风险。

（5）撑开牵引的节律　Ilizarov 发现骨形成过程比撑开速率增长的频率还要快，理想的选择是每隔 6 小时撑开 0.25mm；如果能有自动装置提供缓慢而持续地撑开则效果更为理想。

（6）延长部位的选择　干骺端的骨形成过程优于骨干部位。此外，干骺端含有更多比例的松质骨可提供更多的潜在的成骨过程。

（7）延长部位的数量　由于 Ilizarov 技术允许多节段、自动高速率延长，以及在牵引末端临时加压作用刺激骨再生，近年来又发展出多节段多平面的肢体延长技术。对单块骨而言可以选择双端延长，因此理论上应该有双倍的延长速率。多节段延长明显缩短了治疗时间，操作步骤更简单；自动高速率延长方式为软组织的保护提供了理想条件；临时加压刺激骨再生也缩短了固定时间，不仅疗程缩短，解剖和功能结果也均满意，且有助于降低并发症的发生。有研究指出影响胫骨延长的因素包括年龄、性别、伴随的畸形矫正、致畸原因和需延长的长度。年龄和延长获得的长度影响延长部位远近端的愈合指数，然而远近端愈合指数之比率并不受上述因素的影响。为缩短外固定支架治疗时间，双平面胫骨延长病例中远端截骨部位的撑开速率或延长长度应为近端部位的3/4。胫骨双端延长因并发症较少被逐渐接受时，股骨的双端延长却表现出截骨部位骨不连等诸多并发症。

（8）Ilizarov 方法的并发症

①固定针或螺钉部位的感染：是最常见的并发症，程度从轻度红肿到针道周围清亮淡黄渗液，甚至白色脓性分泌物伴随发热和寒战等全身症状。如果有如流脓等局部感染迹象但尚未出现全身反应，可予口服抗生素治疗。若引起严重感

染，患者因此复诊则应予静脉滴注抗生素，但很少需要因此拔除固定针并另择他处再钉入。因此目前的针道护理更倾向于简单的旷置处理，即每日用净水或过氧化氢清洗针道周围皮肤即可，大多数患儿并不需要对针道进行特别的护理如换药甚或局部应用抗生素等，但需在出院前将日常的针道护理方法告知家属，可参考上一章相关部分。

②疼痛：在肢体延长过程中是非常普遍的，可以考虑适当予止痛药，剂量根据患儿的痛阈决定。如果存在肌痉挛，可短期应用小剂量的地西泮。

③肢体肿胀：在肢体延长过程中也很常见，主要解决方法是功能锻炼、物理治疗及抬高患肢。

④神经血管并发症：多发生在术中钉入克氏针或固定针时，应该通过熟悉解剖来预防或减少发生。神经血管损伤也可出现于撑开牵引阶段，过于迅速地撑开可导致神经受牵拉而造成感觉障碍，运动障碍少见。可通过减缓撑开速度甚至暂停撑开，等相关症状消除后再继续治疗。血管痉挛非常少见，若出现这种情况，撑开牵引必须完全停止并仔细检查血管状况。

⑤软组织挛缩：在胫骨延长术中就可出现跟腱的挛缩，而股骨延长术中则可能出现膝关节的屈曲挛缩。预防可通过应用夹板正确固定两端关节并进行物理治疗，但必要时仍需外固定支架跨越关节的撑开。已形成的挛缩可考虑手术松解肌腱。

⑥邻近关节的半脱位和全脱位：通过定期随访和对延长部位近、远端骨骼及关节的影像学复查可以得到相当好的预防。解决方案有跨关节的撑开器应用及调整后的外固定支架复位半脱位。

⑦延长部位的骨愈合问题：以延迟愈合、未成熟愈合和不愈合为表现。延长部位的延迟愈合是常见的并发症，可根据影像学表现调整撑开速率来预防。如果没有新骨形成，则撑开速率应放慢；也可通过患肢早期负重来预防。未成熟愈合是由于撑开不足，此类病例可能需要进行第2次截骨术。某些患儿如软骨发育不良，已知形成新生骨非常迅速，在这类病例中撑开的速率必须作相应调整。延长部分骨不连并不常见，然而如果出现，则可通过框架压缩或植骨。

⑧延长肢体的骨质疏松：患侧整个肢体的骨质疏松也常见。可能的原因是整个肢体的失用性萎缩，故应该早期负重及功能锻炼。骨质疏松状态会一直持续到外固定支架拆除后多久仍是未知数。

⑨再骨折：拆除外固定支架之后，原骨缺损部位会有再骨折的可能。应通过详细的临床随访和影像学复查发现及预防，在拆除外固定支架之后可予石膏或支具良好地保护患肢。然而尽管应用以上防治措施，仍无法完全避免它的发生，可

能需要第二次使用外固定支架。有学者认为发生再骨折后及时予闭合复位及髋人字石膏固定已足够，只有在解剖复位不满意时才考虑行进一步手术治疗。

⑩延长肢体的轴向移位、旋转或成角等对位不良：这在单边型外固定支架治疗病例中更为多见，主要应归咎于术中截骨过多，以及安装外固定支架时未与肢体保持平行，注意这些细节将有助于降低术后对位不良的发生。儿童患者可耐受迅速地矫正对位不良。

⑪心理问题：可出现在患儿整个肢体延长过程中。术前仔细准备，应包括心理评估，对患儿和家长进行必要的术前教育如播放相关视频以消除患儿的恐惧，达到充分配合治疗的目的。

（9）术后应注意的问题：在肢体延长病例中，每延长 1cm 的固定架需保持 1~2 个月，例如若需延长 5cm，则外固定支架至少应使用 6~8 个月。而且 Ilizarov 在儿童患者中应用成功的影响因素除手术技巧以及治疗过程中固有的问题和危害以外，患儿及其家长是否能够接受并执行长期的固定疗程及外固定支架安置术后持续物理康复训练能否坚持至少 1 年亦非常重要。因此术后应鼓励患儿独立活动，行心理治疗消除患儿对术后患肢的不正常心态，通过物理治疗减轻疼痛，在拐杖或助行器的帮助下行走以促进骨骼代谢，固定架上、下患肢关节的活动范围尽量与健侧肢体一致或接近；患儿或家长独立完成肢体拉伸锻炼，如果需要予以合适的矫正鞋，在家庭和学校的环境中保持正常心态。职业疗法可帮助患儿树立正确心态，尽早重返社会。

第二节　胫骨截骨加外固定治疗膝内翻康复护理要点

一、膝内翻概述

伴有内翻畸形的膝内侧间隙骨性关节炎（medial compartment osteoarthritis, MCOA）是骨科常见疾病。骨性关节炎性膝内翻造成患肢负重力线内移，过分集中在膝关节内侧，使内侧关节面超过了正常负重的生理限度，导致膝关节内侧关节软骨的磨损，关节间隙狭窄，滑膜增厚及软骨下骨骨赘形成，产生一系列疼痛、肿胀、关节积液、肢体内翻畸形及跛行等临床症状。临床观察证实胫骨高位截骨术（high tibial osteotomy, HTO）是一种用于治疗早期骨性关节炎膝内翻的有效方法，多数患者可获得满意的疗效。其截骨部位、方式、固定方法多种多样，各具特点。本章主要介绍胫骨近端截骨加外固定支架治疗伴有内翻的 MCOA。

1. 胫骨截骨术的作用

胫骨截骨术使骨性关节炎患者的关节负重面重新调整分配，矫正负重力线，便于骨性关节炎的软骨自我修复。在膝关节骨性关节炎患者中，其主要改变是关节软骨的丧失和关节软骨下的骨硬化，其硬化是骨小梁肥大的反应。因此，膝内侧关节面的负荷增加使其产生硬化甚至随着骨小梁微细骨折的增加而发生塌陷。反之，对侧关节面由于缺乏相应的压力而常造成骨质区的软化。当 HTO 术后使生物力学轴线外移或内移，膝关节内外两个关节室的负荷应力进行了合理分配，从而为骨性关节炎具有的潜在修复功能提供了条件。Fujisawa 等曾报道过 54 例膝关节骨性关节炎患者在进行 HTO 术前以及术后 6 年均进行了关节镜检查，发现如果力学轴线被矫正至胫骨关节面中心点的外侧，内侧关节软骨有修复现象。

二、外固定支架固定的作用

膝内、外翻畸形截骨段的固定，国外文献多介绍钢板固定，其固定可靠，且能早期进行膝关节运动，但钢板固定必然切口长，创伤大，出血多，增加手术时间，且不能进行术后截骨端的再调整。而外固定支架结构简单，可以根据截骨和矫形的需要组合成所需的构型，术后可根据畸形矫正的情况调整外固定支架，以达到畸形矫正满意为度，外固定支架固定较少妨碍关节功能活动锻炼，有利于截骨矫形和关节的早期功能活动锻炼。早期并可根据 X 线片复查情况，随时对矫形角度进行调整，达到最为理想的状态。

三、骨关节炎的严重程度判定

Ahlback 提出了 5 级分类法：I 级为轻度关节软骨高度减少（关节软骨丧失50%）；Ⅱ 级为关节间隙消失；Ⅲ 级为胫骨内侧骨磨损 <7mm；Ⅳ 级为胫骨内侧骨磨损 >7mm；Ⅴ 级为严重骨磨损，伴有半脱位。对内侧间隔膝骨关节炎，行适当的分级并不困难。术前这种分级与角度测量一起，对该关节做一充分的描述，以便评价任何手术效果并做适当的比较，这是必要的。

四、手术适应证和禁忌证

胫骨截骨术存在一定的困难和并发症，必须谨慎根据每个患者具体情况如年龄、畸形程度等来考虑。

（一）适应证

存在膝内翻畸形的内侧间隔骨性关节炎，如果造成剧烈疼痛，影响工作休息，或重度功能障碍，则适合 HTO，还需符合如下条件：① 膝部疼痛呈持续性，经保守治疗 3 个月以上无效者；②年龄 <50 岁；③膝关节屈伸活动范围≥90°，且屈曲挛缩 <10°；④在矢状面或冠状面上的异常活动 <5°；⑤受累的内侧间隔关节骨塌陷不超过 5mm；不能导致胫骨侧方半脱位；⑥骨质疏松不严重。HTO 的目的是使大部分负荷转移到外侧间隔，因此外侧间隔的条件也是非常重要的，术前应做出相应的评估。

（二）禁忌证

（1）患侧膝关节严重骨质疏松，骨小梁明显吸收，不便于截骨愈合。

（2）X 线片显示膝关节关节面典型的骨关节炎征象，内侧关节间隙狭窄甚至消失，而外侧关节间隙也有狭窄或消失者。

（3）胫骨平台内侧软骨下骨呈现较多的囊性变，X 线片上可见骨质内较多的裹状、透亮吸收区。

（4）糖尿病患者，身体抗感染能力减低，截骨区及皮肤伤口愈合均很慢，选择施行此手术需慎重。

（5）患者一般情况较差，有发热、贫血，或心、肺、肝及肾功能有损害的患者，不应进行此种手术。

五、截骨手术

截骨平面由不同原因导致的重度膝外翻畸形也不同，其畸形的类型与骨关节的改变有较大差异，术前应精密地设计，确定截骨的部位、手术方式和截骨端的固定方法，消毒铺单时应常规露出髂前上棘，以利术中下肢力线的测量。手术的要求是既要恢复下肢的负重力线，又要尽可能恢复正常的股骨角和胫骨角。

1. 截骨部位

胫骨截骨部位可分为胫骨结节近端与远端截骨。胫骨结节近端截骨的优点有截骨面大，容易固定；松质骨处愈合迅速，不易出现延迟愈合或不愈合；手术接近畸形部位，可通过同一个切口探查膝关节。其缺点为造成髌骨下移及胫骨近端骨量丢失，对后期关节置换造成一定的困难。胫骨结节下截骨则相反。

2. 截骨角度判定

一般测定所需楔形截骨的宽度（外侧缘的高度）用 1mm = 1° 来计算。另外用在纸上直接描样测量的方法也是可取的，或按正切表值计算。当然要求术前的精确测量使手术达到高度的截骨准确性和精度，似乎是不现实的。在具体操作时，术者还要考虑到截骨过程中损失掉的骨厚度等因素。所以说楔形截骨要达到预期的效果，术者的丰富经验和熟练的手术操作技巧都是极其重要的。

3. 截骨方式

HTO 手术的截骨方法有数种，例如倒"V"形、弧形和楔形截骨。其中倒"V"形截骨因其截骨后的创面接触面积小，融合率低而很少使用。弧形截骨虽然截骨接触面积大，并具有术后其截骨角度可再调整等优点，但手术操作较复杂，仍不如楔形截骨应用得广泛。目前国内外临床应用最多的是楔形截骨术。楔形胫骨高位截骨术的突出优点是：截骨骨面结合面积大，稳定性好，故很少发生骨不愈合。另外手术操作简单，不需特别手术器械，只用骨刀或电锯即能完成手术。但与倒"U"形截骨相比其缺点在于截骨后的角度不可再调。但这一技术问题取决于术者的熟练程度。

六、支架外固定

直接在截骨线两侧骨段上分别穿针固定，具体穿针方法因所用外固定支架的不同而有所不同。

1. 选择固定针的合理布局

根据生物力学测试结果证明，固定针距离骨折线越近即针组间距越小，或同一骨折段的固定针间距即针组内针距越大，骨折固定越稳定。反之，固定针距离骨折线越远即针组间距越大，或针组内针距越小，骨折固定越不稳定。但为了截骨端的靠近加压，固定针距离截骨端应稍远一些，截骨线远段以距离截骨端 5cm 为宜。近侧骨段虽短，但也应距截骨面至少 2cm，以便于 2 根固定针靠拢加压固定。针组内针距不小于 5cm，否则骨折由于杠杆原理而固定不稳。

2. 摄片复查

应在术中安装好外固定支架连接杆后立即摄 X 线片，以进一步确定胫骨矫形角度，矫形角度过大或过小，可在麻醉下及时进行适当调整，以免除麻醉后重新调整的疼痛。电视 X 线机的屏幕显示范围过小，难于准确确定胫骨矫形角度是否合适。

3. 术后处理

术后第 2 天患者可将患肢置于膝关节被动练习器上（简称 CPM 机）进行膝关节被动伸屈活动，每日练习 3~4 次，每次练习 1~2 小时。同时鼓励患者行主动股四头肌锻炼。术后 1 周内即可扶双拐下床活动，但不负重。术后 4 周患肢可进行部分负重行走，术后 8 周可渐全负重行走。一般术后 8 ~ 9 周根据 X 线片可酌情拆除外固定支架。

七、并发症

目前报道的胫骨近端截骨术的并发症有畸形复发（矫正丢失）、腓神经损伤、骨不连、感染、膝强直或不稳、关节内骨折、筋膜间室综合征、髌骨下移和近端骨块缺血性坏死。矫正不足或内翻复发的发生率在胫骨近端截骨术后为 5% ~30%。腓神经损伤与在胫骨近端行腓骨截骨术有关。腓骨近端截骨最易损伤腓神经，因为腓神经发出深浅支之前在此处绕过腓骨颈。解剖学上发现在腓骨切除术中有两个腓神经损伤高危区，一个在腓骨头下 30mm 处，另一个在腓骨头下 68 ~153mm 之间。所以，腓骨截骨的安全区应在腓骨的中下 1/3 处（距腓骨头约 160mm）。

第三节 外固定治疗膝内翻的康复护理要点

1. 术后康复的重点

（1）关节活动度的恢复。

（2）肌力恢复到术前水平。

（3）最佳活动（步态）及功能能力。

2. 目标定制的注意事项

所有目标的制订都要与患者的整体功能能力相关，并由患者的整体功能能力决定。

（1）在康复早期，可以应用支具来使患者舒适及保持不易于关节挛缩的位置，以防止复发性挛缩。

（2）开始负重训练前，就必须需要放射线检查来评估骨折愈合情况并遵医嘱。

（3）当患者接受下肢联合手术时，就需要一段很长的时间使力量和功能恢复到术前水平。尤其是合并有神经功能或先天性疾病的患者，下肢力线的改变需要在康复全过程中引起重视以预防骨折的发生。

3. 家庭训练课程

家庭训练课程对患者的恢复和康复具有很大的帮助。

（1）患者的家庭训练课程的方法要持续进行，并根据评估结果来进行调整。

（2）应向患者及家属强调对家庭训练课程的依从是非常重要的。

（3）重复对于患者学习一个运动技巧，及重点学习某一功能任务为患者理解活动的意义都是非常必要的。

（4）一旦患者急性期及亚急性期的康复治疗完成，患者就应该恢复到先前、术前的治疗程序。

（5）对于术前关节炎症状较轻的患者，鼓励术后 7 天即下地活动并逐渐恢复术前康复治疗程序，对于存在有其他合并疾病的患者，或者进行外固定器持续调整的患者，可适当延长住院时间并遵医嘱。

第十三章 外固定支架治疗马蹄内翻足的康复护理要点

马蹄内翻足（talipes equinovarus，TEV）是常见的一种先天畸形，发病率约1%。临床上分为痉挛型和僵硬型两类。如不及早治疗，畸形可于负重后日趋严重，常在足背外侧缘出现滑囊和胼胝，患侧小腿各肌群发育差，处于萎缩状态，直接影响儿童生理及心理的成长发育。

一、治疗现状

1. 传统治疗方法

马蹄内翻足是由先天性或多种后天性原因导致的足踝部多关节复杂性畸形。其病理改变既有软组织挛缩，又有骨骼改变。马蹄内翻足的传统治疗方法有软组织松解术、早期肌力平衡手术、截骨术。由于幼儿时期软组织较柔软，骨骼变化轻微，经软组织松解及肌力平衡，常可获得正常或接近正常的功能恢复。随着年龄增长及长期异常状态下持重，畸形逐渐加重，少数患者变得十分严重，特别是软组织挛缩变得广泛而僵硬，出现骨骼畸形，很难经有限的松解手术恢复足部正常形态及功能，特别是4岁以后，可出现严重固定的畸形，这需要多次软组织松解手术联合骨性手术进行矫正。

马蹄内翻足的治疗依赖于畸形的性质和严重程度。对于轻度的马蹄内翻足，这些治疗具有满意的治疗效果，然而，这些方法却有着较高的复发率，据报道，畸形复发可达20%，而且其损伤较大。对于早期被忽视而发展为严重畸形和复合畸形的病例，这些传统治疗的效果不能让人满意。对于那些复发的病例，效果多数不佳。因为许多患者需要多次手术，用不同的手术方法分期矫正不同的畸形。多次过于广泛的软组织松解，既会造成骨骼及软组织的血循环障碍，又会产生术后广泛的瘢痕粘连，造成足的僵硬，影响足踝功能。为获得足骨性结构的正常对位及术后全足底负重的效果，只能以跗骨的截骨或大块切除来弥补，而多次骨性手术可使已经发育障碍的患足变得越来越小。术后强力的手法矫正还可能造成足踝后内侧切口的裂开或不愈合，以及踝管内的神经血管损伤。某些外伤性马蹄内翻足，胫后动脉可能是足部残存的惟一供血来源，矫正角度稍微偏大，即危及足部血液循环。因此传统的软组织松解、肌力平衡及三关节融合术，很难使这些重度及复发的马蹄内翻足获得满意的疗效。

2. 外固定支架治疗

近些年外固定支架技术在马蹄内翻足的治疗中得到了应用，它可结合不同的足部手术，进行逐步牵伸、延长、固定，逐渐矫正足部畸形，可获得满意疗效，同时可尽量避免上述治疗方法的缺点。常用的外固定支架一般为 Ilizarov 外固定器或 TSF 六轴骨外固定器。

二、Ilizarov 外固定支架治疗马蹄内翻足的原理

对先天性马蹄内翻足的形成有不同的看法，如骨骼发育缺陷及异常，区域性生长紊乱，神经肌肉异常导致软组织挛缩和肌力不平衡，软组织（肌腱、腱鞘、筋膜纤维）异常增加等。但严重的马蹄内翻足基本都同时存在骨和软组织的异常，畸形多为复合型，同时存在于三个平面上。Ilizarov 技术的基础是张力－应力法则，即生物组织缓慢牵伸产生一定的张力，可刺激组织的再生和活跃生长，其生长方式和胎儿组织一致，均为相同的细胞分裂。应用这一理论矫正畸形时出现的张力－应力能使多种组织细胞增殖，生物合成增加，按照张力－应力方向形成正常组织，改变短缩、旋转及成角畸形，解决血管、神经、筋膜、皮肤等的挛缩。其外固定支架固定可允许按照三维方向运动的要求变动位置，进行压缩、撑开和扭转固定，使产生的张力在踝后足内侧的软组织和骨骼发生组织再生，足前外侧受压的骨质逐渐变形吸收，从而可同时持续缓慢地矫正成角、旋转、短缩等三维方向的畸形。

三、Ilizarov 外固定支架治疗马蹄内翻足的特点

Ilizarov 骨延长器及 Ilizarov 张力－应力下组织再生理论，在临床实践应用以来，已在世界矫形外科界得到广泛赞许。Ilizarov 跟腱延长矫形方法，有以下特点。

（1）通过对 Ilizarov 骨延长器的调整，能三维延长、压缩及扭转各部件间距，从而同时矫正足内收、内翻、下垂及小足等畸形。

（2）矫形作用缓慢而持续，足以保护软组织和神经血管等。

（3）操作简便，安全，方便随时观察，根据需要及时调整骨延长器。

（4）组织损伤小，避免了一次性跟腱延长术可能出现的踝关节后部跟腱处的皮肤缺损。

（5）多个水平固定，在矫正病变关节的同时，防止紧张的软组织使邻近关节产生畸形。

（6）可在畸形的中心进行矫正，而在这些地方进行常规的截骨常常是不可能，并且避免了一些不必要的骨性移位手术。

（7）不必缩短足的长度，不影响足的生长，对小足畸形还有延长足的效应。

（8）可进行胫骨远端的成角截骨而不使足偏离下肢的负重轴线。

（9）治疗期间可每日下地负重，做功能锻炼。

（10）对于大龄患儿和其他手术方法失败的患儿，可作为一项补救的方法。

（11）缺点：操作略复杂，费时，存在一些并发症，且需要由对环形固定架系统比较有经验的医生进行操作。

四、Ilizarov 外固定支架的应用指征

对轻度先天性马蹄内翻足，多数经石膏矫形以及各种软组织手术，可取得满意效果，不必应用该方法。该方法适应于严重、复合畸形的马蹄内翻足、畸形固定的僵硬型马蹄内翻足、多次手术后复发的马蹄内翻足、有小足畸形的马蹄内翻足。

年龄上，有作者主张以 3 岁以上为好，因 3 岁以下多为软组织问题，可经保守或软组织手术加以解决。在 3~8 岁的儿童，足部的组织为柔性的，具有适应性，骨和关节能够重新塑形，用 Ilizarov 技术可牵开软组织、恢复足踝部骨关节结构的对线。对 8 岁以上的儿童到成年，用 Ilizarov 技术可纠正软组织挛缩，但骨性结构的畸形已经固定，关节不能相互协调，但可以进行相应的截骨手术再进行牵引，恢复骨关节对位。瘢痕组织使软组织松解手术很难实施且较难奏效，但 Ilizarov 技术却可成功地解决，不少作者进行了报道。

第二节 操作注意事项

操作注意事项如下所述。

1. Ilizarov 外固定支架的组成

Ilizarov 外固定支架包括 1~2 个胫骨环，用 2 枚交叉固定针（1.5mm）固定，或用 1 枚固定针和 1 枚 Schanz 螺钉固定。1 个跟骨半环，通过 1 枚横穿跟骨的固定针和 1~2 枚 Schanz 螺钉固定于跟骨。1 个 5/8 跖环，用 2 枚交叉钢针穿过跖骨进行固定。其他如连接杆、铰链等。跟骨环经连接杆连于胫骨环，连接杆远端为万向铰链，跟环和跖环经 2 个连接杆连在一起。

2. 操作要点

在安装 Ilizarov 外固定支架之前，可根据患者的具体情况选用合适的手术如截骨术。秦泗河等主张对严重畸形进行三关节有限截骨，截骨应完整，手法应轻柔，避免严重损伤软组织及软组织嵌入骨端，以免影响成骨质量和矫正效果。

（1）首先安装跟骨环，穿过跟骨的固定针应和足底平行，这很重要，否则会影响其行走和负重。

（2）胫骨环用 1 根固定针即可，固定于胫骨中远段，横行水平贯穿胫骨。胫骨环的数目可根据患者的年龄和畸形程度决定。

（3）应保证连接杆的万向铰链在踝关节和距下关节的前外侧，牵开杆在踝和距下关节的后内侧。这将保证固定后的适当活动。

（4）国外对固定针的直径多选用 1.5~1.8mm，国内有学者选用为 2.0~2.5mm 的克氏针，在固定针和固定架之间施以张力，固定针具有优良的强度、抗扭转和抗折弯的能力。

（5）如果足前部有严重内收畸形时，可在跖骨头部横行贯穿一针，在踝部两侧至足外缘安装两根连接杆，组成三维立体外固定构型，进行逐步矫形固定。

（6）穿入 1~5 根跖骨固定针，由内向外穿针，进针的角度要根据内翻情况和前足内收情况，调整进针角度，可使矫正满意。

（7）术中应避免急性牵引，这可造成固定针的断裂和血管神经的过度牵拉。

3. 牵伸矫正畸形

（1）矫形开始时间 术后第 1 天即可开始牵伸矫形，对于行截骨的患者可于 4~7 天后，待手术反应期过后开始，并逐步分次进行足部 Ilizarov 外固定支架的调整，进一步矫正内翻、内收畸形。

（2）牵伸矫形的速度 矫形的速度应根据患者的具体情况即跖内侧皮肤的张力、神经血管反应如疼痛、不适感等进行调整，在患者能够承受的最大范围内进行矫形。对于经多次手术的患者或严重的先天性马蹄内翻足患者，矫形速度过快可发生内侧皮肤缺血坏死，所以一旦出现内侧皮肤血运不良，应立即停止延长和矫形，待血运好转后再继续矫形、延长。对于需要骨延长的，一般每日延长1mm，分3~4次进行，螺母在延长螺纹杆上每转动360°就延长1mm，每次转动90°，每日转动3~4次，这可防止骨不连和早期融合。通过延长，调整各螺纹杆的螺距，结合配件中转向轴角度的变化，缓慢地矫正足的各种畸形。

（3）矫形顺序 一般先进行足下垂的矫形，即踝关节两侧连接杆同步调节，进行跟腱的牵伸延长。在踝关节矫正至中立位0°（踝关节中立位即足的长轴与胫骨长轴夹角为90°）时，可只调节延长踝关节内侧连接杆，以逐步矫正足内翻畸形。待足内翻矫形满意后，再继续双侧同步调节延长，继续使足达到背伸10°位，此时尚需注意膝关节置于伸直位，因膝关节屈曲可使跟腱得到部分松弛。最后再调节足前部的内收畸形。秦泗河等主张先矫正足的内收内翻和跟骨的内翻，再矫正足下垂畸形。

（4）矫形持续时间 矫正畸形的目标是轻微过度矫正，手术后即开始并逐渐进行畸形矫正，一般4~6周即可达到矫正目标，但矫形完成后仍需带骨固定架维持外形6周左右，平均使用骨延长器的时间为90天。对截骨患者有学者主张外固定支架继续固定3个月，X线片证实截骨处骨痂形成良好后拆除外固定支架。拆除外固定支架后行小腿石膏维持4~6周，对足弓进行塑型很重要，可预防足弓的塌陷，并矫正残余的旋后畸形。

（5）治疗期间 在术后1周即可下地负重行走，锻炼足的功能。

第三节　康复护理注意事项

一、康复护理注意事项

（1）感染、关节僵硬、肿胀等依照临床常规进行处理。

（2）畸形复发，仍有少数复发病例，预防措施是在畸形得到矫正后外固定支架予以保留原位6周，去除外固定支架后使用合适的支具或石膏，以防畸形复发。对有些患者，有必要进行其他的外科手术以补充矫形。

（3）在矫正畸形的过程中常常发生关节半脱位，如跖趾关节半脱位、中跗关节半脱位等。矫正畸形应循序渐进，理疗对预防也很重要。

（4）避免过度矫正而出现跟骨外翻。

（5）双下肢不等长，手术侧肢体延长，双侧跖骨不等长，但很少发生。

（6）麻木，多与牵引的速度太快有关，所以牵引的速度可因人而异，速度不能太快。当减慢牵引速度后，麻木一般都能消失；若无效，则应停止牵引，必要时行截骨缩短手术。

（7）随着马蹄内翻足畸形的矫正，部分患者可能会出现屈蹲、矫形后期足部疼痛等屈趾畸形，多需再次手术矫正。

二、术后康复的各个阶段

1. 术后康复第一阶段（第 1~2 天）

目标

· 控制术后疼痛/水肿/痉挛；

· 强调在仰卧位时保持增加膝关节伸直的体位；

· 保持膝关节的整体关节活动范围；

· 鼓励患者主动的蹞趾活动；

· 无截骨患者早期负重：站立及使用恰当的助行器进行步行负重训练；

· 有截骨患者复查 X 线确定位置；

· 能够独立完成 HEP。

注意事项

· 避免长时间的膝关节屈曲（如：坐位）；

· 监测佩戴石膏托时皮肤刺激及挤压；

· 监测外露足/蹞趾的肿胀体征。

治疗措施

· 教育和训练患者及看护者改变体位。将毛巾卷成卷置于踝关节下面，以允许仰卧位时被动牵拉膝关节。开始时，抬高患肢以术后控制肿胀；

· 鼓励患者蹞趾微动；

· 指导患者及看护者进行膝关节的被动伸直活动训练；

· 轻微的直腿抬高以延长腘绳肌；

· 在疼痛可以忍受的范围内进行股四头肌的训练；

· 步态训练强调良好的姿势和站立相时膝关节伸直（为助行器做准备）。

晋级标准

- 患者下地站立时需要一些辅助工具（如：婴儿车、轮椅）；
- 这取决于术前的功能状态。

2. 术后康复第二阶段（第3天~2周）

目标

- 控制术后的疼痛/水肿/痉挛；
- 强调在仰卧位时保持增加膝关节伸直的体位；
- 保持膝关节的被动和主动整体关节活动范围；
- 鼓励患者主动的跗趾活动；
- 根据复查 X 线结果开始外固定器的调整，注意疼痛肿胀情况；
- 独立完成 HEP；
- 在可以忍受的前提下恢复到术前的训练项目。

注意事项

- 同第一阶段。

治疗措施

- 继续第一阶段的治疗方法；
- 可以进行膝关节的主动伸直训练；
- 轻柔地被动进行直腿抬高；
- 股四头肌训练；
- 站立相时膝关节伸直（为助行器辅助下行走做准备）。

晋级标准

- 患者站立时间超过 15 分钟；
- 这取决于术前的功能状态。

3. 术后康复第三阶段（完成外固定器调整并锁定位置后 1 周内至拆除外固定器）

目标

- 促进及保持在膝关节伸直时踝关节的主动及被动背伸；
- 背伸肌的肌力训练；
- 如加强跖屈肌在延长的关节活动范围内的肌力训练；

- 教育患者及看护者认识在日间使用 APO 支具来保持踝关节活动范围的重要性；
- 渐进性适当增加步行耐力及独立性的训练。

注意事项

- 避免在运动训练及功能活动中产生疼痛；
- 避免过度的背伸牵拉；
- 监测手术切口/钉道的情况和充分持续的愈合。

治疗措施

- 在距下关节中立位时，轻微地牵拉踝关节至背伸，不要超过正常的关节活动范围；
- 假如存在适应证，可以进行跖筋膜的肌筋膜松解术；
- 被动的大跖趾伸直训练；
- 踝泵训练（重点在背伸）；
- 站立功能训练以促进踝关节在延长的背伸位进行等长收缩；
- 由坐到站的功能训练，重点在胫骨前移超过足，保持 STJ 在中立位；
- 分步式训练站立功能以控制重力从胫骨到足的过渡；
- 开始训练足离地时的推出训练；
- 继续 HEP：提高基础训练。

晋级标准

- 患者可长时间站立，短距离步行；
- 这取决于术前的功能状态。

4. **术后康复第四阶段**（去除外固定器并佩戴下肢支具至拆除支具）

目标

- 加强跖屈肌和背伸肌的姿势协同控制；
- 促进踝关节在步态中的运动学恢复；
- 渐进性加强步行的耐力和独立程度至术前水平或超越术前水平。

注意事项

- 同第三阶段。

治疗措施

- 继续第三阶段的治疗方法；
- 单腿站立训练，以促进协同运动；

· 胫前肌、背伸肌的肌力训练，以改善在步态中足跟触地的恢复（足跟行走）；

· 跖屈肌的离心性肌力训练（后退走、上楼梯、下蹲）；

· 足的动力反作用训练；

· 步行的平衡能力训练，平衡木、交叉步行；

· HEP：提升基础训练。

晋级标准

· 患者长距离步行时需要一些辅助工具（如：婴儿车、轮椅）；

· 这取决于术前的功能状态；

· 在可以忍受的范围内逐渐增加步行的耐力/距离。

第十四章　脑瘫的康复护理

第一节　脑瘫的病因

　　大脑性瘫痪分为不同的类型，其运动和姿势异常的临床表现各不相同，轻者表现为轻度运动障碍，重者全身严重受累。由于患者临床表现的多样性和准确诊断测试方法的缺乏，确切地定义什么是脑瘫非常困难，一直存在争议。目前普遍认为，脑瘫患者有3个共同的显著特征：①呈现一定程度的运动功能障碍，这种运动障碍与诸如全身发育迟缓和孤独症等的运动障碍是不同的；②损害发育中的大脑，这与年长儿和成年人的成熟脑损害截然不同；③非进行性的神经功能损伤，区别于其他如肌萎缩等儿童运动疾病的神经损伤。

　　大脑损害被认为发生于妊娠期到生后2年内，在这段时间内大部分运动功能的发育已经完成。然而，2岁后发生的脑损害也会导致相似的结果，通常也称为脑瘫。到8岁时，大部分未成熟的脑组织均发育完全，步态也已成熟，这时对脑的损害将导致更加成人型的临床现象和结果。

　　尽管神经缺陷是长久和非进展性的，但它对患者的影响却是动态发展的。脑瘫患儿在骨科方面的临床表现随着生长发育可以有很明显的变化。生长和跨关节肌力的改变可导致进行性的关节运动丧失、挛缩，最终发生关节半脱位和脱位，出现需要矫形外科干预的退变。

　　对发育脑的损伤可发生在孕期到幼儿的任何时候，一般分为产前、产中和产后。与通常的想法不同，导致脑瘫的损伤大部分发生在产前，在出生过程中发生的不到10%。多种产前脑瘫风险因子已得到确认，包括胎儿的先天风险因子（通常大部分为基因异常），母亲的先天因子（癫痫、智力低下和流产史），以及妊娠本身的风险因子（Rh血型不相容、羊水过多、胎盘破裂和烟酒史）。外部因子，如TORCH（弓形虫病、其他因子、风疹、巨细胞病毒、单纯疱疹病毒）也会导致产前脑瘫。在缺乏任何已知风险因子的情况下，脑瘫的发生归咎于脑发育关键时期的未知因子。一些最近的研究提示，绒毛膜羊膜炎作为发生因素之一可能起着作用。

围生期的脑瘫，从出生到生后几天，与分娩中的窒息和损伤有典型的相关性。缩宫素的使用过量、脐带脱垂、臀先露都与脑瘫发生有关。Nelson 报道只有10%的脑瘫病例是在这一时期发生的，许多脑瘫患者没有窒息病史。尽管脑瘫通常与这个时期的低 Apgar 评分有关，许多新生儿也会由于其他情况，如家族性遗传病而获得低评分，但这种情况下的低评分与窒息完全无关。低体重儿（＜1500g）罹患脑瘫的风险显著增加，与正常体重儿的2%相比增加到了6%。这种发生率的增加归因于脑室周围的血管脆性，它对分娩过程中的生理性波动具有很高的敏感性。这些波动，包括低氧血症、胎盘病变、母体糖尿病、感染等，能损伤血管并导致继发的脑室内出血。这些损伤分为 I ～ IV 级，增加了神经学后果如脑积水和脑瘫发生，可归为 III 级（双侧脑室出血）和 IV 级（脑实质出血）。另外，脑室周围区域在妊娠第 26 ～ 32 周特别敏感，它对运动控制非常重要。如果受损常导致双侧瘫痪。通常，一些协同事件导致了脑损害和继发的脑瘫。多胎妊娠也增加了脑瘫发生的高风险，主要由于与其相关的早产。

尽管许多脑瘫儿为足月儿，但足月新生儿比早产儿罹患脑瘫的风险要低。缺血缺氧性脑病是产后脑瘫发生的最常见原因，以低张力、运动减弱和癫痫为特点。胎粪吸入和具有真性缺血的持续胎儿循环是缺血缺氧性脑病最常见的原因。这一时期的 B 组链球菌和疱疹病毒所致的感染，如脑炎和脑膜炎也能导致脑瘫。产后由意外或者虐待儿童所致的外伤性脑损伤所引发的脑瘫也占一定的比例。产科护理的改进能显著减少医源性脑损伤的发生。

第二节　脑瘫的分类

由于脑瘫在临床表现和类型上存在广泛的差异性，因此，还没有形成一个能被普遍接受的分类方法。脑瘫可以根据临床生理表现、身体受累的部位或受损脑的神经解剖区域进行分类，也可以像以前描述的那样，以出生的时间进行临时性分类。

一、按脑瘫部位分类

通常很难完全按照累及的部位进行分类，因为一些肢体只是轻微地受累，而患者累及部位又能够随时间而变化。然而，这种分类在描述受累区域的总体情况时是有用的。

（一）单瘫

单瘫是非常罕见的，常常发生在脑膜炎之后。很多被诊断为单瘫的患者实际上有一侧肢体轻微受累的偏瘫。

（二）偏瘫

偏瘫只涉及身体的一侧，通常上肢比下肢的受影响程度大。偏瘫患者，大约占脑瘫的30%，特征是有患肢感觉改变。严重的感觉减弱，尤其是上肢，提示实施重建手术后功能恢复较差。偏瘫患者也会因受累侧下肢短缩而造成下肢不等长。可通过对侧骨骺阻滞或下肢延长术予以矫正。

（三）双侧瘫痪

双侧瘫痪是最常见的脑瘫解剖学类型，约占总病例的50%。双侧瘫痪的患者四肢都有运动功能异常。在室周损伤时，下肢传导束比上肢传导束距离脑室更近，似乎最能解释下肢比上肢受影响程度更为严重的现象。这种类型的脑瘫在早产儿中很常见，他们的智力通常是正常的。尽管要延迟至4岁左右，但很多双侧瘫痪的患儿最终能够走路。

（四）四肢瘫

四肢瘫的患者四肢均被累及，多数患者伴有显著的认知不足，使得护理更加困难。对患者头部与颈部的控制通常是需要首先解决的问题，因为这有助于患者的交流，接受教育和就座。对四肢瘫患者的治疗目标包括使骨盆和脊柱能够平直，髋部弯曲90°能坐立，伸展30°能挺住躯干，使变形的足可以穿鞋，并适应轮椅。

（五）全身瘫痪

全身瘫痪的患者除了不能控制头颈部之外，通常还伴有严重的认知缺陷。这些患者通常需要专门有人对其日常生活进行管理和特殊的座位来帮助固定头部。患者常伴有流口水、发音困难、吞咽困难等症状，使护理工作更为复杂。

（六）其他类型

一些患者由于两侧大脑半球的出血而导致双重偏瘫。双重偏瘫常常很难与双侧瘫痪与四肢瘫相区别：不过双重偏瘫患者的上肢受到的影响比下肢严重。

以双下肢受影响为特征的截瘫非常少见，与双侧瘫痪相比，患者上肢的大体和精细运动技能完全正常。很多被诊为截瘫的患者实际上属于上肢受到微弱影响的两侧瘫痪。尽管 3 个肢体受到影响的三肢瘫痪偶尔也被提到，但也许并不存在。经过仔细诊查，很多被认为是三肢瘫痪的患者实际上其受影响最轻的一肢也存在轻微的运动功能受损。

二、生理学分类

通过识别脑瘫患者的运动模式也能进行分类。关于大脑正常发育的基本了解对理解各种类型的脑瘫非常重要。在妊娠早期，未完全发育的大脑分裂为肉眼能分辨出的三部分：大脑、小脑及延髓。神经元形成于妊娠中期，在这一时期快要结束时达到个体最终所具有的总数。此前损失的任何神经元都是不能替代的。突触的连接和髓鞘形成从妊娠第三期开始，并以高度有机组织的方式一直持续到青春期结束。随着突触的发育和髓鞘化的继续，原始的反射消失，出现更多成熟的运动形式。由于出生后继续发育，很多对新生儿神经系统的损伤是隐匿的，直到应该出现的运动模式出现后脑瘫才能被认知。因为不同的大脑神经通路在不同时期发生鞘髓化，痉挛性双瘫通常在出生后 8~10 个月才能被识别。偏瘫在出生后20 个月才能被识别，而手足徐动症样脑瘫在生后 24 个月才能被识别。牢记这些知识非常重要，因为脑瘫儿的运动模式可随时间的改变而变化。

在生理学上，脑瘫可以分为能影响皮质脊髓（锥体）束的痉挛型和影响发育脑其他区域的锥体束外型。锥体束外型脑瘫包括手足徐动症型、舞蹈症样型、运动失调型、强直型和低张力型。

（一）痉挛型

痉挛型是脑瘫最常见的形式，约占病例的80%，通常与未完全发育的大脑中锥体束的受损相关。痉挛状态，或称被动牵张下的依赖速率的肌肉紧张度增加，是由正常的肌肉牵张反射的过度反应所引起。Booth 从组织学上发现，这些肌肉功能的改变会导致 I 型胶原质在受损肌内膜上沉积，导致其增厚和纤维化，这种变化的严重程度与痉挛的严重性相关。患者常常伴有正常拮抗肌群的共同收缩，这种收缩能导致疲劳，灵活性、平衡性的丧失及平衡困难。关节的挛缩、脱位、退变在痉挛性脑瘫患者中很常见。

（二）手足徐动症型

手足徐动症型脑瘫是由锥体外束的损伤引起，其特征是运动障碍和无目的运动，并可能因受环境的刺激而加剧。临床表现随患者的兴奋程度变化而变化。对于纯粹的手足徐动症型脑瘫，关节挛缩是不常见的；与痉挛型脑瘫不同，软组织松解术的手术效果不可预知，且具有很高的并发症发生率。随着对能导致胆红素脑病（核黄疸）的 Rh 不相容的预防技术的改进，手足徐动症型脑瘫的发病率在逐渐减少。以肌张力增高和随意运动中姿势扭曲为特征的张力障碍或张力减退在手足徐动症型脑瘫中时有发生。

（三）舞蹈症样型

舞蹈症样型脑瘫的症状是患者手腕、手指、足趾和踝关节持续性的无目的运动，这种运动使安装支具和起居都很困难。

（四）强直型

强直型脑瘫的患者在所有脑瘫患者中是肌肉张力最高的。这种高张力状态却不伴有在痉挛型脑瘫中常见的反射亢进、痉挛状态和阵挛。对齿轮样或铅管样肌强直的患者，常常需要进行外科松解。当实施手术松解术时，必须防止对肌肉的过度松解，否则会产生反张畸形。

（五）共济失调型

共济失调型脑瘫非常少见，且最容易被误诊。其特征是协调运动功能特别是行走功能的紊乱，这是由发育中的小脑受损所导致的。将共济失调脑瘫与痉挛型脑瘫区分开非常重要，因为共济失调型脑瘫不必进行外科手术，很多患共济失调型脑瘫的孩子经过非手术治疗也能够改善他们的步态功能。对运动失调患者进行过度的肌腱延长术会导致医源性乏力，反而更加损害步态功能。

（六）低张力型

低张力型脑瘫的特征是肌肉紧张度低，腱反射正常。很多最终发展为痉挛型脑瘫和共济失调型脑瘫的孩子在其脑损伤真实状况显现出来之前，都经过 1～2 年的低张力阶段。持续性的低张力会使患儿出现坐姿失衡、头部定位及交流等方面的困难。

（七）混合型

很多脑瘫患者都具有不止一种类型的特征，属于混合型。混合型脑瘫患者经常表现出锥体系和椎体外系损伤的体征。其最终临床表现是由痉挛型、手足徐动症型、运动失调型等相关类型的成分多少决定的。这类患者的手术效果很难预测，尤其是当手足徐动症型与运动失调型在其中占很大比例时。

由于脑瘫的形式多样，对其还没有一种最理想的分类和描述体系。此外，因为很多患者运动模式表现出多样性，不能完全把它们归于这一类或另外一类，应当针对每个患者的具体情况采取个性化的方法。Palisano 等提出了《大体运动功能分类系统》，可以帮助解决分类中的疑难问题。这种五级数字分级体系，考虑到助步器、轮椅等辅助装置的功能限制及各年龄段的运动特点，对 2~12 岁孩子运动功能的分类和预测，已经被认为是一种可靠稳定的方法。这个分级强调自主运动、行走和就座能力。Soo 对澳大利亚 323 个随访 3 年的脑瘫患儿按照这一分级系统进行了回顾性研究，发现 35% 为功能 I 级，16.4% 有 II 级功能，14.2% 属功能 III 级，16.1% 属于 IV 级，18% 属于 V 级。大多数偏瘫患者为功能 I ~ II 级；而不管双侧瘫痪者还是四肢瘫痪的患者都分布在所有等级中。Soo 等还发现大体运动功能分类系统的分级可以预测髋关节脱位。

第三节 脑瘫的诊断

病史采集与体格检查是诊断脑瘫的主要手段。病史检查应包括对整个孕期和分娩期的彻底调查。一些辅助性研究，像 X 线片、血液分析、染色体分析、CT、MRI、正电子发射断层扫描术等在进行诊断时很少需要，但它们在确定脑瘫的类型和发病程度方面也许有帮助。对 2 岁以下脑瘫患儿的诊断非常困难。

早熟性一过性张力障碍常常跟脑瘫相混淆，它的特征是患儿在 4~14 个月时下肢张力增高。它只是一种自身限制的状态，可以不治自愈。此外，非洲及美洲孩子比其他种族的孩子具有更高的肌肉紧张度，这也会导致脑瘫的误诊。中国患儿最常表现的脑瘫类型主要为下肢痉挛型脑瘫。

对正常运动发育阶段和原始反射的了解有助于鉴定孩子运动发育迟缓的问题。运动发育通常从头部到足部，从出生时的吞咽和吮吸开始，发展到 24~36 个月时对括约肌的控制；运动活动的原始反射方式作为正常成熟过程的一部分可在正常儿童中出现，而在脑瘫患者中其持续期延长，甚至有时持续存在；其他正常行走所必需的成熟运动模式显著延缓甚至永不出现。通过确定某种反射的存在与否，就可以确定孩子的神经学年龄。通过比较神经学年龄与实际年龄，就可以确定神经商数，这有助于确定预后和治疗方法；而这种原始反射的存在也会导致以后畸形的发生。

一、预后因素

脑瘫患者包括行走在内的功能预后因素已有大量的研究。颈反射强直的患者通常无法独立平衡站立，也无法完成行走所必需的下肢交替性运动。2 岁之前能独立坐立是以后能正常独立行走的良好预兆。假如一个孩子到 4 岁还不能独坐，他（她）就很可能无法在没有辅助的情况下正常行走。假如一个孩子在 8 岁前还没有学会走路，又没有严重的挛缩限制，就可能根本无法行走。

Bleck 报道的行走功能预后不良体征包括：①非强迫性不对称的颈强直反射；②持续的婴儿拥抱反射；③垂直位过强的伸肌挺伸；④持续的颈翻正反射：⑤11个月后缺乏降落伞反应。这些反射的持续存在与广泛的严重的脑损害有关，提示在独立行走、自理和日常活动方面的预后不良。

二、步态分析

在计算机步态分析系统出现之前，仔细的临床观察是诊断脑瘫步态异常的主要方式。目前临床观察仍然是确定诊断不可缺少的部分。通过从前面、两侧再到后背反复观察，每次研究步态中的一个成分。对骨盆、臀部、足踝和足以及步跨度、步调、旋转调整、躯干位置和左右差别应加以注意。

现代量化步态分析使用不同角度的高速电影摄像机，与可触及的骨性标志一致的皮肤反射标记和测量步态各种成分的应力平台。运动学数据以波形的形式展现，代表关节在步调周期中的三维运动。肌电图记录步态周期中各肌肉的活动，它被用于检测哪些肌肉的放电属正常模式，哪些属于异常。其他的步态量化分析包括足压描记和氧耗量测定。总之，这些能为专职的观察者提供步态中所有参与元素的复杂相互作用的精确信息。步态分析通常在制订下肢手术的术前计划中描述患者特异的步态偏差，形成适合的干预措施。一项研究发现，在基于临床观察数据制订好手术计划的患者当中，如果提供给资深医师量化后的步态分析数据，那么当时即有 52% 的手术方案进行了更改。

步态量化分析提供客观数据，但对这些数据的解释会有主观性。医师在鉴定软组织和骨的问题及推荐的处理方案时只有少量至中等量的一致性，且不同的机构对诊断和推荐的处理方案也有显著的差异。有报道称，临床检查和步态分析相结合能改善手术效果。术后的步态分析不仅对评估预后，还对制订进一步的处理方案有利，包括支具、特异的物理治疗方案和进一步的手术干预。

尽管步态量化分析技术不断改进，但它们在评估和处理儿童脑瘫患者中的作用仍有争议。步态分析虽能改变决策，但仍需研究这些改变是否能提高临床疗效，Davids 等对如何形成临床方案优化儿童脑瘫患者的行走能力提出了五步规范。它们是临床病史、物理检查、诊断性成像、步态量化分析和麻醉下检查。笔者相信，这种方式比单独依赖步态量化分析来诊断和处理脑瘫患儿更优越。

第四节 脑瘫相关残疾情况

许多脑瘫患者伴发的相关损害，能影响他们的日常活动、独立性、活动能力和整体健康。对患者及其家庭和他们的医护人员来说，这些问题比患儿的行走状态更重要。在考虑任何形式的治疗干预时，这些问题必须给予考虑。在一项研究中，成年脑瘫患者在对他们最重要的事件排名中，教育和交流是最重要的，其次是日常生活活动，行走能力排第四。由于这些病变一贯的复杂特性，组成一个多学科的综合小组处理脑瘫患者是必需的。

脑瘫患者中最常伴发的情况是精神损害或学习无能（40%）、癫痫（30%）、复杂的运动障碍（20%），还有视力损害（16%）、营养不良及相关问题如胃食管反流、肥胖和营养不足（15%），以及脑积水（14%）。智力损害和学习无能可以由非常轻微的损害到严重损害以至于不能独立生活。精神发育迟缓（定义为IQ<50）的发生率为儿童脑瘫患儿的30%~65%，大部分发生在四肢瘫患儿中。学习无能会由于癫痫、各种中枢神经系统药物的不良反应以及交流困难而恶化。延髓受累会导致流涎、吞咽困难和语言障碍，这会限制认知和社会能力的进一步发育。

许多（一些研究小组中占50%）脑瘫患儿有明显的视觉困难，7%伴有严重的视觉缺损。共同的视觉障碍包括近视、弱视、斜视、视野缺损和皮质盲。所有脑瘫儿童都应进行视觉筛查。据报道，10%~25%的脑瘫儿童发生听觉丧失，这将进一步加剧交流和学习困难。听觉筛查与视觉筛查一样，应当视为脑瘫儿童的常规评估部分。

大约30%的脑瘫患者发生癫痫，常发生在偏瘫。四肢瘫，或者出生后有获得性的并发症患儿，癫痫和治疗癫痫的药物能对学习、交流和行走产生极大的影响。这种情况引起了对给药系统的更新的兴趣。比如鞘内巴氯芬和肌内肉毒素注射。

骨质减少造成的骨折风险在脑瘫患儿中比较常见，尤其是严重受累的儿童。骨折通常不易诊断，特别是对于不会说话的患儿。这些骨折的手术和非手术治疗都有很高的并发症发生率，通常会影响患儿的社会和学校活动并给其看护者带来困难。Henderson发现，77%的脑瘫儿童和97%中、重度且无法站立的患儿均有显著的股骨骨量减少（骨矿物密度Z分数<-2）。10岁以上的患者骨折发生率为26%。严重受累不能行走的患者尤其易发股骨骨折。尽管可以行非手术治疗，

但畸形愈合需要手术纠正以及管型石膏固定，相关的并发症发生率颇高。小规模的研究显示，双膦酸盐和生长激素的应用能安全有效地提高脑瘫儿童的骨矿物密度，但缺乏大规模多中心的临床试验。严重的医疗问题，如吸入性肺炎和严重喂养困难将导致营养不良、免疫抑制和代谢异常。胃食管反流可以通过药物和体位调整来处理，甚至胃底折叠术也可能是必需的，增加肠道喂养对防止吞咽困难和吸入性肺炎通常也是必要措施。这可通过胃造口和空肠造口管实施。蛋白质缺乏的患者会增加手术后感染的风险。

情感问题也归于这些伴发疾病中。当受累的儿童和同龄人之间的差别变得明显时，儿童的自我形象开始受影响，尤其是在青少年中，这一阶段，交流困难也会影响自我形象。父母、同胞、医护人员的态度和交流对帮助儿童和青年发挥出最大的独立性和功能是很重要的。当儿童成长为青年时，对就业、自我护理、性功能、婚姻、生育及对年迈父母的养护可能会变成情感的应激源。

第五节　脑瘫的治疗

由于脑瘫具有不同的种类，很难就处理作统一的陈述，最好根据每位患者及其需要制订个性化的治疗方案。在一些中心，由物理治疗、职业治疗、语言治疗、器械矫形、营养、社会工作、骨科和综合儿科组成的一个多学科综合小组合作是很成功的治疗手段。关于脑瘫的治疗存在四种基本的治疗原则：首先，确切地说，中枢神经系统受损是非进展性的，但异常的肌力和痉挛造成的变形是会进展的。其次，目前可用的处理方式只能校正继发的变形，不能解决脑损害的根本问题，这种情形是令人沮丧的。再次，畸形通常会在快速生长期加剧。对一些患者，推迟手术到显著的生长高峰过后来减少复发的风险是有益的。在决定手术时机时，很重要的一点是要意识到，大多数脑瘫患儿的骨龄比其实际年龄要超前大约2岁，也超前于相同性别的健康对照儿童的骨龄。骨龄超前最易发生在四肢瘫、GMFCS Ⅲ级的脑瘫男童和体重指数<15的脑瘫女童之中。最后，手术治疗和非手术治疗都应当致力于缩小对患者的社会活动和教育的影响。在这个患者群体中，考虑任何形式的处理方式时，注意这些问题的时限性都十分重要。而同样重要的是，对于大多数患者，非手术治疗和手术联合的方式比单纯一种治疗手段更有益。

一、非手术治疗

非手术方式，比如药物、夹板和支架以及物理治疗，通常是主要治疗方式，或者与诸如手术等其他方法相结合。治疗脑瘫的药物品种多样，最常用的 3 种药物分别是作用于中枢的地西泮和巴氯芬以及作用于骨骼肌水平的丹曲林。巴氯芬模拟一种中枢和外周强有力的抑制性神经递质 γ - 氨基丁酸的作用，而地西泮潜在激活 γ - 氨基丁酸。这些药物由于在儿童中功效多变和狭窄的治疗窗而难于使用。由于这些药物增加了抑制性神经递质的活性，共同的全身不良反应包括迟钝、平衡困难和认知障碍，这对行走、教育和交流十分不利。

丹曲林作用在骨骼肌水平抑制肌肉钙离子的释放。它与快收缩纤维有亲和力，能选择性地降低不正常的牵张反射。由于一些患者使用后有显著乏力，长期服用有肝毒性，因而低于其他药物的使用频率。由于这些药物的全身不良反应，在选择新的药物释放系统上有了新的倾向，比如鞘内巴氯芬给药和肌内肉毒素注射。

巴氯芬除了抑制异常的单突触伸肌活动和多突触的屈肌活动，还能弱化疼痛感受。研究显示巴氯芬很难通过血 - 脑屏障，且具有很短的半衰期（3 ~ 4 小时），因而需要逐渐给药，并且需要很高的全身血药浓度才能获得中枢性抑制痉挛的效果。鞘内注射巴氯芬需要口服药量的 1/30，就能获得相似甚至更好的效果。用置入的程序泵鞘内注入巴氯芬能显著降低改善痉挛状态所需的药量并能减少不良反应，如反应迟缓。这个药泵一般置入腹壁的皮下，需要 2 ~ 3 个月重注药物。对 14 例鞘内巴氯芬给药的荟萃分析研究显示，该给药方式能减少下肢痉挛，似乎能改善功能并减少护理难度，而且并发症易于控制。巴氯芬也同时在脊髓水平起作用，减慢不正常的脊髓反射和降低运动神经元兴奋，能进一步减轻痉挛。仔细地监测对防止药物过量是必需的，否则可导致躯干活动下降、无力和反应迟缓。鞘内给药的并发症包括导管和泵感染或者失效、脑脊液漏、呼吸抑制、药物反应及过度迟缓。10% ~ 20% 的患者需要进一步的手术或者取出药泵。使用鞘内巴氯芬治疗的患者还需注意脊柱侧弯的进展情况。不过最近的一项研究显示，使用和未使用鞘内巴氯芬治疗的两组患者，脊柱侧弯的角度进展情况并无差异。在长期随访研究结论得出前，这种治疗方式适用于痉挛状态显著干扰自理能力和生活质量的患者，以及其他治疗方式无效的患者。

肉毒素是一种由肉毒杆菌生成的强力神经毒素，有 7 种血清型。A 型肉毒素（BTX - A）在脑瘫患者中用于选择性地减弱肌力。直接注入肌肉的 BTX - A 在肌肉终板水平起作用，阻止释放神经递质乙酰胆碱，抑制肌肉收缩。由于它在组织内能弥散 2~3cm，因此使用 BTX-A 比其他药物如苯酚和乙醇更易获得预期效果，而后者需要更加准确的注射。并且，由于它选择性地阻止神经肌肉接头而不影响周围组织，因此还比这些药物更安全。在注射后 24 小时起效并持续 2~6 个月，必须注意防止这种毒素注入血液，在足够大的剂量下能引发呼吸抑制并致死。基于初步研究结果显示，BTX-A 的最大安全剂量是 36~50U/kg；然而，许多研究报道，20U/kg 以内才是安全剂量。BTX-A 联合其他治疗方式如物理治疗和持续管型石膏固定效果很好。最常见的不良反应是局部疼痛和注射的刺激。BTX-A 最常作为支具、管型或者短时间内物理治疗的辅助用药。年轻患者需要推迟手术时使用有益处，也可用于预测肌腱延长术；然而，这存在争议。据报道，BTX-A 能改善行走时的能量消耗，也能改善上肢的功能和自理能力，但结果各异。长期使用时，由于对毒素产生抗体，效果会下降；当其他方法无效时，推荐每隔 3~4 个月注射 1 次。BTX-A 治疗的禁忌证包括已知的耐药性或者产生抗体，已固定了的畸形和痉挛，与氨基糖苷类抗生素合用，既往使用无效，以及一些神经病学状态，如重症肌无力。

物理治疗是治疗脑瘫的主要方法。物理治疗通常用于初步处理，并与其他方式结合，如支具、管型，注射 BTX-A 和手术。治疗者在管理患者的各个方面起着关键的作用，包括确定是否患有脑瘫，治疗他们的痉挛和挛缩，制作夹板和简单支具，提供家庭教育和随访，充当学校和其他保健医疗提供者的联络员，与患者家庭成员一起实现患者在家里的牵引和训练方案。由于脑瘫患者的多样性，个性化的治疗方案是必需的。对能走动的患者的治疗目标是增强肌力、阻止挛缩，训练步态和平衡；对严重受累的个体，治疗目标是改善坐姿，改良卫生保健和看护难度。应该鼓励患者父母从一开始就积极参与儿童的治疗计划。

文献中支持或者反对脑瘫患者使用物理治疗的客观数据非常稀少，这是由于大多数研究只涉及一些小的非随机化的各型患者。无法回答哪类患者应当使用哪种治疗方式以及使用多长时间都还不清楚。尽管许多家长要求给予患儿终身康复训练，但没有明确的资料能够支持这个观点。终身康复训练对孩子及家庭的经济、发展、社交和情感可能都是不利的。

支具同物理治疗和药物一样，通常与其他方式结合使用。支具通常用于阻止和减缓脑瘫患儿的畸形进展。治疗脑瘫最常用的支具包括足跟矫形器、髋外展支架、手腕夹板、脊柱支具或硬夹克。应当选择以患者为中心的治疗方式。对能行走的孩子的矫形目标不同于严重受累的孩子。下肢支具通常选用足踝矫形器，这在脑瘫患者中非常普遍。这些支具能改善步态，减少行走中的屈膝弯腰，甚至可用于能行走未手术的儿童。严重受累儿童佩戴支具的目的包括帮助穿鞋，阻止挛缩进展，改善轮椅坐姿。并且辅助实施站立计划。使用具有跖屈伸膝连接的触地足踝矫形器，有助于减少屈膝步态和改善伸垂的站立期，能显著减少膝 – 踝 – 足矫形器用于膝以上部分的矫形。

二、手术治疗

当挛缩或残障使某些功能降低，产生疼痛或影响日常活动时，就要考虑采用手术治疗。唯有显著的固定挛缩存在时，手术处理才有效果。因为很多脑瘫患者都有显著的伴随疾病，与普通人群相比，手术发生并发症的风险更大。在设计手术操作时应该以减少住院时间，降低对学习和其他社会活动的影响为宗旨。正如Rang 所描述的那样，不管在什么情况下，都应该避免"生日手术"或在不同时间内进行多次手术。单病种多级手术的应用能在最大程度上减少患者反复住院康复的同时提高上下肢功能。诸如经皮肌肉延长术和截骨术等新技术能有效减少术中出血、手术时间以及下床活动时间。术前对患者的儿科医师、肺病专家及医疗团队其他成员的咨询非常重要，它有助于优化患者术前的状态并降低手术风险。30% 脑瘫患者因营养不良而增加了术后伤口的愈合不良或感染的风险。血清蛋白浓度低于 35g/L 或血液淋巴细胞总数低于 1.5g/L 会大大增加术后感染的风险。术前测定并改善患者的营养状况会降低并发症率。

必须确保术前对患儿及其父母的关注和期望予以讨论。低龄患儿及症状严重的患儿父母对手术的关注度更高。术前最应关注的几点包括康复时间、术后即刻的疼痛、全身麻醉以及费用。研究显示，高 GMFCS 级别（1 级）、单侧受累以及低龄患儿术后父母的满意度较高。

脑瘫残障的手术方法可以分为好几类，其操作包括：①矫正动态或静态变形；②平衡跨关节肌肉的力量；③减轻神经痉挛状态（神经切断术）；④稳定不能控制的关节。通常，几个手术操作常常结合进行，比如，内收肌松解可在施行散关节半脱位耻骨截骨术时进行。

对静态与动态屈曲畸形往往采用肌腱延长术；而更为严重的强直畸形则需采用关节囊切除术和截骨术，长时间的痉挛状态会引起肌腱单元的相对缩短，进而导致关节活动的异常，如果不加处理，还会导致退行性改变。肌腱单元的延长术通过弱化肌力来恢复正常作用于关节的肌力和运动。根据具体情况，延长术可在肌肉肌腱联合处对腱膜进行退缩和松解，也可选择腱质内的"Z"字成形术或腱切断术。退缩的方法能够避免过度延长术带来的并发症和腱切断术与"Z"字成形术带来的继发性乏力。软组织松解通常不能矫正严重畸形，需要截骨。

平衡任何跨关节的肌力都很困难，对脑瘫患者来说更难，这是由于脑瘫患者随意肌功能的控制降低，牵张反射阈值下降，拮抗肌群协同收缩频率增加，以及无法建立对转位肌的功能利用。而且，在整个步态周期痉挛的肌肉在转移后仍然痉挛。通常，对这类患者进行肌腱转位的目标是从关节上移除酶形的或异相肌力的肌肉，或者使其充当被动的肌腱悬带物。

通过各种机械或化学方法实施的神经切除术，已被建议用于减少跨关节肌肉的应力。对神经切除术首要的担心是对受紧肌的过度弱化，造成不可控制的对抗功能和继发的反张畸形。如果考虑采用神经切除术，那么在最终实施之前，可以先进行临时的机械的或药理的神经功能阻断。可以先注射一些诸如利多卡因等的短效麻醉药，用以确定神经切除术等消融手术能否达到预期效果。假如有作用，就可以为神经注射长效或永久的药物。也有学者试图用直接肌内注射乙醇的方法抑制神经传导，但效果欠佳。这种方法要求全身麻醉，并且疗效持续时间各异。神经切除术和肌内注射的不可逆性和多变性使它们变得不受欢迎。

持续的跨关节肌力异常将导致关节发生病变，包括半脱位、脱位、软骨退变。关节稳定性手术，比如截骨术，通常与软组织松解术相结合，已经产生了很好的长期效果。对于严重的关节损毁，足部关节融合术和镜关节切除成形术都十分有效。关节置换术既往对于像脑瘫等神经肌肉病患者是禁忌的，但目前用于终末期关节炎患者也能有效改善功能并缓解疼痛。关节置换术只对经过谨慎选择的患者并在对该类技术有经验的中心实施。

第六节　脑瘫康复护理概述

一、术前注意事项

脑瘫患儿的骨骼治疗最好由一个团队来共同完成。当评估脑瘫患儿手术时，临床医生及康复团队应该考虑患儿的"整体"。对非典型发育及运动代偿的充分理解决定采取哪种手术方式将最大可能影响患儿以后的功能。

（1）任何一个关节的肌肉紧张和关节受限都将会影响邻近肌肉及关节的功能。

（2）如果手术仅考虑单一问题，而不去考虑脑瘫患儿身体其他问题，这可能会引起不良后果。

（3）此外，我们应该谨记延长肌肉的同时也会使其肌力下降。这一点对于计划给予一个可以行走的患儿手术时是非常重要的。

（4）当前骨科手术的倾向是制定一种策略和准备一种手术方案，同时来应付患儿的所有功能障碍。

（5）此外，必须区别原发功能障碍与继发代偿，以恰当地应付脑瘫。要对准备手术的患者进行综合的物理检查，对检查结果应该由整个团队进行讨论。

（6）另外一种针对术前患者可能应用的评估工具是定量步态分析。

1）使用三维（three - dimensional，3 - D）运动分析实验室进行步态分析，可以为临床医生提供重要的数据。

2）采集运动学、动力学以及肌电图（EMG）数据对于鉴别是有帮助的，同时，可以了解存在的不同水平及三个解剖平面的复杂异常（骨骼和肌肉）。

3）步态分析的数据可以为治疗团队进行鉴别原发步态分离和继发代偿产生提供帮助。

二、术后注意事项

（1）脑瘫患者术后需要注意的事项包括疼痛和痉挛的处理，以及减轻患儿和家庭、监护人的焦虑。在术后的早期克服无力、僵硬和不适是非常重要的。

1）在术后早期快速介入手法松动对于克服早期僵硬和无力是非常重要的。然而，应给予受损肌肉充分时间恢复，以及在治疗的早期让患儿尽可能地舒适。

2）在术后立即应用止痛药和肌松药。

3）在术后康复阶段，员工的关怀及鼓励对患者及家属是非常重要的。

（2）术后康复的重点

1）关节活动度的恢复。

2）肌力恢复到术前水平。

3）最佳活动/步态及功能能力。

（3）所有目标的制订都要与患者的整体功能能力相关，并由患者的整体功能能力决定。

1）在康复的早期，可以应用支具来使患者舒适及保持易于挛缩关节的位置，以防止复发性挛缩。

2）假如仅仅是软组织的手术，在术后第一天就可以进行典型的转移性训练。假如存在骨骼的手术，那么在开始负重训练前，就必须需要放射线检查来评估骨折愈合情况并遵医嘱。

3）当患者接受下肢联合手术时，就需要一段很长的时间使力量和功能恢复到术前水平。

（4）家庭训练课程对患者的恢复和康复具有很大的帮助。

1）患者的家庭训练课程的方法要持续进行，并根据评估结果来进行调整。

2）应向患者及家属强调对家庭训练课程的依从是非常重要的。

3）对于原发神经损伤患者的康复，将整合运动再学习的原则应用到治疗过程中是非常重要的。

4）除了为患者提供所有感觉系统的反馈之外，直接的治疗输入也是非常重要的。

5）重复对于患者学习一个运动技巧，重点学习某一功能任务及理解活动的意义都是非常必要的。

（5）当决定为脑瘫患儿手术治疗时，医疗团队清楚地认识和向家属交代可达到的目标是非常必要的。

1）一般来讲，在术后的一段时间里，需要增加物理治疗的频率来应付手术延长、骨骼手术及制动所引起的肌无力、功能受限和障碍。

2）一旦患者急性期及亚急性期的康复治疗完成，患者就应该恢复到先前、术前的治疗程序。

第七节　内翻旋转截骨术（VRO）康复护理要点

通过放射线检查，脑瘫患儿通常存在髋关节外翻及股骨前倾角过大。这两者通常可以导致髋关节的半脱位及全脱位。从功能上讲，股骨前倾角增加通常会引起"内八字"步态。步行当中髋关节过度内旋会引起外观和功能的残疾。股骨前倾角的增大会引起髋关节屈曲和内收挛缩，并伴随腰大肌的缩短。这将导致髋关节不稳及继发髋关节半脱位和全脱位。

VRO 是用于纠正股骨前倾角、髋关节外翻和髋关节半脱位的一种手术方式。这一针对脑瘫患者的手术目的是改善外观和功能步态参数，当然也会稳定髋关节。已报道的脑瘫患者实施 VRO 后的结果包括增加髋关节的外旋和伸直、减少骨盆前倾以及增加膝关节伸直的力量。采取手术的适应证是建立在临床检查、步态分析及放射线检查上的。

一、VRO 的手术适应证

（1）"内八字"步态伴随股骨前倾角大于 40°～45°。

（2）从临床上来说，通过检查发现被动内旋大于 45°，伴随外旋小于 30°。

（3）髋关节半脱位。

二、手术概述

Leon Root 博士描述的 VRO 体位采用俯卧位。截骨术是在股骨转子间的小转子上侧缘实施。截骨术的体位避免后伸和屈曲。手术刀口的入路通过大转子到股骨颈。然后将股骨远端固定于一个平面上。外旋远端股骨，将股骨头和股骨颈置于外翻减少的位置。股骨颈置于髋臼的中央，并纠正股骨的前倾角。打入近端螺钉，评估关节活动度。目标是建立一个髋关节外旋与内旋比例大约是 2∶1（60°∶30°）的位置。假如达到预期的旋转角度，打入剩余的螺钉。假如未能达到预期的旋转角度，将近端的螺钉去除，调整旋转的角度。

三、康复概述

紧随 VRO 之后的康复是渐进性增加关节活动度、肌肉力量及患者恢复下肢负重训练的活动。物理治疗师与手术医师之间的沟通是非常必要的。手术医师通过放射线检查评估骨折愈合情况，然后建议治疗师在骨折充分愈合后开始进行下肢负重的训练治疗。

（一）第一阶段（第 1～2 天）

佩戴"人"字形石膏托。

1. 目标

（1）制术后的疼痛/痉挛。

（2）频繁变换体位：侧卧/俯卧以及坐于斜躺式轮椅（一般是术后 2～3 天）。

（3）确保石膏的舒适性及不引起血液循环障碍或者刺激。

（4）保持患者免负重状态。

（5）患者的转移由看护者独立完成。

2. 注意事项

（1）避免过长时间的仰卧位。

（2）监测皮肤没有由石膏和体位引起的刺激/腐烂。

（3）监测远端肢体的肿胀体征。

3. 治疗措施

（1）指导看护者监测石膏的舒适性及皮肤有无刺激。

（2）教育看护者了解体位改变的重要性。

（3）指导看护者选择合适的躯体移动方式。

4. 晋级标准

由手术医师通过放射线检查了解骨折愈合情况来决定。

（二）第二阶段（第2～4天）

佩戴 Jordan 支具；没有石膏。

1. 目标

（1）控制术后的疼痛/痉挛。

（2）教育患者及看护者相关的注意事项。

（3）频繁变换体位（注意髋关节的注意事项），以防止压疮和减轻运动的恐惧感。

（4）提升坐于斜躺式轮椅上的能力。

（5）提升和保持下肢的被动关节活动度，注意髋关节的注意事项。

（6）教育指导看护者转移患者，以及保持免负重的重要性。

2. 注意事项

（1）避免长时间的仰卧位。

（2）保持髋关节没有内收或者内旋超过中立位，不得屈髋超过90°。

（3）在可以忍受的范围内进行髋关节的外旋、后伸和外展。

（4）一般来说，要求患者3周内免负重，但是这取决于骨折愈合情况及手术医师的许可。

3. 治疗措施

（1）频繁变换体位　①从仰卧位到侧卧位，但需要枕头保持髋关节外展和旋转中立位；②假如可以忍受，坐于斜躺式轮椅上保持膝关节屈曲（一般术后2～3天）。

（2）可以忍受的情况下，进行轻微的髋关节被动外旋、后伸和外展活动，注意髋关节屈曲不超过90°，髋关节内旋、内收不超过中立位。

（3）在术后第二天可以进行轻微的膝关节和踝关节的被动活动。

（4）主动踝关节踝泵运动。

（5）训练患者及看护者了解关于髋关节的注意事项及体位变换的重要性。

4. 晋级标准

由手术医师通过放射线检查了解骨折愈合情况来决定。

（三）第三阶段（第3~6周）

佩戴"人"字形石膏托—去除石膏托。

注：假如术后3周通过放射线检查发现骨折已完全愈合，整形外科医师可能选择去除石膏托。去除石膏托后，物理治疗就要在医师的处方下开始进行。

1. 目标

（1）控制疼痛和痉挛。

（2）减轻运动的恐惧感。

（3）在斜躺式轮椅上可以坐直。

（4）增加髋关节、膝关节及踝关节的关节活动度，但是要注意髋关节相关的注意事项。

（5）开始负重训练。

（6）开始下肢的主动运动和肌力训练。

2. 注意事项

（1）继续注意避免长时间维持一个姿势。

（2）保持髋关节相关的注意事项。

（3）在患者可以忍受的范围内进行负重训练，治疗师提供适当的支持和辅助装置。

3. 治疗措施

（1）频繁变化体位：仰卧/俯卧/坐位/侧卧位，侧卧位时需要两腿之间夹有枕头以保持髋关节内收、外展的中立位。

（2）在患者可以忍受的范围内进行髋关节、膝关节和踝关节的被动运动，逐渐过渡到主动助力、主动关节活动。

（3）臀大肌的训练。

（4）股四头肌的训练。

（5）髋关节、膝关节和踝关节主动/主动助力关节活动度训练 ①仰卧位髋关节的外展及内收至中立位的训练；②保持髋关节和膝关节屈曲情况下进行足跟滑动训练；③踝关节背伸和拓展的训练；④在患者可以忍受的范围内进行屈髋肌、腘绳肌、股四头肌和腓肠肌的轻微牵拉；⑤在开始负重训练时，可以使用辅具或看护者作辅助从俯卧位到站立位。

（6）根据患者的进展，逐渐延长站立的时间和减少辅助　①根据手术医师的处方，选择合适的辅助工具进行负重训练；②坐位/站立位的重心转移可以帮助患者重新适应下肢的定位；③HEP – 温水浴可能对患者进行轻微关节训练时的放松有帮助。

4. 晋级标准

取决于患者的下肢力量及关节活动度，同时也要考虑患者的忍受能力。

（四）第四阶段（第 6 周 ~ 9 个月或完全恢复）

1. 目标

（1）改善/增加下肢的关节活动度。

（2）改善下肢的力量。

（3）改善在辅助工具或者没有辅助工具时的步行质量、能力以及耐力。

（4）恢复甚至超过患者术前的功能水平。

2. 注意事项

（1）在运动训练及功能活动中避免产生疼痛。

（2）避免蹦跳/突然的或者高撞击性的活动。

3. 治疗措施

（1）核心肌肉的训练。

（2）在不同等级的帮助下，进行简单的由坐到站的训练。

（3）步态的实质性训练，工作的重点是调整异常步态。

（4）步态的耐力训练。

（5）全部健身房训练的活动（渐进性的负重及力量训练）。

（6）固定自行车训练。

（7）跑步机训练，包括：前进，侧走及倒退。

（8）上下楼梯训练。

（9）站立位的髋关节外展训练。

（10）单腿站立活动训练。

（11）旋转中立位的侧方踏步训练。

（12）恢复到一般的物理治疗常规/程序。

第八节　屈髋肌松解术康复护理要点

髋关节过度屈曲畸形在脑瘫患者非常普遍。大部分髋关节屈曲畸形都是由于髂腰肌的紧张所引起。查体可以揭示引起这一畸形是由于屈髋肌强直或者屈曲挛缩。

与过度屈微相关的功能障碍有行走时限制步长、过度的背盆前倾、过度的脊柱前凸、髋关节发育异常、半脱位和全脱位。若髋关节屈曲超过20°，那么其临床特征将非常显著，因为它可以导致髋关节的不稳。髋关节屈肌松解术的目的是静力性的挛缩，使髋周肌肉重新平衡，以增加髋关节的稳定性，在步行中允许患儿髋关节功能性的后伸以及保留腰大肌在向心性收缩时的恰当功能。可以步行的患儿应该仅仅在骨盆的边缘行单纯的腰大肌肌腱（不是髂肌肌纤维）切断术。

一、屈髋肌松解术的适应证

（1）屈髋肌挛缩超过15°~20°。

（2）放射线测量发现骶股骨夹角小于正常（40°~60）。

（3）屈髋肌挛缩与髋关节不稳有关（半脱位）。

二、手术概述

（1）手术松解腰大肌在患者仰卧位时实施。

（2）手术切口从髂前上棘下2cm，以暴露缝匠肌、阔筋膜张肌和外侧股神经皮支。

（3）阔筋膜张肌提示可以暴露到髂前上棘和股直肌。

（4）腰大肌肌腱位于髂肌下面，当髂肌回缩之后它就会暴露出来。

（5）将腰大肌横向切断。

（6）在某些病例中可以考虑在同一手术切口切开阔筋膜张肌的腱膜，以达到延长的效果。

三、康复概述

屈髋肌松解早期康复的重点是关节活动度、患者保持新的肌肉长度的体位、床外的转移包括步行（在允许的功能水平）以及快速帮助患者恢复到之前状态的训练项目。屈髋肌松解术后不需要任何的石膏及支具。

（一）屈髋肌松解术后的康复第一阶段（第 1~2 天）

1. 目标

（1）控制术后的疼痛/水肿/痉挛。

（2）髋关节全范围的被动关节活动。

（3）看护者可以在俯卧位进行轻柔的髋关节被动伸直活动。

（4）早起负重——使用恰当的辅助工具在可以忍受的范围内进行站立和步行。

（5）可以独立进行 HEP。

2. 注意事项

避免长时间的髋关节屈曲（久坐）。

3. 治疗措施

（1）教育患者及看护者采用促进髋关节后伸的体位——俯卧位。

（2）指导看护者在俯卧位进行髋关节的被动或者主动助力后伸运动。

（3）采用恰当的辅助工具进行步态训练。

4. 晋级标准

（1）术后 1~2 天出院。

（2）取决于患者术前的功能水平。

（二）屈髋肌松解术后康复

第二阶段（第 3 天~6 周）。

1. 目标

（1）促进/保持俯卧位及侧卧位下髋关节全范围的被动及主动运动。

（2）在新的终末位置训练臀肌的力量。

（3）改善在步态站立相的后伸。

（4）能够独立完成 HEP。

2. 注意事项

（1）避免在运动训练及功能活动中产生疼痛。

（2）避免长时间的髋关节屈曲（久坐）。

3. 治疗措施

（1）臀肌训练。

（2）俯卧位及侧卧位下进行髋关节的被动、主动、主动助力活动。

（3）桥式运动。

（4）简易化的由坐位到站立的训练。

（5）站立位进行臀肌和腹肌的协同收缩。

（6）核心肌肉的活动/训练。

（7）上下楼梯的活动训练。

（8）当达到一定水平时，进行跑步机上的步行训练（前进及后退）。

4. 晋级标准

（1）取决于术前的功能水平。

（2）恢复到术前的训练项目。

第九节　髋内收肌腱切断术康复护理要点

很多脑瘫患者存在髋关节内收痉挛，这将会影响他们的步态。体检可以发现髋关节内收肌挛缩的存在。

与髋关节内收肌痉挛及挛缩相关的功能障碍表现为"剪刀步"，它的表现是行走时步长减小，支持面变小，髋关节存在发育异常及半脱位的倾向，以及在较严重的患者中，看护者不能护理患者的会阴。

假如髋关节的被动外展限制于30°或者更少，则临床表现将十分显著。对可以步行的患者采取手术的目标是获得与正常步态接近的支持面，两足跟间距5～10cm；对不可以步行的患者采取手术的目标是平衡髋关节周围的肌肉，来改善或保留髋关节及骨盆的完整性和稳定性，改善保持骨盆水平时的坐姿和中立的下肢对线，以及帮助看护者护理患者的会阴部。

一、髋关节内收肌肌腱切断术的适应证

（1）在髋关节及膝关节屈曲和伸直时，髋关节被动活动达到30°或者更少。

（2）存在"剪刀步"，且影响步行功能。

（3）放射线检查存在髋关节半脱位的证据（或者潜在的）。

（4）患者需要改善会阴部护理，且全身情况复杂。

二、手术概述

（1）内收肌肌腱切断术采用患者仰卧位。

（2）采用横行于长收肌肌腱的手术切口。

（3）钝性分离出内收长、短肌以及股薄肌。

（4）横行切开长收肌。

（5）可以自行步行的患者行简单的经皮长收肌肌腱切断术，也可能充分松解，注意术前根据年龄和肌肉张力进行评估。

（6）评估髋关节的被动活动度

①这一方法的主要目的是在屈髋、屈膝90°时，双侧髋关节被动外展至少达到50°~60°，或者伸髋、伸膝时，髋关节被动外展至少45°。

②假如过度的延长也会导致骨盆的不稳。

③假如通过长收肌肌腱切断术后，髋关节的被动活动仍受限，可以同时松解短收肌和股薄肌。

三、康复概述

髋关节内收肌肌腱切断术的康复重点同屈髋肌松解术类似，都是以早期活动和床下活动，包括步态训练、关节活动度训练和适当体位保持肌肉新长度，以及尽快恢复到先前的训练项目。

假如仅仅松解髋关节内收肌，术后不使用任何石膏或者支具。

（一）髋内收肌腱切断术后康复第一阶段（第1~2天）

1. 目标

（1）控制术后的疼痛/水肿/痉挛。

（2）仰卧位下进行髋关节的被动外展。

（3）看护者在患者仰卧位进行轻柔的被动/主动助力髋关节外展活动。

（4）早期在可以忍受范围内，辅助以恰当的工具进行站立位负重和步行训练。

（5）能够独立完成 HEP。

2. 注意事项

（1）避免在运动训练及功能活动中产生疼痛。

（2）避免髋关节长期处于内收（侧卧）的体位，来保持肌肉的长度。

（3）增加髋关节外展的治疗方法　①告之患者/看护者可以改善髋关节外展的体位；②仰卧位/坐位/侧卧位时，将两腿之间放置枕头以保持微关节外展；③指导看护者在患者仰卧位时进行轻微的髋关节被动/主动助力外展运动；④使用恰当的辅助工具进行步态训练。教育患者/看护者了解恰当的足的放置和站立位充分的支持面。

3. 晋级标准

（1）术后 1 ~ 2 天出院。

（2）取决于术前的功能水平。

（二）髋内收肌腱切断术后康复第二阶段（第 3 天 ~ 6 周）

1. 目标

（1）改善/维持仰卧位时髋关节的主动/被动全范围外展。

（2）在新的髋关节外展终末位置进行外展肌力的训练。

（3）在髋关节的外展与内收之间建立新的平衡。

（4）改善髋关节外展肌在站立/步态站立相/单侧站立相时的控制能力。

（5）独立完成 HEP。

2. 注意事项

（1）避免在运动训练及功能活动中产生疼痛。

（2）避免髋关节长期处于内收（侧卧）的体位。

（3）增加髋关节外展的治疗方法　①仰卧位，主动髋关节外展；②侧卧位，髋关节的主动/主动助力运动；③蛙式运动；④双腿夹枕训练坐位 – 站位；⑤促进单腿站立；⑥站立位主动髋关节外展；⑦简单的侧方踏步及慢走；⑧假如可以，进行跑步机的侧方行走；⑨在台阶的一侧进行踏上和踏下的训练。

3. 晋级标准

（1）取决于术前功能水平。

（2）恢复到术前的训练项目。

第十节　股直肌转移术康复护理要点

在脑瘫患儿中，股四头肌的痉挛导致了股直肌在摆动期的整个过程中处于激活状态，这严重地限制了膝关节在摆动期和随后的足离地迈步时的屈曲活动。在功能上，患者表现为膝关节僵硬步态，伴随又快速路缘石或楼梯能力的减退，以及频繁的绊倒或者拖拉足趾不能离开地面。股直肌远端转移术是治疗存在僵硬膝关节脑瘫患者的常用手术方式。转移股直肌远端向后至膝关节的轴线，与股薄肌或者半腱肌合并，加强膝关节在摆动相的屈曲。临床上，可以使用 Duncan Ely 试验来评估股直肌或者半腱肌合并，加强膝关节在摆动相的屈曲。

一、实施股直肌转移术的适应证

（1）膝关节僵硬步态（摆动相膝关节屈曲减小）以及 Duncan Ely 试验阳性。

（2）足不能完全离地以及通过三维动作肌电图分析确认在步态摆动相存在股直肌的收缩。

二、手术概述

（1）股直肌转移术采用患者仰卧位。

（2）采用大腿中至远端前侧纵向切口，以及切口向远端延伸。

（3）分辨出股四头肌肌腱，将股直肌肌腱单独从股外侧和股内侧肌肌腱部分分离出来。

（4）将股直肌进一步从股中间肌分离出来。

（5）将股直肌肌腱远端从髌股止点处松解下来，确保膝关节不受影响。

（6）这一扁平肌腱通过手术修正成为典型的"管型"肌腱。

（7）这一肌腱通过大腿前侧的皮下管道，然后缝合于半腱肌或者股薄肌上，因此通过改变股直肌的止点，使其成为膝关节屈曲的肌肉。这一肌腱转移术应该固定膝关节于 15°～20°的屈曲状态。

三、康复概述

股直肌转移术后康复设计是在术后立即进行促进和增加膝关节被动和主动关节活动度。在术后第一时间，患者可能存在明显的股四头肌痉挛。在步行的过程中应该佩戴 Jordan 支具，这是因为股四头肌无力和在步态站立相保持膝关节伸直的能力减退。物理治疗师的重点应该是转移肌肉的神经－肌肉再学习，以及使用它的新功能，促进患者在水平地面上行走和上楼梯时增加膝关节屈曲。股直肌转移术后存在痉挛是非常常见的。在早期强化膝关节的活动度是非常重要的，包括膝关节的屈曲和伸直。患者需要佩戴 Jordan 支具来保持膝关节在步行中的伸直状态，这是由于在术后存在站立相的膝关节屈曲。鼓励患者在坐位时去除支具，允许膝关节屈曲。

（一）股直肌转移术后康复第一阶段（第 2～3 天）

1. 目标

（1）控制术后常见的股直肌痉挛。

（2）控制术后的疼痛、水肿。

（3）改善膝关节被动关节活动度及主动助力膝关节屈曲。

（4）坐位，膝关节屈曲，争取达到膝关节屈曲 45°。

（5）早期佩戴 Jordan 支具或者恰当的辅助工具进行负重和步行训练。

（6）教育/训练看护者能够独立进行 HEP

1）坐位膝关节活动度训练（被动膝关节伸直及主动助力膝关节屈曲）；

2）轻柔的 SLR；

3）避免在某一体位长时间使膝关节处于屈曲或者伸直状态；

4）踝泵运动；

5）在可以忍受的程度下，佩戴 Jordan 支具或者恰当的辅助工具进行步行训练注意事项如下所述。

①避免在某一体位（坐位）长时间使膝关节处于屈曲或者伸直状态；

②避免在运动训练及功能训练中产生疼痛；

③监测 Jordan 支具的使用和忍耐力，以及应用/舒适/忍受程度/刺激性；

④监测瘢痕的颜色改变/肿胀/分泌/引流；

⑤在夜间必须佩戴 Jordan 支具至少 6 周。

2. 治疗措施

（1）体位，如前所述。

（2）训练患者在改善膝关节站立相伸直后的步行。

（3）仰卧位或者坐位的膝关节被动伸直。

（4）坐于床缘进行主动助力膝关节屈曲训练，目标是使膝关节屈曲达到 45°。

（5）踝泵运动。

（6）佩戴 Jordan 支具或者恰当的辅助工具，在可以忍受的范围内进行步行训练，重点是获得摆动相膝关节屈曲及站立相伸直很好控制的步态质量。

3. 晋级标准

（1）一般在术后 3 天出院，这取决于患者在术后疼痛和痉挛的水平及舒适程度。

（2）膝关节主动－助力屈曲达到 45°。

（3）能够在仰卧位进行被动的膝关节伸直。

（4）取决于术前的功能水平。

（二）股直肌转移术后康复第二阶段（第 4 ~ 14 天）

1. 目标

（1）控制股直肌转移术后经常出现的痉挛。

（2）控制术后的疼痛、肿胀。

（3）术后 1 ~ 2 周在步行时去除 Jordan 支具。

（4）重点在膝关节的被动伸直和主动助力屈曲。

（5）坐位使膝关节屈曲达到 90°。

（6）使用恰当的支具进行渐进性的步行训练，以及逐渐去除患者的 Jordan 支具。

（7）再进一步，假如患者可以在步行时主动伸直膝关节，可以去除 Jordan 支具。

（8）能够独立完成 HEP　①避免维持同一体位时间过长，如膝关节屈曲或者伸直位；②膝关节活动范围训练——主动助力屈曲，被动伸直；③轻柔的被动 SLR；④股四头肌训练；⑤仰卧位辅助下进行足跟滑动训练；⑥在可以忍受的范围内，使用恰当的辅助工具进行步行训练。

2. 注意事项

（1）避免长时间的膝关节屈曲（坐位）或者伸直。

（2）避免在运动训练及功能训练过程中产生疼痛。

（3）监测 Jordan 支具的使用和忍耐力，以及应用/舒适/忍受程度/刺激性。

（4）监测手术瘢痕的颜色改变/肿胀/分泌/引流。

（5）在夜间必须佩戴 Jordan 支具超过 6 周。

3. 治疗措施

（1）步态训练：改善站立相的膝关节伸直，改善摆动相的膝关节屈曲，以及腘绳肌与股四头肌对膝关节稳定性的协同作用。

（2）逐渐过渡主动助力膝关节屈曲以获得主动膝关节屈曲。

（3）坐位被动膝关节伸直。

（4）踝泵运动、股四头肌训练、被动 SLR。

（5）在可以忍受的范围内逐渐强化使用 Jordan 支具或者恰当辅助工具下的步行训练，特别是耐力。

4. 晋级标准

（1）膝关节获得主动屈曲到 90°。

（2）在站立位主动伸直膝关节的能力非常重要。患者在站立时可以主动伸直膝关节时，可以去除 Jordan 支具。假如在膝关节伸直时存在不足，应该继续佩戴 Jordan 支具。

（3）取决于术前的功能水平。

（三）股直肌转移术后康复第三阶段（第 2～6 周）

1. 目标

（1）在术后 2 周步行时不再使用 Jordan 支具。

（2）在术后 6 周夜间休息时不再使用 Jordan 支具。

（3）增加膝关节的被动及主动的屈曲。

（4）改善/保持膝关节被动和主动的伸直。

（5）下肢肌力训练。

（6）改善步态的摆动相时足离地的功能。

（7）假如功能水平允许，恢复到可以上下楼梯/马路缘。

2. 注意事项

（1）避免在运动训练及功能活动中产生疼痛。

（2）监测 Jordan 支具的使用和忍耐力，以及应用/舒适/忍受程度/刺激性。

（3）监测手术瘢痕的颜色改变/肿胀/分泌/引流。

（4）在夜间必须佩戴 Jordan 支具超过 6 周，以保持膝关节伸直。

3. 治疗措施

（1）坐位主动屈膝。

（2）俯卧位进行主动及主动助力膝关节屈曲。

（3）站立功能训练以促进腘绳肌和股四头肌的协同作用。

（4）改善站立相膝关节屈曲的活动（例如：踏上低台阶、跨越小的障碍物）。

（5）改善股四头肌向心性及离心性肌力的训练。

（6）逐渐过渡从坐位提供帮助到站立位提供帮助。

（7）可以由靠墙下蹲逐渐过渡到完全下蹲。

（8）在分级控制下进行攀爬楼梯的训练和逐渐过渡到控制下楼梯。

（9）跑步机训练/步态训练。

（10）站立相重心转移逐渐过渡到单腿站立，重点强调膝关节的控制。

（11）继续 HEP：提高基础训练。

4. 晋级标准

（1）取决于术前的功能水平。

（2）在步态的站立相膝关节伸直的能力。

（3）在步态摆动相膝关节屈曲的能力。

（4）术后6周，夜间不再使用 Jordan 支具。

（四）股直肌转移术后康复第四阶段（第 6～14 周）

1. 目标

（1）加强在单腿站立时腘绳肌和股四头肌的协同作用。

（2）改善腘绳肌在摆动相减速时的离心性肌力。

（3）改善股四头肌在功能活动中的离心性肌力（如：下楼梯，坐下）。

（4）增强肌肉功能性肌力。

（5）恢复或者超越术前功能水平。

2. 注意事项

避免在运动训练及功能训练中产生疼痛。

3. 治疗措施

（1）牵拉以增加膝关节屈曲；通过单腿站立的训练来改善肌肉间的协同作用。

（2）交替单腿站立以训练双侧下肢重心切换和姿态控制。重点强调髋、膝、踝的配合。

（3）由坐到站，重点在于训练股四头肌的离心性收缩控制。

（4）所有的运动均渐进性增加。

（5）靠墙蹲起。

（6）跨上台阶/跨过。

（7）上下楼梯，重点离心性控制。

（8）跑步机上步行训练。

（9）固定自行车训练。

（10）步态训练。

（11）继续 HEP。

4. 注意事项

（1）取决于术前的功能水平。

（2）在步态的摆动相膝关节具有屈曲的能力和达到在触地时足跟触地。

（3）恢复到术前物理治疗的项目。

第十一节　腘绳肌延长术康复护理要点

很多脑瘫患者由于腘绳肌的紧张或者痉挛，可以表现为膝关节的过度屈曲。膝关节囊硬性挛缩可以导致膝关节的屈曲畸形，但是，一般来说，它往往是由于单纯的绳肌痉挛或者紧张所引起。可以步行的脑瘫患者，腘绳肌在整个步态的站立相一直处于激活状态，因此导致了膝关节在站立相存在持续屈曲，同时也减小了摆动相的步长。此外，存在膝关节屈曲畸形的患者，往往伴随有与之相关的髋关节屈曲挛缩，同时存在蹲伏步态。在临床上，可以使用直腿抬高（SLR）或者测量腘窝角度来评估腘绳肌的紧张度。正常的 SLR 的活动度是 90°，正常的腘窝角度是在屈髋 90° 时，伸膝可以达到 180°。

一、腘绳肌延长术的适应证

（1）在步态中站立相膝关节屈曲 15° 或者更多。

（2）步长减少。

（3）SLR 小于 70° 或者腘窝角度小于 135°。

（4）不能步行或者步行能力受限的患者在转移时存在膝关节疼痛。

（5）骨盆后倾增加，影响了患者姿势对线和（或）坐直的能力。

另外，许多膝关节屈曲明显的患者仅靠松解软组织常不能达到有效的步态恢复，为减少术后康复的困难，常采用外固定器固定牵伸膝关节软组织，或更进一步的股骨远端截骨，以矫正发育期腘绳肌张力过大造成的骨性异常，这些手术术后的康复参考本章内容。

二、手术概述

（1）腘绳肌内侧头通常是比较紧的一组肌肉，是外科一般首先考虑的对象。

（2）腘绳肌延长术可以采用仰卧位或者俯卧位。

（3）延长腘绳肌内侧头是在半膜肌筋膜上采取一个或者两个水平的切口和阶段切开或者切断半腱肌和股薄肌肌腱。

（4）假如采取上述手术方式仍然不能获得充分的关节活动度，腘绳肌外侧头需要进一步处理，同时股二头肌也可能需要筋膜松解。

三、康复概述

腘绳肌延长术后康复的设计是在所有体位保持和主动使用新获得的腘绳肌长度。在开始的术后阶段，患者经常使用 Jordan 支具辅助步行，以及在睡觉时保持膝关节伸直位。经验上夜间应用支具重要性胜过白天活动时，睡眠期间的支具应用应维持 6 个月以上，康复的重点是在患者步行时尽可能减少 Jondan 支具的使用，这是建立在患者在步行站立相时可以伸直膝关节基础之上的。此外，康复的重点是整合腘绳肌获得新长度的功能，通过促进坐位骨盆的直立或者在步行中延长步长。在辅助工具的帮助下早期进行膝关节活动度及步行训练，以及在肌力善后提升所有的活动能力。

（一）腘绳肌延长术康复第一阶段（第 1~2 天）

1. 目标

（1）控制术后的疼痛/水肿/痉挛。

（2）强调在仰卧位时增加膝关节伸直的体位。

（3）改善膝关节伸直活动度，强调膝关节屈曲伴随膝关节伸直。

（4）保持膝关节的功能屈曲活动（坐位和步态）。

（5）早期负重站立训练及使用 Jordan 支具和恰当的辅助工具进行负重步行训练。

（6）能够独立完成 HEP　①恰当的体位保持腘绳肌的长度；②髋和膝关节的关节活动度；③轻柔的 SLR；④步态训练。

2. 注意事项

（1）避免长时间的膝关节屈曲（坐位）或者膝关节伸直。

（2）避免在运动训练及功能活动中增加疼痛。

（3）避免在任何体位过度牵拉延长的肌肉。

（4）监测 Jordan 支具的使用和忍耐力，以及应用/舒适/忍受程度/刺激性。

（5）监测瘢痕的颜色改变/水肿/分泌/引流。

（6）在夜间必须佩戴 Jordan 支具超过 6 周，以保持膝关节伸直。

3. 治疗措施

（1）训练患者/看护者摆不同的体位以保持腘绳肌新的长度。

（2）在仰卧位/坐位进行被动膝关节伸直关节活动度训练。

（3）在仰卧位/坐位进行被动膝关节屈曲关节活动度训练。

（4）踝泵训练。

（5）仰卧位，足跟下垫圆垫，允许被动牵拉膝关节。

（6）训练患者进行步行训练，改善站立相膝关节伸直状态（假如可以步行的患者）。

4. 晋级标准

（1）一般在术后 1～2 天出院。

（2）取决于术前功能水平。

（3）出院后，患者可能恢复到术前上肢和近端核心肌肉力量运动训练项目。

（二）腘绳肌延长术康复第二阶段（第2天～2周）

1. 目标

（1）控制术后疼痛/水肿/痉挛。

（2）改善膝关节的伸直活动度，强调膝关节屈曲伴随膝关节伸直。

（3）改善/保持髋关节伸直；必要时牵拉屈髋肌。

（4）强调仰卧位时增加膝关节伸直的体位。

（5）保持膝关节屈曲活动度的功能（坐位和步态）。

（6）股四头肌力量训练，以保持在去除 Jordan 支具后步行的站立相时膝关节伸直位。

（7）改善患者使用 Jordan 支具和恰当的辅助工具时站立和负重步行的能力。

（8）能够独立完成 HEP 如第一阶段所示，增加仰卧位时足跟滑动。

2. 注意事项

如第一阶段所述。

3. 治疗措施

（1）训练患者/看护者选择最适体位保持膝关节伸直。

（2）仰卧位，足跟下垫圆毛巾，允许被动牵拉膝关节。

（3）训练患者进行步行训练，改善站立相膝关节伸直状态（假如可以步行的患者）。

（4）轻柔的 SLR。

（5）仰卧位/坐位被动/主动膝关节伸直活动度训练。

（6）仰卧位/坐位被动膝关节屈曲活动度训练。

（7）仰卧位进行髋关节和膝关节屈曲足跟滑动训练。

（8）在俯卧位假如患者可以忍受，开始进行膝关节主动助力屈曲运动。

（9）假如需要，可以进行髋关节被动关节活动度训练及屈髋肌牵拉训练。

（10）股四头肌训练。

（11）踝泵运动。

（12）恢复到术前上肢和近端核心肌肉力量运动训练项目。

（13）在疼痛可以忍受的范围内，使用 Jordan 支具和恰当的辅助工具行渐进性步行训练。步态训练重点应该放在站立相保持好的膝关节伸直控制能力。

4. 晋级标准

（1）取决于术前功能水平。

（2）在步态站立相很好地控制膝关节伸直提示可以在步行时去除 Jordan 支具。

（三）腘绳肌延长术后康复第三阶段（第2~6周）

1. 目标

（1）改善/保持膝关节主动/被动伸直。

（2）改善/保持髋关节主动/被动伸直。

（3）在步行时去除 Jordan 支具，夜间仍需佩戴。

（4）摒弃患者步行中对 Jordan 支具的依赖，这是建立在膝关节能够在站立相伸直的基础上的。

（5）在新的终末位置进行股四头肌肌力训练。

（6）训练全范围内的腘绳肌肌力。

（7）恢复到术前步行功能水平。

（8）在功能水平允许的前提下恢复到上下楼梯/路缘。

2. 注意事项

如第一阶段所述。

3. 治疗措施

（1）膝关节屈伸活动及 SLR。

（2）股四头肌训练。

（3）俯卧位腘绳肌屈曲。

（4）站立功能训练，伴随促进股四头肌和腘绳肌的协同运动。

（5）在终末位置，改善股四头肌向心性收缩和等长收缩。

（6）在关节活动全范围，改善股四头肌向心性收缩和等长收缩。

（7）强调核心肌肉力量和控制训练。

（8）从坐位到站位的训练。

（9）向上踏步及楼梯训练。

（10）持续进行 HEP；提高基础训练。

4. 晋级标准

（1）取决于术前功能水平。

（2）在步行站立相膝关节伸直的能力。

（四）腘绳肌延长术后康复第四阶段（第 6～8 周）

1. 可以步行患者的目标

（1）加强股四头肌与腘绳肌的协同作用。

（2）改善股四头肌和腘绳肌向心性及离心性肌肉力量。

（3）保持和增加膝关节主动和被动伸直关节活动度。

（4）保持膝关节被动屈曲关节活动度。

（5）增加下肢功能肌肉的力量。

（6）持续改善步行的质量。

（7）完全恢复到术前物理治疗项目。

（8）白天完全去除 Jordan 支具。

2. 注意事项

避免在运动训练及功能训练中产生疼痛。

3. 治疗措施

（1）膝关节屈伸活动度及 SLR。

（2）单腿站立以促进协同功能。

（3）摆动相活动以改善步长。

（4）由坐位到站位的训练。

（5）强调核心肌肉力量和控制训练。

（6）全部的下肢肌肉力量训练。

（7）向上踏步。

（8）楼梯训练。

（9）跑步机训练。

（10）固定自行车训练。

（11）HEP：提高基础训练。

4. 晋级标准

（1）取决于术前的功能水平。

（2）在步态站立相膝关节伸直的能力。

第十二节　跟腱延长术康复护理要点

脑瘫患儿一般都会存在踝关节跖屈肌肉的痉挛，由此引起腓肠肌的短缩和马蹄足步态。这种综合因素使踝关节在行走时不能被动延长跖屈肌，导致了踝关节不能主动背伸，抑制了正常的小腿肌的弹性。儿童骨骼的快速生长影响肌肉不能与骨骼的长度同步，因此导致了脑瘫患儿肌肉挛缩的发生率。儿童伴随有踝关节跖屈肌痉挛，一般表现为足尖行走或者足尖－足跟步态过程消失。尽管踝关节马蹄足是引起足尖行走或异常足尖－足跟步态最常见的原因，但是膝关节的屈曲也会引起足触地的异常步态。由于膝关节屈曲痉挛或者挛缩引起马蹄足步态时，其治疗是延长腓肠肌，这一般也会引起深层肌无力和足跟步态。有很多文献报道跟骨畸形引起的功能减退比中等的马蹄足更严重。

一、跟腱延长术 （TAL） 的适应证

（1）踝关节背伸活动小于0°

（2）可以步行的患者马蹄足畸形确定存在，踝关节不能背伸到中立位，伴随后足处于内翻状态。

二、手术概述

TAL 的目标是纠正马蹄足畸形和松解肌肉挛缩，并不引起过度的肌无力。过度的延长腓肠肌可能会引起蹲伏步态和急性的步行功能减退，这是由于步行当中站立相时足推出时的能力减退。

尽管有几种手术方式可能有利于延长踝关节的断屈肌，但是仅仅有两种手术方式会存在下去：Vulpius 术式和 Hoke 术式。

Silverskiold 试验可以帮助手术医师来决定采取哪种手术方式，因为通过这一试验可以鉴别单纯腓肠肌挛缩与腓肠肌和比目鱼肌联合挛缩。

Vulpius 术式延长腓肠肌和不干预比目鱼肌。它采用在腓肠肌肌腱的腱膜上做一个倒 "V" 字形切口，然后在伸膝状态下被动背伸踝关节。这使得腱膜分离，从而延长了腓肠肌。这一术式的优点是保留了比目鱼肌作为足离地时推出的

作用。

Hoke 术式采用做三个手术切口，每个手术切口的一半通过肌腱。两个手术切口通过跟腱的内侧面，一个在近端，一个在远端，而另外　个切口在跟腱的外侧，处于前两个切口的中间。手术医师背伸踝关节到中立位，引起肌腱的滑动延长。在 Hoke 术式中不需要缝线。这一术式同时破坏了比目鱼肌和腓肠肌。不管手术医师采用何种手术方式延长跟腱，患者均需要佩戴一短腿石膏托外固定 3 ~ 6 周。

三、康复概述

术后可以立即允许患者佩戴石膏靴和恰当的助行器进行步行活动。

当佩戴短腿石膏托时，保持位置及膝关节伸直是非常重要的。

一旦去除石膏托，物理治疗师就需要应对受限的踝关节活动度，同样注意踝和足周围肌肉的功能活动及控制。

TAL 术后的目标是使患者的步态恢复至正常的足跟 - 足尖的模式。

（一）TAL 术后康复第一阶段（第 1 ~ 2 天）

1. 目标

（1）控制术后疼痛/水肿/痉挛。

（2）强调在仰卧位时保持增加膝关节伸直的体位。

（3）保持膝关节的整体关节活动范围。

（4）鼓励患者主动的踇趾活动。

（5）早期负重：站立及使用恰当的助行器进行步行负重训练。

（6）能够独立完成 HEP。

2. 注意事项

（1）避免长时间的膝关节屈曲（如：坐位）。

（2）监测佩戴石膏托时皮肤刺激及挤压。

（3）监测外露足/踇趾的肿胀体征。

3. 治疗措施

（1）教育和训练患者及看护者改变体位。将毛巾卷成卷置于踝关节下面，以允许仰卧位时被动牵拉膝关节。开始时，抬高患肢以术后控制肿胀。

（2）鼓励患者踇趾微动。

（3）指导患者及看护者进行膝关节的被动伸直活动训练。

（4）轻微的直腿抬高以延长腘绳肌。

（5）在疼痛可以忍受的范围内进行股四头肌的训练。

（6）步态训练强调良好的姿势和站立相时膝关节伸直（为助行器做准备）。

4. 晋级标准

（1）患者在术后 1~2 天出院。

（2）患者长距离步行时需要一些辅助工具（如婴儿车、轮椅）。

（3）这取决于术前的功能状态。

（二）TAL 术后康复第二阶段（第 3 天到去除石膏）

1. 目标

（1）控制术后的疼痛/水肿/痉挛。

（2）强调在仰卧位时保持增加膝关节伸直的体位。

（3）保持膝关节的被动和主动整体关节活动范围。

（4）鼓励患者主动的踇趾活动。

（5）增加站立和采用恰当助行器进行长距离步行负重训练。

（6）独立完成 HEP。

（7）在可以忍受的前提下恢复到术前的训练项目。

2. 注意事项

与第一阶段相同。

3. 治疗措施

（1）继续第一阶段的治疗方法。

（2）可以进行膝关节的主动伸直训练。

（3）轻柔地被动进行直腿抬高。

（4）股四头肌训练。

（5）步态训练强调良好的姿势和站立相时膝关节伸直（为助行器做准备）。

4. 晋级标准

（1）患者长距离步行时需要一些辅助工具（如婴儿车、轮椅）。

（2）这取决于术前的功能状态。

（三）TAL 术后康复第三阶段（去除石膏之日至去除石膏后第 3 周）

1. 目标

（1）促进及保持在膝关节伸直时踝关节的主动及被动背伸。

（2）背伸肌的肌力训练。

（3）加强跖屈肌在延长的关节活动范围内的肌力训练。

（4）教育患者及看护者认识在日间使用 APO 支具来保持踝关节活动范围的重要性。

（5）渐进性适当增加步行耐力及独立性的训练。

2. 注意事项

（1）避免在运动训练及功能活动中产生疼痛。

（2）避免过度的背伸牵拉。

（3）监测手术切口/瘢痕的情况和充分持续的愈合。

3. 治疗措施

在距下关节中立位时，轻微地牵拉踝关节至背伸，不要超过正常的关节活动范围。

（1）假如存在适应证，可以进行跖筋膜的肌筋膜松解术。

（2）被动的大跖指伸直训练。

（3）踝泵训练（重点在背伸）。

（4）站立功能训练以促进踝关节在延长的背伸位进行等长收缩。

（5）由坐到站的功能训练，重点在胫骨前移超过足，保持 STJ 在中立位。

（6）分步式训练站立功能以控制重力从胫骨到足的过渡。

（7）开始训练足离地时的推出训练。

（8）继续 HEP：提高基础训练。

4. 晋级标准

（1）患者长距离步行时需要一些辅助工具（如助行器、轮椅等）。

（2）这取决于术前的功能状态。

（四）TAL 术后康复第四阶段（去除石膏后第 3～6 周）

1. 目标

（1）加强跖屈肌和背伸肌的姿势协同控制。

（2）促进踝关节在步态中的运动学恢复。

（3）渐进性加强步行的耐力和独立程度至术前水平或超越术前水平。

2. 注意事项

与第三阶段相同。

3. 治疗措施

（1）继续第三阶段的治疗方法。

（2）单腿站立训练，以促进协同运动。

（3）胫前肌、背伸肌的肌力训练，以改善在步态中足跟触地的恢复（足跟行走）。

（4）跖屈肌的离心性肌力训练（后退走、上楼梯、下蹲）。

（5）足的动力反作用训练。

（6）步行的平衡能力训练　平衡木、交叉步行。

（7）继续 HEP　提升基础训练。

4. 晋级标准

（1）患者长距离步行时需要一些辅助工具（如婴儿车、轮椅）。

（2）这取决于术前的功能状态。

（3）在可以忍受的范围内逐渐增加步行的耐力/距离。

第十五章 脊髓灰质炎的康复护理

第一节 脊髓灰质炎的定义

脊髓灰质炎是一种局限于脊髓前角细胞和某些脑干运动核的病毒感染性疾病。通常由 3 种脊髓灰质炎病毒中的一种引起，但肠病毒属的其他病毒也可引发在临床和病理上与脊髓灰质炎无法区分的病症。病毒主要通过粪 – 口途径传播，病毒最初经消化道与呼吸道侵入，随后经血源性途径播散至中枢神经系统。

一旦脊髓灰质炎病毒经口咽途径侵入机体，即在消化道淋巴结内增殖，随后通过血液播散，猛烈地攻击脊髓前角神经节细胞，特别是腰膨大和颈膨大。关于病毒是如何穿透血 – 脑屏障以及病毒为何偏好脊髓前角细胞的问题目前仍在研究中，该病的潜伏期为 6~20 天。脊髓前角运动细胞可被病毒增殖或其毒性副产物直接损伤，也可被局部缺血、水肿及周围神经胶质出血间接损伤。髓内破坏呈灶状。

在 3 天内每根神经纤维的全长均出现明显的华勒变性。巨噬细胞与中性粒细胞包围并清除部分坏死的神经节细胞，炎性反应逐渐消退。在肌肉中，当留存下来的运动单位中的神经细胞发育出新的轴突时，轴突的"萌芽"便产生了，它使得失去了下运动神经元的肌肉细胞受到神经支配，从而扩大了运动单位的范围。4 个月后，神经胶质细胞与淋巴细胞的残余区域填充脊髓中前角运动细胞已被破坏的区域。出现代偿性神经胶质细胞增殖。有报道脊髓节段的持续性疾病活动可持续至发病后 20 年以上。

被松弛性麻痹所影响的肌肉块数及麻痹的严重程度是可变的；临床上肌无力的程度与运动单位丧失的数量呈比例。只有当 60% 以上的支配肌肉的神经细胞被损伤时，临床上才能查出肌无力。由脊髓颈段与腰段支配的肌肉最易受累，下肢肌肉发生麻痹的频率是上肢肌肉的 2 倍。在下肢最易受累的肌肉是臀肌、胫前肌、内侧腘绳肌及屈髋肌。在上肢最易受累的肌肉是三角肌、肱三头肌和胸大肌。

肌肉功能恢复的潜力取决于受到损伤而未被破坏的前角细胞的恢复情况。大多数临床恢复发生于急性发病后的第 1 个月内，并且基本上在 6 个月内完成全部恢复，虽然 2 年左右仍有有限的恢复，但发病 6 个月时麻痹的肌肉恢复可能性很小。

第二节　脊髓灰质炎的临床病程和治疗

在携带脊髓灰质炎病毒的患者中，约有 95% 是无症状的。4% ~ 8% 的被感染者会出现非特异性的症状，如发热和咽喉痛。0.5% ~ 2% 的患者会发展成脊髓灰质炎。脊髓灰质炎的病程可分为 3 个阶段：急性期、恢复期和慢性期。这里介绍的是治疗的一般原则，各种术式特定的适应证与手术方法在特定的章节内讨论。

（一）急性期

急性期一般持续 7 ~ 10 天，多达 95% 的脊髓前角细胞可能会被感染。症状轻时仅表现为轻度身体不适，严重时可因广泛的脑脊髓炎导致广泛麻痹。随着上部的脊髓受到牵连，横隔膜的功能障碍和呼吸困难将会威胁生命。考虑到他们各自的脊髓前角细胞极为贴近，尤其是在牵连到肩部的患者中，对此高度怀疑是有必要的。年龄较小儿童的全身症状可包括疲倦、咽痛及体温轻度升高，这些症状可以缓解，但复发时可出现肢体感觉过敏、剧烈头痛、咽痛、呕吐、颈项强直、背痛、直腿抬高受限等，最终出现不对称性麻痹。在较大的儿童及成年人中，症状可包括体温轻度升高、皮肤明显潮红及焦虑不安；肌肉疼痛很常见，即使轻柔触诊也可诱发触痛。通常浅反射首先消失，当肌群麻痹时深部腱反射也消失。鉴别诊断包括古兰 - 巴雷综合征和脑脊髓炎的其他类型。对罕见病例，横贯性脊髓炎可能因口服脊髓灰质炎疫苗（OPV）而出现。

脊髓灰质炎急性期的治疗通常包括卧床休息、镇痛药、保持肢体解剖位置以防止挛缩，每日应行数次轻揉关节、被动的关节活动锻炼。

（二）恢复期

恢复期自体温恢复正常后的第 2 天开始，持续 2 年。已经估计出接近 50% 的受感染的脊髓前角细胞在初发感染中存活。在这一期内特别是在头 4 个月内，肌力自发地改善，此后则比较缓慢。此期的治疗与急性期相同，在头 6 个月内应每月评价一次肌力，此后每 3 个月评价一次。物理治疗应强调使肌肉具有正常的运动方式并最大限度地恢复每块肌肉的功能。麻痹的肌力恢复超过80%的肌肉无需特殊治疗即可自行恢复。按照 Johnson 的观点，如果3个月时某块肌肉的肌力仍低于正常的30%，则应认为是永久性麻痹。

可用积极的被动拉伸锻炼与楔形管型石膏治疗轻度或中度挛缩。对于持续6个月以上的挛缩可能必须手术，松解紧张的筋膜和肌肉腱膜并延长肌腱，应持续使用矫形支具，直至预计不会再有进一步恢复时为止。

（三）慢性期

脊髓灰质炎的慢性期通常于急性发病后24个月开始，正是在这个时期矫形外科医师开始对肌力不平衡的远期后果进行治疗，以此来帮助患者获得最大的活动能力。治疗的目的包括矫正所有明显的肌力不平衡，防止或矫正软组织或骨性畸形。静力性关节不稳定通常可用矫形支具无限期地控制。动力性关节不稳定最终导致固定性畸形，这种畸形不能用矫形支具控制。由于儿童具有成长发育的潜力，他们较成年人更易发生骨性畸形，因此应在儿童出现任何固定的骨性改变之前施行诸如肌腱转位术等软组织手术；而旨在矫正畸形的骨性手术通常可延迟到骨骼发育基本完成后再进行。

1. 肌腱转位术

当动力性肌力不平衡导致的畸形影响了行走或上肢功能时，可行肌腱转位术。但手术应延迟，直至受累肌肉获得了最大限度的预期恢复时再进行。肌腱转位的目的在于：①提供一个主动的动力来替代麻痹的肌肉或肌群；②当某一肌肉的拮抗肌麻痹时，消除该肌肉的致畸作用；③通过提高肌力平衡来改善稳定性。

肌腱转位术是将腱性止点自正常附着点移至另一部位，这样该肌肉就可在同一区域内替代一块麻痹的肌肉。在选择转位肌腱时必须仔细考虑以下因素。

（1）强度　转位的肌肉必须足够有力，能够完成麻痹肌肉的作用或补充部分麻痹肌肉的力量，欲转位肌肉的肌力应为好或比较好，因转位肌肉在力量上至少会丧失一级。

（2）功效　转位肌腱应尽量靠近麻痹肌腱的止点，并且肌肉的起点与新止点之间应尽可能呈一条直线。

（3）偏移　待转移肌腱应与正在强化的或替换的肌腱具有相似的偏移范围。应将其保持在其护鞘中或其他肌腱的护鞘中，或将其穿过皮下脂肪等组织以保证其能够滑动。通过筋膜或骨隧道固定肌腱可能导致瘢痕或关节活动范围降低。应将转位肌腱保留在其腱鞘内或穿入另一肌腱的腱鞘；否则应穿过能允许其滑动的组织，例如皮下脂肪。使肌腱经过筋膜或骨内的隧道通常是不明智的，因为这样会迅速形成瘢痕组织并发生粘连。

（4）神经血管 在转位的过程中，必须保证转位肌肉的神经支配与血液供应不受损伤。

（5）关节 转位肌肉所作用的关节必须有良好的位置：肌腱转位前必须松解所有挛缩。不能期望靠转位肌肉来矫正固定性畸形。

（6）张力 必须将肌腱以稍高于正常的张力牢固地附在骨质上。如无足够的张力，肌肉收缩的能量就将用来克服肌腱的松弛而不是用来完成预期动作。

肌肉转位术尽可能在步态周期中同时处于活动相的主动肌肉之间进行。小腿前部肌肉主要是摆动相肌肉，后部肌肉或屈肌是站立相肌肉。在大腿，股四头肌为站立相肌肉，腘绳肌为摆动相肌肉。一般来说，同相肌肉转位保持了转位肌肉术前的相活动，所以转位肌肉看来也能保持其术前的收缩间期与电强度。相反，非相位的肌肉移植通常保持其术前的相位活性，无法承担其所替代肌肉的运动，也是不建议的做法。许多非同相的肌肉转位保持了自身术前的相活动，因此不能恢复被代替肌肉的动作。但是，部分非同相肌肉转位具有相转换能力。然而，相位移植效果在某种程度上是无法预测的，而且需要大量的术后物理治疗，它与是否使用夹板和（或支架），以及从发病到施行肌肉转移的时间是无关的。

理想的转位肌肉应与麻痹肌肉有相同的运动时相，横截面的大小应与麻痹肌肉基本相同，力量应相等，可被固定于与关节轴线关系恰当的位置上，以保证获得最大的机械效率。不幸的是，并非每一例患者都能满足所有上述标准。

因肌肉麻痹导致的麻痹性畸形可以是动力性的也可以是静力性的，但通常为两者兼有。因为生长期儿童和成年人可以分别用支架和关节融合术来纠正终身畸形，故应明确麻痹性畸形属静力性或动力性的程度。静力性畸形在成长期儿童中可用矫形支具控制，在成年人中可用关节融合术控制。对于有动力性畸形的生长发育期儿童，单用关节融合术有可能复发；而对于有静力性畸形的生长发育期儿童，行关节融合术则极少复发。对于有动力性畸形的生长发育期儿童，可采用适当的肌腱转位术和最少量的外部支撑重新分配肌力，预防永久性畸形，直至患者年龄足够大时再行关节融合术。

2. 关节融合术

通过限制关节的活动范围可以稳定松弛或连枷的关节。虽然结构正确的矫形支具足可以控制连枷关节，但由于重建手术不仅可避免使用矫形支具，而且还能改善功能，因而可能更有效。关节融合术是永久固定关节的最有效方法。而利用屈肌或伸肌固定手指关节的肌腱固定术则是一个特例。麻痹性跟行畸形中腓骨长肌或跟腱的肌腱固定术也是如此；在这里由于重力和体重的牵拉通常不足以使肌腱被过度拉伸，所以采用肌腱固定术的结果也令人满意。

　　下肢的主要功能都是支撑体重，因此下肢关节稳定并且肌肉正常是十分重要的。当足和踝当中有一个或一个以上的关节因麻痹而失控时，可能就需要固定。相反，对于上肢来说，伸、抓、夹、松等动作需要更多的灵活性而不是稳定性，需要更多的灵活性而不是力量。因此，只有在仔细地权衡利弊并分析了对患者的全面影响，特别是对正常日常活动的影响之后，才能施行限制或消除上肢关节活动的手术。由于脊髓灰质炎患者下肢无力高发，并且许多患者使用辅助步行器械，任何影响上肢的外科治疗都可能对步行产生巨大影响。肩关节融合术对部分患者是有用的，但有某些外观和功能上的缺点，对此必须加以权衡。肘关节融合术极少适用于脊髓灰质炎患者。腕关节融合术虽对部分患者有用，但对其他患者则可能会加重功能障碍。例如，对于必须使用轮椅或拐杖的患者，如果他的腕关节被融合于"最佳"位置（对于抓和夹的动作而言），他将不能从轮椅上抬起身体或使用拐杖，因为他不能通过伸腕将体重移至手掌。

第十六章　脊髓灰质炎肢体矫形术后的康复护理

　　脊髓灰质炎是由脊髓灰质炎病毒引起的严重危害儿童健康的急性传染病，脊髓灰质炎病毒为嗜神经病毒，主要侵犯中枢神经系统的运动神经细胞，以脊髓前角运动神经元损害为主。患者多为 1～6 岁儿童，主要症状是发热，全身不适，严重时肢体疼痛，发生分布不规则和轻重不等的弛缓性瘫痪，俗称小儿麻痹症。脊髓灰质炎临床表现多种多样，包括程度很轻的非特异性病变，无菌性脑膜炎（非瘫痪性脊髓灰质炎）和各种肌群的弛缓性无力（瘫痪性脊髓灰质炎）。脊髓灰质炎患者，由于脊髓前角运动神经元受损，与之有关的肌肉失去了神经的调节作用而发生萎缩，同时皮下脂肪、肌腱及骨骼也萎缩，使整个机体变细。

　　目前我国脊髓灰质炎手术患者以成年患者为主，其中大量患者已经进行过矫形手术，因此手术种类复杂且难以规范化分类，在此仅以简短分析，如有进一步了解需求，可参考脊髓灰质炎疾病治疗专业书籍。

第一节　康复概述

一、术前注意事项

　　（1）脊髓灰质炎患儿的骨骼治疗最好由一个团队来共同完成。

　　（2）当评估脊髓灰质炎患儿手术时，临床医生及康复团队应该考虑患儿的"整体"。

　　（3）对非典型发育及运动代偿的充分理解是决定采取哪种手术方式将最大可能影响患儿以后的功能。

　　①任何一个关节的肌肉松弛、无力和关节受限都将会影响邻近肌肉及关节的功能。

　　②如果手术仅考虑单一问题，而不去考虑脊髓灰质炎患儿身体其他问题，这可能会引起不良后果。

③此外，我们应该谨记延长肌肉同时也会使其肌力下降，肌肉移位和取代也将造成不可回溯的功能损伤。

④当前骨科手术的倾向是制定一种策略和准备一种手术方案，改善站立和步态，同时来应付患儿的所有功能障碍。

（4）此外，必须区别原发功能障碍与发育过程中的继发代偿，以恰当地应付脊髓灰质炎。

（5）要对准备手术的患者进行综合的物理检查，对检查结果应该由整个团队进行讨论。

（6）另外一种针对术前患者可能应用的评估工具是定量步态分析。

①使用三维运动分析实验室进行步态分析，可以为临床医生提供重要的数据。

②采集运动学、动力学以及肌电图数据对于鉴别是有帮助的；同时，可以了解存在的不同水平及三个解剖平面的复杂异常（骨骼和肌肉）。

③步态分析的数据可以为治疗团队进行鉴别原发步态分离和继发代偿产生提供帮助。

二、术后注意事项

（1）脊髓灰质炎患者术后需要注意的事项包括肌肉无力处理，思维训练、疼痛和痉挛的处理，以及减轻患儿和家庭、监护人的焦虑。

（2）在术后的早期克服无力、僵硬和不适是非常重要的。

①在术后早期快速介入手法松动对于克服早期僵硬和无力是非常重要的。然而，应给予受损肌肉充分时间恢复，以及在治疗的早期让患儿尽可能地舒适。

②在术后立即应用止痛药。

③在术后康复阶段，员工的关怀及鼓励对患者及家属是非常重要的。

（3）术后康复的重点

①关节活动度的恢复。

②肌力恢复到术前水平。

③尽可能最佳活动/步态及功能能力。

（4）所有目标的制订都要与患者的整体功能能力相关，并由患者的整体功能能力决定。

①在康复的早期，可以应用支具来使患者舒适及保持易于挛缩关节的位置，以防止复发性挛缩。

②假如仅仅是软组织的手术，在术后第一天就可以进行典型的转移性训练。假如存在骨骼的手术，那么在开始负重训练前，就必须需要放射线检查来评估骨折愈合情况并遵医嘱。

③当患者接受下肢联合手术时，那么就需要一段很长的时间使力量和功能恢复到术前水平。

（5）家庭训练课程对患者的恢复和康复具有很大的帮助。

①患者的家庭训练课程的方法要持续进行，并根据评估结果来进行调整。

②应向患者及家属强调对家庭训练课程的依从是非常重要的。

③对于原发神经损伤患者的康复，整合运动再学习的原则应用到治疗过程中是非常重要的。

④除了为患者提供所有感觉系统的反馈之外，直接的治疗输入也是非常重要的。

⑤重复对于患者学习一个运动技巧，及重点学习某一功能任务为患者理解活动的意义都是非常必要的。

（6）当决定为脊髓灰质炎患儿手术治疗时，医疗团队清楚地认识和向家属交待可达到的目标是非常必要的。

①一般来讲，在术后的一段时间里，需要增加物理治疗的频率来应付与手术延长、骨骼手术及制动所引起的肌无力、功能受限和障碍。

②一旦患者急性期及亚急性期的康复治疗完成，患者就应该恢复到先前、术前的治疗程序。

接下来将介绍在手术治疗脊髓灰质炎患者骨骼及关节组织术后的常规治疗指导原则。为了详细阐明原因，一次仅介绍一种解剖畸形及手术。读者应该认识到，这仅仅是为了取其典型特征，脊髓灰质炎患者经常同时存在多种畸形，因此可能需要同时进行多种联合手术。因此，总的康复计划应该反映这一点，并根据不同患者个体采用的不同手术方式来进行协调和调整。总而言之，物理治疗师应该与手术医师保持随时沟通，以了解不同患者的进展。

第二节　屈髋肌松解术

髋关节过度屈曲畸形在脊髓灰质炎患者中非常普遍。大部分髋关节屈曲畸形都伴有髂腰肌的挛缩所引起和臀肌无力。脊髓灰质炎屈髋畸形常见于成年患者。髋关节屈肌松解术的目的是静力性的挛缩，使髋周肌肉重新平衡，以增加髋关节的稳定性，在步行中允许患儿髋关节功能性的后伸，以及保留腰大肌在向心性收缩时恰当的功能。如患者臀肌缺少动力，则可能同时行背肌转移。

屈髋肌松解早期康复的重点是关节活动度、患者保持新的肌肉长度的体位、床外的转移包括步行（在允许的功能水平），以及尽可能快地恢复到患者之前的训练项目。屈髋肌松解术后不需要任何的石膏及支具。部分合并有复杂下肢畸形的患者可能行髋"人"字石膏固定。

一、术后康复第一阶段 （第1~2天）

1. 目标

（1）控制术后的疼痛/水肿/痉挛。

（2）髋关节全范围的被动关节活动。

（3）看护者可以在俯卧位进行轻柔的髋关节被动伸直活动。

（4）早期负重——使用恰当的辅助工具在可以忍受的范围内进行站立和步行。

（5）可以独立进行 HEP。

2. 注意事项

避免长时间的髋关节屈曲（久坐）。

3. 治疗措施

（1）教育患者及看护者采用促进髋关节后伸的体位——俯卧位。

（2）指导看护者在俯卧位进行髋关节的被动或者主动助力后伸运动 。

（3）采用恰当的辅助工具进行步态训练。

4. 晋级标准

（1）术后1~2天出院。

（2）取决于患者术前的功能水平。

二、术后康复第二阶段 （第3天~6周）

1. 目标

促进/保持俯卧位及侧卧位下髋关节全范围的被动及主动运动：①在新的终末位置训练臀肌的力量；②改善在步态站立相的后伸；③能够独立完成 HEP。

2. 注意事项

（1）避免在运动训练及功能活动中产生疼痛。

（2）避免长时间的髋关节屈曲（久坐）。

3. 治疗措施

（1）臀肌训练。

（2）俯卧位及侧卧位下进行髋关节的被动/主动/主动助力活动。

（3）桥式运动。

（4）简易化的由坐位到站立的训练。

（5）站立位进行臀肌和腹肌的协同收缩。

（6）核心肌肉的活动/训练。

（7）上下楼梯的活动训练。

（8）当达到一定水平时，进行跑步机上的步行训练（前进及后退）。

（9）持续进行 HEP。

4. 晋级标准

（1）取决于术前的功能水平。

（2）恢复到术前的训练项目。

第三节　屈膝松解、股骨远端截骨术及腘绳肌延长术

很多脊髓灰质炎患者由于股直肌无力及腘绳肌的相对挛缩，可以表现为膝关节的过度屈曲，在成年患者中常表现为膝关节重度屈曲，且不能在麻醉状态下伸直即骨性异常。膝关节囊硬性挛缩可以导致膝关节的屈曲畸形，但是，一般来说，它往往是由于单纯的腘绳肌痉挛或者紧张所引起。在可以步行的脊髓灰质炎患者中，腘绳肌在整个步态的站立相一直处于激活状态，因此导致了膝关节在站立相存在持续屈曲，同时也减小了摆动相的步长。此外，存在膝关节屈曲畸形的患者，往往伴随有与之相关的髋关节屈曲挛缩，同时存在蹲伏步态。在临床上，可以使用直腿抬高（SLR）或者测量腘窝角度来评估腘绳肌的紧张度。正常的 SLR 的活动度是 90°，正常的腘窝角度是在屈髋 90°时，伸膝可以达到 180°。

一、腘绳肌延长术的适应证

（1）在步态中站立相膝关节屈曲 15°或者更多。

（2）步长减少。

（3）SLR 小于 70°或者腘窝角度小于 135°。

（4）不能步行或者步行能力受限的患者在转移时存在膝关节疼痛。

（5）骨盆后倾增加，影响了患者姿势对线和（或者）坐直的能力。

另外，许多膝关节屈曲明显的患者仅靠松解软组织常不能达到有效的步态恢复，为减少术后康复的困难，常采用外固定器固定牵伸膝关节软组织，或更进一步的股骨远端截骨，以矫正发育期腘绳肌张力过大造成的骨性异常，这些手术术后的康复参考本章内容。

二、手术概述

（1）腘绳肌内侧头通常是比较紧的一组肌肉，是外科一般首先考虑的对象。

（2）腘绳肌延长术可以采用仰卧位或者俯卧位。

（3）延长腘绳肌内侧头是在半膜肌筋膜上采取一个或者两个水平的切口和阶段切开或者切断半腱肌和股薄肌肌腱。

（4）假如采取上述手术方式仍然不能获得充分的关节活动度，腘绳肌外侧头需要进一步处理，同时股二头肌也可能需要筋膜松解。

股骨远端截骨以钢板螺钉或外固定器固定是常规的式式，在经过骨性结构的处理后，常能快速地达到伸直膝关节的目的，但相应的负重康复治疗时间则需要延迟至骨性结构摄片确定稳定后。

三、康复概述

腘绳肌延长术后康复的设计是在所有体位保持和主动使用新获得的腘绳肌长度。在开始的术后阶段，患者经常使用 Jordan 支具辅助站立，以及在睡觉时保持膝关节伸直位。经验上夜间应用支具的重要性胜过白天活动时，睡眠期间的支具应用应维持 6 个月以上，康复的重点是在患者步行时尽可能减少 Jondan 支具的使用，这是建立在患者在步行站立相时可以伸直膝关节基础之上的。此外，康复的重点是整合腘绳肌获得新长度的功能，通过促进坐位骨盆的直立或者在步行中延长步长。在辅助工具的帮助下早期进行膝关节活动度及步行训练，以及在肌力改善后提升所有的活动能力。

（一）腘绳肌延长术康复第一阶段（第 1~2 天）

1. 目标

（1）控制术后的疼痛、水肿、痉挛。

（2）强调在仰卧位时增加膝关节伸直的体位。

（3）改善膝关节伸直活动度，强调膝关节屈曲伴随膝关节伸直。

（4）保持膝关节的功能屈曲活动（坐位和步态）。

（5）早期负重站立训练及使用 Jordan 支具和恰当的辅助工具进行负重步行训练。

（6）能够独立完成 HEP　①恰当的体位保持腘绳肌的长度；②髋和膝关节的关节活动度；③轻柔的 SLR；④步态训练。

2. 注意事项

（1）避免长时间的膝关节屈曲（坐位）或者膝关节伸直。

（2）避免在运动训练及功能活动中增加疼痛。

（3）避免在任何体位过度牵拉延长的肌肉。

（4）监测 Jordan 支具的使用和忍耐力，以及应用/舒适/忍受程度/刺激性。

（5）监测瘢痕的颜色改变/水肿/分泌/引流。

（6）在夜间必须佩戴 Jordan 支具超过 6 周，以保持膝关节伸直。

3. 治疗措施

（1）训练患者/看护者摆不同的体位以保持腘绳肌新的长度。

（2）在仰卧位/坐位进行被动膝关节伸直关节活动度训练。

（3）在仰卧位/坐位进行被动膝关节屈曲关节活动度训练。

（4）踝泵训练。

（5）仰卧位，足跟下垫圆垫，允许被动牵拉膝关节。

（6）训练患者进行步行训练，改善站立相膝关节伸直状态（假如可以步行的患者）。

4. 晋级标准

（1）一般在术后 1~2 天出院。

（2）取决于术前功能水平。

（3）出院后，患者可能恢复到术前上肢和近端核心肌肉力量运动训练项目。

（二）腘绳肌延长术康复第二阶段（第 2 天~2 周）

1. 目标

（1）控制术后疼痛/水肿/痉挛。

（2）改善膝关节伸直活动度，强调膝关节屈曲伴随膝关节伸直。

（3）改善/保持髋关节伸直；必要时牵拉屈髋肌。

（4）强调仰卧位时增加膝关节伸直的体位。

（5）保持膝关节屈曲活动度的功能（坐位和步态）。

（6）股四头肌力量训练，以保持在去除 Jordan 支具后步行的站立相时膝关节伸直位。

（7）改善患者使用 Jordan 支具和恰当的辅助工具时站立和负重步行的能力。

（8）能够独立完成 HEP 如第一阶段所示，增加仰卧位时足跟滑动。

2. 注意事项

如第一阶段所述。

3. 治疗措施

（1）训练患者/看护者选择最适体位，保持膝关节伸直。

（2）仰卧位，足跟下垫圆毛巾，允许被动牵拉膝关节。

（3）训练患者进行步行训练，改善站立相膝关节伸直状态（假如可以步行的患者）。

（4）轻柔的 SLR。

（5）仰卧位/坐位被动/主动膝关节伸直活动度训练。

（6）仰卧位/坐位被动膝关节屈曲活动度训练。

（7）仰卧位进行髋关节和膝关节屈曲足跟滑动训练。

（8）在俯卧位假如患者可以忍受，开始进行膝关节主动助力屈曲运动。

（9）假如需要，可以进行髋关节被动关节活动度训练及屈髋肌牵拉训练。

（10）股四头肌训练。

（11）踝泵运动。

（12）恢复到术前上肢和近端核心肌肉力量运动训练项目。

（13）在疼痛可以忍受的范围内，使用 Jordan 支具和恰当的辅助工具行渐进性步行训练。步态训练重点应该放在站立相保持好的膝关节伸直控制能力。

4. 晋级标准

（1）取决于术前功能水平。

（2）在步态站立相很好地控制膝关节伸直提示可以在步行时去除 Jordan 支具。

（三）腘绳肌延长术后康复第三阶段（第 2～6 周）

1. 目标

（1）改善/保持膝关节主动/被动伸直。

（2）改善/保持髋关节主动/被动伸直。

（3）在步行时去除 Jordan 支具，夜间仍需佩戴。

（4）摒弃患者步行中对 Jordan 支具的依赖：这是建立在膝关节能够在站立相伸直的基础上的。

（5）在新的终末位置进行股四头肌肌力训练。

（6）训练全范围内的腘绳肌肌力。

（7）恢复到术前步行功能水平。

（8）在功能水平允许的前提下恢复到上下楼梯/路缘。

2. 注意事项

如第一阶段所述。

3. 治疗措施

（1）膝关节屈伸活动及 SLR。

（2）股四头肌训练。

（3）俯卧位腘绳肌屈曲。

（4）站立功能训练，伴随促进股四头肌和腘绳肌的协同运动。

（5）在终末位置，改善股四头肌向心性收缩和等长收缩。

（6）在关节活动全范围，改善股四头肌向心性收缩和等长收缩。

（7）强调核心肌肉力量和控制训练。

（8）从坐位到站位的训练。

（9）向上踏步及楼梯训练。

（10）持续进行 HEP 提高基础训练。

4. 晋级标准

（1）取决于术前功能水平。

（2）在步行站立相膝关节伸直的能力。

（四）腘绳肌延长术后康复第四阶段（第 6～8 周）

1. 可以步行患者的目标

（1）加强股四头肌与腘绳肌的协同作用。

（2）改善股四头肌和腘绳肌向心性及离心性肌肉力量。

（3）保持和增加膝关节主动和被动伸直关节活动度。

（4）保持膝关节被动屈曲关节活动度。

（5）增加下肢功能肌肉的力量。

（6）持续改善步行的质量。

（7）完全恢复到术前物理治疗项目。

（8）白天完全去除 Jordan 支具。

2. 注意事项

避免在运动训练及功能训练中产生疼痛。

3. 治疗措施

（1）膝关节屈伸活动度及 SLR。

（2）单腿站立以促进协同功能。

（3）摆动相活动以改善步长。

（4）由坐位到站位的训练。

（5）强调核心肌肉力量和控制训练。

（6）全部的下肢肌肉力量训练。

（7）向上踏步。

（8）楼梯训练。

（9）跑步机训练。

（10）固定自行车训练。

（11）持续进行 HEP　提高基础训练。

4. 晋级标准

（1）取决于术前的功能水平。

（2）在步态站立相膝关节伸直的能力。

第四节　跟腱延长术及踝关节融合

脊髓灰质炎患儿一般都会存在踝关节屈伸肌群的无力，部分患者可能仍保留有踇趾长伸肌腱或其他少量肌肉活动能力。长时间不能负重的悬吊步态是引发脊髓灰质炎马蹄足的主要原因，因脊髓灰质炎缺乏肌肉动力，由此引起的踝关节"连枷"状态，必须通过外科方式稳定其结构方能进行站立及行走功能。尽管踝关节马蹄足是引起足尖行走或异常足尖 – 足跟步态最常见的原因，但是膝关节的屈曲也会引起足触地的异常步态，结合屈髋等步态可能引发蹲行。多次手术造成的继发性畸形较原发疾病更为复杂，更难治愈。有很多文献报道跟骨畸形引起的功能减退比中等的马蹄足更严重。

一、跟腱延长术（TAL）的适应证

（1）踝关节背伸活动小于0°。

（2）可以步行的患者马蹄足畸形确定存在，踝关节不能背伸到中立位，伴随后足处于内翻状态。

二、手术概述

（1）延长挛缩的跟腱。

（2）注意处理内翻、外翻或可能出现的旋转畸形。

（3）注意跟骨形态。

（4）通过外固定器或者空心钉内固定进行跨踝关节固定以达到融合关节的目的。

三、康复概述

（1）术后应用外固定器固定或佩戴石膏靴。

（2）当佩戴短腿石膏托时，保持位置及膝关节伸直是非常重要的。

（3）一旦去除石膏托，因踝关节融合，物理治疗师就需要应对受限的踝关节活动度，尽量减轻踝关节周围疼痛。同样注意踝和足周围肌肉的功能活动及控制。

（4）TAL术后的目标是使患者的足底恢复跖行，辅助站立，与脑瘫不同，脊髓灰质炎患者缺乏动力，因此稳定成为了主要诉求。

（一）TAL术后康复第一阶段（第1～2天）

1. 目标

（1）控制术后疼痛/水肿/痉挛。

（2）强调在仰卧位时保持增加膝关节伸直的体位。

（3）保持膝关节的整体关节活动范围。

（4）鼓励患者主动的踇趾活动。

（5）早期负重　站立及使用恰当的助行器进行步行负重训练。

（6）能够独立完成HEP。

2. 注意事项

（1）避免长时间的膝关节屈曲（如坐位）。

（2）监测佩戴石膏托时皮肤刺激及挤压。

（3）监测外露足/踇趾的肿胀体征。

3. 治疗措施

（1）教育和训练患者及看护者改变体位。将毛巾卷成卷置于踝关节下面，以允许仰卧位时被动牵拉膝关节。开始时，抬高患肢以便术后控制肿胀。

（2）鼓励患者踇趾微动。

（3）指导患者及看护者进行膝关节的被动伸直活动训练。

（4）轻微的直腿抬高以延长腘绳肌。

（5）在疼痛可以忍受的范围内进行股四头肌训练。

（6）步态训练强调良好的姿势和站立相时膝关节伸直（为助行器做准备）。

（7）复查 X 线确定踝关节融合位置。

4. 晋级标准

（1）患者在术后 1~2 天出院。

（2）患者应避免足底负重，直到 X 线片确认可靠。

（3）取决于术前的功能状态。

（二）TAL 术后康复第二阶段（第 3 天到术后 2 周）

1. 目标

（1）控制术后的疼痛/水肿/痉挛。

（2）强调在仰卧位时保持增加膝关节伸直的体位。

（3）保持膝关节的被动和主动整体关节活动范围。

（4）独立完成 HEP。

（5）在可以忍受的前提下恢复到术前的训练项目。

2. 注意事项

同第一阶段相同。

3. 治疗措施

（1）继续第一阶段的治疗方法。

（2）可以进行膝关节的主动伸直训练。

（3）轻柔地被动进行直腿抬高。

（4）股四头肌训练。

（5）步态训练强调良好的姿势和站立相时膝关节伸直（为助行器做准备）。

4. 晋级标准

（1）患者下床（如婴儿车、轮椅）站立，这一般在术后 2 周左右。

（2）取决于术前的功能状态

（三）TAL 术后康复第三阶段（术后 2 周）

1. 目标

渐进性适当增加站立时间，短时间步行耐力及独立性的训练。

2. 注意事项

（1）避免在运动训练及功能活动中产生疼痛。

（2）避免过度的背伸牵拉。

（3）监测手术切口、外固定钉道的情况和充分持续的愈合。

3. 治疗措施

（1）由坐到站的功能训练，重点在胫骨前移超过足，保持 STJ 在中立位。

（2）分步式训练站立功能以控制重力从胫骨到足的过渡。

（3）开始训练足离地时的蹬地姿态训练。

（4）继续进行 HEP 提高基础训练。

4. 晋级标准

（1）患者长距离步行时需要一些辅助工具（如助行器、轮椅等）。

（2）取决于术前的功能状态。

（四）TAL 术后康复第四阶段 （去除石膏后第 3～6 周）

1. 目标

（1）促进踝关节在步态中的运动学恢复。

（2）渐进性加强步行的耐力和独立程度至术前水平或超越术前水平。

2. 注意事项

同第三阶段相同。

3. 治疗措施

（1）继续第三阶段的治疗方法。

（2）足的动力反作用训练。

（3）步行的平衡能力训练，平衡木、交叉步行。

（4）持续进行 HEP 提升基础训练。

4. 晋级标准

（1）患者长距离步行时需要一些辅助工具（如拐杖或其他辅助工具）。

（2）取决于术前的功能状态。

（3）在可以忍受的范围内逐渐增加步行的耐力/距离。